老年口腔医学

（第2版）

主　编　吴补领　刘洪臣　范　兵
主　审　栾文民
副主编　戴永雨　储冰峰　张亚庆　张汉平　吴红崑
编　委　（按姓氏笔画排序）
王晓娟　空军军医大学口腔医学院
邓子龙　南方医科大学口腔医学院
朱庆萍　南京医科大学口腔医学院
刘洪臣　中国人民解放军总医院
闫文娟　南方医科大学口腔医学院
孙天语　南方医科大学口腔医院
李　昂　西安交通大学口腔医学院
吴红崑　四川大学华西口腔医学院
吴补领　南方医科大学口腔医学院
吴靖漪　南方医科大学口腔医院
张汉平　北京大学口腔医学院
张亚庆　空军军医大学口腔医学院
陆支越　卫生部北京医院
陈　曦　首都医科大学口腔医学院
范　兵　武汉大学口腔医学院
林崇韬　吉林大学口腔医学院
单兆臣　首都医科大学口腔医学院
房付春　南方医科大学口腔医学院
赵望泓　南方医科大学口腔医学院
贾兴亚　中国医科大学口腔医学院
徐璐璐　中国人民解放军总医院
栾文民　卫生部北京医院
高　杰　南方医科大学口腔医学院
郭　斌　中国人民解放军总医院
蒋伟文　上海交通大学医学院
储冰峰　中国人民解放军总医院
戴永雨　卫生部北京医院

西安交通大学出版社
XI'AN JIAOTONG UNIVERSITY PRESS

图书在版编目(CIP)数据

老年口腔医学/吴补领等主编. —2版. —西安:西安交通大学出版社,2019.1(2024.7重印)

ISBN 978 - 7 - 5693 - 1110 - 5

Ⅰ.①老… Ⅱ.①吴… Ⅲ.①老年病-口腔颌面部疾病-医学院校-教材 Ⅳ.①R787

中国版本图书馆 CIP 数据核字(2019)第 028774 号

书　　名	老年口腔医学(第 2 版)
主　　编	吴补领　刘洪臣　范　兵
责任编辑	李　晶
出版发行	西安交通大学出版社
	(西安市兴庆南路 1 号　邮政编码 710048)
网　　址	http://www.xjtupress.com
电　　话	(029)82668357　82667874(市场营销中心)
	(029)82668315(总编办)
传　　真	(029)82668280
印　　刷	西安五星印刷有限公司
开　　本	787mm×1092mm　1/16　印张 25.25　字数 612 千字
版次印次	2019 年 11 月第 2 版　2024 年 7 月第 4 次印刷
书　　号	ISBN 978 - 7 - 5693 - 1110 - 5
定　　价	108.00 元

如发现印装质量问题,请与本社市场营销中心联系。

订购热线:(029)82665248　(029)82667874

投稿热线:(029)82668803

读者信箱:med_xjup@163.com

老年口腔医学 **序一**
Preface

国际上将一个国家或地区 60 岁以上人口占总人口的比例超过 10％或 65 岁以上人口占总人口比例超过 7％，就认为该地区进入老龄化社会。我国最新的权威数据表明：2013 年我国老龄人口已经达到 2.02 亿，占总人口的比例为 14.8％。因此，我国进入老龄化社会已是不争的事实。由于人民生活水平的不断提高，人均寿命不断提高，这种老龄化的趋势正在不断加剧。围绕着社会老龄化以及老龄人口的一系列医疗保健需求不断上升，口腔医学将要承担起为越来越多老龄人口提供医疗保健服务的责任。

如同儿童口腔医学具有的鲜明的学科特征一样，老龄人口的口腔疾病谱、诊疗过程以及日常口腔保健也具有鲜明特征。长期以来，我们对老年口腔医学的发展重视不够，老年口腔医学在我国的发展相对滞后，从事这一领域的专业人才也十分匮乏。我国口腔医学专家已出版过许多专著——2001 年陈慧美主编《老年口腔医学》、2002 年邱蔚六、刘正主编《老年口腔医学》、2010 年陈作良等主编《临床老年口腔医学》。由吴补领、刘洪臣、范兵教授主编的《老年口腔医学》是我国口腔医学界值得称道的一件大事，全书汇集了我国老年口腔医学领域 24 位专家的智慧与心血，针对老年人各种口腔疾病诊疗过程中的特殊性及疾病特征进行了系统总结与描述，将老年人口面临的口腔问题一一呈现在我们面前。同时，对老龄口腔疾病患者的社会心理特征、常伴发的全身疾病、口腔保健等一系列问题进行了总结。这本书既有前人的经验与体会，也增加了各位编者的临床实践经验。这本书既是口腔医学生学习老年口腔医学的教材，同时也可作为口腔临床医生诊治老年人口腔疾病的重要参考书，对推动我国老年口腔医学事业的发展与进步有重要作用。

　　我衷心祝贺这本教材的出版,相信它将在我国口腔医疗保健服务事业的完善及口腔医学发展方面发挥重要作用。随着口腔医学技术的不断进步与更新,这本教材也将不断更新与完善。我衷心地希望,中国口腔医学界的所有同仁能清醒地认识到我们正处在人口老龄化不断加剧的历史进程中,重视老年口腔医学事业的发展既是我国口腔医学必须面对的现实,也是我们不可推卸的历史重任。让我们共同努力,使我国数以亿计的老年人受惠于老年口腔医学的发展,让他们在晚年拥有健康口腔!

中华口腔医学会会长　　王　兴

2015 年 4 月于北京

　　《老年口腔医学》自出版以来受到了广泛的关注，取得了良好的社会反响。该书不仅为广大从事老年口腔医学专业的医务工作者提供了诊疗参考，更重要的是，全国多个口腔高等院校以该书为教材，增设了老年口腔医学课程。在使用过程中，读者亦提出了诸多宝贵的意见和建议。现应读者需要和市场需求，对此书进行修改再版，以飨读者。

　　我们坚持规范性、先进性、实用性的编写原则，结合近年来国内外老年口腔医学相关专业的最新研究进展，充分听取、采纳读者所反馈的合理建议，组织教学一线的教师对第一版教材进行了审阅、完善和更新。新版教材在原有框架基础上，推陈出新，别开生面，在印刷质量上亦有所改善。

　　本书增加了第四次全国口腔健康流行病学调查的最新资料，结果显示：与十年前相比，我国老年人口腔健康状况及口腔卫生服务水平都有所提升，老年人无牙颌率显著下降，存留牙数、义齿修复率有所上升，龋病水平无明显改变，但牙周健康率明显下降。我国是一个高度老龄化的社会，老龄人口基数大，大家对口腔健康的认知度和关注度仍然不够，老年口腔疾病的诊治工作任重而道远，老年口腔医学教育仍任重道远。

　　相信新版教材能够为广大的读者提供更高质量的阅读体验，同时，我们也感谢读者的继续支持，并希望读者对本书提出宝贵意见，以便再版时完善，更好地为我国老年口腔医学事业的发展作贡献。

吴补领

2018 年 7 月于广州

编 者 按

　　老年口腔医学是研究老年人口腔疾病的病因、病理、临床表现、诊断、治疗、保健预防等内容的一门学科。在发达国家的口腔教学体系中，老年口腔医学早已成为口腔医学专业教学的必修课程之一。1987 年，第一本《老年口腔医学》教材问世，随之形成较成熟的内容结构。我国自 20 世纪 80 年代起，从事老年口腔医学研究的专家相继出版老年口腔医学方面的专著，但尚无全国通用且适合高等医学教育的教材，老年口腔医学发展已相对滞后。目前，我国已进入人口老龄化阶段，开展老年口腔医学教育、快速培养从事老年口腔医学科研的专业人才刻不容缓，这也符合国际口腔医学教育的趋势。

　　根据我国老年口腔医学发展的现状，我们在充分查阅相关外文教材的基础上，编写了《老年口腔医学》一书，经过积极申请专业评审遴选，该书被收录为普通高等教育学会"十二五"应用型本科规划教材，成为我国第一本高等院校老年口腔医学专业教材。为了保障本书的先进性、科学性和规范性，全国老年口腔医学专业委员会汇集了来自全国口腔医学院的 24 位著名专家教授，本着继承前辈的经验和智慧，结合我国老年口腔医学发展的实际情况，紧跟国际老年口腔医学发展的步伐，确定了编写大纲，经过各位专家们的努力，《老年口腔医学》终于问世了。

　　本书主要作为口腔医学专业五年制、七年制以及八年制医学生的教材，同时可供口腔医学专业硕士、博士以及广大从事老年口腔医学的临床工作者使用。

　　书中采用的图像和资料均来自于各编者单位，这些宝贵的资料汇集了大家的智慧和精湛的技术，在此对各位编者表示衷心的感谢。由于我们专业水平有限，书中难免有疏漏和不妥之处，恳请各位读者提出宝贵意见，以便再版时修正。

吴补领

2015 年 5 月于广州

老年口腔医学 **目录**
CONTENTS

第七章　老年人口腔临床常用药物

第八章　老年龋病

第九章　老年牙体非龋性疾病

第十章　老年牙髓病和根尖周病

第十七章　老年人的拔牙

第十八章　老年人的口腔预防保健

第一章 概 论

> ▶ **学习目标**
>
> **了解**：人口老龄化、老龄化社会定义；国内外老年口腔医学研究成果及新进展。
>
> **熟悉**：老年人的年龄划分；老年人口腔疾病诊治的特殊性。
>
> **掌握**：老年口腔医学的定义与内容；老年人口腔疾病的流行病学特点。

随着科技进步和卫生保健事业的发展，人类寿命普遍延长，社会人口组成情况发生了改变，老年人口占总人口的比例显著上升，因此人口老龄化（population aging）越来越受到全社会的重视，并逐渐成为国家制定政策的重要考量依据，尤其是影响各项医疗政策制定的一个重要因素。口腔疾病是老年人的常见病和多发病，老年人在口腔科的就诊患者中占有较高的比例，随着各种口腔预防保健措施的普及，儿童及成年人的口腔疾病患病率近年来已显著下降，但老年人口腔疾病患病率仍有上升的趋势。老年人的口腔疾病有其自身特点及特殊性，且老年人常患有多种全身系统性疾病，口腔疾病与全身疾病并存，使得口腔疾病的诊断和治疗更为复杂。因此，研究老年人群特有的口腔疾病特点，针对这一特殊群体制订合适的诊疗方案与计划，采取特殊的预防保健措施，从而形成了一门专业学科——老年口腔医学。

第一节 老年口腔医学概述

一、老年口腔医学的定义与内容

老年学（gereology）又称"老龄科学"，是以老年人群为对象，研究其衰老、特征、变化以及其他相关方面的综合性学科，是一门运用了自然科学方法与社会科学方法对人类老龄化进行综合研究的学科。其分支学科包括老年医学、老年生物学、老年心理学、老年精神病学、老年经济学、老年社会学和老年人口学等。

老年医学（geriatric medicine）以 60 岁及以上（特别是 75 岁以上）的老年人为研究对象，是研究人类衰老机制、人体老年性变化、老年病防治和老年人卫生保健的学科，是全科医学中有关老年人疾病的临床、预防、治疗及社会方面的一个重要的分支。其研究范畴主要包括老年基础医学、老年临床医学、老年预防医学、老年康复医学、老年心理医学及老年社会医学等几个方面。

老年口腔医学（geriatric stomatology）又称为老年牙医学（geriatric dentistry），是老年医学及口腔医学的一个独立的分支，其主要研究口腔组织结构和生理功能的发生发展规律，以及老年口腔疾病的诊断、治疗和预防手段。

(一)老年口腔医学的研究内容

老年口腔医学是一门新兴而活跃的学科,其研究范畴几乎涉及口腔医学的各个领域,还涉及老年学、老年医学、衰老生物学、衰老心理学、社会学、行为科学、人口学及哲学等诸多方面。老年口腔医学的研究内容包括老年人口腔解剖、组织、生理的增龄性变化,老年人口腔疾病与健康的关系,老年人的牙体牙髓病变、黏膜病变、牙周病变,老年人无痛及药物治疗,老年人拔牙及口腔颌面外科疾病的发病和防治特点,老年人口腔修复的特点等。具体可分为以下几类。

1. 老年口腔基础医学

老年口腔基础医学的研究内容包括老年人口腔解剖生理及组织病理学,主要研究口腔颌面部组织器官衰老的发生发展规律、口腔组织器官形态和生理功能的衰老变化及其影响,探索延缓口腔组织器官衰老的措施。

2. 老年口腔临床医学

老年口腔临床医学主要研究老年人口腔疾病的临床特点,老年人口腔生理病理变化的临床意义,老年人口腔内环境的不稳定因素,老年人口腔疾病的早期诊断、治疗和预防的特殊性等方面的内容。老年口腔临床医学的具体内容包括:老年牙体牙髓病学、老年牙周病学、老年口腔黏膜病学、老年口腔颌面外科学、老年口腔颌面修复学、老年口腔颌面人工种植学等。

3. 老年口腔预防医学

老年口腔预防医学主要研究老年人口腔疾病的预防方法,尤其是龋病、牙周病和口腔癌等老年口腔常见疾病,研究老年人口腔卫生保健措施,为老年人的口腔保健制订科学合理的计划,以保证老年人的身心健康和生活质量。

4. 老年口腔流行病学

老年口腔流行病学主要是应用流行病学的理论和方法,通过流行病学调查,对老年口腔常见疾病提出预防或干预措施。对老年人群的口腔健康状况进行调查,了解常见口腔疾病的发病情况及相关因素(如龋病、牙周病、口腔黏膜病、牙缺失与缺损、口腔颌面部肿瘤、颞下颌关节紊乱病等),以揭示老年口腔常见病的流行或分布现状,找出流行与分布的原因,并提出相应的防治计划和措施。

(二)老年人的功能性分组

除了从年龄段上对老年人进行划分之外,近年来提出的老年人的功能性分组越来越受到重视。随着年龄的增加,认知能力的下降、视觉功能的减退、双手力量或者功能的丧失都会显著减弱个体保持良好口腔卫生状况的能力。有学者提出了老年人群的功能性定义(functional definition of older adults),即依据老年人的行动和寻求服务的能力所进行的功能性质的定义划分。由于个体的活动能力以及双手的灵活度与其是否能够有效地清除牙面菌斑直接相关,因此,功能性划分比年龄划分在临床中更加实用且更符合实际情况。老年人群可大致划分为三个功能性分组:①功能独立的老人(functionally independent older adults);②衰弱的老人(frail older adults);③生活无法自理的老人(functionally dependent older adults)。

根据老年人群的功能性定义,功能独立的老年人具有较好的生活自理能力,在适当的指导下可独立完成口腔卫生状况的维护。对于这类老年人,口腔科医生需要做的是对其进行正确的口腔卫生宣教,帮助其树立维护口腔健康的意识并养成良好的口腔卫生习惯。衰弱的老人是指由于各类疾病或者功能障碍丧失了部分自理能力的人群。这类老年人往往患有关节炎或者神经功能性损伤等慢性致残性疾病,针对这类老年人,我们需要为其提供特殊的口腔健康帮助,包括电动牙刷、宽手柄的手动牙刷、牙线夹具等,以帮助他们有效清除牙菌斑,维持口腔健康。生活无法自理的老人需要借助他人直接的、日常的帮助方能生存,他们无法独立完成口腔卫生的各项护理,需要家人或医护人员代劳。通过老年人群功能性分类,临床医生可根据患者的具体情况进行更加有效的口腔卫生及护理指导,帮助老年人更好地维护口腔健康。

二、人口老年化进程

人类生命过程是组织器官逐步走向老化和生理功能走向衰退的过程,人体的老化是一个漫长的过程,老年是人类在整个生命过程中的一个年龄段。哺乳动物的生命过程包括了生长发育期、生殖期和老年期三个阶段。人自出生后便进入生长发育期,12 岁到 45 岁左右为生殖期,生殖期之后各种生理功能趋向减弱,逐渐步入老年期。

在欧美国家一般称 65 周岁以上的人为老年人。我国历来称 60 岁为“花甲”,并将其规定为退休年龄。同时,由于我国地处亚太地区,该地区规定 60 岁以上为老年人,故我国以 60 周岁为老年人的年龄界定标准。但随着人类生活、医疗保健条件的改善,人类寿命普遍延长,世界卫生组织根据全球人口身体素质和平均寿命的测量评估结果,提出了新的年龄段划分建议:45 岁以下为青年人;45～59 岁为中年人;60～74 岁为年轻的老年人;75～89 岁为老年人;90 岁以上为长寿老人。这一年龄段划分方法虽然尚未得到正式的承认和普遍应用,但对现代人的心理健康以及抗衰老意识有一定的积极影响。

(一)人口老龄化与老龄化社会

人口老龄化是目前世界上一个普遍的趋势,它是指在总人口中老年人口的比重不断上升的过程。老龄化社会(aging society)亦称老年型社会,是老年人口占总人口达到或超过一定比例的人口结构模型。按照联合国的传统标准,一个地区 60 岁以上老人达到总人口的 10%,即该地区视为进入老龄化社会,目前新标准更改为 65 岁老人达到总人口的 7% 即视为进入老龄化社会。高龄人口是指 80 岁及以上的老年人,人口高龄化是指在 60 岁及以上的老年人口中 80 岁及以上的老年人口比重不断上升的过程。

目前,大多数发达国家已经进入了老龄化社会,发展中国家紧随其后,其中,中国已经在 1999 年进入了老龄化社会的行列。人口统计学资料显示:至 2000 年,中国人的平均寿命已经达到 72.2 岁,其中 60 岁及以上老年人口大约有 1.3 亿,占国家总人口数的 10.46%。据预测,到 2050 年,我国 60 岁及以上的老年人口数将达 4 亿以上。老年人这一特殊人群占总人口比例及在绝对数量上所呈现的显著而快速的增长,使得这一特殊群体越来越受到国家和社会的重视,也对各项国家政策的制定起到了重要的影响作用。

（二）中国人口老龄化的现状及发展趋势

1. 人类寿命的增长速度加快

人类平均预期寿命也称平均寿命，是指 0 岁年龄组人口的平均生存年数。它是国际上用来评价一个国家人口生存质量及健康水平的重要参考指标之一。据考证，旧石器时代，中国猿人的平均预期寿命为 13～14 岁；到新石器时代，北京猿人的平均预期寿命约为 14.6 岁；到夏、商朝，平均预期寿命略低于 20 岁；而西周至秦汉时期，则提升至略高于 20 岁；至隋唐时期，中国人的预期寿命在 30 岁左右。综合以上数据可以看出，在古代人类的平均预期寿命是比较短暂的。

近代以来，随着科学技术的进步和社会生活条件的改善，特别是中华人民共和国成立以来，中国人平均预期寿命的增长速度要明显快于古代，与此同时也加速了老年人口的增长。据统计资料显示，1949 年我国人均预期寿命仅为 35 岁，到 1996 年已增至 70 岁，增长了一倍之多。其中，上海是全国平均预期寿命最高也是增长最快的省份，1951 年，上海市平均预期寿命仅为43.60岁，而到 1998 年已增至 77.03 岁。与发达国家相比，中国人口老龄化的速度较快。发达国家和地区人口年龄结构从成年型转向老年型用了几十年甚至上百年的时间，而中国只用了 20 多年的时间，其人口老龄化的速度与世界上公认的老龄化速度最快的日本相近。正因如此，中国是在经济发展水平还相对较为落后的情况下迎来的人口老龄化，即"未富先老"。在这种情况下，中国目前抵抗人口老龄化压力的能力还相对较弱，物质基础、法制建设和医疗卫生保证等方面并未做好充分的准备，再加之中国人口老龄化的速度较快、老年人口规模大，这就更增加了解决人口老龄化所带来的社会医疗服务问题的难度。

2. 中国人口老龄化的根本原因

影响人口平均预期寿命的因素众多，包括地区、种族、环境污染、医疗保障、传染病及经济情况等。20 世纪 60 年代中期以后，随着社会经济的飞速发展、科学技术的创新及医疗卫生事业的进步，国家人口死亡率持续下降，而人口平均预期寿命则不断提高。人类寿命的延长得益于全身健康状况的改善，其中也包括寻求预防保健的老年人的增多。与此同时，进入20 世纪 70 年代初期，中国开始全面推行计划生育政策，使人口的出生率大幅度下降，人口老龄化日益明显。因此，据中国的具体情况而言，国家计划生育政策的制定及执行所带来的生育率的迅速下降，以及人口平均预期寿命的延长是中国人口老龄化的根本原因。

3. 中国老年人口规模庞大

随着社会经济生活水平的提高，老年人口的比重不断增加，中国老年人口的绝对数量也在迅速增长，老年人口的规模越来越庞大。到目前为止，中国是世界上人口最多的国家，也是世界上老年人口最多的国家。2000 年的第五次人口普查结果显示：中国 65 岁及以上的老年人口达 8287 万，占世界老年人口总量的 1/5 以上。至 2011 年，中国 65 岁以上老年人口已达1.23亿，人口老龄化率达到 9.13％，已经超过了欧洲老龄人口的总和。

在进入老龄化社会的同时，中国老年人口高龄化的趋势也日益明显。在中国，60 岁及以上老年人口中，80 岁及以上的高龄老人的比重迅速增加。从 1982 年到 2000 年，中国 80 岁及以上高龄老人从 505 万增长到 1199 万，年平均增长 4.92％，显著快于同时期整个老年人群体的增长速度。高龄老人数量的增加将对国家医疗服务系统提出更高的要求，其中各类疾病的预防和早期诊治显得尤为重要。

4. 中国人口老龄化的发展趋势

根据老年人口比重上升速度的快慢,中国的人口老龄化进程可以划分为四个阶段:1964—1980年为初始老龄化阶段,1980—2010年为低速老龄化阶段,2010—2040年为高速老龄化阶段,2040年以后人口老龄化过程将停止。预计到2030年,中国60岁及以上人口老龄化率将达到25%,而65岁及以上人口老龄化率将达到14%,可以说未来的20～40年将成为中国人口老龄化的高峰阶段,即中国开始步入"深度老龄化"社会,也就是老龄社会(aged society)。

(三)影响长寿的因素

在我国,长寿人群的定义为80岁以上的人口。长寿人群的衡量标准是"长寿水平",其计算方法如下:

$$长寿水平(\%)＝80岁或90岁以上老人数/60岁以上老人数×100$$

长寿水平是衡量一个国家或地区人群寿命水平的一项重要指标。影响人长寿及衰老的原因有很多,大体可以分为两类。

1. 内源性因素

内源性因素应为人体衰老的主要因素,其中遗传因素最为重要。遗传论又称遗传决定论,该理论认为人的生长发育、生殖及衰老都与遗传因素有关。一般常见的内源性因素主要包括家族遗传、性别(一般认为女性的平均寿命高于男性)、种族等。

2. 外源性因素

外源性因素即环境因素,它包括了地域、气候、环境以及生活习惯、饮食种类、进食方式等多种因素。

内源性因素与外源性因素相互作用、相互影响。世界卫生组织认为,若以百分比来计算各类因素对人类健康和寿命的影响,则遗传因素占15%、社会因素占10%、医疗条件占8%、气候条件占7%,而剩下60%则取决于个体适应环境的能力和生活习惯等。

第二节 老年口腔医学的发展概况

一、国外研究概况

(一)国外老年医学发展概况

国外对老年医学的现代研究大约始于20世纪早期。美国学者 I. L. Naschar 于1909年首次提出 Geriatrics(老年医学)的名称,并在1941年编写了《Text of Geriatric》(《老年医学教材》)一书。苏联学者 Metchnikoff 是该国最早开始研究长寿的学者,他于1908年编写了著作《寿命的延长》,并提出大肠中毒的衰老学说。在20世纪50年代,欧、美等国家和地区先后成立了老年学会或老年医学会,相继出版专著、杂志,开设老年科、老年门诊、老年病房,并在医学院校、护校开设老年医学课程。到20世纪60年代,匈牙利、荷兰、法国等国家也先后建立了老年研究中心。

1974年,美国成立了美国国家衰老研究所(National Institute on Aging,NIA),并成为

国家卫生研究所的重要组成部分。该所每年研究课题多达 600 多个,设有四个研究部门:①生物学研究及临床医学部,研究内容包括分子细胞生物学、老年临床生理学、老年病学等;②行为科学研究部,研究内容包括老年心理学、老年社会精神学、社会变化中的老年人、老年人与社会措施等;③流行病学部,主要包括人口统计及生物统计学(即寿命预测);④老年学研究中心,包括临床生理学及行为科学实验室、分子及细胞生物学实验室、分子衰老实验室、神经科学实验室。1977 年,NIA 在美国佛罗里达州迈阿密城召开了老年医学的专题学术讨论会,并总结出版了《The Theoretical Aspect of Aging》(《衰老理论》)一书,该书是近代有关衰老理论的专著。

由于日本老年人口增长较为迅速,故日本学者对老年医学的研究非常活跃。日本在 1963 年正式制定《老人福利基本法》,规定全国 70 岁以上的老人均可享受免费医疗,目前东京已将该年龄界限提前到了 65 岁,鼓励社会团体或个人以各种形式建立老人养育院、老人之家、老人院,并可以得到政府的资助。1972 年,日本投资建立了东京养育院,该院规模大,设备完善,临床科研配合默契。该院自建院以来取得了显著的成效,发表了多篇老年医学方面的学术论文,学术活动活跃,在国际上享有较高的声誉。其附属医院是日本最大的老人医院,主要收治 65 岁以上老人。同年,日本建造了东京都老人综合研究所,为其规模最大、学科较全的老年研究所,设 11 个学部 31 个研究室,研究课题均围绕衰老问题。

除上述国家和地区之外,英国、丹麦、荷兰、瑞典等国也都非常重视老年医学的发展。其中,英国的老年医学发展最早,始于 20 世纪 50 年代,发源地为格拉斯哥,目前其研究工作主要侧重于临床分析、生理性研究、协作性调查研究及衰老机制的研究,并建立有以英国国内著名的老年医学学者安德森教授而命名的老人之家。其他发达国家对老人问题均普遍重视,老年人的福利措施完善,老年医学均取得了较大的成就。

(二)国外老年口腔医学发展概况

国外针对老年口腔医学的研究起步较晚,大约始于 20 世纪 80 年代,目前主要侧重临床口腔医学的研究。近年来,作为老年医学的一个重要分支,老年口腔医学已发展成为一门独立的学科,且越来越受到学术界及世界各国的重视。

老年口腔医学的发展最早始于美国和欧洲。在 20 世纪 80 年代初期,这些国家和地区相继成立了老年牙科协会。1984 年,在巴黎召开了第一届国际老年牙科学术会议,并在同年成立了国际老年牙科协会(Assoiation of International Gerodentics,AIG);1986 年,在新加坡召开了第二届国际老年牙科学术会议,有来自 22 个国家的共约 400 名代表参加了会议,其中,栾文民代表我国出席了该次会议。

除了协会的成立与学术会议的开展之外,美国、英国、丹麦、瑞典的牙科学院也先后专门开设了老年牙科学课程。以丹麦奥胡斯皇家牙科学院为例,该学院从 1982 年开始正式为四、五年级的学生开设老年牙科学课程,包括 37 个学时讲课、5 次分组讨论和 60 小时的临床实习。奥胡斯皇家牙科学院设立了老年口腔科,招收老年医学研究生,并设有老年门诊。此外,老年口腔医学领域的专业杂志也纷纷创立,如丹麦出版的专门研究牙髓病的老年牙科学杂志《Gerodentics》(《老年牙病学》)和美国出版的《Gerodontology》(《老年牙科学》)。

2007 年,美国牙医协会(American Dental Association,ADA)推出了以"口腔健康与老年人群"为主题的老年口腔医学论文专辑,综述了系统性疾病与老年口腔疾病的关系、口干燥症、酸蚀症、牙周炎、老年缺失牙种植修复、黏膜病损、生活质量与老年人口腔健康等几个方面的研究进展。2010 年，国际牙科研究协会（International Association of Dental Research，IADR）老年口腔研究小组（Gerodentics Research Group，GORG）在西班牙锡切斯召开了全体大会卫星会议，就"口腔医疗保健中的差距与展望：关注老年人"和"随天然牙列衰老的利与弊"的话题展开了为期两天的学术讨论，探讨和明确了目前老年牙科学领域研究的现状。近年来，国外无论是流行病学调查、实验研究、循证医学还是荟萃分析（meta-analysis）都涌现出了大量高质量的研究成果，老年口腔医学在学术和临床研究上都得到了迅速的发展。

二、国内研究概况

（一）我国老年口腔医学发展概况

和欧美国家相比，我国老年口腔医学的起步并不算晚。1986 年 12 月，中华医学会口腔科学会第一届全国老年口腔病专题讨论会于湖北省武汉市召开，这是我国历史上的第一次老年口腔医学学术会议。来自全国 29 个省市自治区的 57 个城市、131 个单位共 172 位大会代表参加了本次会议，并成立了以韩宗琦教授为组长的中华医学会口腔医学专业委员会老年口腔医学学组。

1999 年，我国成立了中华口腔医学会老年口腔医学专业委员会，迄今已历经三届，并发展成为了中华口腔医学会的一个重要的分支。2001 年，我国创办了第一本老年口腔医学领域的专业杂志《中华老年口腔医学杂志》。同年，陈慧美、周学东等编写了我国第一本老年口腔医学专著《老年口腔医学》。2002 年，邱蔚六和刘正等、刘洪臣和储冰峰等相继编写出版了《老年口腔医学》。2010 年，陈作良等编写了《临床老年口腔医学》。上述著作均为我国老年口腔医学高等教育事业奠定了知识理论基础。2012 年，首届亚洲老年口腔医学大会暨第七次全国老年口腔医学学术年会在北京召开，来自韩国、日本、印度尼西亚、泰国等亚洲国家共 300 余人次参加了本次大会。2013 年第八次中国老年口腔医学年会暨两岸四地老年口腔医学论坛在上海举行，国内外从事老年口腔临床医学的专家在大会上做了专题演讲。这些均对我国老年口腔医学发展起到了积极的促进作用。

目前，我国已有数十家口腔医院和综合医院先后建立了独立的老年口腔病专科或专业组，针对老年口腔特点，综合口腔颌面外科疾病、牙体牙髓疾病、牙周病、牙齿缺损和缺失后修复等一系列口腔问题为一体，广泛开展面向老年群体的医疗、教学、科研和卫生保健工作。目前，我国老年口腔医学的发展方向还是"两条腿走路"：一方面，从事老年口腔医学的人员目前虽然还为数不多，但增加较快；另一方面主要依靠口腔各科的人员在各自领域中从事一些有关老年口腔医学的研究，如口腔外科的专家研究老年人口腔外科疾病与治疗。

（二）我国老年口腔医学研究发展概况

近十多年来，我国老年口腔医学的研究进展较快，但就总体水平而言，与国际老年口腔医学的发展相比还存在较大的差距。目前，我国在老年口腔医学领域方面的研究主要集中在以下几个方面：①口腔组织及功能的增龄性改变及其临床意义；②老年牙体牙髓病学基础研究，主要包括牙髓组织的增龄性变化、老年牙髓组织细胞凋亡机制、牙痛机制及根面龋主要致病菌等方面；③老年牙体牙髓病临床研究，包括了牙科电子麻醉、老年龋病充填材料、牙齿感觉过敏症的激光治疗和老年人弯曲根管等方面；④老年口腔修复学，主要包括无牙颌总义齿修复、老年人殆重建和老年人口腔种植等方面的研究;⑤老年人口腔疾病与全身健康之间的关系等。

1. 老年口腔基础研究

(1)在牙髓组织的增龄性变化研究方面,从最初的形态学描述发展到了对变化机制及应激反应能力等方面的研究。近年来,通过对细胞凋亡、热休克蛋白等指标的检测发现,具有抗衰老、抗氧化作用的超氧化物歧化酶(SOD)含量的变化可能是牙髓组织发生增龄性变化的重要机制之一。

(2)有学者采用原位末端标记及免疫组织化学的方法对老年牙髓组织细胞的凋亡过程进行了探索,结果发现,随年龄的增加,牙髓组织中成牙本质细胞和牙髓细胞的细胞凋亡指数(AI)逐渐下降,这一结果揭示了牙髓组织中细胞的新陈代谢与年龄成反比。研究还发现,老年人恒牙的热刺激耐受力下降,导致牙髓细胞自我修复能力降低,恒牙活髓保存可能性降低,使老年恒牙修复性牙本质不易形成,牙髓组织加速老化。

(3)研究表明,神经末梢释放的 P 物质可使多觉型(polymodal receptor)感受器的感受性增强,并提高神经敏感性,这一发现对于牙痛机制的研究起到了重要的指示作用。

(4)随着蛋白质组学技术的发展,唾液已经逐渐成为一种安全、灵敏、准确诊治疾病的体液。目前用唾液蛋白质组学进行诊断的口腔疾病主要集中于口腔鳞状细胞癌、原发性舍格伦综合征、牙周病等疾病。此外,在对龋病病因进行探索时,通过对人群年龄增长时唾液中 IgM、IgE 水平与龋病发生之间的关系进行分析,结果发现 IgE 水平在患龋者中均出现随年龄增加而增高的趋势。

(5)在对老年人根面龋致病菌的研究中,不少研究显示,变异链球菌也是根面龋的优势菌,但早期研究认为根面龋的主要致龋菌是放线菌,关于二者在根面龋中的研究结果不尽相同,尚待学者进一步研究证实。

2. 老年口腔临床研究

(1)微创牙科治疗(minimal intervention dentistry,MID)是一种全新的牙科医学理念。微创牙科治疗重点关注疾病的早期发现、诊断及治疗,强调疾病早期的微创(甚至分子水平)治疗以及发生不可逆性损伤时以患者为本的治疗原则。以龋病为例,以 MID 理念为基础构建的老年龋病防治方案是一种综合防治体系,必须着眼于改善口腔内微环境、降低患龋风险,终止甚至逆转龋病的进程,在必须进行手术治疗时要尽量减轻患者疼痛。

(2)无痛治疗技术是口腔科诊疗的发展趋势,其在解决老年人的疼痛问题时尤为重要。目前,牙科电子麻醉技术在老年牙体牙髓疾病诊治的过程中已经取得了较好的临床应用效果。

(3)由于增龄性变化的存在,老年人的根管治疗往往更为复杂而困难,通过开展计算机三维图像软件来展示老年人牙根管的形态,并利用根管显微镜技术放大操作视野,使得临床上能够更加准确地定位隐蔽根管、发现微裂的存在、辨别髓室底和周围牙本质、识别峡区及根管系统的细微结构等,提高了老年人复杂根管治疗的成功率。

(4)在老年人的修复治疗方面,以平行切削和精密附着体技术、种植技术、CAD/CAM 技术等为代表的新工艺、新材料得到了广泛应用。原来占主导地位的机械修复学原理逐渐被生物修复学原理所取代,患者可以根据自己的口腔健康条件、经济条件和喜好进行更佳的选择。

(5)锥形束 CT(cone beam computed tomography，CBCT)是一种新型高分辨率 X 线成像系统，利用 CBCT 能够清晰、精确地显示牙齿及颌骨的三维立体影像和位置关系。因其具有扫描速度快、空间分辨率高、图像伪影少、辐射剂量小等优点而越来越广泛应用于口腔医学领域。除了在口腔颌面外科的应用外，CBCT 还能够通过重建三维图像清楚地显示牙髓腔的解剖形态，为临床根管治疗术前、术中提供三维立体的影像参考和用于术后评价疗效。CBCT 能更早地发现根尖周病变并能直观地评估病变的范围、大小、位置关系和性质。它还能较为清楚地显示大多数情况下牙根折裂的位置，明确根折的类型，有利于根折的早期诊断。除此之外，CBCT 还可以清晰显示牙内、外吸收病变的情况，明确牙齿颊舌向吸收的范围及程度，有助于制订牙根吸收后的治疗计划。另外，CBCT 在种植治疗中也发挥着重要作用。

总体而言，我国老年口腔医学研究进展较快，其中某些领域在国际上属先进水平。

第三节　研究老年口腔医学的目的及意义

随着社会经济水平的提高、受教育程度的提升、各种口腔预防措施的实施，越来越多的老年人摆脱了"老掉牙"的称号，口腔中存在余留牙齿的老年人越来越多，许多老年人对牙齿保存的意识日益强烈，且接受复杂修复方案、美学修复以及种植修复的人数越来越多，老年人群已经成为口腔医疗界一股新生且具有巨大增长潜力的消费群体。

一、口腔疾病为老年人的常见病和多发病

我国分别在 1983、1995 和 2005 年开展过三次全国口腔健康流行病学调查，最近的第四次调查在原国家卫生计生委科教司、疾病预防控制局的组织指导下，由中华口腔医学会和中国疾病预防控制中心以及全国 35 家口腔医学院校等单位共同合作完成。此次调查参照世界卫生组织推荐的《口腔健康调查基本方法》(第五版)和原国家卫生计生委 2015 年发布的《口腔健康调查检查方法》的调查方法和标准，并结合我国具体实际和 WHO 专家的建议做了部分修改。调查结果显示，我国老年人群口腔健康状况在总体上并没有得到明显改善，老年人群口腔保健仍需加强。

(一)龋病

据调查结果显示，我国老年人口腔疾病龋病的发病率最高且分布极为广泛，是继牙周炎之后造成老年人失牙的又一个重要原因。第四次全国口腔流行病学调查显示，全国 65～74 岁老年人患龋率高达 98.0%，恒牙龋均(DMFT 均数)为 13.33，龋补充填比为 12.8%。恒牙患龋率、龋均城乡差别不明显，龋补充填比城市高于农村。恒牙患龋率、龋均、龋补充填比均为女性高于男性。有别于年轻人的是，老年人群根面龋的患病率显著增加，是老年人龋损的主要存在形式。据调查结果显示，65～74 岁老年人根面龋的患病率为 61.9%，农村略高于城市，女性高于男性。

老年人龋病的发病特点主要为：①性别差异较显著，女性患龋率高于男性；②患龋率随年龄增长而增加；③根面龋为其主要表现形式。老年人𬌗面龋减少，根面龋增加，并非单纯增龄的结果，而是多种因素的综合作用，如牙龈萎缩牙根暴露、磨牙咬合面磨耗使窝沟逐渐

消失、釉质表面氟含量逐年增加、抗酸能力加强等。国外资料表明,减少可发酵性碳水化合物的摄入频率,保持良好的口腔卫生,并结合氟化物的使用可逆转老年人早期根面龋。

(二)牙体非龋性疾病

老年人群中常见的牙体非龋性疾病主要包括楔状缺损、磨损、牙本质敏感症以及牙根纵裂等。

由于刷牙方法不得当、牙齿磨损导致咬合力异常等原因,楔状缺损在老年人中较为普遍,已成为继龋病、牙周病之后又一严重危害老年人牙齿健康的疾病。目前全国口腔流行病学调查方案中并未包括楔状缺损项目,但全国多个省份均有与其相关的流行病学调查结果。例如,2002年,陈慧美等对成都市3个区60岁以上老年人进行抽样调查,结果显示老年人楔状缺损的患病率高达91.1%。2005年,武汉大学组织的湖北省口腔健康流行病学调查结果显示,该省65～74岁年龄组中,楔状缺损的患病率达56.6%,患楔状缺损均数达4.26,其中未充填楔状缺损占97.6%,已行充填治疗的仅为2.4%。2011年,段志斌等对宁夏地区2160名城市中老年人的牙体健康状况进行调查,结果显示65～74岁以上老年人楔状缺损的患病率为55.09%。调查结果显示随着年龄的增长,患楔状缺损率和均数皆呈上升的趋势,其中城市高于农村,性别之间并无明显差异。

牙齿磨损在老年人中也普遍存在,它与楔状缺损有一些共同的致病因素。全国各地流行病学调查结果显示其发病率在70%以上,其中,前牙的磨耗程度高于后牙。牙齿过度磨损会引起牙体牙髓、咬合、颞下颌关节、营养摄入及面容改变等方面的一系列问题,其对老年人口腔乃至全身健康的影响不容小觑。

(三)牙周病

牙周病是造成老年人牙齿缺失的一个主要原因。各国有关牙周病患病情况的流行病学调查较多,但由于评价牙周病的指数众多,目前尚无能全面评价牙周病所导致的全部破坏情况的定量指标。第三、四次全国口腔健康流行病学调查采用全口牙周的检查而不是采用CPI的10个指标牙,且增加了对牙周附着丧失程度的检查,因此,调查结果更为客观准确。第四次全国口腔健康流行病学调查65～74岁年龄组的牙周健康率为9.3%,农村高于城市,女性高于男性,其中,牙龈出血、牙结石、牙周袋≥4mm、附着丧失≥4mm的检出率分别为82.6%、90.3%、64.6%、74.2%。总体而言,在我国老年人群中,牙龈炎和不同程度的牙周炎广泛存在,牙周状况总体上较差,情况不容乐观。老年组牙周病的患病情况比较严重,牙周附着丧失较为普遍,老年人口腔卫生状况普遍较差,牙龈出血、牙结石及牙周袋的检出率居高不下。糟糕的牙周状况与老年人全身系统性疾病相互影响,严重危害老年人的身心健康,给老年人的生活带来极大不便,应引起广泛重视。

综合第三次(2005年)和第四次(2015年)全国口腔健康流行病学调查的结果进行分析,10年间我国民众的牙周健康情况无明显改善。相较之下,北欧国家牙科保健制度发展较全面,例如,1973—2003年,瑞典20～80岁居民中牙周健康者从8%激增至44%;再如挪威学者报道称,1973—2003年,该国35岁人群中牙槽骨无吸收者从46%增加到76%。这些数据说明,有效的公共卫生手段和临床普及规范的治疗可以有效防控牙周病。

(四)口腔黏膜异常

口腔黏膜病是发生在口腔黏膜及软组织上的疾病总称。口腔黏膜病的病因复杂,与感染、变态反应类疾病、内分泌等多种因素有关。随着年龄增长,老年人的口腔黏膜可能出现萎缩、变薄、苍白、干燥及弹性降低等变化,还可能伴有烧灼感和味觉异常等主观症状。第四次全国口腔健康流行病学调查结果显示,老年人常见的口腔黏膜异常包括溃疡、白斑、扁平苔藓、脓肿等。这些症状可单独发生,也可与皮肤病损同时发生。总体而言,65~74 岁年龄组人群口腔黏膜异常的百分率是 6.46%,与 10 年前(7.96%)相比,略有下降,其中,城市高于农村,男性高于女性。

口腔黏膜异常在不同地区的患病率及发病特点也存在着一定的差异。2003 年,程晓华等对广州市 1154 名 60 岁以上的老年人进行了口腔黏膜病流行病学调查,结果显示约18.6% 的老年人患有口腔黏膜疾病,其中,灼口综合征的患病率最高(占 6.8%),白色角化病次之(占 4.0%),口腔白斑检出率为 1.3%。2005 年,广西壮族自治区的流行病学抽样调查结果显示,65~74 岁老年人黏膜异常检出率为 16.94%,其中,口腔脓肿为最常见的口腔黏膜异常(占13.86%)。2005 年,周海静等对甘肃省中老年人口腔黏膜病的患病状况进行了抽样调查,结果显示 65~74 岁的老年组人群口腔黏膜病的检出率为 7.71%,其中,口腔脓肿检出率为 3.41%、复发性阿弗他溃疡为 1.26%、扁平苔藓为 0.51%、白斑为 0.13%。2015 年广东省 65~74 岁老年人口腔健康流行病学调查结果显示,共有 5.56% 的老年人患有口腔黏膜疾病,其中脓肿、扁平苔藓检出率较高,分别为 1.04% 和 0.35%。

(五)失牙及义齿修复

目前,我国老年人牙体、牙列缺失的主要原因是龋病和牙周病。牙列缺失严重时,牙自行脱落或被拔除形成无牙颌。牙体、牙列缺损与缺失,尤其是牙列缺失是影响老年人日常生活质量的重要因素。随着社会经济和医疗水平的发展,我国老年人的失牙情况较以往有所改善。第四次全国口腔健康流行病学调查 65~74 岁年龄组人群中无牙颌率为 4.5%、人均存留牙数为 22.50 颗、义齿修复率为 63.2%,与第三次全国口腔健康流行病学调查报告相比,无牙颌率下降 2.32%、人均存留牙数增加 1.53 颗、义齿修复率增加 20.6%。但总体而言,老年人失牙的情况仍比较严重,牙齿缺失人数高,而修复率低,要达到 WHO 的"8020"计划仍然任重道远。

(六)口腔颌面外科疾病

老年人常见的口腔颌面外科疾病包括感染、口腔颌面部疼痛、颞下颌关节疾病、颌面部骨折、肿瘤及唾液腺疾病等。

口腔颌面部可发生多种肿瘤,主要分布在舌、颊等不同部位。口腔颌面部肿瘤可来源于牙龈、黏膜、骨、唾液腺及产生牙齿的组织,也可以是邻近部位肿瘤侵犯或身体其他部位的肿瘤转移而来。我国目前尚无确切的口腔颌面部肿瘤发病率的资料,从世界范围看,头颈部恶性肿瘤的发病率较高,口腔癌位居全身恶性肿瘤的第 6 位。在我国,口腔颌面部肿瘤发病率居全身各部位肿瘤发生率第 10 位以后,以 60~69 岁的老年患者为好发人群,其中男性的肿瘤发生率高于女性,恶性肿瘤发生率高于良性肿瘤,腮腺为高发部位,恶性肿瘤中以鳞癌最为多见。

老年人常见的唾液腺疾病包括急、慢性化脓性腮腺炎,唾液腺淋巴上皮病,唾液腺良性肥大,舍格伦综合征(Sjögren syndrome)及唾液腺肿瘤等。

由于颞下颌关节退行性变及咬合关系异常等原因,老年人常常会出现颞下颌关节损伤和疾病,其中以颞下颌关节紊乱病和颞下颌关节脱位最为常见。王世霞等(2001)统计安徽省六安市人民医院口腔科1999年老年人就诊情况发现,老年人颞下颌关节紊乱病的发病率为12.4%,其中女性多于男性,有弹响症状者占74.1%,有81%的患者伴有牙齿的缺失,发病组中1/3的患者伴有牙齿的松动。王燕一等(2012)对352名北京市无牙颌老年人进行检查后发现,颞下颌关节紊乱病的查体阳性率高达43.2%,说明老年人牙齿松动及缺失对颞下颌关节具有重要的影响。刘亚蕊等(2015)对368名65～75岁广东籍老年人进行调查研究,发现颞下颌关节紊乱病体征阳性者达64.9%,首要临床症状是疼痛(52.2%),其中,后牙缺失是发病的主要危险因素。老年人肌肉萎软无力,关节囊和关节韧带松弛,关节不稳定,易发生关节脱位,且常发展为习惯性关节脱位。此外,颞下颌关节炎症、颞下颌关节类风湿性关节炎、颞下颌关节创伤、颞下颌关节代谢性骨关节病等也可见于老年患者。

老年人口腔颌面部炎症性疾病发病率一般较低,但在住院患者中发生率较高。常见有口腔颌面部间隙感染、面部疖痈、白色念珠菌感染及老年义齿性口炎等。此外,口腔颌面部疼痛也是老年患者就诊的主要原因之一,据报道,三叉神经痛的发病患者中60周岁以上的老年人所占比例高达40%以上,三叉神经痛也属于老年人的常见口腔颌面部疾病。

二、老年口腔疾病的特殊性

作为一个特殊的群体,老年人口腔的衰老与全身的衰老密切相关,口腔组织及功能的增龄性变化、全身系统性疾病的存在、老年人心理和认知水平的变化等都会影响到口腔疾病的诊疗。随着人类寿命的延长,牙齿可保留的时间延长,而随着年龄的增长,口腔内情况变得更加复杂多样,且老年人常常伴发多种全身系统性疾病,因此,口腔科诊疗过程亦愈加复杂。

(一)增龄性变化影响老年人口腔疾病的诊疗

随着年龄增长,口腔各组织器官可发生明显的增龄性变化,牙体、牙周、黏膜、牙龈、颌骨、肌肉、皮肤、关节等都发生退行性改变。比如,上、下颌骨出现骨质疏松,牙槽骨吸收,牙槽嵴低平或呈窄刃状等情况。牙齿增龄性变化表现为牙体硬组织重度磨耗,釉质脱落,牙本质暴露,牙尖变短等;继发性牙本质和修复性牙本质的不断形成导致牙髓腔变小,根管变细、钙化甚至闭塞;牙龈组织变薄、萎缩,导致牙根暴露。唾液腺也可发生增龄性的功能减退或受损。

这些增龄性变化导致老年人口腔疾病在发病与治疗上的特殊性,例如,龋病发病率高,呈多发性,其中,根面龋发生率显著增加。老年人髓腔变窄,根管钙化导致根管不通,使得其根管治疗的难度较年轻人大大增加,有时甚至预后欠佳。老年人牙齿缺损与缺失数量常较多,长时间牙缺失导致间隙丧失、牙齿移位等,使得口腔状况更为复杂,给修复带来困难。老年人对新义齿适应性明显下降,随着病情加重,其佩戴义齿的可能性也随之下降。老年人常存在骨质疏松,更容易出现牙槽骨吸收、骨量不足以及骨密度下降的情况,这些可影响种植体的骨结合。此外,老年人口腔颌面部肿瘤发病率较高,在制订治疗方案时,需考虑其全身状况以及是否能耐受抗肿瘤治疗。老年人颞下颌关节紊乱病的疼痛常表现较轻,弹响为最常见的阳性体征,颞下颌关节脱位发生率较高。

(二)全身系统性疾病的存在增加诊疗难度

老年人常伴发多种全身系统性疾病,而系统性疾病常有组织缺损和(或)功能减退,机体免疫调节功能下降。一些全身性疾病可与口腔疾病互相影响,使病情更为复杂,增加了诊疗难度。例如,糖尿病患者牙周组织内的一些炎症细胞更为活跃,炎症介质增多,使得牙周组织更易受破坏,同时,这类患者牙周组织的修复功能也有所减退。全身性疾病也影响口腔疾病的治疗,如高血压、心脏病影响口腔麻醉、拔牙、开髓、超声洁治等。

(三)老年人口腔疾病的接诊有特殊性

老年人的就诊心理也不同于年轻人,焦虑、紧张、害怕及顾虑的情绪较常见,轻微刺激即可能使其不安和恐惧。由于缺乏对口腔疾病的认识,老年人常对口腔疾病不重视,甚至认为"老掉牙"是必然的,医生在与其沟通时,常需要更多的时间来解释治疗的必要性。同时,医生也需要与患者家属做好沟通,以免造成不必要的误解。

由于感知觉的退化,老年患者的主诉常不清晰,如口腔颌面部疼痛,尤其是牙痛的定位常不准确,颞下颌关节紊乱病的疼痛症状较轻。由于多伴发器质性或功能性疾病,老年人多有行动不便,其对治疗的配合度下降,医护人员在进行治疗时应注意患者体位及操作技巧。例如,患者处于过后仰位或吸唾不及时易致呛咳。接诊老年患者时,医护人员应充分掌握老年人口腔疾病的特点,了解老年人全身常见疾病,认识老年人生理、心理及行为的变化特点。

三、人口结构的改变对老年口腔保健的影响

近代以来,人类的死亡年龄延后,65岁及以上的老年人数量明显增加。预期寿命的延长并没有以降低生活质量或更长时间的身心缺陷为代价,因此衰老是延期而非延长。对于现代人来说,对健康的追求不再仅仅限于没有疾病或延长寿命,而是更加关注生活质量的提高。

随着人口结构的改变,对老年人口腔健康状况的重视逐渐增加,老年牙科学中健康老年化的概念也日益被强调。健康老年化的概念包含了积极向上、恢复力和强健老年化等内容。口腔健康医疗和疾病预防方面的发展也取得了骄人的成绩,主要表现为无牙颌的减少、失牙数的减少等。

随着时代的进步,老年人牙齿保留数大大增长,几十年前老年人大多无牙,而现在老年人已经可以保留相当数量的天然牙。然而,龋齿的发生已经逐渐从年轻人群转移到老年群体,这些保留下来的牙齿大部分已经进行过修复治疗。结合龋齿发生趋势和人口结构的变化,20～50岁年龄段人群的龋齿发生率下降了50%,而60岁以上人群的龋齿发生率上升了75%。年龄不应成为保障老年人身心健康的负担。对于弱势的老年群体,尤其是那些长期住在看护机构的老年人(这些机构无法满足有牙老年人口腔健康保健的需求),如何提高牙齿的保留率和牙列缺损或缺失的修复率需要引起更多的关注。

四、老年口腔疾病对全身健康及系统性疾病的影响

良好的口腔健康是整体医疗保健体系的一个必需组成部分。医疗界也逐渐开始认识到,口腔健康状况会影响许多全身系统性疾病的进程,有些甚至与其他疾病的发展息息相关。随着现代医疗卫生技术的发展,老年人群寿命的延长,口腔疾病所带来的医疗负担也不断加重。科学的进步与发展,对老年口腔疾病认识的不断深入使人们意识到,早期预防和治疗可以减少口腔疾病的发生,并且有利于全身系统性疾病的治疗。

(一)牙周炎与全身系统性疾病

老年患者多种口腔疾病与全身疾病可同时存在,使病情复杂,诊疗难度增加。例如,糖尿病患者血糖控制不佳时,牙周炎治疗难度增加。

牙周炎与许多疾病相关,它可能是心血管疾病的独立危险因素,与不良妊娠(如癫痫)、低出生体重儿以及风湿性关节炎等也有一定关联。这种相关性可能是两者有共同的易感因素,也可能是前者对后者有促进作用。牙周炎不仅是糖尿病的第六大并发症,还可促进糖尿病进展。目前,关于牙周治疗对心血管疾病危险因素的影响研究主要集中在牙周治疗对高脂血症内皮功能紊乱和C反应蛋白水平的影响等方面。研究认为,牙周治疗可以降低血脂水平。

近年来的研究证实,牙周炎和多种系统性疾病密切相关,部分研究支持牙周炎是某些系统性疾病的独立危险因素。但是,这些研究多为针对牙周炎患者和牙周健康者的比较研究,并不能有效阐明牙周炎和系统性疾病的关联机制。

(二)口腔菌群与肺部感染

在老年人群中,口腔健康与肺炎之间的关系非常密切。全麻下常规气管插管通过口腔,病原菌黏附于插管上常可引起呼吸道不明感染,增加口腔环境携带病原体的危险性,并且与肺炎病情发展相关。但是这种相关性总是在患者出院后才能体现出来,使其很难监测到。肺炎在老年人群的表现非常多样,这也增加了诊断的难度。口咽部的病原体被认为是引起老年人群肺炎的重要危险因素,因定植于口咽部的细菌可随呼吸进入呼吸道中,这些细菌更经常出现在患病或被收容机构收留的人群口中,并且它们并不被归为口腔正常菌群部分。

(三)口腔健康与营养不良及智力下降

老年人的口腔健康与营养不良和智力下降也有重要联系。没有或仅有一次戴义齿经验的无牙患者咀嚼固态食物较困难,这是造成营养不良的一个重要的危险因素。与无智力下降人群相比较,冠部及根面龋坏在智力下降人群中发生率更高。牙齿缺失与轻度记忆障碍在统计学上也存在一定相关性。此外,智力下降人群对新义齿的适应性明显下降,随病情进展,戴义齿的可能性随之下降。对于有轻度认知功能障碍(MCI)的患者,运用自我评估疼痛等级得出的疼痛分数具有一定的有效性,但在严重病例,需辅助应用Doloplus行为量表等更适合的量表工具。目前较受关注的是牙齿缺失在认知功能障碍发展过程中可能的影响。动物模型显示,空间记忆的年龄性丧失可能与咀嚼运动的减少有关。一些研究提出口腔卫生状况不佳与认知功能障碍之间的相关性,但其中的因果关系还有待研究。

五、老年口腔医学的研究目的

随着对老年人口腔健康越来越多的关注,世界卫生组织在2001年正式提出了针对老年口腔保健的"8020"计划,即"年龄在80岁时还能拥有20颗健全的牙齿"。现在世界上大多数国家的卫生部门已纷纷响应"8020"计划的号召,开展了各种全民爱牙活动。我国1999年9月20日的爱牙日主题为"老年人的口腔健康",2008年主题为"中老年人口腔健康",2013年主题为"健康口腔,幸福家庭;关爱老人,修复失牙",足见对老年口腔医学之重视。

老年口腔医学的研究目的是通过对老年人的口腔医疗保健,达到保护老年人口腔组织结构,特别是牙体、牙周的完整性,完善口腔功能,促进身心健康,提高老年人的生活质量的目的。老年人的口腔医疗保健需要跨学科交流合作，以提供最有效的医疗保障，需要从教育、交流和评估等方面共同努力。为了达到上述目标，我们需要在老年人各类疾病的预防、早期诊断、早期治疗和修复等方面做进一步的努力。

不同于全科口腔医学，老年口腔医学针对特殊的患者群体、特有的疾病，有特殊的诊疗、预防、保健模式。随着老年口腔医学在我国的发展，老年人群的生活质量将大大提高，以延长平均预期寿命，为政府建立、健全老年口腔健康保健体系提供依据。

 知识拓展

生活质量——老年人口腔健康的新指标

以往的医学教育是以生物医学模式来指导医生如何检查、评估及干预口腔健康，医生的关注点集中在口腔的物理结构和疾病的进程上。但是，有些医生和学者认为如此狭隘的关注范围有可能会导致过度医疗。他们认为，若能了解到人们忽略口腔卫生或喜食甜食的原因，可能对倡导口腔健康维护更有意义。

牙科专家以"与口腔健康相关的生活质量"来描述口腔健康对一个人生活体验的影响，并将其解释为"口腔健康与日常生活相互影响之间循环往复的交互作用"。它是反映口腔疾病及其防治对患者的身体、心理、社会等方面影响的多维综合评估体。显然，这是一种复杂的社会心理学方面的相互作用形式。世界卫生组织对生活质量的定义是：不同文化和价值体系中的个体对与他们的目标、愿望、标准以及所关心的事情有关的生活状况的体验。它包含了个体的生理健康、心理健康、独立能力、社会关系、个人信仰和与周围环境的关系等方面，主要通过使用良好信度、效度的标准化量表来进行测评。

目前针对老年人所设计的评价量表主要是总体口腔健康评价指标（general oral health assessment index，GOHAI），它采用计算总得分的方法，建立一个可量化的尺度来评价口腔疾病对生活质量的影响。GOHAI量表包括了12个条目，内容包括生理功能、心理功能及疼痛与不适三个方面，以反映口腔疾病对老年人产生的不同影响并对其进行评价。条目内容中自我评价分为5个层次，并分别记分（1＝频繁，2＝经常，3＝有时，4＝很少，5＝从未）。总分从12分到60分，分数越高，与口腔健康相关的生活质量越好，即分数与口腔健康水平呈正相关。

口腔病损和功能障碍是增龄性变化所带来的不可避免的特征，但是这些变化不一定会给个人的生活质量带来负面的影响。衰老常常被定义为一系列无法预知的波动性的体验，这些体验有好也有坏。这些体验使人们能够适应逆境。随着我国人口老龄化的进展，口腔疾病患者日益增多，口腔疾病导致的疼痛、咀嚼困难、言语不清、社会交往能力降低等诸多问题给患者的心理健康和生活质量带来巨大的负面影响。口腔健康相关生活质量评价量表为疾病的防治效果评价及不同治疗方法的比较提供了明确的测量标准。

口腔健康的"8020"计划

口腔健康是人体全身健康的标准之一，牙齿健康又是口腔健康的重要组成部分。世界卫生组织（WHO）指出，牙齿健康是指牙齿、牙周组织、口腔相邻部分及颌面部均无组织结构与功能异常。

WHO在2001年正式提出"8020"计划，即80岁的老年人应至少留有20颗功能牙。正常情况下成人有 28～32 颗恒牙,当牙逐渐脱落至不到 20 颗时,对口腔正常功能甚至全身健康都会造成较大影响。第四次全国口腔健康流行病学调查显示,我国 65～74 岁老年人平均存留牙数为 22.50 颗,无牙颌率为 4.5%,18.3% 的人牙列完整,义齿修复率为 63.2%。总体来说,我国老年人失牙情况虽比过去有所改善,但仍较为严峻。

 同步练习

一、单项选择题

1. 老年口腔医学的研究对象是( )

A. 55 岁以上的老人   B. 60 岁以上的老人

C. 65 岁以上的老人   D. 70 岁以上的老人

2. 下列属于老年人口腔龋病的特点是( )

A. 根面龋多见   B. 发病率低   C. 根面龋少见   D. 冠部龋较多

二、简答题

1. 老年口腔医学的定义与研究内容是什么?

2. 什么是人口老龄化和老龄化社会?

3. 老年人的功能性定义是什么?

4. 老年口腔疾病的特殊性有哪些?

参考文献

[1] GONSALVES W C,WRIGHTSON A S,HENRY R G. Common oral conditions in older persons[J]. Am Fam Physician,2008,78(7):845-852.

[2] ETTINGER R L. Oral health and the aging population[J]. J Am Dent,2007,9(138):5-6.

[3] THOMPSON L A,BRENNAN L J. Geriatric dentistry[J]. Dental Clinics of North America,2014,58(4):xi-xii.

[4] 刘洪臣.危害老年人口腔健康的常见病和多发病[J].中华老年口腔医学杂志,2013,11(4):193-198.

[5] SCHIMMEL M. The 2010 IADR - Geriatric Oral Research Group satellite meeting [J]. Gerodontology,2012,29(3):171-176.

[6] 王兴.第四次全国口腔健康流行病学调查报告[M].北京:人民卫生出版社,2018.

(吴补领)

第二章 老年人心理生理变化及医患沟通

▶ 学习目标

了解：国内外对老龄化的定义；我国社会环境因素对人口老龄化的影响。

熟悉：老年心理学的基本概念；老年人心理变化的主要表现及其影响因素；老年人感知觉变化特点。

掌握：老年人心理和生理变化的主要特点；医患沟通的技巧。

第一节　老年心理学

一、概述

老年心理学是研究个体和群体在成年以后增龄老化过程中的心理活动变化、特点、规律的一门学科，是研究老年期个体的心理特征及其变化规律的发展心理学分支（又称老化心理学），是当今新兴的老年学的组成部分。因为人的心理活动以神经系统和其他器官功能为基础，并受社会的制约，所以老年心理学涉及生物和社会这两方面的内容，其范围包括人的感知觉、学习、记忆、思维等心理过程以及智力、性格、社会适应等心理特点因年老而引起的变化。

第二次世界大战以后，随着老年人口比例迅速增加，人口老龄化所带来的社会心理问题也不断增加，老年医学在西方发达国家得到快速发展。在中国，从 20 世纪 60 年代以来，毕生发展心理学观点逐步被人们接受以后，老年心理学才成为发展心理学的一个重要部分。进入 21 世纪后，随着中国逐渐迈入老龄化社会，老年医学成为社会关注的重点学科，老年心理学也日渐发展。

老年心理学着重认知过程的老年化研究，然后是对个性、社会适应和态度的研究。20世纪 50 年代后，老年人的心理研究首先注重老年智力问题，其次是老年记忆和学习问题。此外，有学者强调对心理生物学和社会心理过程的研究，也有学者把感觉、知觉与健康、生存的年龄变化联系起来研究。如今还出现了一些对老年认知的训练研究。

二、老年人的心理变化特点

（一）智力变化

美国著名心理学家韦克斯勒说："智力是人有目的地行动、合理地思维和有效地处理周围环境的汇合或整体的总能量"。人的智力与年龄有一定关系,心理学研究表明:知觉的最佳年龄是 10～17 岁;记忆、动作、反应速度的最佳年龄是 18～29 岁,35 岁达顶峰,而后逐渐衰退下来;比较和判断能力的最佳年龄是 30～49 岁。在 50～69 岁年龄段中,人的知觉能力是最佳状态的 76%,动作和反应速度为峰值的 92%,记忆力为峰值的 83%,比较和判断力为峰值的 87%。在 70～89 岁年龄段中,上述能力分别为峰值的 46%、71%、55%、67%。

大脑约有 140 亿个细胞,每小时有 1000～1200 个脑细胞衰亡,若人活到 100 岁,也只损失 10 亿个细胞,脑组织仍有巨大的开发潜能。就智力来说,老年人与青年人各有优势。老年人的注意力、记忆力和动作反应能力减退,但作为智力核心的思维能力,尤其是抽象思维能力,并未像有些人所想象的那样迅速退化。和儿童期一样,老年期不是简单地从成熟期递减的变化,而是具有统一性和完整结构的时期。因此,简单地认为老年人的智力像体力一样的衰退是不科学的。随着对智力研究的深入,一些心理学家发现,智力中的语言成分和抽象思维能力并不随年龄增长而下降。那些后天获得的,与知识、文化和经验积累有关的智力成分反而随着年龄增长不断增强。

智力与年龄的关系非常复杂,随着年龄的增长,老年人的智力有所衰退,但又并非全部衰退。正常的生理衰退即脑和神经系统的衰退,以及心血管等方面的疾病,会影响老年人的智力。而退休导致的社会隔离,家庭成员和朋友的死亡或长期抑郁也可能使老年人智力下降。但那些保持积极生活方式的老人,可能直到 80 岁甚至更高年龄才会出现智力下降。

(二)记忆力变化

记忆是人脑对经历过事物的识记、保持、再现或再认,它是进行思维、想象等高级心理活动的基础。记忆过程是对输入信息的编码、存储和提取过程。人的记忆随年龄增加而变化,老年人的记忆力随着身体器官的老化逐渐衰退,从而导致焦虑、忧愁、不安等消极情绪,这些消极情绪会进一步影响记忆力。蛋白质、微量元素和维生素摄入不足,嗜烟嗜酒等也会影响记忆力。老年人的记忆主要有以下几个特点。

1. 编码阶段

许多老年人可能因为不能很好地加工新信息而影响了后续的记忆过程,如果给予一定的指导,教会其使用某种编码策略,那么老年人和青年人在记忆表现上的差异就会缩小或消除。

2. 贮存阶段

工作记忆是在信息存储的同时,对信息进行处理和操作,从而使信息能够以适宜的形式存储在永久性的长时记忆中。工作记忆受年龄差异和年龄变化的影响。工作记忆对于完成学习、推理、心算、语言理解等复杂的认知活动起关键作用,也是日常生活中必不可少的一种基本能力。老年人记忆缺损可能发生在贮存阶段,因为他们一次只能处理较少的信息;也可能发生在信息加工或处理过程中。当记忆任务较为复杂时,老年人可能难以应用有效的加工技巧,而且老年人工作记忆的加工速度也在减慢。

3. 提取阶段

老年人在提取已存储的信息时会有更大的难度。再认和回忆都是从长时记忆中提取信息的过程。再认指过去经历或识记过的事物再次呈现在面前时仍能确认和辨认出来的过程,回忆指过去经历过的事物不在面前而在头脑中再次重现并加以确认的过程。老年人的再认保持较好,而回忆则明显减退。虽然老年人比青年人更难以从记忆中提取信息,但老年人可以比青年人从有关记忆的线索中获得更多的帮助。除了在记忆的编码、贮存和提取上存在年龄差异外,对自身记忆能力的信念,即记忆的自我效能上也存在年龄差异。老年人对自身记忆能力的评价要低于青年人,并对自身的记忆有更多抱怨。一些疾病也会影响老年人记忆,如阿尔茨海默病患者,在发病初期主要表现为记忆力减退。所以,老年人对记忆的抱怨更多是由抑郁和健康状况不良所导致的,而非实际的记忆缺失。总之,老年人记忆变化的总趋势是随着增龄而减退,但同时也要看到每个人记忆衰退的速度和程度并不相同,存在很大的个体差异。

(三)焦虑

随着衰老,老年人精神情感变化日益明显,表现为内心空虚,易焦虑和抑郁,常伴有自责,往往有杞人忧天之感,时有大难临头的紧张感,或是抑郁苦闷,遇到问题时缺少进取态度。经济拮据的老年人门诊患者中48%有抑郁情绪,而身体健康、经济条件较好的老年人有抑郁症状者也有44%,有不少人每月发作1次,持续数小时或数天之久,表现为意志消沉、烦恼、抑郁焦虑等,并对往事回忆多有自责感。

60岁以上老年人,有半数的人可出现疑病症状,这是由于老年人从对外界事物的关注转向自己的躯体所致,且这些关注可因某些主观感觉而加强,并因顽固、执拗的个性,更易出现疑病症状,常出现头部不适、耳鸣、胃肠道功能异常以及失眠等。稍有不适,也要向周围人诉述。有时会过分注意报刊书籍上的一些医学常识并对照自己的不适感,常为此而心神不定,惶惶不安,甚至反复求医问诊。

(四)情绪不稳

情绪是人对客观事物是否符合自己需要而产生的态度和体验。老年人的情绪表现和情感流露更倾向于自我控制,这是由于老年人形成了比较稳定的价值观以及较强的自我控制能力。老年人易受疾病困扰,而且疾病持续的时间较长,再加上社会环境和家庭环境的恶化,因此,消极、悲观的负面情绪较多,如失落感、孤独感、疑虑感、抑郁感和恐惧感等。

脑组织老化、脑血管硬化、伴有某些脑部疾病或大脑某些部位供血不足的老年人,常出现明显的情绪变化,往往失去自我控制,容易勃然大怒,难以平静下来;有时为周围环境及影视剧中有关人物的命运而悲伤或不平,迅速出现情绪高涨、低落、激动等不同程度的情绪变化。

(五)人格改变

性格是一个人对现实的稳定态度,以及与这种态度相适应的、习惯化了的行为方式表现出来的人格特质。对大多数老年人来说,个人的性格特点是其年轻时性格的延续。但人到老年期,性格会发生一些变化。美国的一项针对40~80岁个体的10年纵向跟踪研究发现,老年人的个性心理特征既有变化的一面,也有稳定的一面。他们的个性结构和类型基本保持稳定,但随着年龄的增长,他们对待外界的态度和行为方式则由主动转为被动,更趋向于关注内部的变化。另有研究表明,老年女性的男性化倾向表现显著。偏执症、精神分裂症、精神衰弱和躁狂症随着年龄增加而减少,但抑郁症随年龄增加而增加。年龄差异对性格的影响可归因于代际差异,因为不同时代的人所参照的行为标准是不一样的。年龄并不是影响性格变化的决定因素,智力、教育水平、社会地位、健康以及环境变化对性格也有重要影响。

一般认为,人进入老年期后,行为常变得与年龄、学识、身份不相符合,自尊心增强,对周围人不信任感增加,猜疑心重,常计较别人的言谈举止,严重者认为别人居心叵测。由于生理功能减退,性欲下降,易怀疑自己的配偶,常因此争吵。由于判断力和理解力下降,其想法变得更为固执,甚至发展成超价观念或妄想。每当目睹年轻人活泼好动的行为时,常有嫉妒和自责情绪。

三、老年人心理变化的影响因素

(一)影响智力的主要因素

1. 个体因素

个体因素中最首要的是遗传因素。人的先天素质为智力的发展提供了基本条件,但如果缺乏后天的环境,即使具有良好的先天素质,智力也不可能得到充分的发挥。

年龄、身体条件、性别对智力的影响,也是研究较多的课题。年龄的影响已在前文阐述。身体状态、疾病,尤其是心脑血管疾病可直接影响老年人的智力。各种感官功能的衰退、活动能力受限等影响心理也影响智力。至于性别的差异,应更多地考虑男女的社会地位、作用、角色不同对智力带来的影响,这种生物学上的差异尚待进一步研究。我国研究提示,男女文化水平均等时,智力测试成绩相近,说明男女智力无显著差异。

2. 社会环境因素

文化水平与智力有关,受教育时间越长,学历越高,因增龄导致的智力衰退速度越缓慢。职业与智力有关,从事脑力劳动的老人智力衰退缓慢,继续工作的老人可以保持较高的智力水平。身心健康、与社会保持良好交往的老人智力保持也较好。

(二)影响记忆的主要因素

1. 生理因素

老年人记忆的衰退与脑组织的退行性变有直接关系。但许多研究发现,随年龄增长,脑细胞衰亡的程度与记忆力下降的速度不成正比,即记忆衰退比脑功能衰退更慢,训练可使记忆力减退得到改善。

2. 躯体健康状况

老年期各种躯体疾病增多,心脑血管疾病、神经系统疾病等均可影响记忆,如脑动脉硬化时,脑组织供血不足出现脑功能减退及记忆障碍。

3. 精神状况

紧张、焦虑、抑郁都会对记忆产生影响。老年人可因记忆力减退而焦虑、失去信心,越紧张则记忆力越差,致使情绪更差,从而形成恶性循环,所以改善情绪是提高记忆效果的主要措施。

4. 记忆训练

许多老年人随着社会地位的改变、家庭责任的减轻和社会交往的减少,不愿再多用脑,记忆力因而随之下降。实验证明,对老年人进行记忆训练,可改善记忆力,所以勤于动脑对延缓老年人记忆衰退是有好处的。

5. 社会环境因素

随着退休、子女独立,老年人在社会、家庭中的角色发生了变化,再加上躯体疾病影响活动能力,使老年人社会交往活动减少。伴随而来的失落感、孤独感、无用感,使老年人有较多的消极情绪,从而影响老年人的记忆力。过度饮酒、不合理饮食也会对记忆力产生影响。

(三)影响人格的主要因素

1. 生物学衰老

生物学衰老最重要的是大脑的衰老。随着年龄增长,脑重量逐渐减轻,还会出现脑室扩大、神经元纤维缠结等病理改变,影响脑功能。感觉器官衰老造成视力及听力的衰退,这些均可影响老年人的人格,使之发生变化。

2. 老年人"自我衰老"

一旦老年人强烈地意识到自己的衰老时,便会对生活丧失积极性,对日常生活不再感到满足,丧失了对未来的希望,但渴望自己能生活下去。这些变化会影响老年人的适应性,老年人应积极面对现实,用积极的态度对待衰老的到来。

3. 脱离社会,人际交往减少

退休及子女的独立生活会使老年人产生失落感、孤独感,进而产生焦虑、抑郁情绪,变得内向。但对于大多数老人而言,这一时期会很快过去,他们会适应变化,达到新的心理平衡。

4. 社会家庭因素

得不到社会和子女尊重的老年人会变得消沉、暴躁,性格也会发生改变。因此,和睦的家庭、良好的社会环境是老年人安度晚年的基本保证。

第二节　老年人感知觉变化

一、视觉变化

(一)视觉的功能变化

1. 视敏度

视敏度即通常所说的"视力",是眼对物体细小结构的分辨能力。视敏度分为静态物体的视敏度和动态物体的视敏度。平常测量的视力是指静态物体的视敏度,在医院里检查视力最常用的就是 E 形视标或蓝道环 C。在 20~60 岁,视敏度呈轻微下降趋势,但过了 60 岁,视敏度下降趋势骤然增大。静态物体视敏度的下降给老年人读书看报等带来了很大的困难。动态物体视敏度是视觉系统对物体运动的觉察能力,其随年龄增加也呈下降趋势,但下降速率与静态物体视敏度下降的速率不同。完成动态的视觉任务时,老年人的反应速度比较慢,呈现出动态物体视敏度逐渐下降的趋势。

2. 暗适应和明适应

暗适应指照明忽然停止时或由亮处转入暗处时,视觉感受性提高的过程。明适应则与暗适应相反,是指照明开始或由暗处转入亮处时,视觉感受性下降的过程。随着年龄增长,老年人适应光线强度改变所需的时间越来越长。在老年期,一些视觉感受细胞会凋亡,这是老年人适应时间增长的原因之一。

3. 颜色的感知觉

晶状体在 40 岁以后开始变黄,影响人们对颜色的感知觉能力,受影响最大的是光谱短波端的蓝、绿色。老年人辨别蓝色、绿色和紫色的能力下降,而年龄对辨别黄色、橙色和红色的影响较小。

(二)视觉的信息加工过程变化

1. 视觉编码速度

研究表明,随着年龄增长,人们的视觉编码速度呈下降趋势。闪光融合实验证实,老年人察觉两个闪光点的时间间隔显著长于年轻人。

2. 视觉搜索

视觉搜索指扫描视觉影像,找出重要的信息。老年人完成视觉扫描任务的时间要显著长于年轻人。

3. 视觉的注意分配

视觉的注意分配实质上是一个选择性注意问题。老年人的视觉注意分配能力明显下降。

二、听觉变化

(一)听觉的功能变化

1. 音调

音调的高低主要由声波频率决定。人的听觉频率范围是 16～20 000 赫兹,其中 1000～4000 赫兹是人耳最敏感的区域。成年人对阈限音调的感知觉能力从 40 岁起开始下降,但下降的趋势并不明显,直到老年后才显著下降。另外,研究发现男性比女性下降更快,这可能是因为听觉系统正常老化存在性别差异。

2. 音响

音响是由声音强度决定的一种听觉特性。人所能感觉到的音响范围是 0～130 分贝,当音响超过 130 分贝,人耳就会产生痛觉。研究发现,65 岁的老年人要把声音强度提高到 40 分贝才能知觉到同样的声响,可能有四个原因:第一,内耳里的毛细胞凋亡;第二,听神经通道的细胞凋亡;第三,供给耳蜗细胞的血液和营养成分不足;第四,耳蜗里基底膜等振动机制衰退。这四种生理结构的老化是同时发生的,但进程不同。

(二)听觉的信息加工过程变化

1. 言语的感知觉

言语的感知觉通过影响老年人的言语理解而影响他们的社会交往。老年人言语感知觉能力的衰退,一方面是由于外界条件的改变,如加快语速、插入其他言语信息等,提高了感知某一特定条件的要求;另一方面是老年人的外周神经感觉系统发生了改变。

2. 听觉选择性注意

随着年龄增长,听觉选择性注意水平呈下降的趋势。研究发现,随着把双重听觉任务的难度增大,年龄差异也明显增大。

3. 噪音的研究

众所周知,噪音对听力有严重的消极影响。长期处在噪音环境下的人们听觉能力衰退得比其他人快,因此应尽力想办法来降低工业噪音对听觉的影响。

三、味觉变化

人类的味觉可以分为咸、甜、苦、酸、鲜五种。进入成年期后,味觉发生很大变化。味觉的绝对阈限指被试者通过味觉能把另一物质和水区分开;差别阈限指通过味觉能辨认出某种物质。有研究发现,味觉的两种阈限都随年龄的增长而提高。还有研究认为,咸、苦、酸这三种味觉阈限随年龄的增长而提高,甜的阈限几乎没有什么变化。研究认为,味觉变化缓慢与成年人的味觉生理结构有关,但对舌头各个部位味蕾的密度进行研究后,发现味蕾的密度并没有随年龄增长而发生明显变化。

四、嗅觉变化

许多研究表明,人们辨别各种气味的能力随年龄的增长而衰退。人类嗅觉的最佳时期是 20~40 岁,50 岁以后出现轻微衰退,70 岁以后显著衰退。在 65~80 岁的老人中,大约有 60% 的人嗅觉严重衰退,大约 25% 的人嗅觉完全丧失。在 80 岁以上的老人中,大约有一半人完全丧失嗅觉能力。

五、皮肤感觉

(一) 触觉

评估触觉的一种途径是测量触觉的绝对阈值,即在皮肤表面施加一定的刺激,被试者所能感受到的最小刺激量就是触觉的绝对阈值。另一种途径是测量触觉的两点阈,即测量人们能够分辨皮肤表面两个点的最小距离。研究表明,光滑皮肤的触觉绝对阈值和两点阈都随年龄增加而上升,而被毛发覆盖皮肤的触觉绝对阈值即使到了成年晚期也基本保持不变。

(二) 温度觉

温度觉包括温觉和冷觉。皮肤表面的温度称为生理零度。高于生理零度的温度刺激引起温觉,低于生理零度的温度刺激引起冷觉。老年人的温度觉与年轻人没有显著的差别,只是老年人应对低温和高温的能力随年龄增长而下降。

(三) 痛觉

痛觉是当有机体遭到损伤或破坏时所出现的一种不愉快的情感体验。痛觉很难进行干预,因为痛觉不仅仅是一种皮肤感觉,它还涉及认知、动机、人格和文化环境等因素。许多研究得到的结论很不一致,但在日常生活中可以见到许多老年人长期遭受疼痛的煎熬,极易导致老年抑郁。

第三节　老年患者诊疗中的医患沟通

医患关系有广义和狭义之分。广义的医患关系指以医师为主体的医疗者一方的群体（包括护士、医技人员、医务行政管理人员等）与以患者为中心的患者一方的群体（包括与患者有直接或间接关系的患者家属、亲属、监护人及其所在工作部门、单位等），在医疗活动中所建立的特殊人际关系。狭义的医患关系指医师与其所诊治的患者之间特定的医患个体之间的关系。

一、老年患者生理心理特点

老年人组织器官功能下降，感知能力和思维能力减退，同时无价值感和孤独感明显，对自身病情易抱悲观心理，因而表现为情感脆弱，要求被重视和尊重。

生理的衰老和社会环境的变化，导致老年人的感知觉、记忆力、智力、情绪和性格等方面发生了一系列变化。老年期的心理变化是从感知觉的渐变开始的，老年期各感知觉（如视力、听力、味觉、嗅觉和皮肤感觉等）出现普遍的退行性变，对外界刺激的反应敏锐度下降，感知时间延长。

视力严重受损会导致老年人不良情绪反应，并会缩小其活动空间。听力损害导致老年人理解他人言语困难，老年人产生严重的社交隔离感，甚至会导致抑郁和其他情感障碍。对于有偏执倾向的老人，听力受损会使其误认为别人对自己怀有敌意。味觉感受器味蕾的减少，使得老年人胃口丧失。嗅觉减退导致觉察威胁生命事件发生的能力减退，如煤气泄漏或火灾。体温随年龄增长而降低，对温度的敏感性下降，因此在降温时不知道及时增添衣服。平衡觉降低导致步态不稳，易摔跤而导致骨折，增加了社会隔离感。

二、沟通技巧

（一）尊重和关心

对老年患者首先要建立相互信任的关系，对他们提出的各种要求和建议，医生要耐心倾听和回答，给予必要的解释，应像尊重自己的长辈一样，站在患者的角度考虑问题，表示对他们的理解。

（二）热情而负责

医生要根据老年患者的病情对其进行健康教育，深入浅出地解释医学知识和治疗措施，消除他们的忧虑和恐惧心理。

（三）适当控制和引导

老年患者听力、视力、记忆力、注意力等下降导致其无法完全理解医生的言行，常常赘述，因此，医生要适当提高语音，放慢语速，言语多重复，使其全面理解医嘱。

（四）善于用体态语言

老年患者感知觉和认知功能下降，医生应该善于运用肢体语言，结合手势、文字、图画等表达医嘱，使他们心情愉快地接受医生的指导。

第四节 老年心理学、社会与行为学对口腔临床诊疗及保健的影响

随着老年人口数量和老年人平均寿命持续增加,高龄老人(80岁以上)也将越来越多。老年人,尤其高龄老人,是口腔疾病的高发人群。老年人群的龋病、牙周病、口腔疼痛、不适、黏膜感染、药物性口干及缺牙等口腔问题的发生率要高于年轻人。有研究显示,对于老年人来说,没有疼痛、有能力维护口腔卫生和没有口腔疾病是与生活质量相关的3个最重要的因素。但老年人较多罹患多种系统疾病,甚至有不同程度的运动功能障碍和认知功能障碍,这对老年人口腔疾病的发现、就医、诊疗和预防保健均有一定的影响。

一、老年心理变化与行为改变对口腔临床诊疗及保健的影响

随着年龄增加,机体生理功能下降,新陈代谢变慢,心率、肺活量、神经感觉传导、肌肉力量下降及内分泌问题增加,老年人活动能力下降、功能减退。同时,老年人的心理也发生了变化。进入老年期后,很多人出现智力减退、记忆力下降,容易健忘。听力、视力下降,限制其与外界交流,其注意力从对外界事物的关心转向自己的躯体,这些关心可因某些主观感觉(如身体功能减退等)而加强,表现为凡事渴望保持独立自主,甚至有些顽固、执拗,易出现焦虑、抑郁的情绪反应,对事物过分表现出紧张感,或是抑郁苦闷,遇到问题时态度消极。这些心理变化也会影响老年人对待健康的态度,发生口腔疾病时,无法正确自我评估口腔健康状况,忽视或过分夸大病情。

此外,疾病和年龄因素使老年人的运动能力和灵活性受影响。脑血管意外、骨关节疾病、神经系统退行性疾病等极大地限制了老年人的运动和生活自理能力,限制了老年人参与社会活动,与周围邻居、朋友和家庭成员的交流减少。这些老年人从身体健康、可完全自主活动、可以照料自己的生活,逐步转换为自我护理能力下降,甚至丧失自理能力。生活方式的改变、生活自理能力受限以及与家庭成员的疏离,增加了老年人的孤独感及焦虑、忧郁的情绪,在一定程度上影响口腔和全身健康。同时,运动和认知障碍也影响就医行为和维护口腔卫生行为。

二、社会经济因素和社会支持对老年口腔临床诊疗及保健的影响

社会地位和受教育程度也影响口腔和全身健康。不同地区的老年人口腔健康状况不同,这主要与生活环境、受教育程度、医疗发展水平及当地医疗卫生政策有关。瑞典学者的研究显示,生活在养老院的老年人比居家养老的老年人更易出现无牙颌,其无牙颌人数是居家养老老年人的2倍。还有研究发现,老年人患龋率与社会经济状况相关,失牙和口腔健康状况与收入、受教育水平、社会地位有关,这可能与其是否能得到专业口腔服务有关。在老年人群中,口腔保健行为与口腔健康状况密切相关。

家庭经济状况和收入水平也可对老年人的口腔健康和就医行为造成影响。收入水平可限制一个人独立生活、参与社会活动、参加体育锻炼、满足需要和个人愿望的能力。对于存在功能障碍的老年人来说,收入水平还可影响其购买家政服务以弥补生活自理能力。此外,家庭经济状况还可以影响老年人支付医疗服务、购买药物和其他辅助医疗用品(如眼镜、电

动牙刷)的能力。因此可以认为,经济状况很大程度影响了老年人就医行为和维护口腔卫生的能力。与高收入人群相比,低收入的老年人不仅有更高的风险罹患龋病、牙周病和其他口腔疾病,而且也更不易接受口腔预防保健和其他口腔医疗服务,因此严重地影响了这类人群的生活质量。

性别和年龄对口腔卫生状况也有一定的影响。有研究显示,生活满意度随年龄增加而逐渐降低,这被定义为人群效应,即特定环境影响特定人群看待生活的角度。随着年龄增加,健康状况、生活条件及经济收入水平发生变化,老年人看待疾病、就医等的态度发生变化,从而影响其维护口腔卫生和健康的意愿和治疗依从性。对不同性别的老年人来说,自理能力下降对其生活的影响也不同。老年男性更多是需要帮助做饭、洗衣等家务活动,而女性在体力劳动方面需要更多帮助,例如帮忙外出到较远的地方及购物。因此,自理能力下降对老年女性的生活质量影响更大。另外,相较于男性,女性寿命更长,教育水平整体较低,经济收入也低于男性,这使得老年女性口腔健康状况和口腔健康维护行为更差,就医意愿和能力会更低,进一步影响其口腔相关生活质量。

基于上述研究,我们可以认为社会、经济、心理和日常生活能力对老年人口腔保健和疾病诊疗均有影响。满足老年人口腔保健需求,需要全面整合各种资源,这也为健康护理专业人员和卫生政策制定者在拟定干预计划和进行临床决策时提供了思路。针对老年患者的不同情况,干预措施可以是体育锻炼、健康护理培训、帮助提高生活自理能力的康复措施以及预防性健康管理措施。这些干预措施可减少老年人的孤独感和焦虑感。

老年口腔治疗和护理应强调家属的参与。一方面,家属的参与加强了患者与家属之间的关联,改善了老年人的孤独感和焦虑感;另一方面,家属的照料可以帮助患者了解疾病,及时就医,提高患者就医依从性,改善患者口腔健康维护的效果和生活质量。患者口腔健康状况好转,疼痛、不适等症状减轻或消失,可以提高老年人生活满意度,减少由口腔疾病引发的全身系统性疾病以及紧张、焦虑情绪,减轻患者家属和社会的人力、物力和经济负担。同样,对于那些没有足够社会交往的老年人,亲友的帮助和支持可以减少他们的孤独感,提高其口腔健康相关生活质量。

 同步练习

一、单项选择题

1. 在 50~69 岁年龄段中,人的知觉能力是最佳状态的(　　)

   A. 92%　　　　　　B. 87%　　　　　　C. 76%　　　　　　D. 83%

   E. 50%

2. 老年人人格改变的特点是(　　)

   A. 视力减退　　　B. 记忆力下降　　　C. 嗅觉增强　　　D. 敏感多疑

   E. 皮肤敏感

3. 对老年人患者沟通的技巧首先是(　　)

   A. 肢体语言　　　B. 尊重和关心　　　C. 讲解知识　　　D. 热情鼓励

   E. 手法轻柔

二、简答题

1. 影响老年人记忆力的因素有哪些?

2. 医患关系的一般定义是什么？

3. 我国社会环境因素对人口老龄化有哪些影响？

参考文献

〔1〕 PRINCE M,BRODATY H,UWAKWE R,et al. Strain and its correlates among carers of people with dementia in low-income and middle-income countries. A 10/66 Dementia Research Group population-based survey〔J〕. International Journal of Geriatric Psychiatry,2012,27(7):670 – 682.

〔2〕 CHEN X,CHENG H G, HUANG Y,et al. Depression symptoms and chronic pain in the community population in Beijing, China〔J〕. Psychiatry Research,2012,200:313 –317.

〔3〕 曾毅. 老年人口家庭、健康与照料需求成本研究〔M〕. 北京:科学出版社,2010.

〔4〕 LIU Z R,ALBANESE E,LI S R,et al. Chronic disease prevalence and care among the elderly in urban and rural Beijing,China – a 10/66 Dementia Research Group cross-sectional survey〔J〕. BMC Public Health,2009,9:394.

〔5〕 RODRIGUEZ J J L,FERRI C P,ACOSTA D,et al. Prevalence of dementia in Latin America,India,and China:a population-based cross-sectional survey〔J〕. Lancet,2008,372(9637):464 – 474.

（黄悦勤　陈　曦）

第三章 口腔组织器官的增龄性变化及其临床意义

▶ 学习目标

了解：衰老的生物学基础，包括经典的衰老学说；口腔组织器官的一般特点。

熟悉：各种口腔组织器官的增龄性变化。

掌握：各种口腔组织器官增龄性变化的临床意义。

　　医学的进步使人均寿命延长，老年人群的数量增长较快。2010年我国第六次人口普查数据表明：65岁及以上人口总数近1.19亿，占总人口的8.92%。根据WHO的定义，65岁以上人口超过总人口的7%即已进入老龄社会。随着口腔医学的进步，氟化物的广泛使用，口腔健康教育和口腔卫生项目的开展，人群总失牙率和患龋率下降。与过去相比，牙齿存留数目逐渐增多。牙存留率的上升，使得老年人未来的口腔治疗需求随之增加，如患继发龋和根面龋的风险持续存在。随着年龄增长，口腔颌面部组织器官在结构和功能等方面亦出现增龄性变化。口腔增龄性变化常见于颌面部骨、颞下颌关节、口腔黏膜、唾液腺及其他口腔软硬组织等。衰老对口腔组织和功能有多方面的影响，包括牙槽骨萎缩、颞下颌关节盘弹性降低、关节软骨含水量下降、关节软骨和皮质骨退行性改变、口腔黏膜弹性降低、创口愈合延迟、上皮变薄萎缩、上皮下结缔组织退行性改变，以及继发性牙本质沉积等硬组织增龄性改变等。一方面，口腔组织的增龄性变化与口腔疾病表现相交叠，使症状更多样化、复杂化，老年人的口腔表现包括生理性增龄变化、病理性改变和医源性因素；另一方面，口腔组织的增龄性变化对口腔治疗也有一定影响。

第一节　衰老的生物学基础

一、衰老学说

　　迄今，关于衰老有300多种学说（表3-1、表3-2），但衰老复杂，任何一种学说都很难完全解释，将这些学说看作是衰老的生物学组成部分或不同方面可能更合适。

　　（一）衰老进化论

　　1882年，A. Weismann首次提出衰老进化论。现代衰老进化论是基于P. Medawar和J. B. S. Haldane的观点衍生而来，1957年由G. C. Williams进一步充实完善，经B. Charlesworth等定量研究而得到进一步发展。衰老不像发育过程具有程序性，衰老不是由基因的程序性决定的。进化论观点认为，几乎所有物种都会进化为一种衰老表型，这种表型的死亡风险随着时间推移而增加,这是由于在自然选择情况下,早期强壮的个体更容易存活或获得繁殖机会。在生命早期表现出益处而在晚期产生不利影响的基因,和早期不表达、直到晚期才表现出负面效应的基因更容易累积。寿命越长的有机体拥有更多机会,因此能将其特定的基因在群体中传递。随后,学者提出了很多与达尔文进化论相适应但经过一定调整和补充的衰老学说来解释生殖中发生的变化。这些学说包括群体选择学说(group selection theories)、自私基因学说(selfish gene theory)、可演化性学说(evolvability theory)。可演化性学说认为,通过进化,有机体能改变子代的遗传使之更适应外界环境。衰老的退行性改变反映了损伤的积累,损伤的积累是高龄时期抵抗强烈自然选择失败压力的结果。

表 3-1 衰老的主要学说及其特点(一)

衰老学说	特点
基于年龄变化的学说	源于生命期内不同年龄变化或随着时间逐渐积累的变化研究的大量早期和新衰老学说
	检验这一组衰老学说的主要方法是比较年轻人、成年人和老年人的机体结构和功能变化,描述老年机体或组织的结构和功能变化
与原发性损伤相关的学说	这一组学说是基于可能的内部或外部损害因素的本质研究,这些损害因素引起细胞和组织的不可逆性改变
	这些学说通常认为致伤因素的普遍存在是衰老的主要原因
	这些学说不通过随年龄变化的本质研究,而是通过在致伤因素的影响下引起损伤的尝试来验证
衰老的遗传学说	很多衰老学说将遗传因素看作是形态发生的延续,只不过是衰老学说中的遗传因素的作用具有破坏性
	支持衰老的遗传学说的观点不需要研究不同组织和器官的各种随龄变化,而需要研究基因对衰老速率、寿命和突变类型的调控本质,后者与寿命、形态发生以及发育过程(包括衰老)方面的变化相关
衰老进化论	这些学说可以解释物种寿命长短的特异性变异现象,从数天到几百年不等;检验这些学说不需要研究年轻和老年机体间的区别,但需要研究短龄和长寿个体的区别本质,后者可能与衰老相关
组织特异性学说	许多学说可以解释个体组织和细胞的特异衰老模式,后者是独特的,不能推广
	典型的例子是动脉粥样硬化起源的胆固醇学说、眼晶状体和角膜的蛋白质变化衰老学说、循环系统中无核红细胞的脂质膜衰老学说和牙齿的磨损学说(wear and tear of teeth)
数学或物理-数学模型衰老学说	一些学说和模型可以解释死亡动力学、辐射的生命缩短效应、衰老的控制论现象等
复合型衰老学说	这些学说常将不同组衰老学说综合起来考虑;不需有意地设计实验来验证,主要是基于理论思考

引自 MEDVEDEV Z A. An attempt at a rational classification of theories of ageing[J]. Biol Rev Camb Philos Soc,1990,65(3):375-398.

表 3－2　衰老的主要学说及其特点(二)

生物学水平/学说	主要特点
进化论	
突变积累	老年期影响健康的突变的积累
可任意处理躯体学说(disposable soma)	生殖期体细胞需要维持存活以确保持续的生殖成功,生殖期后,体细胞可以被任意处理
拮抗性功能多效性(antagonistic pleiotropy)	在年轻时表现为基因对机体有益,在年老时表现为基因对机体有害
分子	
基因调节	衰老是由调节发育和衰老的基因表达变化导致的
密码子限制	mRNA 密码子无法解码,导致 mRNA 的翻译保真度或准确性受损
误差灾难(error catastrophe)	基因表达的保真度随着衰老逐渐下降,导致异常蛋白片段增加
体细胞突变	分子损伤的累积,主要是 DNA 或遗传物质的损伤
分化障碍	分子随机损伤的逐渐积累导致基因表达调节的损害
细胞	
细胞衰老-端粒学说	衰老细胞的频数增加导致衰老表型的形成 衰老可能由端粒缩短(复制衰老)或细胞应激(细胞衰老)引起
自由基	氧化代谢产生强活性的自由基,自由基损害脂质、蛋白质和 DNA
损耗(wear and tear)	常规损伤的积累
凋亡	遗传事件或基因组危机导致细胞程序性死亡
系统	
神经内分泌	稳态的神经内分泌调控异常导致衰老相关的生理变化
免疫	免疫功能随着衰老的进展逐渐下降,导致感染性疾病的发病率下降,而自身免疫性疾病发病率升高
生活速率(rate of living)	每一个生命有机体都有一个固定数量的代谢潜能(代谢越快,死亡得越早)

引自 WEINERT B T,TIMIRAS P S. Invited Review:Theories of aging[J]. J Appl Physiol,2003,95(4):1706－1716.

(二)氧化应激学说

1956 年,D. Harman 在分子生物学研究的基础上首先提出自由基学说,之后逐渐发展为氧化应激学说。自由基是人体内参与氧化还原反应的重要成分,体内的自由基主要通过酶促反应和非酶促反应产生,许多物质均可以产生自由基。最常见、研究最广泛的自由基是氧自由基。机体中最重要的电子受体是氧,根据其接受的电子数目不同而生成不同的产物。生物体中主要的氧自由基有超氧阴离子自由基、羟自由基、脂氧自由基、二氧化碳自由基和一氧化氮自由基。自由基产生过量有细胞毒性,可造成瞬时的不可逆性损伤。氧化应激造成机体氧化损伤,如损伤 DNA、蛋白质和酶变性、生物膜脂质过氧化等。在生理和病理状态下,生物体都会产生活性氧类(reactive oxygen species,ROS),ROS会导致蛋白质氧化损伤。

(三)遗传程序学说

衰老由特定的基因决定。生物学年龄和长寿具有可遗传性,遗传比例为 27%～57%。在某种程度上,衰老过程可以理解为一系列基因的协调变化。这一学说的证据主要来自于酵母、线虫、果蝇和离体衰老模型。酵母、线虫、果蝇的一些基因被发现可以延长寿命,这些基因似乎增强了代谢能力和应激反应。通过 DNA 微阵列技术,研究者发现,随着年龄增长,人成纤维细胞有一些基因发生变化。参与有丝分裂调控的基因表达下调被认为是衰老的一个可能的主要原因。然而,研究者并未在其他衰老组织中发现相同的基因改变,这表明不同的组织衰老时,其基因变化不同。多个过程导致损伤,进而促进衰老,多个基因同时参与生命的维持过程(如 DNA 修复的调节),并一起影响着衰老速率。

1973 年,苏联科学家 A. Olovnikov 提出假设,认为人类染色体末端(即端粒)在缺乏某种酶时无法完全复制其 DNA,且端粒会随着细胞分裂次数的增多而缩短。1990 年 C. Harley 等的体外实验证明衰老细胞的端粒缩短。后续研究证明了端粒酶的存在。端粒酶存在时,端粒长度未缩短,敲除端粒酶编码基因后,端粒缩短。端粒缩短是导致细胞进入基因表达衰老模式并最终进入细胞衰老阶段的关键。

二、衰老的生物学基础

(一)衰老的生物学基础概述

1. 自然环境因素

太阳光中的紫外线辐射导致皮肤、角膜、晶状体和视网膜中的 DNA、蛋白质和脂质损伤。DNA 碱基吸收紫外线,导致其结构发生变化,形成非编码碱基或错义编码碱基。一些突变或致死性碱基损害可抑制 DNA 聚合酶的转录。紫外线损伤 DNA 后,DNA 结合蛋白与受损的 DNA 选择性结合,这是细胞对紫外线辐射损害的反应。紫外线诱发的蛋白损害导致高分子聚合物聚集、蛋白合成减少。紫外线对细胞膜脂质的损害主要表现为使巯基光氧化和脂质过氧化。氧的存在大大增加了紫外线诱发的分子突变的概率。尽管氧是生命所必需的,但它也是环境中潜在的有害活性氧类的来源。很多活性氧类来源于环境,包括电离辐射暴露(如工业、核辐射和医用 X 线照射)、空气(臭氧和一氧化氮)、重金属(主要为镉、汞和铅)、香烟烟雾等。

2. 机体代谢因素

活性氧的产生是一个持续的过程,是代谢的一部分,尤其是线粒体合成腺苷三磷酸过程中发生的氧化磷酸化。细胞分裂产生子代细胞也伴随着 ROS 的产生。ROS 的产生来源有线粒体电子传递链、细胞色素 P450 还原酶反应、脂肪酸过氧化、吞噬细胞活动和骨骼肌收缩。然而,线粒体电子传递过程中只有一个电子被还原,生成超氧阴离子,线粒体中含锰超氧化物歧化酶和胞质中含铜和锌的超氧化物歧化酶对超氧阴离子进行歧化,生成过氧化氢。不像超氧阴离子,过氧化氢较易通过细胞膜。当过氧化氢没有被及时清除,且当局部存在游离二价铁离子时,过氧化氢会被还原成羟自由基。另外一个强活性的 ROS 家族成员是过氧亚硝基,由一氧化氮和超氧阴离子反应生成。过氧亚硝基是一种强氧化剂,能分解生成高活性的羟自由基。因此,ROS 与其他分子反应以变成稳定形式的同时将其靶分子转变为自由基。ROS 启动了一个链式反应,这一反应将持续到两个自由基以共价键相连接为止。线粒体电子传递链复合体Ⅰ(NADH 脱氢酶)和复合体Ⅲ(泛醌-细胞色素 C 还原酶)催化生成 ROS 的过程消耗细胞摄入氧的 90%。在线粒体中,细胞摄入的氧 1%~2%被转化为 ROS,这一过程连续不断地在进行。细胞呼吸链异常导致 ROS 生成增加,后者使含锰离子的超氧化物歧化酶表达水平升高,加速过氧化氢的生成。Harman 在 1972 年首次提出线粒体可能是衰老的生物钟,线粒体的氧消耗速率决定线粒体损伤积累的速率。

3. 抗氧化剂

ROS 的破坏作用可被抗氧化剂消除,后者可通过内源性产生或外源性补充。抗氧化剂与 ROS 结合后灭活 ROS,阻断 ROS 链反应。细胞抗氧化系统的效率不能达到百分之百。机体内源性抗氧化剂随细胞类型、种属和年龄不同而生成量不同。其生成量不一定随年龄下降,相反,一些器官如大脑内的一些抗氧化剂水平随年龄增长而升高。

人体主要的内源性抗氧化剂是酶类,如超氧化物歧化酶(superoxide dismutase,SOD)、过氧化氢酶、还原型谷胱甘肽。超氧化物歧化酶以两种形式存在:一种是含锰超氧化物歧化酶,存在于线粒体;一种是含铜和含锌超氧化物歧化酶,存在于胞质,可将超氧阴离子转变为过氧化氢。过氧化氢酶催化过氧化氢分解为氧气和水。还原型谷胱甘肽是一种含硒糖蛋白,存在于胞质和线粒体,也可分解过氧化氢。谷胱甘肽(GSH)的抗氧化作用对保护线粒体和其他胞质组分是最重要的。

一些微量营养素也是强抗氧化剂,如维生素 C、维生素 E 和 β 胡萝卜素。α-硫辛酸灭活羟基和超氧基,保护脂蛋白和膜结构,还参与碳水化合物的代谢。

4. 氧化与抗氧化平衡

当机体自身产生的抗氧化剂减少或 ROS 产生增加时,氧化与抗氧化平衡被打破,机体呈现出氧化应激状态,持续损伤蛋白质、脂质和 DNA。衰老细胞的 ROS 水平升高,更易发生氧化应激,尤其是暴露于紫外线的衰老细胞。细胞对氧化应激的反应表现为:编码抗氧化酶、伴侣分子(热休克蛋白)、即刻早期基因(如 c-FOS)、DNA 修复酶和凋亡相关的基因表达增加。衰老细胞抗氧化应激能力减弱,抗氧化能力减弱,从而修复 ROS 导致损伤的能力减弱。

(二)衰老的细胞学基础

衰老的细胞学基础包括细胞增殖、细胞衰老(复制衰老)、细胞替代、细胞凋亡、细胞死亡等方面。这里主要介绍细胞衰老(复制衰老)。

细胞水平的衰老变化可以看作是一个分层、动态和相互作用的网络,这一网络的功能随着年龄增长而逐渐减退。细胞衰老是一个主动的受遗传调控的过程,不是细胞的程序性死亡,而是细胞周期的不可逆性阻断。体外培养细胞一般分裂一定次数后便停止分裂,即复制衰老,不再进行 DNA 的复制但不死亡,仍维持活跃的代谢活动至数月,可以在体外培养基中生存数月至 3 年。细胞随着复制次数增多不断趋于衰老,完成一个细胞周期的时间也越长,这是因为完成细胞周期 G1 期所需的时间增加。一旦细胞衰老,就静止于 G1 期。复制衰老有两种可能:一是细胞的分裂能力丧失,二是细胞生物学发生变化。成年动物细胞的复制能力可分为三类:①持续复制;②受到刺激时能够复制;③不能复制。尽管一些细胞在体内可以持续复制,但其复制次数有限。离体成纤维细胞的复制次数约为 50 次。离体复制次数与细胞供者的年龄相关,供者年龄越大,细胞可分裂的次数越少。随着体外培养时间的延长,分裂时间缩短,最终分裂停止。复制衰老对细胞生物学的影响通过分裂后不同的基因表达形式来体现,常表现为蛋白的过表达。衰老细胞的特征是产生高水平的 ROS 和随后的 DNA 损伤,DNA 损伤和脂褐素大量沉积导致反应性的 p53 肿瘤抑制蛋白水平升高。

细胞停止分裂的机制是什么,以致其进入复制衰老的不分裂状态?其中一种可能的机制是:一个或多个突变基因的存在,抑制了调控特定生长因子合成的基因来阻止细胞分裂和阻断细胞周期。另一种可能机制是:ROS 导致代谢改变,影响蛋白的合成或对关键信号分子产生不利影响,使衰老细胞不能激活抗氧化防御机制。这两种机制可能是细胞停止分裂的促进因素。

(三)衰老的分子和遗传学基础

1. 衰老的分子基础

衰老的分子基础包括但不限于自由基对蛋白质、脂质和 DNA 的损伤,DNA 修复,非酶糖基化,蛋白交联和蛋白更新。这里主要以 ROS 为例来介绍衰老的分子基础。

蛋白质尤其易受到氧自由基等的氧化应激损伤。蛋白质受到氧化损伤时,首先是一级结构发生变化,水解敏感性大大增加。二级结构、三级结构也发生显著变化,氧化作用可使蛋白质分子直接断裂,或先使蛋白质变性及其疏水性增加,随后蛋白质共价交联(聚合)或断裂,易被胞内酶系统水解。ROS 作用于蛋白质,使氨基酸(如赖氨酸、精氨酸、脯氨酸和组氨酸)结构发生变化,形成羰基。羰基在含氯氧化剂的作用下,形成含双酪氨酸的交联蛋白产物,即晚期氧化蛋白产物。巯基含量高的蛋白(如肌球蛋白、肌苷激酶和 ATP 酶),由于其组氨酸残基与蛋白的金属结合区结构类似,对 ROS 氧化尤为敏感,组氨酸残基氧化后转变为天冬酰胺。受到严重氧化应激后,氧化蛋白的溶解能力下降,非折叠蛋白不断累积可能是机体衰老的原因或结果。值得注意的是,ROS 引起的增龄损害也可导致细胞外蛋白(如胶原)发生交联。

脂质在氧自由基的氧化作用下生成脂质氧化中间产物,如过氧化物和醛类及其同源家族。衰老细胞脂褐素沉积增多,表明脂质过氧化随年龄增加。脂质过氧化使细胞膜流动性降低,影响细胞膜结合蛋白,对离子泵、离子通道、受体及其亚单位、跨膜分子(如整合素)及其他黏连蛋白产生有害影响,影响细胞与胞外环境的相互作用。类脂质的过氧化链式反应终产物为不饱和醛类,后者活性强,可使各种酶类失活、破坏 DNA、与蛋白质反应生成蛋白交联产物。

核酸对 ROS 尤其敏感,特别是超氧基,超氧基破坏碱基和五碳糖,使 DNA 断裂,产生突变趋势。线粒体 DNA 损伤、突变的积累,导致线粒体复合物的损伤。线粒体功能受损,引起细胞组织的能量供应不足,导致生化通路进一步障碍。1980 年,J. Miquel 等提出细胞衰老的线粒体假说,认为线粒体的损伤是细胞衰老和死亡的分子基础。

ROS 持续不断地产生,导致分子损害、细胞器损伤和细胞水平功能障碍,最终引起细胞死亡。ROS 可诱导细胞凋亡或使核转录因子失活,导致死亡蛋白上调或生存蛋白受抑制,后者是生命体内决定细胞死亡方式的转换器的组成部分。伴随 ROS 诱导的细胞外分子损害,组织和器官最终受损。ROS 诱导的细胞损害或死亡与广泛的增龄性疾病相关,尤其是神经系统和肌肉骨骼系统的增龄性疾病。衰老的许多细胞机制与疾病(如癌症和某些退行性疾病)的细胞机制紧密相关,相互影响。

ROS损害对野生型和短寿命突变型秀丽隐杆线虫寿命的影响已明确,人工合成抗氧化剂——ROS清除剂处理后,线虫寿命延长近50%。

2. 衰老的遗传学基础

衰老的遗传学基础或基因基础包括端粒缩短、基因组不稳定性、细胞通路(生长激素-胰岛素样生长因子-胰岛素通路、早老素-1)改变等。

大多数人更关注端粒对细胞停止分裂的影响。端粒是位于染色体末端、含有DNA六核苷酸重复序列的核蛋白复合体,随着有丝分裂次数的增加,端粒逐渐变短。端粒是有丝分裂过程中染色体成功复制所必需的。以RNA为模板,在端粒酶和反转录酶存在的前提下,六核苷酸重复序列被添加到染色体末端。端粒复制不如DNA复制精确,且端粒随着复制次数逐渐缩短。在人体的大部分细胞中,端粒酶基因极少开启。因此,细胞一旦缺乏端粒酶,将逐渐丧失分裂能力,即进入复制衰老状态。端粒DNA修复机制比其他核DNA修复机制更不完善,所以氧化应激加速端粒的缩短。将合成TTAGGG重复序列的端粒酶部分(TERT)通过基因治疗的方式插入到早衰患者的皮肤成纤维细胞和成人平滑肌细胞从而获得细胞永生的尝试已成功。细胞衰老与TTAGGG重复序列的逐渐减少有关,随着细胞持续分裂和端粒缩短、消耗,最终染色体失去复制的能力,DNA因无法复制而有受损伤的风险。端粒缩短的程度与体细胞的衰老和有机体衰老有关,但机制尚不清楚。端粒长度可能与有机体的功能和健康,而非预期寿命相关,因为健康的百岁老人的端粒长度显著长于不健康的百岁老人。编码端粒酶的基因有助于防止端粒变短。毫无疑问,因端粒的缩短,基因组完整性有受破坏的风险,对衰老细胞的功能将有深远的影响。

然而,端粒缩短并非是所有细胞的特征。生殖细胞、T和B淋巴细胞、肿瘤细胞持续分裂后其端粒从未缩短,因其端粒酶基因一直处于开启状态,端粒经常被恢复或合成。

沃纳综合征(Werner's syndrome)以早发的增龄性变化为特点,如白发、秃头、动脉粥样硬化、胰岛素抵抗和白内障。与沃纳综合征相关的基因已被克隆。该基因编码参与DNA复制的解旋酶。这一基因的某一缺陷便能导致沃纳综合征的多发性异常。分子遗传学专家克隆了许多与早发型家族性老年痴呆症相关的基因,并发现了晚发型老年痴呆症的易感基因——少数家族的21号染色体上存在编码淀粉前体蛋白基因的突变。在一个早发型家族性老年痴呆症患者数量最多的家族中,发现了14号染色体上的一个基因发生突变,这一基因被称为早老素1。在1号染色体上发现一个相似的基因并命名为早老素2。同样,载脂蛋白E的等位基因被确定为晚发型老年痴呆症的风险因素。

癌基因(如RAS)激活、抑癌基因(如p53)突变等参与衰老过程的调控。RAS基因过表达可诱发衰老。RAS下游信号通路的家族成员也可诱发衰老。其他癌基因如CMYC、CMOS、STAT5A、E2F1和CCNE也被证明可诱发衰老。癌基因诱发衰老与否取决于蛋白质的表达量,且是通过产生ROS来发挥促衰老作用。除了癌基因激活外,还需要其他因素的共同参与,如与细胞衰老和肿瘤形成有关的事件。有证据表明,基因和环境间的相互作用与长寿相关。对衰老过程的进一步理解有待广泛的基因、环境及两者的相互作用方面的研究,衰老机制的发现将有助于大量预防措施的发现,为有效的干预提供支持,并最终促进衰老的正常进行。

目前,尚无直接证据表明DNA突变是细胞衰老的直接原因,亦无实验证明DNA突变减少可以延长寿命。因此,表观遗传学过程调控衰老过程的研究领域仍受到学者们的广泛关注。表观遗传学重编程是指一个细胞的稳定谱系发生变化而 DNA 序列不变。研究发现,寿命可受环境影响而改变,这表明衰老的表现很可能是受到表观遗传调控的。饮食限制而发生寿命延长是衰老和表观遗传学间联系的例证,饮食限制通过去乙酰化酶、雷帕霉素靶标(target of rapamycin,TOR)和其他因子对染色质发挥多重作用。衰老研究面临的一个主要困难是确定调控衰老的基因与衰老表型间的关系。随着 DNA 微阵列技术的进步,这一困难将被克服。

三、衰老与口腔疾病之间的关系

衰老导致老年人机体功能减退,组织退行性变,适应能力降低,口腔疾病发病率增高。许多老年人年老体弱,患有全身疾病,如糖尿病、心血管疾病、代谢失常和营养失调等,不能耐受拔牙及复杂的口腔治疗操作。

一直以来,失牙被认为与衰老相关。2005 年,我国第三次全国口腔健康流行病学抽样调查结果显示,全国 65～74 岁老年人(检查 32 颗牙)平均存留牙数为 20.97 颗,其中无牙颌比例为 6.82%,义齿修复率仅为 42.0%。缺牙主要由两个原因造成:龋病和牙周病。随着老年人群天然牙保留的增多,老年人患龋病和牙周病的风险也相应增加。牙周病是老年人失牙的最主要原因。老年人牙缺失具有游离缺失多、主要功能牙缺失多、咬合支持功能减弱、咀嚼能力下降等特点,对咀嚼功能影响较大。牙缺失后导致咬合关系改变,牙槽嵴吸收和萎缩,发音及美观受影响。

随着尚有天然牙的人群的年龄增长,由于已有充填体周围继发龋的发生,患冠龋的概率增加;老年人由于牙龈退缩或牙周病导致牙根面暴露于口腔,根面龋发病率也逐渐升高。老年人口内常留有残冠、残根及松动牙,影响义齿修复。

衰老人群的牙周常发生特定的变化。横断面研究表明,老年人群的牙菌斑、牙结石检出率和牙龈出血频率升高。牙龈退缩和牙周附着丧失在老年人群更常见。但目前尚不清楚老年人群的牙周组织是否比年轻人群更易受到破坏。最近的纵向研究表明,在健康成人中,牙周附着丧失发生于所有年龄人群,且年龄更大的成人的牙周附着丧失量并不比更年轻的成人的牙周附着丧失量大。然而,全身性疾病和治疗药物对老年人牙周健康具有不利影响。因此,有全身性疾病的老年人更易患牙周病,有患牙齿-牙槽感染、疼痛和失牙的风险。

过去人们认为唾液分泌量随着年龄增长而逐渐减少。临床观察发现,年老个体更频繁地发生口干并主诉口腔干燥。然而,研究表明,健康成人一生中的唾液分泌量没有实质性的减少。此外,与年轻人相比,老年健康人群的唾液组分没有显著变化。

很多学者报道,进食快感、辨识和感觉功能随着年龄的增长而减退,这会导致显著的营养不良。研究表明,衰老与厌食相关,尽管这一相关性受到很多可引起厌食的疾病、社会以及心理因素等混杂因素的影响。味觉、嗅觉和其他口腔感觉可随着年龄增长而发生紊乱,减少进食欲望。舌味蕾的数量随着年龄的增长也有一定的减少。

衰老常与口腔黏膜的改变相关。口腔上皮变得更薄,含水量减少,因此更容易受到损伤。导致这些变化的原因是复杂的,可能包括蛋白合成、生长因子、其他调节性介质的反应性的改变。在老年个体,与口腔黏膜角化相关的细胞更新和蛋白合成速度较年轻个体慢,但正常的组织结构和组织分化形式随年龄增长并未发生明显变化。口腔黏膜血管变化使细胞摄入营养物质减少,氧含量减少,很可能导致口腔黏膜完整性发生变化,口腔黏膜、牙槽骨和牙龈动脉发生硬化。老年患者口底、舌腹和舌侧缘常可见静脉曲张。口腔黏膜完整性的维持取决于口腔上皮对刺激的反应能力。横断面研究表明,年龄本身对口腔黏膜没有影响。然而,相当多的证据表明,可摘义齿对口腔黏膜健康具有潜在的不良影响。老年人上下颌牙槽嵴上义齿对应的黏膜部分表现出显著的形态改变。不适合的义齿可对口腔组织造成机械创伤以及导致黏膜增生。

很多研究表明,随着年龄的增长,免疫系统功能逐渐减退,很可能波及口腔黏膜。口腔黏膜与组织更易受到感染性疾病的影响,创伤愈合延迟。口腔念珠菌感染常发生于无牙颌患者中与义齿相对应的黏膜面,且常伴发口角炎。

发病多且死亡率最高的黏膜疾病是口腔癌。据美国癌症研究所2000年的报道,口腔和咽部的癌症占所有癌症的2.2%(超过3万例)。年龄是口腔癌的三大风险因素之一,将近一半的口腔癌患者年龄大于65岁。口腔癌的平均诊断年龄约为60岁。对全国26个地区、36个单位的病理资料统计分析,口腔颌面恶性肿瘤占全身恶性肿瘤的8.2%。但迄今为止,尚缺乏老年人口腔颌面肿瘤占全身肿瘤比例的统计资料。

衰老与神经肌肉系统的增龄性变化相关。动物实验表明,口腔运动功能的增龄性减弱(deficiencies)很可能与神经肌肉传导神经冲动的减少相关。口腔运动功能方面的研究表明,随着年龄的增长,老年人可出现咀嚼、吞咽、口腔肌肉张力等方面的变化,且这些变化更常见于无牙颌患者。

1989年,美国健康面试调查结果表明,老年人自述存在口面部和颞下颌关节疼痛的情况。据估计,75岁及以上成人的灼口性疼痛、面痛、牙痛、颞下颌关节疼痛、口腔内疼痛的患病率分别为1.2%、1.6%、3.4%、3.9%和6.2%。其中,面痛是年龄依赖性的,灼口性疼痛随年龄增长逐渐增多。

总之,老年人的口腔健康与营养摄入、宿主免疫力相关。年龄这一因素似乎作用不大。相反,口腔和全身疾病及其治疗影响口腔健康和功能。这使老年人易发生口腔微生物感染、疼痛、化学感知变化、吞咽困难、咀嚼和言语困难,全身感染风险增加,且生活质量下降。

第二节　牙体组织的增龄性变化

牙齿包括釉质、牙骨质、牙本质三种矿化的硬组织和一种软组织——牙髓。釉质覆盖在牙冠表面,牙骨质覆盖在牙根表面,牙本质构成牙齿的主体。牙齿中央的空腔称髓腔,牙髓组织通过根尖孔与牙周组织联系。在根尖孔形成以后,牙齿的发育即完成。此后,随着年龄的增长,牙体组织不断发生变化。

牙齿形态和颜色均会发生明显的增龄性变化。牙的𬌗面、切缘以及邻面可因生理性的磨耗和(或)病理性的磨损发生形态上的改变,釉质表面如釉面横纹的丧失日渐明显。与年轻牙相比,老龄牙的釉质表面变得更光滑和平整。随着年龄增长,釉质的结构也发生了改变,矿化程度升高,透明度增加。牙本质增厚及其成分改变,使老年人牙齿的光折射率发生变化,牙齿颜色变黄、色泽更深,失去正常的半透明度。此外,解剖学缺陷、侵蚀作用以及口腔卫生不良,外源性色素沉着常常可见。

一、釉质

(一)釉质的一般特点

釉质覆盖于牙冠表面,半透明,呈乳白色或淡黄色,是人体最硬的组织,无机物含量为96%~97%,其余为有机物和水,有机物不足1%。釉柱是釉质最基本的结构,由羟基磷灰石晶体和晶体间隙组成。釉质的结构中既没有细胞,也没有血液循环,其改变均为因离子交换的变化而发生。

(二)釉质的增龄性变化

年轻的釉质表现为一种半透膜,允许水和小分子物质经晶体间微孔(晶体间隙)缓慢通过。随着年龄增长,釉质晶体吸附了越来越多的无机和有机离子,体积不断增长,导致晶体间微孔缩小甚至消失,使釉质通透性下降;釉质中微量元素常不稳定,但氟却持续增加。由于晶体间微孔被水占据,当釉质含水量随年龄的增长而下降时,釉质脆性、硬度、密度也相应增加,但在中年以后釉质密度逐渐趋于稳定。

牙釉质颜色变暗、失去光泽,这与其表面结构(如釉质横纹和叠瓦状形态)改变及折光率的变化有关,与牙本质增厚亦有关。牙釉质色素含量随年龄的增加而增加,使原有的半透明度逐步降低。由于长期承受咬合压力及磨耗,牙釉质易发生微裂及部分脱落。上颌中切牙釉质牙骨质界以上的唇面牙釉质厚度随着年龄增长而减小,切缘最大唇腭向牙釉质宽度、切缘釉质和牙髓间的距离随着年龄增长而增大。老年人第三磨牙近牙表面釉质的硬度和弹性模量高于年轻人,老年人近牙表面釉质的平均弹性模量比年轻人约高20%。

(三)釉质增龄性变化的意义

釉质增龄性变化的重要表现是釉质表层结构的改变。表层釉质与口腔环境、表层釉质与表层下釉质长期不断的离子交换可导致表层成分改变。表层和表层下釉质的化学成分明显不同,表层釉质含更多的氟、钙、锌、硅、锡等元素,尤其氟含量大约为表层下釉质的10倍。同时,表层釉质还含有更多的矿物盐,晶体排列呈多相性,晶体间孔隙较小,硬度、密度高,含水量小等。随着年龄的增长,表层和表层下牙釉质的成分差异趋于稳定,这就使成熟釉质表面对酸的溶解度降低,对龋损的破坏有一定的抵抗力。

二、牙骨质

(一)牙骨质的一般特点

牙骨质覆盖于牙根表面,在牙颈部较薄,在根尖和磨牙根分叉处较厚。牙骨质色淡黄,硬度与骨相似,无机盐含量为45%~50%,有机物和水含量为50%~55%。牙骨质中的无机物与釉质、牙本质中的一样,主要是钙、磷,以羟磷灰石晶体形式存在。有机物主要是胶原和蛋白多糖。牙骨质由细胞和矿化的细胞间质组成,矿化基层呈板状排列,在其陷窝内有牙骨质细胞,与骨相似。但牙骨质内没有血管,细胞的分布不如骨细胞规则。

(二)牙骨质的增龄性变化

和骨组织一样,牙骨质具有吸收和新生的特点。在正常情况下,牙骨质是不易吸收的,但在乳牙更换、牙根部出现病理改变或随着衰老,牙骨质吸收的发生率和吸收区域明显增加。牙骨质还有不断新生的特点，随着年龄的增长，牙骨质明显增厚，尤以根尖区为明显。人的一生都伴随着牙骨质的沉积，从 10 岁到 75 岁，牙骨质厚度几乎增加了 3 倍。牙骨质形成的增加可导致牙骨质细胞营养缺乏和退变，在牙骨质深层，常常可以发现空虚的陷窝。另外，随着年龄增长，牙骨质平均氟化物浓度逐渐增大，而镁浓度不变或呈下降趋势。

(三) 牙骨质增龄性变化的意义

牙骨质新生具有修复和补偿的功能。正常咀嚼所致的生理性磨耗以及病理性磨损（如夜磨牙、紧咬牙、刷牙力量过大、酸蚀、不良习惯等）导致的牙齿釉质丢失均可通过牙骨质的沉积代偿。此外，当牙根表面有小范围的吸收或牙骨质折裂时，也可通过牙骨质的新生来修复。

三、牙本质

(一) 牙本质的一般特点

牙本质色淡黄，硬度比釉质低、比骨组织高，无机物含量约 70%，有机物为 20%，水为 10%。无机物主要是羟磷灰石晶体，其体积比釉质中的小，与牙骨质和骨中的相似。有机物主要为胶原蛋白，其余为糖蛋白和氨基多糖。牙本质主要由牙本质小管、成牙本质细胞突和细胞间质组成。

(二) 牙本质的增龄性变化

在牙齿发育完成后，仍可不断地形成继发性牙本质。牙齿的解剖形态不同，牙本质的沉积方式也有所不同，上前牙的沉积主要出现在舌侧壁切端，而磨牙、中牙的牙本质主要沉积于髓室底，如上颌第一恒磨牙近颊根管口处继发性牙本质在各个侧壁都有沉积（图3-1）。继发性牙本质随年龄增长而逐渐变得不规则，牙本质小管减少。在埋伏牙中，继发性牙本质首先形成于根尖区，再向冠部发展，而萌出牙刚好相反。牙本质在根部的沉积速度快于冠部。

原发性牙本质随年龄增加也发生变化。随年龄增加，上颌切牙切缘生理性继发性牙本质高度增加。牙本质在受到外界刺激后，可引起牙本质小管内的成牙本质细胞突变性，变性后矿物盐沉积，矿化封闭小管，晶体变小，形成硬化牙本质，后者的耐折裂能力下降约 20%。这种牙本质小管和周围间质的折光率相近，在磨片上呈透明状，故亦称为透明牙本质。30 岁以上人群的牙磨片常常可见透明性牙本质出现。这种牙本质硬化性变化常常先发生于根尖区，再逐渐向牙冠部发展。硬化性牙本质的形成使牙本质脆性增加，渗透性下降。向年轻人牙齿中注入髓腔染料可以扩散至釉牙本质界，而在老年人牙齿不能观察到这一现象。老年人的罩牙本质和球状牙本质的厚度比年轻人的小，而罩牙质的硬度和弹性模量较年轻人增加。老年人牙齿继发性牙本质与第三期牙本质的交界处可见黑色区域，第三期牙本质的硬度和弹性模量比年轻人的小。随着年龄增长，牙本质小管内壁的管周牙本质逐渐沉积，牙本质小管管径逐渐减小，管内液体逐渐减少，因此，老年人牙本质的电阻和电容增大。随着年龄增长，牙本质中的硼、钴、铜、锌、锶和铅浓度逐渐增大。

老年人的牙齿因多年咀嚼可能出现不同程度的磨耗，导致牙齿釉质缺损和牙本质暴露。牙龈退缩导致老年人牙根暴露，牙根面的自洁作用较差，菌斑附着在牙骨质上导致根面龋。

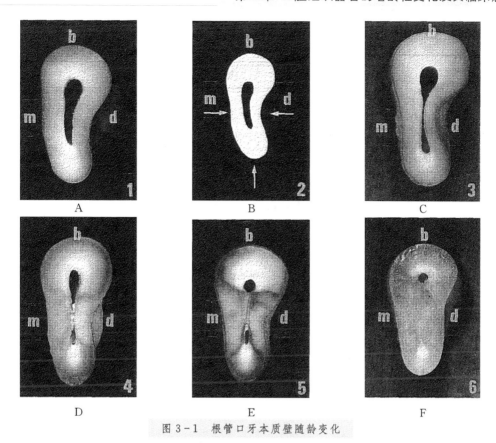

图 3-1 根管口牙本质壁随龄变化

另外,不正确的刷牙方式也导致楔状缺损在老年人群中的发生率较高。这些病损以及外伤、慢性咬合创伤等引起成牙本质细胞部分发生变性。牙髓深层的未分化细胞可移向受伤处取代变性细胞而分化为成牙本质细胞,与尚有功能的成牙本质细胞共同分泌牙本质基质,继而矿化形成修复性牙本质。修复性牙本质的形成会导致牙齿髓腔变小,根管变细甚至完全闭塞,使根管走向变得复杂。成牙本质细胞突变性、分解,小管内充满空气,形成死区。在正常牙本质中,随着衰老,成牙本质细胞突也可变性分解形成死区,但其相对应的髓室壁上没有修复性牙本质出现。修复性牙本质在髓腔内的分布也是不均匀的,受刺激较大的区域修复性牙本质形成较多,受刺激较小的区域其形成相对较少,因此,髓腔和根管的形态也会变得不规则。一般来说,咀嚼造成的磨损导致冠部牙髓受到的刺激较大,修复性牙本质的沉积通常由冠部至根部。根面龋和楔状缺损常导致患牙根管的冠 1/3 处闭合,而根中及根尖 1/3 段根管通畅。

随着年龄增加,牙本质的荧光强度增加。牙冠牙本质与根部牙本质的衰老机制不同。牙本质挠曲强度和抗折裂应变随着年龄显著下降。牙本质的疲劳寿命随着循环应力的下降而延长,且在各种循环应力的作用下,年轻人群牙本质的抗疲劳强度大于老年人群。

（三）牙本质增龄性变化的意义

牙本质的增龄性变化包括继发性牙本质、硬化性牙本质、修复性牙本质以及死区的形成,其结果是使牙本质小管的通透性下降,对外界刺激的反应性降低,髓腔和根管体积缩小甚至消失。牙本质的电学性质的变化(交流阻抗谱技术,ac-impedance spectroscopy)有助于龋病或修复体微渗漏的诊断。

四、牙髓

牙髓增龄性变化是指随着年龄的增加，牙髓在体积、结构和功能上发生的一系列生理性变化。各种不良刺激可加速牙髓的这些变化，在考虑牙髓增龄性变化时，要特别将一些病理性因素，即导致牙髓"早老"性变化的因素考虑进去。

(一)牙髓的一般特点

牙髓是位于髓腔内的疏松结缔组织，它含有细胞纤维和基质。除根尖孔外，其周围被牙本质所包围。牙髓中的血管、淋巴管和神经通过根尖孔与根尖部的牙周组织相连接。牙髓对牙体有营养、修复、保护、感觉和形成牙本质的功能。

(二)牙髓增龄性变化的特点

在牙髓的增龄性变化中，细胞数量变化最为明显。每隔 10 年，细胞数就有统计学差异，40 岁末的细胞数大约只有 20 岁的一半，60 岁末的细胞数只有 20 岁的 14.3%。随着年龄增长，成牙本质细胞和牙髓成纤维细胞数量逐渐减少，但减少程度不同，牙根部位的细胞数量下降多于冠部。

成纤维细胞是牙髓中的主要细胞，又称牙髓细胞。年轻人牙髓细胞所占比例较胶原纤维高，而在较衰老的组织中，细胞成分减少、纤维成分增多。人静息牙髓血流量随年龄增长而显著减小。增龄引起的成纤维细胞数目减少可能是循环低下所致。老化成纤维细胞内的细胞器如粗面内质网、线粒体等变小，高尔基复合体少见。随成熟度的增加，成纤维细胞对氧的摄取量减少。

成牙本质细胞是牙髓中高度分化的细胞，主要功能是形成牙本质。随年龄增加，成牙本质细胞出现退行性变。电镜下可见老年人成牙本质细胞中有较多空泡，部分或全部细胞消失，细胞形态由柱状变为矮柱状或扁平状，纤维化增加，钙化成分增多。

牙髓细胞间质包括纤维和基质。在衰老过程中，细胞成分逐渐减少，而纤维数量相对增多。组织学检查发现，与年轻人相比，老年人髓嗜银纤维和胶原纤维的数量与直径都相对增加。另外，先前较小的纤维聚集，血管神经退化残留的结缔组织鞘及老化胶原纤维清除能力下降。

在增龄性变化中，牙髓基质最多出现的退变是矿物质沉积钙化。钙化按大小可分为髓石和弥散性钙化。髓石是髓腔中较大的、界限清楚的矿化物，目前对其与增龄性变化的关系尚有争论。弥散性钙化主要见于根管区，沿高分子有机物和血管外周分布。弥散性钙化最初可发生在血管壁、结缔组织和神经周围，像细小的针状体，不断融合而增大。目前大多数学者认为弥散性钙化随年龄的增加而增加。

牙髓血管、神经通过根尖孔进入牙髓。随着根尖部继发性牙本质的不断沉积，根尖孔逐渐缩小，影响了牙髓的血供和神经支配。在严重衰老的牙髓，这种沉积几乎可完全阻断牙髓的血供。随着年龄增长，血管也会发生硬化改变，如血管内膜增厚、外膜钙化，淋巴管退行性改变，神经纤维减少、分布稀疏，神经纤维和髓鞘进行性矿化。随着年龄增大，牙髓反应时间延长，对疼痛的敏感度减少。老年人牙髓血管内皮细胞质中胞饮小泡、微泡和微丝增多，脂样液泡、糖原颗粒和延伸的高尔基复合体也可见于胞质中。随着年龄增长，层粘连蛋白43和骨钙素的表达显著减弱，这可能与牙髓活力减弱相关。

年轻人牙髓的细胞生物学功能,组织分化、发育和增殖,免疫、淋巴和血液系统的生长因子、转录因子或细胞外基质的相关基因呈高表达;而老年人牙髓的凋亡通路相关基因呈高表达。

(三)牙髓牙本质复合体的增龄性变化

由于胚胎的发生与其功能关系密切,牙本质和牙髓常合称为牙髓牙本质复合体(pulpodentinal complex)。牙髓牙本质复合体的增龄性变化一方面使其对抗外界刺激的能力增强,如牙本质小管闭合使得龋的侵蚀减慢,同时,外界的刺激又加速了牙髓的增龄性变化,这些刺激促使有更多的髓周牙本质形成。另一方面,增龄性变化又削弱了牙髓的自身修复能力。在年轻牙齿,牙髓细胞的代谢能力较强,有利于牙本质病变的修复,即使成牙本质细胞变性、死亡,牙髓深层的未分化的间质细胞也可分化为新的成牙本质细胞,形成修复性牙本质保护牙髓。然而,随着年龄的增长,这种修复潜能逐渐下降,受外界刺激后容易发生牙髓炎症反应、坏死,并通过根尖孔波及根尖周。

随着年龄增长,成牙本质细胞继续分泌牙本质基质并进一步矿化,此时形成的牙本质为继发性牙本质。继发性牙本质不断形成和沉积,导致髓腔和牙髓体积逐渐变小,髓角变低或消失,髓室顶和髓室底界限不清,形状不规则,根尖孔缩小,根管变细甚至完全堵塞,根管走向变得复杂(图 3-2)。

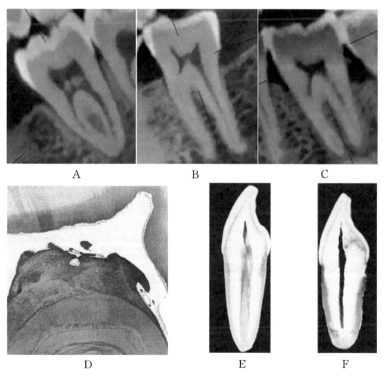

A~C.下颌第二磨牙髓腔(髓室)随龄增长而减小(CBCT 矢状位影像);D.随着年龄增长,继发性牙本质不断沉积于髓底(组织切片);E.年轻切牙髓腔(组织磨片);F.年老切牙髓腔(组织磨片)。

图 3-2 继发性牙本质形成,髓腔缩小、不规则

图 D、图 E 和图 F 引自 ANTONIO N. Ten Cate's Oral Histology:Development,Structure and Function [M]. 8th ed. St. Louis:ELSEVIER MOSBY, 2013.

增龄性变化导致髓腔和根管形态的改变在前后牙不完全相同。前牙髓腔的变化主要表现为近远中向缩窄,而唇舌向变化不明显,髓腔由圆变扁,且髓腔顶向根尖方向偏移。磨牙的继发性牙本质沉积多见于髓室底,其次为髓室顶和侧壁,故髓室底沉积的牙本质较顶部厚且常为凸起形。因此,髓腔的形态由年轻时的立方形变为老年时的扁平盘形,髓角变低或消失,根管由粗变细,根管走向复杂化。

(四)牙髓增龄性变化的意义

牙髓增龄性变化使牙髓的循环低下,细胞成分减少,纤维成分增多,修复能力下降。因此,老年人的盖髓术、活髓切断术的成功率很低,通过牙本质桥来修复基本是不可能的。此外,随着牙本质年龄的增长出现大量继发性牙本质、修复性牙本质沉积,导致髓室及根管体积明显缩小甚至消失,髓角变低,髓室顶底距离变小,加上髓石形成,特别是弥散性钙化的形成,以及根管的病理性钙化,老年牙髓病及根尖周病的治疗难度增大。

第三节　牙周组织的增龄性变化

牙周组织包括牙周膜、牙槽骨、牙龈及牙骨质,它们共同完成支持牙齿的功能,所以牙周组织又可称为牙齿支持组织。

一、牙龈

(一)牙龈的一般特点

牙龈是包围、覆盖牙颈部和牙槽骨嵴的口腔黏膜,呈浅粉红色,坚韧而不活动。在前庭和下颌舌侧面,牙龈与红色的牙槽黏膜连续,二者有明显的分界线,而在上颌,牙龈与硬腭黏膜相接,无明显界限。牙龈可分为游离龈、附着龈和牙间乳头三部分。游离龈是牙龈边缘不与牙面附着的部分。游离龈与牙面之间有一环状狭小的空隙,称为龈沟。龈沟底部为结合上皮冠方。龈沟底的位置因年龄而异,年轻时位于釉质面上,成年后位于釉牙本质界,老年时则达牙骨质。附着龈在游离龈的根方,紧密附着在牙槽嵴表面,色粉红,质坚韧,表面呈橘皮状,有许多点状凹陷称点彩。牙龈呈锥体状充填于邻近两牙的牙间隙部分称为牙间乳头。

从组织学上看,牙龈由上皮层和固有层组成,无黏膜层。上皮层为复层鳞状上皮,表面明显角化或不全角化,上皮钉突多而细长,较深地插入固有层中。结合上皮是牙龈上皮附着在牙齿表面的一条带状上皮,从龈沟底开始,向根尖方向附着在釉质或牙骨质的表面。固有层由致密结缔组织构成,高而长的结缔组织乳头使局部上皮隆起,隆起部位之间的凹陷处相当于细长的上皮钉突,上皮钉突的表面形成浅凹即为点彩。固有层含有丰富的胶原纤维,并直接附着于牙槽骨和牙颈部,只有少量弹力纤维分布在血管壁。

(二)牙龈的增龄性变化

牙龈退缩在老年人中十分普遍。牙间乳头退缩可导致牙间隙显露,引起食物嵌塞。边缘龈的退缩可导致牙根暴露(图3-3)。对于牙龈退缩的机制尚存有争议。有学者认为,由于牙齿不断地咬合移动,而牙龈的位置却相对比较稳定,也就是说,牙龈的变化赶不上牙齿向𬌗方伸长的速度,导致牙龈退缩。另有学者认为,牙龈退缩是机械创伤(如咬合创伤,不正确的刷牙方法对牙龈的机械性刺激等)和伴随的炎症反应损伤所致。

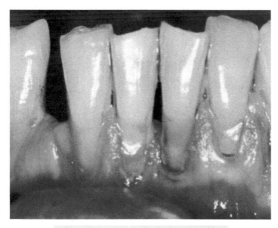

图 3-3 牙龈退缩,根面暴露

随着年龄的增长,牙龈质地变得致密、粗糙,附着龈点彩减少或消失。点彩消失在临床上常被认为是黏膜炎症水肿的表现,然而在老年人,则可能是衰老所致的生理性变化。点彩是牙龈上皮钉突在表面的反映,随着年龄增长,上皮变薄,上皮钉突区域变得扁平,故老年人点彩趋于消失。牙龈的颜色、形态、致密度取决于上皮角化的程度和固有层血管的直径、数量及胶原纤维的性质。随年龄增长,皮肤上皮层角化程度增加,而牙龈角化程度却下降。绝经后妇女的牙龈角化程度更趋于下降,可能与体内雌激素水平的变化有关。

结合上皮在牙面上的位置也发生增龄性变化。年轻时,结合上皮附着在牙釉质上,随年龄增长而向根方移动,中年以后多附着在牙骨质上。结合上皮向根方的移动,即附着丧失,是牙周炎的重要诊断标准。通常认为结合上皮向根方移动是口腔卫生条件差、龈下菌斑侵袭及牙周组织炎症反应所致。然而,有关研究发现,在无菌斑和炎症细胞浸润时,结合上皮也会随年龄的增长而向根方移行。故临床上所见的附着丧失是生理性移行和病理性丧失共同作用的结果。

牙龈组织增龄性变化对细胞活性的影响表现为细胞有丝分裂指数升高。这似乎说明牙龈的再生能力随年龄增长而增加,这与老年人全身组织细胞有丝分裂活性下降的趋势相反,可能是由于牙龈上皮细胞脱落率随年龄增长而升高,导致完成有丝分裂后的细胞数量明显减少,引起有丝分裂指数相对升高所致。衰老还使牙龈细胞成分下降而纤维成分增多,导致固有层耗氧量下降。

牙龈退缩在临床上有重要意义。首先,刷牙等磨损进一步导致牙骨质磨除,牙本质暴露,出现过敏症状。其次,牙骨质暴露使根龋及楔状缺损的发生率增加。再次,牙龈退缩加重食物嵌塞,严重危害老年人的牙周健康。

二、牙周膜

(一)牙周膜的一般特点

牙周膜是环绕牙根的致密结缔组织,位于牙根和牙槽骨之间,由细胞、基质和纤维组成。牙周膜的纤维主要是胶原纤维和耐酸纤维。其中,胶原纤维(以Ⅰ型胶原为主,少部分为Ⅲ型胶原)数量最多,是构成牙周膜的主要成分。牙周膜中的胶原由成纤维细胞合成,在细胞外聚合成纤维,纤维汇积成粗大的纤维束,并有一定的排列方向,成为主纤维。主纤维束之间为疏松的纤维组织,称间隙纤维,牙周血管和神经穿行于其间。

主纤维分布在整个牙周间隙内,其一端埋入牙骨质,另一端埋入牙槽骨,仅在牙颈部游离分布于牙龈固有层中。埋在牙骨质和牙槽骨中的纤维称穿通纤维或沙比纤维(Sharpey's fiber)。牙周膜的结构与沙比纤维的功能密切相关。埋伏牙和长期不用的牙的牙周膜窄,主纤维失去规律性的功能性排列,牙骨质和牙槽骨中缺乏沙比纤维。牙齿咀嚼增多时,主纤维束粗大并呈良好的功能性排列,牙周膜宽度增大。牙周膜具有支持整个牙齿,感受咀嚼压力,营养牙骨质和牙槽骨,以及形成新的牙周膜、牙骨质和牙槽骨的功能。

(二)牙周膜的增龄性变化

随着年龄增长,牙周膜中胶原纤维增多,直径增大,细胞成分减少,基质中硫酸软骨素减少,这与全身其他结缔组织的增龄性变化一致。在年轻人群中,牙周韧带排列整齐,结构规则,但随着年龄增长,其排列和走向变得越来越不规则。随着年龄的增长,细胞有丝分裂能力及分泌有机基质的能力均下降,牙周韧带中酸性黏多糖的含量减少。对新鲜离体牙的牙周韧带研究发现,可溶性胶原含量下降而不溶性胶原数量增多。这是因为随着年龄的增长,胶原纤维间的交联增加,原来不稳定的胶原交联趋于稳定化。成纤维细胞体外培养研究发现,细胞年轻时主要合成Ⅲ型胶原,但随其老化,Ⅰ型胶原的合成数量增加。这表明牙周韧带胶原类型可因年龄增长而发生改变。

研究表明,随着年龄增长,胶原变性的温度增高。老年人群牙龈中胶原变性温度明显高于年轻人群。伴随着衰老,胶原热稳定性增加,胶原超分子结构更趋稳定,胶原纤维变得更加坚固。

牙周膜厚度的改变是重要的增龄性变化。通常牙周膜厚度为0.15～0.38mm,一般认为牙周膜的厚度与该牙的功能状况相适应。当牙承受的咀嚼力大时,其牙周膜厚度增加。同一牙的牙周膜厚度也不相同,牙根中部最薄,因该处是牙齿生理性移动的支点。随着年龄的增长,口腔咀嚼功能下降,导致牙周膜的功能减弱,故老年人牙周膜常变薄。有统计资料显示,在青少年中牙周膜厚度为0.21mm,在成人厚度为0.18mm,到老年时厚度减少到0.15mm,但如老年人口腔失牙情况比较严重,则导致分配到口内余留牙上的𬌗力相对增加,对牙周膜功能刺激反应增强,导致其牙周膜厚度增加。

三、牙槽骨

(一)牙槽骨的一般特点

牙槽骨是上下颌骨包围和支持牙根的部分,又称牙槽突。容纳牙根的窝称牙槽窝。牙槽窝在冠方游离的部分称牙槽嵴。牙槽骨的组织结构与其他骨相似,其生长发育依赖于牙齿的功能性刺激。当牙齿获得咬合功能后,牙槽骨发育成熟,牙齿脱落,牙槽骨也随之萎缩。

按解剖部位可将牙槽骨分为固有牙槽骨、密质骨和松质骨。固有牙槽骨位于牙槽窝内壁,包绕牙根,与牙周膜相邻。它是一层多孔的骨板,牙周膜的血管和神经纤维穿过小孔进入骨髓腔中。密质骨是牙槽骨外表部分,即颌骨内、外骨板伸延的部分。松质骨由骨小梁和骨髓组成,位于密质骨和固有牙槽骨之间。骨小梁的粗细、数量和排列方向与负荷的咀嚼力密切相关。负荷较大咀嚼力的区域,牙槽骨中支持骨量增多,骨小梁粗大致密,骨髓间隙小。松质骨中的骨髓在幼年时有造血功能,称为红骨髓,成年时脂肪增多,变为黄骨髓。

（二）牙槽骨的增龄性变化

牙槽骨也随着年龄增长而发生相应的退化。40 岁后，每过 10 年，骨组织的损失量约为 3％，绝经妇女骨组织每 10 年损失量可增至 9％。骨减少症或骨质疏松症的临床发病率都相当高，在形态学或影像学上常表现为骨密度下降，骨皮质变薄，骨松质稀疏。目前骨质疏松的原因尚不十分清楚，与闭经后性激素和肾上腺皮质激素紊乱、氟离子缺乏、缺钙和钙吸收不良以及老年人活动量减少导致失用性萎缩等有关。

对于老年人群，骨质疏松的治疗和骨密度的恢复是比较困难的，与骨皮质变薄相比，骨小梁的损失往往更严重。人一生中，原始骨小梁改型移动不断发生并重新定向，然而骨小梁一旦丧失，在成人中即不再发生真正的再生。

骨细胞的半衰期为 25 年，平均生命过程约 36 年。由于老年人半量以上的残余骨皮质存体时间超过了 36 年，因此骨细胞的萎缩是一个普遍现象。由于老化，成骨细胞的数量和活性明显下降，但成骨细胞生成减少与再吸收能力下降是骨细胞萎缩的关键因素。与年轻人群牙槽骨成骨细胞特性相比，老年人群成骨细胞的寿命更短，细胞分裂的速度更慢，细胞增殖活性更低，细胞器含量更少，碱性磷酸酶活性相对比值显著降低，钙结节数目更少，尺寸更小。随着年龄增大，人牙槽骨成骨细胞的增殖能力和骨形成功能逐渐减弱。

总体来看，随着年龄增长，牙槽嵴的高度降低。牙长期磨耗，牙龈萎缩，牙咬合移动，牙槽嵴高度丧失，它们之间的关系对维持牙和牙周组织稳定性至关重要。牙槽嵴高度降低是生理性萎缩和炎症病理反应共同作用的结果。牙槽骨骨髓在新生儿期为有造血功能的红骨髓，随着年龄增长，逐渐被脂肪组织取代，变为黄骨髓。随着年龄增长，骨内壁光滑、富含细胞的牙槽窝骨壁变为锯齿状，细胞数量减少，成骨能力明显降低，埋入的穿通纤维不均匀。

目前，对牙周组织的增龄性变化了解有限，大多数为临床资料，而缺乏系统研究。增龄性变化对牙周病的影响也存在争议，由于牙周病在老年人群很常见，要想将生理变化和病理过程完全区别几乎是不可能的。

第四节 口腔黏膜组织的增龄性变化

一、口腔黏膜组织的一般特点

口腔黏膜覆盖在口腔表面，前与唇部皮肤相连，后与咽部黏膜相连。根据部位的不同，其形态、结构及功能特点也不同。牙龈与硬腭部的黏膜受咀嚼时的机械刺激，其组织比较致密，且有上皮角化层。口底黏膜则比较疏松，且无角化层。口腔黏膜的组织结构与皮肤基本相似，由上皮层和固有层构成，二者之间有基底膜相隔。

口腔黏膜上皮由角质形成细胞与非角质形成细胞组成。角化鳞状上皮由表层到深层共分为四层：角化层、粒层、棘层、基底层。非角质形成细胞包括黑色素细胞，其胞质内含黑色素颗粒，与黏膜的色素沉着有关；郎格汉斯细胞的功能和表面特征与巨噬细胞类似，可激发抗原特异性和激活 T 细胞；关于麦克尔细胞的功能尚不明确，有人认为它起触觉受体的作用。

固有层为致密结缔组织，由胶原纤维、弹性纤维等纤维及结缔组织基质构成。该组织层对上皮层有支持、营养等作用。

固有层覆盖黏膜下组织，或直接附贴于骨膜上。固有层内的基本细胞成分是成纤维细胞,其主要功能是合成、更新纤维和基质,以维持细胞组织的完整性。成纤维细胞具有收缩功能,有利于伤口缩小和愈合。该层中还有许多巨噬细胞或组织细胞,以及数量不等的肥大细胞和炎症细胞。

口腔黏膜下层为疏松结缔组织,内含腺体、血管、淋巴管、神经及脂肪组织等。

口腔黏膜上皮内没有血管分布,依赖于固有层供给其代谢需要。口腔黏膜比皮肤的血管网密集。在黏膜下层,大的血管分支进入固有层,并分为更细的分支分布至上皮下乳头中形成毛细血管网。

基底膜为口腔黏膜上皮与固有层结缔组织连接处,由上皮呈钉状向下伸出与固有层结缔组织呈乳头状向上突出形成的不规则的交错面。这种交错面扩大了上皮和结缔组织的连接,使基底膜区上皮组织的面积较浅层上皮表面积大,因而有利于分散上皮表面所承受的机械压力,起到良好的支持作用,并有利于上皮和固有层之间的营养交换以及连接。

依据部位和功能的差异,口腔黏膜分为3种类型:咀嚼黏膜、被覆黏膜和特殊黏膜。咀嚼黏膜包括硬腭和牙龈黏膜,它们在咀嚼时承受压力。咀嚼黏膜上皮较厚,上皮表层有角化,固有层厚,胶原纤维束粗大、排列紧密呈网状,固有层的乳头多而长,与上皮钉突呈指状相嵌,形成良好的机械附着,可有效地防止上皮在外力的作用下与下层结缔组织分开。

被覆黏膜表层无角化,富有弹性,可承受张力。被覆黏膜的上皮层一般较咀嚼黏膜厚,上皮和结缔组织的交界比较平坦,因此,它们可有一定程度的牵张。被覆黏膜的固有层中弹力纤维多。

特殊黏膜是指舌背黏膜,它与口腔任何部位的黏膜均不相同,尽管它在功能上属咀嚼黏膜一类,但又具有相当的延伸度,有被覆黏膜的特点。此外,舌背黏膜表面有许多不同类型的乳头,黏膜上皮内还有司味觉的味蕾感受器。

二、口腔黏膜组织的增龄性变化和临床意义

(一)口腔黏膜组织的增龄性变化

1. 上皮层的变化

随年龄增长,上皮层逐渐变薄,细胞密度减小,细胞层次减少,棘层减少,有过度角化现象;基底膜变平坦,上皮钉突变短且不明显(图3-4～图3-7)。胞核体积和胞质比减小,细胞膜完整性降低,通透性增加。上述变化主要发生于颊部和舌侧缘,唇部黏膜的变化则较小。随着年龄增长,朗格汉斯细胞数量减少(图3-8),这可能是细胞免疫衰退的结果。舌乳头中的味蕾萎缩,数量减少,导致味觉不同程度退化。

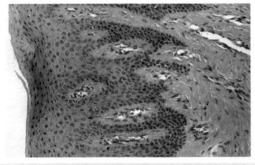

图3-4 9岁男童的牙龈黏膜 HE 染色(×100)

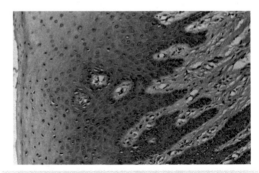

图3-5 13岁女童的腭黏膜 HE 染色(×100)

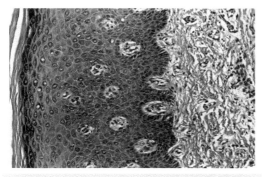

图 3-6 63 岁男性的腭黏膜 HE 染色(×100)

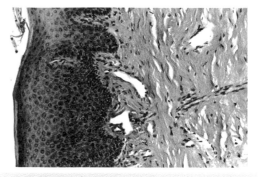

图 3-7 68 岁男性的腭黏膜 HE 染色(×100)

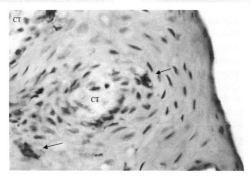

61 岁男性的牙龈上皮,朗格汉斯细胞数量稀少,突起短而少,细胞几乎呈圆形。

图 3-8 朗格汉斯细胞数量减少,结构减退

2. 结缔组织的变化

随着年龄增长,固有层和黏膜下层中的细胞成分减少,成纤维细胞体积缩小、数目减少。不溶性胶原纤维增多且紧密交联,弹力纤维直径增大,还可出现胶原变性断裂等现象。成纤维细胞蛋白质合成量下降,而蛋白分解无显著变化。口腔黏膜(如唇黏膜)的小唾液腺出现明显的萎缩,导管扩张,纤维组织、脂肪组织增多,炎症细胞浸润灶明显增多。血管改变可表现为动脉变性(如硬化)伴毛细血管网减少和管腔变小,唇和颊可出现血管痣,舌腹可出现静脉曲张性小结,与患者心血管疾病无关。唇、颊黏膜处可出现皮脂腺异位增生(称为 Fordyce 斑),呈小突起状,色偏白,但无重要的临床意义。

(二)口腔黏膜功能的增龄性变化

1. 免疫屏障功能的变化

口腔黏膜构成了一个动态屏障,防止潜在的病原体进入和定植。上皮细胞不断脱落、更新,唾液中的多种杀菌和抑菌物质抑制了上皮表面的细菌数量。此外,老年人口腔黏膜上皮的膜型黏蛋白 MUC1 表达减少,而 MUC1 参与非特异性免疫的第一、二道防线,从而使老年人的黏膜免疫力下降。上述口腔黏膜屏障功能的增龄性变化可能导致老年人口腔黏膜对外界刺激因素的抵御能力下降,愈合、修复能力降低,增加了发病的可能性(图 3-9)。

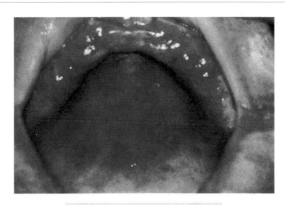

图 3-9　上颌义齿性口炎

2. 感觉功能的变化

在口腔黏膜各种感觉功能的增龄性变化中,味觉功能的变化尤为受关注。老年人群化学感受器的刺激阈值较青年人群明显增高,导致味觉灵敏度降低,对各种味觉,特别是咸味和苦味的感觉明显减退。这不仅与老年人味觉乳头和味蕾减少、萎缩有关,也可能与饮食、咀嚼效率改变以及大脑中枢味觉核的敏感性下降有关,但味觉减退究竟是由增龄引起还是由其他外源性因素引起尚存在争议。另外,老年人的本体感受器数量减少,灵敏度降低,导致其黏膜的空间感觉能力和两点辨别力减退,口腔不同部位的变化程度不同。老年人的颊、切牙乳头、舌缘、舌背黏膜的触觉阈值明显高于年轻人,即口腔黏膜的触觉敏感性随着年龄增长而降低,而颊、腭黏膜的疼痛阈值低于年轻人。腭部疼痛阈值受腭部义齿的影响。

3. 口腔黏膜其他功能的变化

老年人出现口干、黏膜烧灼感、口腔自洁作用低下等,影响食团的吞咽。弹性降低、菲薄而萎缩的黏膜不耐受刺激,对义齿的负重和摩擦的抵抗力也降低。

(三)口腔黏膜组织增龄性变化的临床意义

由于黏膜的衰老退化,全身和局部刺激因子的影响变得突出。营养不良、代谢性疾病、感染性疾病和某些肿瘤等常常在口腔黏膜有明显表征。某些局部因素,如放射线照射,对口腔黏膜也有明显影响。对于长期在户外工作的人而言,长时间日光照射会导致日光性唇炎,表现为嘴唇干燥,呈羊皮纸样外观,唇红和相邻皮肤的界限变得模糊甚至消失,出现上皮过角化和难愈性溃疡。

治疗性放射线照射对口腔黏膜的影响是复杂而持久的,上皮层常有萎缩,其下的结缔组织发生瘢痕样变,黏膜极易损伤。唾液腺可因放射线照射而发生纤维化,导致口干燥症。

第五节　口腔颌面部肌肉和颞下颌关节的增龄性变化

一、口腔颌面部肌肉的增龄性变化

口腔颌面部的肌肉包括表情肌、咀嚼肌、腭咽部肌和颈部肌,和其他全身肌肉一样,随着年龄的增长也会发生增龄性变化。

随着年龄增长,肌细胞水分逐渐减少,脂褐素不断沉积,肌纤维逐渐萎缩变细,胶原积聚,肌纤维的伸展性、弹性、兴奋性和传导性皆减弱。老年人群蛋白质分解大于合成,呈负氮平衡,细胞内液量较年轻人群减少 30%～40%。肌肉总重量随年龄增长而减少,成人肌肉重量约为体重的 50%,老年人群肌肉重量可减少至其体重的 25%。由于肌肉和韧带萎缩,耗氧量减少,肌力减退,且易疲劳,肌肉张力也减弱;加上脊髓和大脑功能衰退,活动减少,关节韧带较年轻人群松弛,故肌肉动作反应迟钝、笨拙、行动迟缓。

颌面部肌肉也随年龄的增长而趋于萎缩,导致老年人咀嚼力下降,咀嚼功能降低。老年人群颞肌肌腱和深筋膜比年轻人群的更硬,割线模量比年轻人群的大。随着年龄增大,咬肌电活动逐渐减弱。

二、颞下颌关节的增龄性变化和临床意义

颞下颌关节是人体最复杂的关节之一,由下颌骨髁状突、颞骨关节面、居于二者之间的关节盘、关节周围的关节囊和关节韧带组成。颞下颌关节主要承担咀嚼和言语功能,在功能解剖上既稳定又灵活。

颞下颌关节退行性改变严重者可有明显临床症状,表现为骨关节炎或退行性关节病。尸检统计资料表明,40 岁以上者 40% 颞下颌关节有骨关节炎改变。关节表面软骨组织润滑而有弹性,能承受关节面的重力负担及摩擦,随年龄增长,这些结构缓冲力减弱,运动时易磨损。

颞下颌关节退行性改变最明显的是关节盘和髁状突。关节盘由致密结缔组织构成,从前到后分为前带、中间带、后带及双板区,双板区构成关节盘的后附着。关节盘由胶原纤维、细胞外基质和成纤维细胞构成。纤维细胞和软骨细胞由成纤维细胞分化而来。对于关节盘有无软骨细胞,有不同看法。有人认为,直到老年期,关节盘才有软骨细胞出现,并与压力有关。软骨细胞可以增加纤维组织的弹性和抗压性。关节盘胶原纤维束成熟,变得粗大并致密排列,这也与关节盘承受压力增加有关。老年人群颞下颌关节盘双板区中间层的血管间隙宽于年轻人群,其弹性纤维更细、数量更少。

颞下颌关节增龄性变化的影像学表现为皮质骨变薄、脱矿,50% 的关节在组织学上表现为淀粉样退行性改变。扫描电镜下可见关节盘表面有许多细微的波纹结构,并有一定的方向性。年轻关节后带表面皮纹排列方向不典型,但随年龄增加,方向性排列显著且表面的纤维状薄膜物质逐渐增多。

随着老龄化发生,关节盘内成纤维细胞及间质细胞减少,关节盘变薄,胶原纤维出现玻璃样变、断裂并形成裂隙,中带及后带软骨细胞数目增多、细胞增大。前带及中带前后向排列的胶原纤维变成无定向排列,新生的毛细血管长入后带致密的胶原纤维中,双板区部分纤维化增加,血管减少,出现钙化,严重者关节盘与骨组织可发生粘连或关节盘穿孔。

下颌髁突表面被覆纤维软骨,从表至里可分为四层。①关节表面带:随年龄增长,此带的细胞成分逐渐减少。②增殖带:是软骨生长活动的部位,在关节面改建和修复中起着重要作用。现已证实增殖带细胞有多向性分化的潜能,为髁突真正的生长"中心"。此带的细胞既可分化为软骨细胞,也可分化为成骨细胞;其分化方向取决于局部环境因素,如外在机械压力、下颌骨功能活动等刺激;与下颌功能有关的外力可刺激增殖带细胞分化为软骨细胞,刺激消失时,则分化为成骨细胞。随着年龄增长,增殖带细胞数量下降,厚度变薄。③肥大

带:是一层富有胶原纤维的软骨带,老年人此带极薄,甚至消失。④钙化软骨带:为髁突覆盖组织和骨之间的联系,常有钙化。

髁突表面纤维软骨下方为骨组织,骨组织由皮质骨和松质骨组成。年幼者皮质骨薄、骨小梁细。随着年龄的增长,髁突骨小梁逐渐增粗,骨髓腔变小,红骨髓逐渐为脂肪组织所代替,皮质骨增厚,骨细胞趋于硬化。

关节退行性变时,常可见关节面软骨破坏,暴露的骨面吸收、密质骨消失,并有肉芽组织覆盖。光镜下骨细胞消失,骨陷窝空虚,显示骨活力降低。

第六节　唾液腺的增龄性变化

一、唾液腺的一般特点

唾液腺又称涎腺,是外分泌腺,其分泌物为唾液。除腮腺、颌下腺、舌下腺三对大唾液腺外,还有很多小唾液腺分布于口腔黏膜和黏膜下层,按其所在的解剖位置命名,如唇腺、颊腺、腭腺、舌腺等。

唾液腺由实质和间质两部分组成。实质由腺上皮细胞形成的腺泡与导管构成,间质由纤维结缔组织形成的被膜与叶间或小叶间隔构成,其中有血管、淋巴管和神经出入。

根据腺泡形态结构和分泌物性质的不同,可将其分为浆液性、黏液性、混合性 3 种。浆液性腺泡呈球状,由浆液细胞组成,分泌物稀薄,呈水样,含唾液淀粉酶和少量黏液。黏液性腺泡呈管状,由黏液细胞组成,分泌物中酶成分较少,内含蛋白质和大量碳水化合物,故较黏稠。混合性腺泡由浆液细胞和黏液细胞共同组成,以黏液细胞为主。导管分为闰管、分泌管、排泄管 3 种。闰管细胞有浆液细胞的某些特点,有较弱的分泌功能,分泌管与闰管相续,对唾液的水和电解质(Na^+、K^+)有调节作用,排泄管主要是将唾液排泄入口腔,与唾液成分改变无关。

唾液的生物学作用主要有消化作用、味觉作用、清洁作用、缓冲作用和保护作用等。

二、唾液腺的增龄性变化和临床意义

唾液腺的增龄性变化主要表现为腺泡部分萎缩,导管部分增生阻塞,炎细胞浸润,间质纤维性变以及脂肪细胞增多等,且随着年龄增长而日趋加重。中年时期,脂肪细胞可占腺体体积的 25%,一般认为它与机体的脂肪无关,而是腺泡萎缩后的一种替代现象。随着年龄增长,腭部唾液腺腺泡组分的平均体积分数显著降低(48%),而导管组分和所有间质组分的平均体积分数显著升高。炎性浸润组织、唾液腺导管、血管和淋巴管、脂肪组织和结缔组织的平均体积分数随着年龄增长的升高值分别为 14.71%、17.7%、13.8%、13.0% 和 6.0%。腭部唾液腺组织的增龄性变化与唇部唾液腺组织的增龄性变化不同,尤其体现在唾液腺导管、间质炎性浸润组织和脂肪组织组分的变化。随着年龄增长,唇部唾液腺混合性腺泡细胞的平均体积分数下降 49.3%,黏液腺泡细胞的平均体积分数下降 28.5%;间质组分中,脂肪组织和炎性浸润组织的平均体积分数分别增加了 27.68% 和 51.2%。这些增龄性变化与唾液腺功能的增龄性密切相关。

通常认为,唾液腺分泌紊乱伴随机体衰老而发生。除食物、饮水量、情绪、睡眠、某些药物、疼痛等可影响唾液流率并改变其成分外,年龄是使唾液流率及成分发生明显变化的重要因素,随年龄增长唾液量减少而黏稠。

腺体内嗜酸性细胞增多,也被认为是一种突出的增龄性变化。该细胞体积大,胞质内充满嗜酸性颗粒,电镜下富含线粒体,胞核位于中心,呈皱缩状。嗜酸性细胞主要由导管(尤其是大排泄管)上皮细胞变化而来,亦可来自腺泡细胞。目前其生理作用尚不十分清楚。

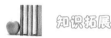 **知识拓展**

老年人口腔健康状况

许多情况下,口腔组织器官的结构和功能状态并不纯粹是增龄性变化,而是增龄性变化与全身系统性疾病共同作用的结果。因此,有必要了解患者当下的口腔组织器官的结构和功能状况,即老年人的口腔健康状况。

1. 牙槽骨增龄性变化与失用性萎缩

牙槽骨与身体其他组织一样,随着年龄的增长而发生相应的退化。骨质疏松症是老年人常见的骨病理性改变之一,主要表现为全身骨骼系统的骨量减少,骨密度降低。然而,目前研究表明,下颌骨骨皮质变薄和全身骨质疏松程度并没有必然的联系,而严重的下颌骨萎缩和全身的代谢性骨病有关。牙槽嵴降低是生理性萎缩和炎症病理反应共同作用的结果。

2. 口腔黏膜增龄性变化与黏膜病变

增龄性变化本身并不会导致黏膜疾病的发生,而是使黏膜组织变得更脆弱,更易受外界因素的影响。老年人口腔黏膜的增龄性改变和病变很可能是黏膜衰老以及外界环境因素随着时间积累作用的结果。黏膜增龄性变化的诊断需要排除病理改变,如明显的临床症状。

老年人口腔黏膜可出现萎缩、变薄、光滑、苍白、干燥、弹性降低、唾液分泌减少、组织通透性增加、组织脆弱性增加及局部免疫力下降等变化,同时伴有烧灼感和味觉异常等主观症状,但不同个体或同一个体口腔的不同部位受年龄影响的程度不尽相同。老年人的口腔黏膜更易受物理因素、化学因素和致病原的影响;口腔黏膜的增龄性变化导致老年人更易发生黏膜疾病。随着年龄增长,许多因素可导致黏膜更容易发病,可分为两类:一类是与组织和功能衰老相关的内源性因素,包括黏膜衰老(使黏膜变脆弱)、免疫衰老(导致宿主对微生物的抵抗力下降,自身免疫性疾病增多)、唾液腺衰老(唾液保护功能减弱);另一类是外源性因素,随着年龄增长而导致口腔生态系统发生变化,如多种疾病和多种药物、营养不良、口腔卫生变差、致病原增殖(主要是细菌和念珠菌类)以及旧的或不合适的可摘义齿。老年人的口腔黏膜更易于发生一些疾病,如炎症、细菌性感染或念珠菌病、溃疡、自身免疫性皮肤病、肿瘤。

3. 唾液腺增龄性变化与唾液腺疾病

随着年龄增长,唾液分泌量逐渐减少,但不足以造成口干相关并发症。口干可能是因头颈部癌的药物治疗、化疗和放疗,或作为舍格伦综合征的一种症状。口干相关并发症主要包括不能耐受义齿修复体,吞咽困难,营养状况的改变,龋病发病率升高(因牙菌斑生物膜的变化)。咀嚼能力减弱导致营养障碍,食物的快感减少。口干是老年人的一个常见主诉,很可能是因全身多种疾病而服用多种药物导致。

同步练习

一、单项选择题

1. 以下选项中属于牙骨质增龄性变化作用的是（   ）
   A. 牙骨质新生具有修复功能
   B. 牙骨质新生具有补偿功能
   C. 牙骨质新生有助于牙齿代偿性萌出
   D. 牙骨质新生可使根管工作长度缩短
   E. 以上都是

2. 口腔黏膜的增龄性变化特点是（   ）
   A. 随着年龄增长，口腔黏膜结构的变化不明显　　B. 上皮层变薄，角化增加
   C. 富有弹性　　　　　　D. 点彩明显　　　　　　E. 缺乏弹性

3. 涎腺的增龄性变化特点是（   ）
   A. 腺泡部分萎缩　　　　　　　　　　　　B. 导管部分萎缩
   C. 随着年龄增长逐渐减轻　　　　　　　　D. 唾液分泌增多
   E. 缺乏炎细胞浸润

4. 牙本质的增龄性变化包括（   ）
   A. 继发性牙本质　　　B. 硬化牙本质　　　C. 修复性牙本质　　　D. 死区
   E. 以上都是

5. 牙本质增龄性变化的意义是（   ）
   A. 使牙本质小管的通透性下降　　　　　　B. 对外界刺激的反应性降低
   C. 髓腔体积缩小　　　　D. 根管体积缩小　　　　E. 以上都是

二、简答题

1. 简述牙髓增龄性变化的意义。
2. 简述老年人口腔黏膜的常见临床表现。
3. 简述衰老与口腔疾病间的关系。

参考文献

[1] 陈慧美，周学东. 老年口腔医学[M]. 成都：四川大学出版社，2001.

[2] MATSUMURA T, ZERRUDO Z, HAYFLICK L. Senescent human diploid cells in culture：survival, DNA synthesis and morphology[J]. J Gerontol, 1979, 34(3)：328 – 334.

[3] MEDVEDEV Z A. An attempt at a rational classification of theories of ageing[J]. Biol Rev Camb Philos Soc, 1990, 65(3)：375 – 398.

[4] WEINERT B T, TIMIRAS P S. Invited Review：Theories of aging[J]. J Appl Physiol, 2003, 95(4)：1706 – 1716.

[5] SINCLAIR A J, MORLEY J E, VELLAS B. Pathy's principles and practice of

geriatric medicine[M]. Vol 1, 5th ed. Oxford: John Wiley & Sons, 2012.

[6] ATSU S S, AKA P S, KUCUKESMEN H C, et al. Age-related changes in tooth enamel as measured by electron microscopy: implications for porcelain laminate veneers[J]. J Prosthet Dent, 2005, 94(4): 336 – 341.

[7] MURRAY P E, STANLEY H R, MATTHEWS J B, et al. Age-related odontometric changes of human teeth[J]. Oral Surg Oral Med Oral Pathol Oral Radiol Endod, 2002, 93(4): 474 – 482.

[8] TRANASI M, SBERNA M T, ZIZZARI V, et al. Microarray evaluation of age-related changes in human dental pulp[J]. J Endod, 2009, 35(9): 1211 – 1217.

[9] JIANG S Y, SHU R, XIE Y F, et al. Age-related changes in biological characteristics of human alveolar osteoblasts[J]. Cell Prolif, 2010, 43(5): 464 – 470.

[10] TORUÉ G, DUBOUCHER C, VACHER C. Anatomical modifications of the temporoman-dibular joint during ageing[J]. Surg Radiol Anat, 2005, 27(1): 51 – 55.

[11] SASAKI M. Histomorphometric analysis of age-related changes in epithelial thickness and langerhans cell density of the human tongue[J]. Tohoku J Exp Med, 1994, 173(3): 321 – 336.

（郭　斌）

口腔生理功能的增龄性变化及其临床意义

▶ 学习目标

了解：造成唾液流速增龄性变化的研究结果存在较大差异的原因。

熟悉：唾液的分泌和调节机制。

掌握：老年人颞下颌关节及咀嚼功能的增龄性变化；老年人味觉、感觉和痛觉的增龄性变化；老年人唾液分泌及其功能的增龄性变化。

随着年龄的增长，口腔各组织器官可发生明显的增龄性改变。其中，下颌运动、咀嚼功能、口腔感觉和唾液腺的增龄性变化具有重要的生理意义和临床意义，影响着口腔临床的各种诊疗工作。

第一节　口腔运动功能的增龄性变化

一、下颌运动

随着年龄增长，颞下颌关节会发生如下适应性变化：髁突变细、变小，表面圆钝，关节窝加深或关节结节变平等。关节窝的骨性改建被认为是关节适应能力的生理基础，是吸收与沉积共存的动态平衡。Moyon 等通过对头颅骨的观察发现，骨关节改建在 18～25 岁时最活跃，30～70 岁时相对稳定。

多年来，关于关节骨改建有两种学说：退变学说和生理学说。退变学说认为，老年人颞下颌关节常因咬合功能减退而变形，关节骨表面发生退行性变，如关节盘变薄、关节结节钙化等，这将明显影响生理功能。生理学说认为，骨关节改建是生理性的，并不同于退行性变。组织学检查所见的软骨改建是关节对𬌗变化的生理或病理反应，但它并不造成形态学改变，所以成年以后，关节无明显形态改变，即关节结构不随年龄或咬合的改变而明显改变。

下颌运动的特征主要与颞下颌关节解剖结构密切相关，老年人关节的颞下颌韧带松弛度增加，咀嚼肌张力丧失，因此，临床上易发生关节半脱位和脱位。此外，老年人也更容易患颞下颌关节紊乱病（temporomandibular disorders）。

二、咀嚼功能

咀嚼功能对老年人的全身健康至关重要。世界卫生组织建议采取一定策略以改善老年人的口腔健康，而管理和维护口腔生理功能最重要的目标就是维持有效的咀嚼功能。研究咀嚼的生理功能主要借用两类指标：下颌运动轨迹描记仪记录的下颌运动轨迹和肌电图仪记录的肌电图（EMG）。通常记录四组与下颌运动相关的肌肉，即左、右两侧颞肌和咬肌。在不同的研究中，研究者使用了许多不同的参数，最常见的测量指标是垂直和横向的振幅、咀嚼循环数和持续时间等（图 4－1）。

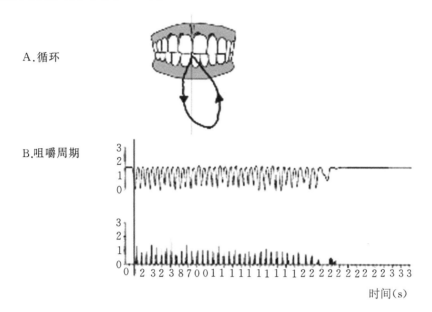

A. 在一个咀嚼周期中，下颌中切牙在冠状面上的运动轨迹；
B. 下颌骨一段时间内完整咀嚼周期的垂直位移（顶部）及咬肌（底部）的肌电图记录。

图 4－1　咀嚼的生理功能

此外，咀嚼进程研究的最终评判标准都集中于形成食团。在咀嚼过程中，混涎和研磨作用使食物形成可塑的食团，凝聚良好和表面润滑的食团有利于吞咽。食团的凝聚性和柔软度可能是启动吞咽中心操作和触发安全吞咽的关键信号。很多研究结果说明，食团必须经过充分的咀嚼后才可以安全地吞咽（图 4－2）。

衰老能够影响咀嚼功能。从 20 世纪 90 年代开始，S. Karlsson 等对比研究了老年人群（平均年龄 80 岁）和青年人群（平均年龄 26 岁）的下颌咀嚼运动功能，选用下颌位移、速度和咀嚼周期的持续时间等指标，发现各组间咀嚼循环无明显差异。但老年组（尤其是全口修复患者）的闭口速度明显减慢，闭口时间明显延长，且平均垂直振幅减小。H. Nagasawa 等研究了另一个重要的咀嚼功能指标——牙齿撞击频率（tooth tapping frequency），发现老年组（61～67 岁）比青年组（21～29 岁）明显降低。T. Newton 等的研究证实，增龄性变化、牙齿丧失与咀嚼肌群（包括咬肌、翼内肌等）横断面减小呈正相关。I. Z. Alajbeg 等的研究发现，虽然增龄性变化并没有改变肌肉活动的模式，但使用全口义齿的老年患者，其咀嚼功能降低更为明显。

衰老可以引起循环周期数的增加，虽然肌肉的质量和最大咬合力随着年龄递减，但是循环次数的增加与肌电活动在整个咀嚼序列总量的增加是平行的；同时，老年人群产生的食团颗粒较年轻人群细，质量也更好一些。因此，尽管伴随着肌电图活动强度和咀嚼循环数的增加,老龄化会额外消耗更多的能量,但他们仍然可以通过咀嚼获得大小合适的、可以安全吞咽的食团。

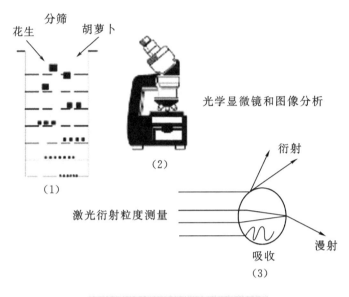

图 4-2 食团的 3 种测量方法

义齿佩戴者的咀嚼循环、咀嚼持续时间、每个序列顺序和肌电活动参数均增加。尽管增加了能量消耗,但并不能完全达到最终的咀嚼目标。许多研究报告指出,与牙列完整的受试者比较,义齿佩戴者咀嚼效率下降 50%～85%,而且他们产生的食团颗粒要大很多。全口义齿佩戴者的咀嚼功能受损更为严重。同样,咀嚼功能降低或受损也出现在一些错𬌗畸形和颞下颌关节紊乱病的受试者中。

近年来研究还发现,咀嚼有利于老年人记忆力的维持。动物实验证实,失牙或者经常进软性食物会导致咀嚼功能下降,进而降低老年动物记忆和学习能力,并且引起脑部海马体的病理学改变。此外,咬合紊乱会使海马体发生病理损害,影响记忆过程。这些发现表明,咀嚼在预防老年痴呆、因应激引起的与认知紊乱相关的空间记忆的损害,以及健忘症中发挥了重要作用。目前关于在压力条件下咀嚼改善应激反应的机制尚不明确,但在实际生活中,咀嚼口香糖确实可以缓解负面情绪,减少皮质醇的释放,还可以降低对日常生活压力的感知。因此,适度咀嚼口香糖有助于预防老年痴呆,减少压力应激所产生的不良影响。

第二节 口腔感觉功能的增龄性变化

一般老年人的运动、感觉和精神等功能的神经调节作用均趋低下。在中枢神经系统,中枢神经元功能与 Na^+ 泵的作用有关,而随着年龄增长,Na^+ 泵功能下降,细胞内 Na^+ 升高,而 K^+ 下降。Na^+ 泵功能的降低,一般认为与神经元的 Na^+-K^+-ATP 酶活性减弱有关。

在末梢神经的传入系统中,增龄性变化使机体对环境的适应能力降低,这是由神经功能减弱和部分感受器的功能减弱所致。此外,口腔黏膜的神经末梢密度下降,黏膜感觉功能下降;感觉能力减弱还与黏膜胶原及弹力组织的变化有关。

在感觉冲动传导过程中,传导触觉或压觉的是 $10\mu m$ 左右的、粗的有髓纤维,温觉由 $3\mu m$ 左右的、细的有髓纤维来传导,痛由 $1\mu m$ 以下的、细小的无髓纤维传导。老年人正中神经的最大传导速度比年轻人慢 10%。传入神经的最大传导速度是否会因老化而低下尚无定论,这随测定条件、神经种类的不同而不同。但总体来说,其减弱程度比较小。

一、味觉

哺乳动物味蕾的上皮结构似洋葱样,由 $50\sim100$ 个紧密排列的细胞组成,包括受体细胞、支持细胞、基底细胞。受体细胞感知口腔中的营养物质与毒素,并将信息传递至味蕾中的味觉神经末端。支持细胞具有清除味觉受体细胞释放出的神经递质的作用。基底细胞是一种前驱细胞,可以分化为成熟的味觉细胞。与其他上皮类似,味觉细胞也在不断地更新,平均寿命为8～12天。为维持味蕾稳定的结构,新细胞不断产生以替换退化细胞(图4-3)。

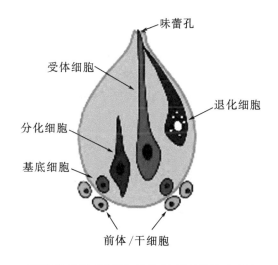

图4-3 味蕾细胞的替换和更新示意图

随年龄增长,味蕾的组织结构和稳态会发生变化。大多数研究表明,衰老的味觉组织发生结构性消退,表现为味蕾总数减少,儿童每个舌乳头有 248 个味蕾,而 74～85 岁的老人只有 88 个。老年人味蕾中上皮细胞的密度和每个味蕾中的味觉细胞数量也减少。衰老在一定程度上会影响体内味蕾平衡,包括味觉祖/干细胞数量减少,味觉细胞分化的关键调控机制逐渐衰弱等。

以上变化可能是衰老相关的味觉功能失调的主要原因。许多研究报告指出,老年人味觉灵敏度普遍下降了,衰老后对味道的识别和分辨阈值也在下降。此外,对混合物的强度评级也随着年龄的增长而下降。衰老对不同的味道影响可能会有所不同,对咸、苦的敏感性比对甜、酸的敏感性下降更明显。随着味觉敏感度的下降,老年人味觉下降甚至进食乏味。

味觉障碍在中老年人群中也较为常见,并可能严重影响他们的健康状况。人类的 5 个主要的味觉(咸、甜、酸、苦和鲜味)均具有特定的功能,老年人味觉敏感度的下降或味觉的丧失往往意味着患特定疾病的风险增高。味觉障碍最常见的原因是用药(21.7%)、缺锌(14.5%)、口腔疾病(7.4%)和全身性疾病(6.4%)。这些因素造成的味觉障碍都源于与衰老相关的生理变化。

老人常患有多种慢性疾病,并经常需要服用多种药物,这极大地增加了味觉障碍或5种基本味觉功能丧失的发生风险。值得注意的是,用于老年人慢性疾病治疗的最有效的药物往往也是造成味觉障碍的潜在因素,所以定期评估药物治疗效果,包括评估味觉功能,将有利于防止或遏制老年人的味觉障碍。

最近一项研究发现,老年女性味觉基因型、饮食习惯与心血管疾病发病风险间并没有明显的关系,这可能是因为在老年人中进行味觉基因型与慢性疾病发病风险的研究比较困难。另一项研究则证实,味觉功能异常可能会导致中老年人,或肾衰竭患者、癌症患者膳食摄入障碍。该研究发现,味觉阈值随年龄增长而上升,而在使用和不使用透析的慢性肾衰竭患者以及癌症患者中,味觉阈值未见异常。然而,在这些患者中确实存在着与增龄性变化不同的味觉异常。关于老龄化与味觉中基因差异性的关系的研究才刚刚起步。

二、感觉

口腔感觉是吞咽反射产生的基础。口腔感觉评估一般包括:两点辨别觉、口腔立体感觉、触觉震动感觉、躯体感觉敏感度、本体感觉及热敏感度等指标。虽然 M. W. Heft 等人的研究发现,口腔本体感觉(包括升温、降温、痛觉、触觉和两点辨别能力)和味觉阈值随年龄增长而升高。但 C. J. Calhoun 等人认为,随着年龄增长,口腔感觉功能基本保持良好,仅在80岁以后略有下降。因此,一个健康的成年人随着年龄增长可以保持良好的口腔感觉功能,并可以继续体验味觉享乐。

口腔躯体感觉是指进食对三叉神经的多种刺激的总和,包括食物大小、质感、细腻度等对机械性刺激感受器的触觉刺激,食物温度对温度感受器的刺激,辛辣刺激对伤害感受器的刺激等。此外,我们所认为的"味觉"会受到嗅觉的影响,所以即使支配口腔特定区域(如舌的前后部位)的神经受损,我们仍有味觉。

受环境和基因的影响,口腔感觉也在不断地变化。从进化角度来讲,对苦味的感知有利于避免进食有毒的物质,因此年轻女性多是苦味的感觉敏感者,但更年期后,对苦味的感知会下降,这有助于老年女性摄入较苦却营养丰富的蔬果。在老年人中,6-n-丙硫氧嘧啶(6-n-propylthiouracil, PROP)苦感与在结肠镜中发现的结肠息肉有关。通过改变烹调方法,遮盖苦味,增强蔬菜口感可以提高 PROP 苦感人群的蔬菜摄入量。

三、痛觉

老年医学中,对疼痛处理的关键在于了解不同年龄老年人的痛觉和疼痛耐受力。就急性疼痛而言,不管年龄如何,炎症引起的疼痛常常是相同的,但机体对炎症的反应却不同,有些急性疼痛因年龄不同表现也不一样。老年人的白细胞反应和生命体征改变可能不像年轻人那样明显,因此,临床上研究老年人疼痛时,必须进行对照观察。

任何持续6个月以上的疼痛应认为是慢性疼痛,慢性疼痛更多源于自主神经系统。由于老年人普遍存在紧张和抑郁,故老年人疼痛强化紧张和抑郁的机会比年轻人多见。老年人也常遇到与疼痛相关的身心方面的疾苦,因此情况更为复杂。为使临床治疗有效,治疗计划宜个体化并以透彻了解病史为依据。

在药物方面,天然胺类、去甲肾上腺素、多巴胺和5-羟色胺对痛觉的中枢调节有重要作用。大脑导水管周围灰质、大缝核和大细胞网状核内的5-羟色胺能神经元对疼痛有负反馈作用。这些生物胺通过单胺氧化酶的氧化脱氨基作用而变为无活性化合物,而在 45 岁后单胺氧化酶的活性可增强,故对老年人情绪和痛觉有影响的突触后神经传递介质会有所减少。

第三节　唾液分泌及其功能的增龄性变化

一、唾液的分泌和调节

唾液由三对大唾液腺(腮腺、颌下腺和舌下腺)以及无数小唾液腺共同分泌产生,含有多种对口腔具有特殊作用的蛋白质。唾液腺腺体可分为腺泡区和导管区。唾液分泌包括两个阶段,由腺泡细胞分泌浆液性的初始流体,随后通过导管细胞时进行修饰。唾液分泌受自主神经调控,即通过偶联受体刺激信号转导系统来进行离子转运和蛋白分泌。

腺泡区又称分泌区,由一种或两种(大多数)类型的细胞组成。腺泡是分泌绝大部分唾液的场所,腺泡上皮细胞按分泌方式可分为顶端分泌、基底及侧膜分泌,前者将合成产物分泌至管腔形成唾液,为外分泌功能;后者将合成产物分泌至血液,为内分泌功能。同时 85% 外分泌蛋白质也产生于腺泡。腺泡从相邻的血管床以等渗的方式得到"原始"唾液。这些"原始"唾液经过导管运送到口腔。需要强调的是,腺泡细胞具有水通透性,而导管细胞为非水通透性,当原始唾液通过导管时,在导管内可进行离子交换,大部分 Na^+ 和 Cl^- 被重吸收,同时少量的 K^+ 和 HCO_3^- 分泌到管腔内,也有少量蛋白质渗入到导管内。至此,"原始"唾液变成终唾液进入口腔。

唾液分泌量的变化取决于刺激的类型和强度,胆碱能刺激唾液腺产生最大量的唾液。分泌刺激可以产生能够结合到受体腺泡细胞膜上特定蛋白的神经递质。这将导致膜结合 G 蛋白发生改变,并开始执行随后一系列细胞内第二信使所引起的改变。在毒蕈碱胆碱能刺激的情况下,信号转导系统包括由肌醇三磷酸(IP3)介导的细胞内储存钙的释放、多种离子通道与转运系统被相继激活,最终使水进出上皮细胞。因此,健康的唾液流动被认为是影响全身及口腔健康、功能的关键因素,唾液腺细胞的分化状态会对机体的身心健康产生影响。

二、唾液分泌及其功能的增龄性变化

唾液对于口腔及全身健康很重要。随着年龄增长,唾液腺的分泌功能发生一系列变化。唾液腺萎缩,间质纤维化或实质性萎缩,构成实质的腺泡常被结缔组织或脂肪组织代替,腺泡在腺体体积中所占比例减少,导管、血管和脂肪组织增加以维持唾液腺的体积。同时,小唾液腺也发生明显萎缩。

唾液腺的增龄性改变还表现为唾液分泌量减少。老年人功能性腺泡数量明显减少,每日唾液分泌量仅为青年人的1/3。此外,老年人唾液中的 Na^+、K^+、Mg^{2+} 等都发生改变。50 岁时,唾液中淀粉酶含量也明显下降。随年龄增长,唾液 pH 值逐渐降低。

唾液腺流速的变化可能导致患者言语、进食、吞咽、味觉、义齿摘戴等功能障碍。唾液冲洗能力降低,导致口腔干燥,口腔感染性疾病(如口腔念珠菌病、猖獗龋等)多发(图 4-4),所以老年患者,特别是绝经后中老年妇女,易继发性出现口干、黏膜烧灼感及味觉异常。但也有学者认为,对老年人有重要临床意义的是唾液成分的总量变化,而不只是唾液流速的降低。唾液组分的变化可能是导致老年人口腔黏膜对外界刺激因素抵抗力下降、易受损伤且病损愈合迟缓的主要原因。

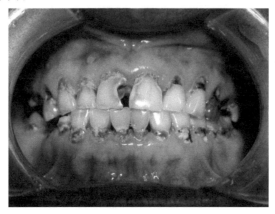

图4-4　唾液分泌减少,患者牙齿广泛脱矿和龋坏

(一)增龄性变化对唾液流速的影响

口干(口干燥症)是中老年人常见的临床主诉症状。衰老对唾液腺分泌的影响目前仍不清楚,有关的报道结果有一些矛盾,特别是关于全唾液和颌下腺/舌下腺唾液。虽然一些研究报告认为全唾液和腺体唾液的分泌量随年龄增长而减少,但一些未用药的健康受试者却没有年龄相关的下降。

(1)静止性全唾液流速:对于排除了系统性疾病与致口干性药物影响的"原发性衰老"所致的口干,静止性全唾液流速及分泌量的变化是其重要原因。M. Navazesh 等对青年组与老年组的比较研究,以及 R. S. Percival 等通过对不同年龄组的比较研究,均显示随年龄增长,静止性唾液流速显著降低。

(2)静止性和非刺激性小唾液腺唾液流速:腭腺、唇腺是口腔内主要的小唾液腺,其分布广泛,对维系口腔健康有重要作用。R. J. Shern 等对非刺激性小唾液腺唾液流速进行的研究表明,颊、唇部小腺体的唾液流速无明显增龄性变化,而腭腺的唾液流速则随年龄增长显著降低。

(3)刺激性全唾液和刺激性腮腺唾液流速:尽管相关研究较多,但刺激性全唾液和刺激性腮腺唾液流速是否出现增龄性变化仍未取得一致的结论。C. K. Yeh 等对1006例年龄、社区多层次人群进行了调查,结果显示刺激性全唾液、刺激性腮腺唾液流速随年龄增长均无明显改变,因此认为大唾液腺功能不随增龄而发生退行性变。

对健康成人唾液流速增龄性变化的研究结果之所以存在较大差异,可能是受以下因素的影响。

1. 疾病

对于吸烟、饮酒、肿瘤等是否会导致大唾液腺分泌功能障碍仍存在分歧。Navazesh 等针对疾病和致口干性药物对唾液流速的影响做了详尽系统的研究,结果显示二者均可导致各种类型的唾液分泌量降低。有研究证实,在刺激和未刺激下,糖尿病患者颌下腺/舌下唾液的分泌量显著降低,但是不影响刺激性腮腺或刺激性全唾液的分泌量。但在年轻群体,无论是糖尿病或高血压受试者的分泌速率往往比同年龄组非药物控制者低,而在高龄组这样的差异并不明显。

2. 药物

一般认为,衰老是影响口腔健康与唾液流量的重要因素,但老年人由于身体原因,大多需要使用多种药物。联合用药会改变唾液量,这在使用精神药物、降压药及利尿剂的患者中尤为常见。我们有可能忽略了联合用药的影响,而过高估计衰老对口腔健康及唾液流量的影响。因此,若要单纯研究增龄性变化对唾液流速的影响,选择老年组受试者时应严格排除疾病或药物的干扰。

3. 机体生理状态

水是唾液的主要成分,而脱水在老年人中较为常见。J. Ship 等拟通过实验确定腮腺分泌功能与机体脱水的相关性,结果发现,机体脱水状况可以影响腮腺的分泌。他们选用的判定机体脱水状况的指标包括血红蛋白、血清 Na^+、尿渗透压等,但这些指标不能用于判定腮腺分泌功能,因为机体代谢受神经、内分泌等多因素影响,有不稳定性。

4. 收集方法的差异

很多研究认为,唾液流速随增龄性降低,但也有研究者认为健康未服药老年个体的唾液流速并不一定随年龄增长而降低。这些争议可能与不同研究者采用的研究方案、判定标准、控制条件等不同有关。实际上,刺激物不同、刺激大小、刺激物的温度对唾液流速变化都有影响。

和年轻人比较,健康老年人唾液生成量无有意义的减少。造成这种结果的可能原因是:①唾液腺具有储备力,正常人年轻的时候唾液腺腺组织丰富,部分腺细胞行使分泌功能就能满足机体的需要。随年龄增长,唾液腺的储备力受到影响,但唾液腺基本功能仍可以维持。②一般来说,唾液生成量和唾液腺大小、分泌能力有直接关系,影响唾液腺大小的有 2~4 个因素,同时影响唾液分泌又有十多个因素,因此,形态学上腺细胞实质的减少,并不能直接推断唾液分泌必然减少。

虽然关于唾液腺、唾液流速增龄性变化的研究较多,但由于影响因素颇多,难以取得一致的结果,有待于进一步研究。唾液腺功能下降会降低老年人的生活质量,临床医生不应简单认为唾液分泌功能下降是老龄化的结果,也应考虑其他全身因素,老龄化可能只是唾液分泌功能降低的因素之一。

(二)增龄性变化对唾液有效活性成分的影响

唾液中含有2000多种小分子多肽,占分泌蛋白总量的 $40\%\sim50\%$。腺体来源的蛋白质占唾液总蛋白的 85% 以上,因此其对维持口腔相关功能有更为关键的作用。唾液中含量最多的蛋白是淀粉酶,可以催化淀粉分解为麦芽糖。另一类含量较高的蛋白是富脯氨酸(含有 $35\%\sim40\%$ 脯氨酸)蛋白质,占腮腺唾液总蛋白含量的 70%,其主要功能是维持口腔内钙离子浓度,促进牙齿表面的矿化。其他一些与唾液和口腔健康密切相关的蛋白质有分泌性免疫球蛋白 A(SIgA)、溶菌酶、黏蛋白、乳铁蛋白、过氧化物酶、生长因子等,所占比例都较小。

(1)增龄性变化对免疫球蛋白成分的影响:唾液中的免疫球蛋白主要是由腺体内浆细胞和黏性腺上皮合成的 SIgA,其可干扰细菌黏附、定植、代谢从而阻止细菌入侵。唾液溶菌酶主要来源于大唾液腺、唇腺、龈沟液等,它可溶解细菌胞壁的糖蛋白而起到杀菌、抑菌的作用。过氧化物酶系统由过氧化物酶、硫氰酸盐、过氧化氢组成,三者发生酶化学反应,氧化对巯基敏感的细菌酶,以干扰微生物代谢。黏蛋白是黏液中的主要有机成分,由颌下腺、舌下腺和大量小唾液腺分泌,可覆盖于牙齿和黏膜表面,参与牙面获得性膜的组成,具有润滑黏膜、调节微生物在口腔中的黏附定植的作用。

有研究显示,唾液中的防御蛋白成分如 SIgA、溶菌酶、过氧化物酶系统、黏蛋白等均随年龄增长出现不同程度的降低,由此可能导致老年人口腔黏膜防御能力低下,对外界抵抗力下降,对口腔黏膜疾病易感性增高,组织愈合迟缓。

(2)增龄性变化对生长因子的影响:碱性成纤维细胞生长因子(basic fibroblast growth factor,bFGF)是一种重要的多肽生长因子,它在促血管生成、创伤愈合、骨骼修复等方面均显示生物学活性,已用于急、慢性组织创伤的修复治疗。Westemrakr 对唾液中 bFGF 的增龄性变化研究发现,随年龄增长,bFGF 含量显著降低,提示唾液中 bFGF 含量的减少可能与老年人口腔黏膜易受损伤且病损愈合迟缓有关。

分泌性白细胞蛋白酶抑制因子(secretory leukoeyte protease inihibitor,SLPI)是一种生长因子,可由黏膜被覆上皮、中性粒细胞、脂多糖刺激下的巨噬细胞分泌。SLPI 广泛存在于黏膜表面的分泌液中(如唾液),可抑制炎症过程中一系列血浆蛋白酶(包括白细胞弹性蛋白酶、组织蛋白酶 G、胰蛋白酶、糜蛋白酶等)的释放和对黏膜表面的破坏。研究发现,SLPI 不仅具有抑制细菌的作用(包括革兰氏阴性菌和革兰氏阳性菌),还有抗真菌、抗病毒的作用,对人类免疫缺陷病毒(human immunodeficiency virus type 1,HIV - 1)也有抵御作用。此外,SLPI 还在皮肤和口腔黏膜的创伤愈合过程中起到积极的作用。有研究提示,SLPI 与衰老有相关性,SLPI 含量的增龄性变化可能导致老年人群唾液屏障功能减弱,影响口腔黏膜组织的愈合功能和抗病能力。

 知识拓展

口腔感觉差异对饮食及健康的影响

我们所喜爱的食物决定了我们的饮食健康,而对食物的喜爱又受口腔感觉的影响,英语中没有一个单词能充分描述出这种感官。味觉包括酸、甜、苦、辣,甚至还有鲜,而嗅觉使我们可以发现、辨别、确认环境与口腔中的气味,如发现变质的牛奶,从明胶食品中辨认出草莓味儿;但要想分辨出法国葡萄与澳大利亚葡萄的滋味差别,就需要借助躯体感觉,包括温度觉、口感质感以及刺激感等。"滋味"是味觉、嗅觉以及躯体感觉的整体体现,同一种食物因躯体感觉、温度觉、口腔立体感觉以及刺激感(如灼烧、冷、涩等)的不同,其"滋味"也不同。

口腔感觉是味觉、鼻后嗅觉及躯体感觉在眶额叶皮质的中枢整合。味觉敏感者与味觉不敏感者的口腔感觉具有明显的个体差异,研究证实,遗传、表现型以及受体基因型与此相关。年龄增长以及病原体对我们遗传的影响都会影响到我们的口腔感觉。对于高脂食物、甜品、蔬菜或是酒精饮品的偏好也与味觉差异有关。最新数据表明,此种差异影响了我们对饮食的偏好,进而影响了与饮食相关的慢性疾病的发生。

遗传与环境共同影响着我们的口腔感觉,由于此差异影响着我们的食物偏好,因此,在制订健康的饮食计划时,我们应该考虑利用这一因素来促进健康及增加饮食时的愉悦感。

同步练习

一、简答题

    1. 颞下颌关节随年龄增长发生的适应性变化有哪些?

    2. 老化相关的味觉功能失调的主要原因是什么?

    3. 唾液分泌减少对口腔功能有什么影响?

    4. 增龄性变化主要影响唾液哪些有效活性成分?

二、论述题

    1. 咀嚼功能研究方法的研究进展如何?

    2. 影响成人唾液流速增龄性变化研究结果的因素有哪些?

参考文献

[1] IMOSCOPI A I, INELMEN E M, SERGI G, et al. Taste loss in the elderly: epidemiology, causes and consequences[J]. Aging Clin Exp Res, 2012, 24(6): 570 -579.

[2] ALAJBEG I Z, VALENTIC-PERUZOVIC M, ALAJBEG I, et al. The influence of dental status on masticatory muscle activity in elderly patients[J]. Int J Prosthodont, 2005,18(4):333 - 338.

[3] WODA A, MISHELLANY A, PEYRON M A. The regulation of masticatory function and food bolus formation[J]. J Oral Rehabil, 2006,33(11):840 - 849.

[4] FENG P, HUANG L, WANG H. Taste bud homeostasis in health, disease, and aging [J]. Chem Senses, 2014,39(1):3 - 16.

[5] HEFT M W, ROBINSON M E. Age differences in orofacial sensory thresholds[J]. J Dent Res, 2010,89(10):1102 - 1105.

(李　昂)

第五章

老年人全身评估和口腔治疗的总体设计

▶ 学习目标

了解：全身疾病、残障对老年人口腔健康和治疗的影响。
熟悉：老年人口腔治疗计划的原则和分阶段治疗方法。
掌握：老年慢性疾病患者口腔治疗的适应证和禁忌证。

第一节　老年人全身性疾病对口腔疾病诊疗的影响

很多慢性疾病的发病率都会随着年龄的增长而增加，因此与年轻人相比，老年人更容易罹患多种慢性疾病，如糖尿病、心血管疾病和骨质疏松等。这些疾病以及相关的治疗药物可能会对口腔的临床诊疗造成影响，因此在问诊时应详细了解老年患者的全身情况和用药史，从而了解全身问题对于口腔治疗带来的影响，并及时调整治疗计划以规避风险。

一、心血管系统疾病对口腔诊疗的影响

随着年龄的增长，老年人的心血管系统会出现一些增龄性变化。一方面，血管壁内的胶原蛋白逐渐增加，弹性蛋白逐渐减少。同时血管壁逐渐增厚，延展性降低，血管的顺应性会逐渐降低，从而导致收缩压升高，进而导致脉压增加。另一方面，老年人心肌细胞会随着年龄的增长而逐渐老化，心肌收缩与舒张功能下降，心脏顺应性差，储备功能下降。心肌细胞对钙离子的转运和激活也会变慢，使心肌的动作电位延迟，心肌细胞的收缩延长，从而影响心肌的舒张功能，降低左心室的早期充盈率，影响老年人的心脏输出功能。窦性心律也会随增龄而下降，异常节律或心律失常（包括传导阻滞）的发生率可随增龄而增加。上述这些增龄性变化会影响老年人心血管系统的储备功能，增加老年人对心血管疾病的易感性，并降低老年人对口腔疼痛、炎症和感染的耐受性。

此外，老年人常见的心血管疾病，如冠心病、高血压、瓣膜病、肺心病及心律失常等，也会随着年龄的增长而逐渐增加。国外的资料显示，在 80 岁以上的老年人中，超过 80% 的人至少罹患一种心血管疾病。这些疾病显著增加了老年患者在口腔治疗时出现高血压危象、急性心肌缺血，甚至心肌梗死等严重并发症的风险。

（一）高血压

高血压是指在未使用降压药物情况下，收缩压（SBP）≥140mmHg 和（或）舒张压（DBP）≥90mmHg。高血压是一种以动脉压升高为特征，可伴有心脏、血管、脑和肾脏等器

官功能性或器质性改变的全身疾病,也是脑卒中、心肌梗死、心力衰竭及慢性肾脏病的最主要的危险因素。

高血压在老年人中非常常见,有超过70%的75岁及以上老年人都患有高血压。但总的来说,口腔治疗对于大多数老年高血压患者来说是非常安全的。长期未受控制的高血压可促进动脉粥样硬化形成,降低血管顺应性,并导致心脏、血管、脑和肾脏等器官功能性或器质性改变。因此,与健康老年人相比,这类患者对口腔治疗中的压力和疼痛的耐受性更差,更容易在治疗中出现心绞痛、心肌梗死、急性心衰、脑卒中等心脑血管意外。此外,紧张、焦虑以及治疗过程中和术后的镇痛不足也可导致心率加速和血压升高,增加心脏负荷。严重焦虑和疼痛还可诱发高血压危象(SBP>200mmHg或DBP>110mmHg),增加出现脑卒中、急性心肌梗死等并发症的风险。

常用的高血压治疗药物也可对口腔健康和临床治疗造成影响(表5-1)。利尿剂(如双氢克尿噻、呋塞米等)可导致口干,从而增加龋齿的风险,并影响患者的味觉、咀嚼和发音等功能。非选择性β受体阻滞剂(如普萘洛尔)与血管收缩剂相互作用可导致血压急剧升高,因此对于使用非选择性β受体阻滞剂的患者在口腔治疗时,应限制血管收缩剂的使用量。此外,很多高血压药物还可导致体位性低血压,增加眩晕和摔倒的风险。

表5-1　常用高血压治疗药物对口腔健康和临床治疗的影响

高血压治疗药物	与血管收缩剂的相互作用	口腔不良反应	其他注意事项
利尿剂			
噻嗪类	无	口干;苔藓样病变	可导致体位性低血压;长期合并使用非甾体抗炎药可降低降压作用
髓袢利尿剂			
保钾利尿剂			
β受体阻滞剂			
非选择性β受体阻滞剂(如普萘洛尔)	可与血管收缩剂相互作用导致血压升高;限制血管收缩剂的使用量(肾上腺素0.036mg,左异肾上腺素0.20mg)	味觉改变;苔藓样病变	长期合并使用非甾体抗炎药可降低降压作用
选择性β受体阻滞剂(如美托洛尔)	无		
α和β受体阻滞剂(如卡维地洛)	有,但较少出现	味觉改变	可导致体位性低血压;长期合并使用非甾体抗炎药可降低降压作用

高血压治疗药物	与血管收缩剂的相互作用	口腔不良反应	其他注意事项
血管紧张素转换酶抑制剂(如卡托普利)	无	唇舌及面部血管神经性水肿;味觉改变	可导致体位性低血压;长期合并使用非甾体抗炎药可降低降压作用
血管紧张素受体阻滞剂(如厄贝沙坦)	无	唇舌及面部血管神经性水肿	可导致体位性低血压
钙通道阻滞剂(如氨氯地平)	无	牙龈增生	
α受体阻滞剂(如多沙唑嗪)	无	口干;味觉改变	可导致体位性低血压;长期合并使用非甾体抗炎药可降低降压作用
中枢性降压药(如利美尼定)	无	口干;味觉改变	可导致体位性低血压
血管扩张剂(如肼屈嗪)	无	口腔和皮肤狼疮样病变;淋巴结肿大	可导致体位性低血压;长期合并使用非甾体抗炎药可降低降压作用

(二)冠状动脉粥样硬化性心脏病

冠状动脉粥样硬化性心脏病(简称冠心病)是由于冠状动脉粥样硬化所导致的心肌缺血、缺氧而引起的心脏病。冠心病在临床上可分为隐匿性冠心病、心绞痛、心肌梗死和缺血性心肌病。流行病学研究显示,80岁以上老年人群中有将近20%的女性和35%的男性罹患冠心病。冠心病也是老年人首位致死因素。

冠心病患者的常用药血小板聚集抑制剂(如阿司匹林、氯吡格雷和普拉格雷)常用于预防血栓形成。这类药物可改变患者的凝血功能,从而增加拔牙和牙周治疗术中出血的风险。但目前的研究证明这类药物所引发的出血风险是相对较低的,因此在口腔治疗时可采用缝合、明胶海绵局部填塞和术后氨甲环酸漱口等方式预防和控制出血,而无须术前停用血小板聚集抑制剂。

此外,口腔治疗过程中的疼痛和紧张、焦虑可使内源性肾上腺素和去甲肾上腺素大量释放,导致心率加速,血压升高,心肌耗氧量增加。血中肾上腺素浓度的升高还可诱发冠状动脉痉挛,引发急性心肌缺血,严重者还可出现急性心肌梗死、心律失常甚至心搏骤停。

(三)心力衰竭

心力衰竭简称心衰,是指由于心脏收缩功能和(或)舒张功能发生障碍,不能将静脉回心血量充分排出心脏,导致静脉系统血液淤积,动脉系统血液灌注不足,从而引起心脏循环障碍的症候群。临床上主要表现为呼吸困难、乏力和体液潴留(如肺水肿、外周水肿等)。心衰通常继发于心肌梗死、高血压、心肌炎、主动脉狭窄和心脏瓣膜关闭不全,且发病率随着年龄增长而逐渐增加,80 岁及以上的老年人群中,约 10% 都存在不同程度的心衰。

除了基础疾病对口腔治疗有影响,心衰本身也增加了口腔治疗的风险。患者的紧张焦虑、治疗过程中的镇痛不足、拔牙以及其他外科治疗所引发的炎症和术后疼痛均可增加急性心衰、心肌梗死和心律失常的风险。如治疗过程中体位过低还可导致肺水肿,引起发绀和呼吸困难。

洋地黄类药物(如地高辛)常用于治疗心衰。这类药物可与肾上腺素等血管收缩剂相互作用,从而增加出现心律失常的风险,因此使用洋地黄类药物的心衰患者应避免使用含肾上腺素的局麻药。大环内酯类抗生素如红霉素、克拉霉素等可增加地高辛的毒性,因此应禁用于正在使用洋地黄类药物的心衰患者。

(四)心律失常

心律失常是指心脏冲动的起源部位、心搏频率、节律或冲动传导的异常(心脏活动的起源和/或传导障碍导致心脏搏动的频率和/或节律异常)。心律失常常见于各种器质性心脏病,如冠状动脉粥样硬化性心脏病、心肌病、心肌炎、风湿性心脏病和心力衰竭。电解质紊乱、酸碱平衡失调和自主神经功能失调也可引发心律失常。

如前所述,紧张和焦虑可增加血浆中儿茶酚胺的水平,从而增加心律失常患者发生心动过速和其他心律失常的风险。含肾上腺素的局麻药物应慎用于这些患者。

如前所述,洋地黄制剂与肾上腺素合用时可显著增加出现心律失常的风险。另外,华法林常用于治疗房颤患者以预防血栓形成。这一类药物可抑制维生素 K 参与的凝血因子 II、VII、IX、X 在肝脏的合成,改变患者凝血功能,增加出血风险,因此术前应监测标准化凝血酶原时间,即国际标准化比值(INR),并根据 INR 来制订和调整口腔治疗计划。

心脏起搏器和心律转复除颤器常用于治疗严重的心律失常患者。研究显示,超声洁牙机、电刀等牙科设备有可能干扰心脏起搏器和心律转复除颤器的正常功能,因此对于安装有心脏起搏器或植入式心律转复除颤器的患者应避免使用这些设备。

(五)其他心血管疾病

侵入性口腔治疗如拔牙、牙周手术和龈下刮治等可造成一过性菌血症。口腔内的细菌如链球菌入血后可沉积于内皮受损的心脏瓣膜表面,引发细菌性心内膜炎。因此,下列患者在接受任何可能导致出血的口腔治疗之前均应口服抗生素以预防细菌性心内膜炎。

(1)有细菌性心内膜炎病史的患者。

(2)有心脏瓣膜置换手术史的患者。

(3)未修补的先天性心脏病合并发绀的患者。

(4)使用人造瓣膜材料进行完整心脏缺损修补术后 6 个月的先天性心脏病患者。

(5)使用人造瓣膜材料进行部分心脏缺损修补的先天性心脏病患者。

(6)心脏移植后又出现瓣膜病变的患者。

但是,对于那些曾接受过心脏支架、心脏球囊扩张术,或是戴有心脏起搏器或植入式心律转复除颤器的患者在口腔治疗前无须预防性应用抗生素。

二、内分泌系统疾病对口腔诊疗的影响

老年常见内分泌系统疾病包括糖尿病、甲状腺功能亢进症、骨质疏松症及水电解质紊乱

等,其中以糖尿病和甲状腺功能亢进症与口腔疾病的诊治关系较为密切。

(一)糖尿病

糖尿病是由于胰岛素分泌和(或)作用缺陷引起,长期碳水化合物以及脂肪、蛋白质代谢紊乱引起多系统损害,导致眼、肾、神经、心脏、血管等组织器官慢性进行性病变、功能减退及衰竭,病情严重或应激时可发生严重代谢紊乱,影响患者生存和生活质量。

老年糖尿病患者易发生口腔颌面部感染。据统计,老年口腔颌面部感染的发病率仅次于口腔肿瘤发病率,且并发症严重,这与患者血糖升高,使细菌易于繁殖、生长有一定关系。糖尿病所引发的口干也可增加老年人患龋的风险。

糖尿病与牙周炎的关系是人们长期研究的一个课题。近年来大量研究表明,糖尿病本身并不引起牙周炎,而是糖尿病导致的小血管病变、免疫功能低下、胶原分解等使牙周组织对局部致病因子抵抗力下降,因而破坏加重、加速。1型糖尿病患者受遗传因素影响,即使血糖控制得好,仍比非糖尿病患者有更高的难治性牙周炎患病率,2型糖尿病患者是否伴发牙周炎则取决于糖代谢,如血糖正常并维持良好的口腔卫生,则牙周炎发病率并不高,相反,如长期呈高血糖症,则易伴发重度牙周炎。伴有糖尿病的牙周炎患者容易出现牙周脓肿。牙周病已被认为是糖尿病的第六种并发症,糖尿病患者发生重度或难治性牙周炎的风险比非糖尿病患者高 2~3 倍。

此外,拔牙和其他外科手术后,疼痛和炎症所致的激素水平变化和炎性因子释放,会使血糖控制更加困难,创面愈合时间延长。糖尿病患者,尤其是严重的、血糖水平未控制的患者易发生伤口感染。

低血糖是糖尿病患者常见的并发症,也可发生在口腔治疗过程中,并引发严重问题。低血糖主要表现为冷汗、焦虑、易激惹、意识障碍,严重者可出现昏迷甚至死亡。

(二)甲状腺疾病

老年人常见的甲状腺疾病包括甲状腺功能亢进症(甲亢)、甲状腺功能减退症(甲减)和甲状腺癌。

甲亢对老年人心脏影响较大,可伴有缺血性心脏病,引起心绞痛。房颤的发生率随年龄增长而增加,老年甲亢患者房颤的发生率为 1/3~1/2,明显高于青壮年患者。老年人不明原因的房颤中,约 10% 是由甲亢引起的。长期未控制的甲亢还可引发心力衰竭。老年甲亢患者行口腔颌面部手术时,应仔细检查心功能情况。手术刺激及感染可能引起甲状腺危象,有危及生命的可能,因此,应在病情控制后再做手术。术前、术中应注意减少对患者的精神刺激,力求消除其恐惧、紧张心理。肾上腺素可加剧患者的症状,如心动过速、呼吸急促和疲劳乏力,因此局麻药物中不宜加肾上腺素。

甲状腺功能减退症(甲减)在老年人中也较为常见,但甲减患者进行口腔治疗相对安全。研究显示,长期未控制的甲减患者可出现舌头增大、舌炎、唾液腺增大和扁平苔藓等症状。

甲状腺癌对于口腔健康和口腔治疗并无影响,但接受放疗的甲状腺癌患者可出现唾液腺炎、口干、味觉改变和口腔疼痛等症状。

(三)骨质疏松症

骨质疏松症常见于老年人,尤其是绝经后老年妇女。骨质疏松症以骨量减少、骨微结构退化为特征,致使骨脆性增加,易发生骨折。严重的骨质疏松可增加老年患者颌骨骨折的可能性。在口腔种植义齿修复中,骨质疏松症患者的颌骨骨量减少,颌骨抗力减弱,对种植体的支持力大大下降,进而影响种植体与骨组织的融合,常常造成义齿修复失败。但骨质疏松对牙槽骨吸收和老年人失牙的影响尚不明确。

双膦酸盐常用于治疗癌症引起的溶骨性骨转移及老年人的骨质疏松。双膦酸盐可引发无菌性颌骨坏死,其中静脉用药引发的颌骨骨坏死的风险可高达12%,但口服只有0.04%,口服用药2年以下的患者牙槽外科手术后出现颌骨骨坏死的风险较低。如果同时使用糖皮质激素,那么双膦酸盐要先停用至少3个月才可开始齿槽或种植手术;如果用药超过3年,要停至少3个月才可开始齿槽手术;静脉用双膦酸盐至少要等齿槽手术初期愈合(21天)后开始。

三、呼吸系统疾病对口腔诊疗的影响

哮喘、慢性支气管炎和肺气肿等呼吸系统疾病也可对口腔治疗造成影响。口腔治疗过程中的紧张和焦虑可影响患者的肺功能,增加哮喘急性发作的风险。另外,治疗哮喘的常用药物,如β受体激动剂可减少唾液分泌,降低菌斑的pH值,增加龋齿和牙龈炎的风险。

对于慢性支气管炎和肺气肿患者,口腔治疗应在直立或半直立位下进行,以避免体位性呼吸困难。另外,急性上呼吸道感染可显著增加这类患者的治疗风险,因此应在有效控制感染的前提下再行口腔治疗。

长期口服糖皮质激素的哮喘和肺气肿患者,其肾上腺皮质功能可受抑制,外科术后严重疼痛和炎症可诱发急性肾上腺皮质功能不全。这类患者在进行大型外科或牙周手术前,应在医生的指导下增加激素的用量。

四、肾脏疾病对口腔诊疗的影响

慢性肾功能不全(又称慢性肾衰竭)在老年人中较常见,引起肾衰竭的原因甚多,包括长期慢性肾小球肾炎、高血压动脉硬化、肾盂肾炎、慢性肾小管-间质性肾炎、肾结核、糖尿病、系统性红斑狼疮等。由于白细胞减少和功能障碍,严重肾功能不全患者感染的风险增高,这类患者在拔牙或牙周脓肿切开引流前可考虑预防性使用抗生素以防止感染。严重肾衰竭患者由于贫血和血小板功能异常,术后出血风险增加,尤其是透析不全的尿毒症患者。接受血液透析的患者,由于透析过程中会使用肝素类抗凝剂,术中出血风险增加,因此外科治疗应安排在患者非透析时间进行。

慢性肾功能不全的患者进行口腔疾病治疗时,应注意其肾功能情况,此类患者往往存在水、电解质及酸碱不平衡,应注意纠正。在临床用药中,需要对许多经肾脏排泄的药物剂量进行调节。这种调节应根据血肌酐水平进行,否则,易造成老年患者体内药物蓄积。

五、血液系统疾病对口腔诊疗的影响

老年人常见的血液系统疾病有缺铁性贫血、溶血性贫血、再生障碍性贫血、出血性疾病(如血小板减少性紫癜、血友病)和血液系统肿瘤(如白血病、淋巴瘤等)。很多血液系统疾病伴发口腔疾患。贫血可表现为口唇及牙龈苍白、萎缩性舌炎、黏膜溃疡等。白血病可有牙龈红肿、牙龈出血倾向、牙周炎症、黏膜糜烂、白色念珠菌感染、口腔黏膜下出血性红斑等表现。

未经控制的血液系统疾病患者在进行口腔治疗时应注意出血风险。很多血液系统疾病

如白血病、淋巴瘤、再生障碍性贫血、血小板减少性紫癜和血友病等术中出血风险极高。因此术前应详细了解患者病史、出血史和实验室检查情况，如出血时间、凝血时间、凝血酶原时间、血小板计数等，以评估患者的出血风险。术中应采取必要的止血措施，如明胶海绵填塞和局部缝合，以防止术后出血。白血病急性期禁止拔牙等口腔手术，慢性白血病患者的口腔治疗应注意全身应用抗生素及止血药，以防止出血及感染。镰状细胞贫血患者可考虑术前口服抗生素以预防感染。

华法林可显著增加患者出血风险。使用华法林的患者，术前应监测 INR，且应避免合用青霉素、红霉素和先锋霉素等抗生素，因为这些药物可显著增加华法林的抗凝作用，增加出血的风险。

第二节 老年残障及其与口腔健康的关系

残障是指因外伤、疾病、发育缺陷或精神因素导致的明显的身心功能障碍，不同程度地丧失正常生活工作和学习能力的状态。通常可分为定向识别（时间、地点、人）残障、身体自主残障（生活不能自理）、行动残障、社会活动残障及其他残障。残障患者可以有一种或多种功能障碍，这可能对患者的家庭生活、日常交流、学习和工作等方面产生影响。目前，老年人口逐渐增加，年龄和各种全身疾病导致的肢体功能障碍及认知功能障碍逐渐增多，这些患者中还有相当一部分人的口腔中存留有牙齿，对于这些老年人来说，口腔健康是经常被忽视的内容。

一、运动功能障碍对老年口腔健康和诊疗的影响

有研究显示，口腔损害（如缺牙或无牙）、口腔功能受限（如咀嚼困难）与身体功能障碍（如运动障碍）有关，失能老人患口腔疾病的风险增加。在 75～80 岁人群中，老年女性出现运动后疲劳、运动功能障碍更多。75～80 岁持续运动障碍和运动功能退化的老年人比其他老年人缺牙和咀嚼困难更严重。为了提高老年人生活质量，预防失能应着眼于功能受限和口腔健康问题。

脑卒中、帕金森病、多发性硬化、类风湿性关节炎等疾病可导致行动不便和肢体运动障碍，影响老年患者自我口腔卫生维护的能力，从而增加患龋齿、牙周病和其他口腔疾病的风险。面部肌肉运动障碍还可影响义齿固位和正常使用。严重残障失能的患者由于吞咽障碍和口腔卫生不良，易发生口腔感染（如细菌感染、病毒感染、念珠菌感染等），增加吸入性肺炎甚至死亡的风险。在这些患者中，药物所致的下颌不自主运动也很常见，这显著增加了口腔治疗的难度和风险。

存在运动功能障碍的老年人由于运动受限，出行时必须依靠帮助，限制了其就医的能力和意愿。在国外，未在养老机构中生活的失能老人相比养老机构中的失能老人有更多的口腔损害，也较少得到口腔医疗服务。另外，这些患者在就诊时往往需要由轮椅转运到牙椅上，在这一过程中应将牙椅侧边的扶手放下和移开无关的杂物以方便患者进出并避免出现摔倒等意外。

二、认知功能障碍对老年口腔健康和诊疗的影响

认知功能障碍又称为认知功能衰退、认知功能缺损或认知残疾,临床上以记忆障碍、失语、失用、失认、视空间技能损害、执行功能障碍以及人格和行为改变等全面性痴呆表现为特征。导致老年人认知功能障碍的常见原因包括阿尔茨海默病、脑卒中后导致的血管性痴呆、酒精和药物导致的认知功能损害。根据严重程度,临床上可分为轻度认知功能障碍(mild cognitive impairment,MCI)和痴呆(dementia)。认知功能障碍的发病率随年龄增长而显著增加。国外资料显示,70岁以上老年人约1/3罹患阿尔茨海默病、血管性痴呆等认知功能障碍疾病。目前我国老年痴呆人群已经超过920万,并随着人口老龄化而迅速增加,已成为老年人的致死因素之一。

随着疾病进展,认知功能障碍患者维护口腔健康的行为能力(如保持口腔卫生、感知和表达口腔疾病治疗需求、配合治疗的能力等)也会逐渐丧失,从而增加龋齿、牙周病、口腔软组织疾病和义齿相关疾病的风险。国外研究显示,老年痴呆患者的龋患率是健康同龄人的2倍。30%~40%的痴呆患者出现全口牙缺失,是正常同龄老年人的2倍。

与健康同龄人相比,认知功能障碍患者有更多的口腔问题。一方面,由于失语、失能和精神障碍,痴呆患者往往无法及时就医,导致严重的口腔感染和疼痛,进而诱发或加重患者的行为和精神障碍。严重口腔疼痛和感染可导致高热、谵妄,可诱发心肌梗死和脑卒中等严重全身并发症。口腔致病菌吸入肺部后显著增加肺炎的风险,严重者甚至引发死亡。另一方面,痴呆所引发的行为和精神障碍使得患者往往不能配合治疗,显著增加了这类患者口腔疾病的治疗难度和成本。另外,抗精神病药物的不良反应使下颌运动不受控制,也增加了口腔护理和治疗的难度。

痴呆患者的行为和精神障碍也会增加口腔护理的困难。在家人或护理人员帮助其进行口腔护理时,很多痴呆患者,特别是中重度患者,会出现焦虑、愤怒、惊慌、拒绝配合,甚至咬人等行为,增加了口腔护理的难度,也使帮助其维护口腔卫生的人员感到困难和挫败。脱水和药物不良反应导致阿尔茨海默病和其他痴呆患者唾液分泌减少,增加龋病和黏膜病的风险,这些因素导致这类患者口腔健康状况较差。

三、视觉和听觉障碍对老年口腔健康和诊疗的影响

随着年龄增长,晶状体弹性和透光性逐渐降低,瞳孔直径减小,这些增龄性变化在一定程度上影响老年人的视力。此外,青光眼、糖尿病眼底病变、黄斑退行性变和白内障也可造成老年人视觉障碍,影响他们日常生活和口腔护理能力。视觉障碍造成的行动不便也增加了患者就医难度,使其口腔问题得不到及时的治疗。

增龄性听觉障碍主要表现为高频音听力困难。长期暴露于高强度的噪音或高频音也会导致听力丧失。听觉障碍会增加老年患者就医时的沟通困难,降低他们的治疗依从性。

四、口腔疾病和治疗对老年残障的影响

口腔疾病和全身健康密切相关。研究显示,口腔健康状况较差的患者出现残障的概率增加,这可能是由于口腔疾病患者摄入营养不够,导致全身免疫力降低,加上慢性牙周感染等口腔感染,体内炎性因子增加,使患者发生动脉粥样硬化、中风、心肌梗死、肾衰竭等疾病

的风险增加,从而加重肢体功能残障和认知功能残障。

第三节　老年患者的临床评估

老年患者由于比其他健康成年人存在更多的口腔问题,加上病史复杂、多重用药、机体和精神残疾以及贫困、就医不良等,使得这类患者的临床治疗比其他患者更为棘手。对于这类患者,详细询问病史、进行系统的口腔检查以及评估其他相关风险因素是保证有效而安全的治疗关键。老年患者的临床评估主要包括以下几个方面。

临床评估的首要问题就是进行详细的病史回顾和口腔检查,了解患者罹患口腔疾病的风险和相关风险因素,评估治疗难度、风险以及治疗过程中可能出现的问题。

口腔疾病的风险评估应考虑以下几个方面:①口腔卫生习惯和维护技能,如刷牙的方法、频率和质量,是否使用牙线、含氟牙膏等;②膳食结构分析,如含糖饮食的摄入量,是否存在因咀嚼困难而造成的营养不良等;③唾液,包括唾液量和唾液成分,以及其他可导致口干的风险因素;④患者经济状况,以及是否存在残障或其他影响就医的因素。这些因素将影响患者对治疗的依从性,并最终影响治疗效果。另外,还应评估口腔功能及其对全身健康的潜在影响。

此外,医生应根据口腔检查和其他辅助检查结果,评估口腔治疗的复杂程度(如外科拔牙、根管治疗或咬合重建的难度等)和治疗风险(如外科拔牙术造成上颌窦穿通或是神经损伤的风险),对于超出治疗能力范围内的患者应及时转诊。对于患有多种慢性疾病的患者,还应详细了解病史以评估患者在治疗过程中出现高血压危象、中风、急性心肌缺血等严重并发症的风险。

一、病史和药物的评估

如前所述,很多疾病如糖尿病、心血管疾病、出血性疾病、认知紊乱等都会影响口腔诊疗评估。因此,医生问诊时应详细了解患者病史、既往住院史和手术史、疾病控制情况和当前用药情况,以评估在治疗过程中出现并发症的风险。

口干燥症在老年患者中非常常见,不仅影响患者口腔功能,还可显著增加患龋风险。药物是导致老年人口干燥症的主要因素,有超过400种药物都可导致口干。因此,应详细了解患者当前用药情况。对于正在服用可导致口干药物(如利尿剂、抗胆碱能药物、抗精神病药物、抗焦虑药物和抗组胺药物等)的患者,应评估患者的唾液分泌情况。根据患者患龋风险,给予含氟牙膏或涂布氟保护漆防龋。其他药物,如华法林等抗凝剂可增加出血风险;双膦酸盐类药物可增加外科术后的颌骨坏死。对于正在使用这些药物的患者,应调整治疗计划以规避风险。

二、认知功能的评估

认知功能与口腔健康和临床治疗密切相关。很多与口腔相关的行为,如刷牙、使用牙线、漱口、遵医嘱服药、配合治疗以及使用义齿等,都由认知功能支配和调控。认知功能障碍影响老年患者保持口腔清洁的能力,增加口腔疾病的风险,而且由于记忆力、理解力、语言功能和执行能力的障碍,患者遵从医嘱和配合治疗的能力下降,从而增加治疗失败的风险。

认知功能障碍普遍存在于老年人,特别是 85 岁以上的高龄老人。因此,在制订治疗计划时需要评估认知功能。对于疑似有认知功能障碍的患者,可用简易精神状态检查(mini-mental state examination,MMSE)或 Mini-Cog 进行筛查,并建议患者在神经内科医生评估后再行口腔治疗。

对于确诊的认知功能障碍患者,应着重评估认知功能障碍对口腔相关行为的影响,包括口腔护理能力、使用药物能力、遵医嘱配合治疗能力、感知治疗需求和自主就医能力。并根据患者的功能状态和疾病特点,制订个体化的家庭护理和治疗方案。

三、增龄性变化及其影响

随着年龄增长,老年人牙齿逐渐变黄、变灰,牙髓组织变性,根管逐渐钙化,在急性牙髓炎或根尖周炎时并不一定会出现典型临床症状。随着年龄增长,颞下颌关节发生退行性变,导致关节弹响,疼痛,活动受限。老年人口腔黏膜变薄,黏膜保护和自我修复能力降低,加上卫生状况下降以及自身免疫系统功能下降,老年人更易患口腔黏膜疾病。此外,随着年龄的增长,口颌系统的血供会减少,尤以下颌骨的血供减少得更为明显。老龄化对唾液腺的影响机制尚不清楚,目前认为老年人的口干主要是药物不良反应或疾病(舍格伦综合征、糖尿病、焦虑等)所导致,主要表现为唾液量减少,唾液流速降低。

随着年龄增长,机体内水分减少。与 30 岁成年人相比,80 岁老年人的肌肉含量平均减少 40%,而脂肪组织会相对增加。机体组织的变化,加上肾功能减退,增加老年人脱水的风险并显著改变老年人的药物代谢。因此,应严格遵循临床用药指南,调整老年人的用药剂量。

老年人各器官和系统的功能也逐渐减退。研究显示,与 30 岁健康成年人相比,80 岁老年人的心输出量减少 30%,最大通气能力减少 60%,肾血流量减少 40%。机体储备功能的降低导致老年人对感染、炎症和疼痛的耐受性降低。

四、日常生活能力评估

很多疾病如脑卒中、类风湿关节炎以及其他骨关节系统疾病均可造成残疾。一方面,视觉障碍、行动不便和肢体残障不仅影响老年人的日常生活能力,也会影响口腔护理能力,从而造成口腔卫生状况不良,并增加罹患口腔疾病的风险。另一方面,残障也会造成这些患者出行不便,增加就医的困难。因此,在临床检查过程中应详细了解患者是否存在视觉、听觉障碍和肢体残疾,并使用躯体生活自理量表和工具性日常生活活动(IADL)量表来评估患者的日常生活能力(表 5-2、表 5-3),并据此制订符合患者功能状况的治疗计划。

表 5-2 Katz 日常生活能力评分

	1 分	0 分
洗澡	无须帮助或仅单独部位需协助(如背部)	完全需人帮助洗澡;多于一处需人协助;需人帮助进出浴缸
穿衣	自主穿衣(包括系纽扣,但不包括穿鞋)	完全或部分需人帮助
如厕	自主如厕,包括清洁	完全或部分需人帮助

	1分	0分
移动	可以自主行动、坐卧	完全或部分需人帮助
大小便控制	自主控制大小便	有失禁经历
进食	自主进食	完全或部分需人帮助

引自 KATZ S, DOWNS T D, CASH H R, et al. Progress in the development of the index of ADL[J]. The Gerontologist, 1970,10(1):20-30.

表5-3　工具性日常生活活动量表

项目	分数	内容
使用电话的能力	1	□自动自发使用电话,查电话号码,拨号等
	1	□只会拨几个熟知的电话
	1	□会接电话,但不会拨号
	0	□完全不会使用电话
上街购物	1	□独立处理所有的购物需求
	0	□可以独立执行小额购买
	0	□每一次上街购物都需要有人陪伴
	0	□完全不会上街购物
做饭	1	□独立计划、烹煮和摆设一顿适当的饭菜
	0	□如果备好一切材料,会做一顿适当的饭菜
	0	□会将已做好的饭菜加热和摆设,或会做饭,但做得不够充分
	0	□需要别人把饭菜煮好、摆好
做家事	1	□能单独处理家事或偶尔需要协助(例如:帮忙比较重的家事)
	1	□能做较轻的家事,例如:洗碗、铺床、叠被
	1	□能做较轻的家事,但不能达到可被接受的清洁程度
	1	□所有的家事都需要别人协助
	0	□完全不会做家事
洗衣	1	□会洗所有的个人衣物
	1	□会洗小件衣物,例如:清洗袜子、裤袜等
	0	□所有的衣物都要由别人代洗
使用交通工具	1	□能自己搭乘公共交通或自己开车
	1	□能自己搭出租车,但不会搭公共交通工具
	1	□当有人协助或陪伴时,可以搭公共交通工具
	0	□只能在别人协助下搭出租车或私用车
	0	□完全不能出门
自己负责用药	1	□能自己负责在正确的时间服用正确的药物
	0	□如果事先将药物的分量备妥,可以自行服用
	0	□不能自己负责服药

项目	分数	内容
财务管理	1 1 0	□独立处理财务(自己做预算、写支票、付租金、付账单、上银行),自己汇集收入并清楚支用状况 □可以处理日常的购买,但需要别人协助与银行的往来,或大宗的购买等 □不能处理钱财
总分		

引自 LAWTON M P,BRODY E M. Assessment of older people:Self-maintaining and instrumental activities of daily living[J]. Gerontologist,1969,9(3):179-186.

五、健康意识的评估

年龄、性别、经济水平、受教育程度影响老年人的口腔健康意识,进而影响患者维护口腔卫生的能力、对治疗的依从性,也影响着口腔健康。

六、社会支持体系和家庭护理

足够的社会交往对老年人保持身心健康非常重要。社会交往、朋友间的交流和家人的支持可以有效减轻老年人的精神压力和抑郁症状,增进其精神健康和提高幸福指数,降低老年人的死亡率。社会支持体系与老年人的口腔健康和口腔治疗高度相关。对于残障或有认知功能障碍的患者,如果能够得到家人的协助和帮助,这些患者更有可能维护良好的口腔卫生,减少疾病风险。家人的协助使得患者有更多机会获得治疗,并确保治疗计划的顺利实施。因此,在为老年残障患者制订治疗计划时,应评估残障患者家属对患者口腔健康的重视程度以及就医的意愿,并根据家属的意愿和技能,提供适当的口腔护理的教育和指导。

七、就医能力

口腔治疗的效果受多种因素的影响。除了临床治疗技术和患者的依从性,残障带来的行动不便、交通因素、诊疗等候时间过长、经济因素、语言功能障碍等都能影响患者的就医行为和临床治疗效果。在制订治疗计划时也应考虑这些因素对治疗的影响。

第四节　老年患者治疗计划的总体设计

一、老年患者口腔治疗的总体原则

老年患者的口腔治疗应达到下列目标:①预防和治疗口腔疾病。②恢复或者维持口腔功能和生活质量。③预防由口腔疾病或状况引起的全身并发症。

在制订治疗计划时,应综合考虑患者的口腔问题、全身病史、口腔护理能力、生活自理能力以及家庭和社会支持体系等因素,总体而言,应遵循下列几个原则。

(一)制订切实可行的治疗目标

在老年患者的口腔治疗中,口腔医生面临的首要问题就是如何确定一个合理的临床治疗目标。一个合理的治疗计划不仅应满足患者口腔治疗的需要,还要兼顾患者的健康状况、生活自理能力、自主就医能力和经济能力。此外,还要考虑患者,特别是有认知功能障碍和其他精神疾患的患者在治疗中能否配合,以及这些患者的预期寿命等。因此,一个在技术层面上最完美的治疗计划并不一定是最适合患者的计划。单纯从口腔治疗的角度去考虑问题往往不能获得患者及其家人的认同,难以取得良好的治疗效果。根据患者的实际情况制订切合实际的治疗目标,是获得良好治疗效果的关键。

(二)多学科协作治疗

由于老年患者口腔问题常并发有复杂的全身疾病,因此在老年口腔门诊中应遵循循证医学原则,采用多学科协作的方式来开展治疗。如全身疾病和口腔疾病较复杂、认知功能受损的老年患者,口腔医生在诊疗时要与内科、神经科以及其他科室医生共同讨论患者全身疾病情况、用药情况和预后,评估患者口腔治疗的风险和耐受性。对于高风险的患者,应及时调整治疗计划来改善临床治疗效果。

此外,对于残障患者,特别是有严重认知功能障碍的患者,口腔医生应与患者家属和其他护理人员协作,提供必要的口腔护理培训以提高他们为患者提供家庭口腔护理的技能,同时提高他们配合口腔治疗计划实施的能力及观察疾病发展和转归的能力。对于脑卒中患者,口腔医生还应与康复医师合作制订帮助患者维护口腔卫生的方案,改善患者口腔卫生状况和生存质量。

(三)无伤害原则

全身状况较为复杂、同时使用多种药物的老年残疾患者属于高危人群,不恰当的治疗很可能会引发严重的问题。口腔治疗的一个很重要的原则就是口腔治疗不应该危害到患者的全身健康。

为了达到这个目标,全面评估风险是关键。全面的口腔治疗风险评估应该包括三方面。

(1)口腔局部因素,如需要拔除牙齿的难易程度,位置是否靠近上颌窦,手术的大小等。

(2)全身情况及功能状况。对于有严重的、未控制的充血性心衰、糖尿病、出血性疾病、脑卒中和终末期肾病等患者应暂缓非急症治疗。

(3)药物的影响。很多药物,如阿司匹林、氯吡格雷、华法林等抗凝剂可显著增加拔牙和牙周治疗出血的风险;用于治疗骨质疏松和肿瘤骨转移的双膦酸盐可导致无菌性颌骨坏死,增加外科治疗的风险。

除了治疗前的风险评估,另一个增加治疗安全性的重要措施是对患者可能出现的问题和并发症进行预估。口腔医生要熟悉在口腔治疗中常见并发症(如低血糖、急性充血性心衰等)的体征和症状,同时制订相应急救措施,诊室应常备必要的急救药品、氧气和其他急救器材。

(四)根据患者身体和认知情况以及支持水平制订个性化治疗方案

认知功能和生活自理能力与口腔健康密切相关,对于身体残疾或者有精神障碍、生活无法自理的患者,可根据他们的功能状态分为完全自理、可自理但需监督、部分自理需帮助、完全不自理四类,并根据患者口腔患龋率的特点、学习能力以及配合能力来制订个性化的家庭护理方案和口腔疾病防治方案。以龋病预防为例,对于有残疾的老年人,其龋病预防方案应由个性化的口腔卫生维护和氟化物防龋两部分组成,其核心在于通过个性化的口腔卫生教育和功能训练来改善患者的口腔卫生,从而降低龋病发生率。对于能完全自主维护口腔卫生或可自理但需监督的轻度残疾患者,龋病的预防主要着重于通过康复训练维持患者的口腔自我保健功能,并为有需要的患者家属提供必要的支持,从而提高患者的口腔卫生状况,减少龋病等疾病的发生。对于不能完全自理的和完全不能自理的中重度残疾患者,则侧重于为患者家属提供培训,通过提高他们为病患提供口腔保健的能力来达到提高患者口腔卫生状况,减少患龋率和预防其他口腔疾病的目的(图5-1)。

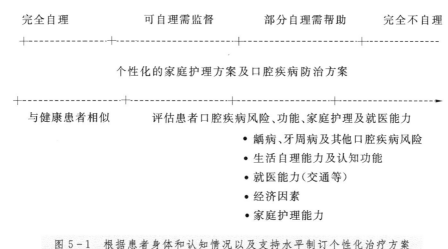

图5-1 根据患者身体和认知情况以及支持水平制订个性化治疗方案

二、制订分阶段的治疗计划

在全面掌握患者的信息后,就要为患者制订全面、恰当的治疗计划。将治疗分步骤、分阶段进行,有助于口腔医生制订治疗计划、评估预后,同时也有助于患者更好地理解治疗内容和过程。

(一)治疗和控制全身疾病阶段

在制订口腔治疗计划前,口腔医生必须掌握患者全身疾病病史及进展情况,这可能需要与其他专科医师沟通,了解患者身体状况、病情对口腔治疗,特别是外科治疗的耐受情况。安装人工心脏瓣膜的患者,术前应给予抗生素以预防菌血症。严重焦虑、老年痴呆及有其他精神疾患无法较好配合治疗的患者可给予地西泮类口服镇静剂以缓解压力和恐惧。此外,还应注意抗凝剂或双膦酸盐等药物带来的不良反应。

(二)急症处理阶段

急症处理是指治疗患者目前有急性症状的疾病。这个阶段要注意患者提出的问题,即主诉。一般的主诉包括:疼痛、肿胀、感染、牙齿外伤、义齿丢失或义齿损坏。可能的急症处理包括:拔除引起疼痛或感染但已不可以保留的牙齿,开髓或根管治疗因牙髓炎或根尖周炎的疼痛牙齿,牙周洁治配合抗生素治疗急性牙周感染,制作临时义齿或修理损坏的义齿。口腔医生也可以使用药物来控制疼痛和感染。需要注意的是,急症处理应该在制订全面治疗计划前就开始。

（三）疾病控制阶段

疾病控制阶段的目标是控制引起口腔疾病的危险因素，治疗有症状的口腔疾病和感染，恢复咬合功能，满足患者的美观需求，终止口腔疾病导致的全身损害。在疾病控制阶段，首先根据患者罹患龋病和牙周病的风险和目前的功能状况提供口腔卫生指导，制订个性化口腔疾病预防措施以预防或延缓疾病进展。以龋病预防为例，由于老年患者全身情况、口腔状况和功能状况不尽相同，龋病患病的风险也不同，应详细评估老年患者患龋病的风险，如活动龋的数量、菌斑指数、唾液分泌量、义齿使用情况、药物不良反应、日常功能和口腔护理能力等，然后根据龋病的风险将患者分级，并制订相应的防龋方案（表5-4）。

表5-4　个性化的龋病防治方案

龋病风险	临床表现	建议复诊周期	防龋措施
极低风险	口腔卫生状况良好，无患龋，无脱矿	6～12个月	非处方的含氟牙膏
低度风险	口腔卫生尚可，无龋洞，存在脱矿	6个月	非处方的含氟牙膏 处方/非处方的含氟的漱口水 评估口腔护理能力
中度风险	口腔卫生不良，或有1～2个龋坏	3～6个月	处方的含氟牙膏或氟保护漆 建议调整可导致口干的药物 减少含糖饮食 评估口腔护理能力
高度风险	存在多个患龋	3个月	处方的含氟牙膏或氟保护漆 木糖醇 含漱液漱口 调整可导致口干的药物 减少含糖饮食 评估口腔护理能力

在疾病控制阶段，除了制订和实施预防方案外，还应拔除没有治疗价值的患牙，有效治疗龋病、牙髓病和根尖周病，对于有需要的患者，还应进行牙周刮治和根面平整术以控制牙周病。

（四）完善治疗阶段

完善治疗阶段的目标是尽可能恢复患者的口腔健康，包括改善美观和恢复功能，一般有以下几个步骤，但不是每个患者都会经历所有治疗。

（1）进一步牙周治疗，包括牙周手术。

（2）口腔手术，包括拔除妨碍义齿修复的牙，以及修复前的牙槽手术。

（3）非急症的牙齿根管治疗。

（4）单个牙冠修复。

（5）可摘义齿、固定义齿或种植义齿修复缺失牙。

三、慢性疾病老年患者的治疗计划

(一)高血压老年患者的治疗计划

为老年高血压患者制订治疗计划时,有两个关键性问题需要回答:一,对于这些患者来说,口腔治疗如拔牙、牙周手术、种植手术,甚至普通的牙体治疗是否安全? 二,在什么情况下应该推迟口腔治疗? 总的来说,口腔治疗对于老年高血压患者来说是非常安全的。但高龄、未控制的高血压(≥180/110mmHg)及心脑血管并发症会增加治疗过程中出现心血管意外的风险,因此,应该采取措施来规避风险,减少医疗差错,避免医疗纠纷。

研究显示,收缩压每升高 20mmHg,舒张压每升高 10mmHg,患者出现缺血性心脏病和脑卒中等心血管意外并导致死亡的风险增加 1 倍。为了避免心血管并发症的发生,老年高血压患者口腔治疗的时机、治疗方式和强度应根据患者血压水平进行调整。

(1)收缩压/舒张压<160/100mmHg,口腔常规治疗和口腔急症治疗均无禁忌。

(2)收缩压/舒张压≥160/100mmHg,在口腔常规治疗和口腔急症治疗时,休息5～10分钟后再次测量血压。①如血压<160/100mmHg 则开始治疗;②如血压≥160/100mmHg,应先行控制血压再择期进行口腔常规治疗;③如收缩压在 160～180mmHg 或舒张压在 100～109mmHg,因口腔疼痛、感染或其他情况可造成血压升高,可在监测血压的同时行口腔急症治疗,每隔 10～15 分钟监测患者血压;④如收缩压＞180mmHg 或舒张压＞109mmHg,请心内科会诊,控制血压后行口腔急症治疗;⑤对于 2 级及以上高血压患者(收缩压≥160mmHg或舒张压≥100mmHg),口腔治疗过程中应监测血压。如血压＞179/109mmHg,则应终止治疗,待血压控制平稳后再择期完成治疗(表5-5)。

表5-5 18岁及以上高血压患者血压水平与口腔治疗原则

收缩压/舒张压 (SBP/DBP)	口腔常规治疗	口腔急症治疗
＜160/100mmHg	无禁忌	无禁忌
≥160/100mmHg	休息5～10分钟后再行血压监测 ①如血压<160/100mmHg可开始治疗 ②如血压≥160/100mmHg应先行控制血压再择期进行口腔常规治疗	休息5～10分钟后再行血压监测 ①如血压<160/100mmHg可开始治疗 ②如收缩压在 160～180mmHg 或舒张压在 100～109mmHg,因口腔的疼痛、感染或其他情况可造成血压升高,可在监测血压的同时行口腔急症治疗,每隔10～15分钟监测患者血压 ③如收缩压＞180mmHg 或舒张压＞109mmHg,请心内科会诊,控制血压后行口腔急症治疗

(二)心脏病老年患者的治疗计划

正确评估和规避治疗中可能出现的严重并发症是心脏病老年患者口腔治疗的关键。心脏病老年患者在进行口腔治疗时,其风险评估主要考虑三方面。

(1)心脏病带来的风险。根据美国心脏病协会的指南,不稳定型冠脉综合征患者,急性心肌梗死发生7天内或心肌梗死发生在7～30天内伴有心肌缺血症状的患者,严重或不稳定型心绞痛患者,未控制的心衰患者,重度心律失常患者,或严重瓣膜病患者在进行外科治疗时有较高风险出现心搏骤停或心源性死亡,因此,这些患者在疾病未控制前不应进行口腔治疗。

(2)口腔治疗对心脏病患者的影响。不同手术带给心脏病患者的影响也不一样。根据美国心脏病协会的指南,大型口腔颌面外科手术、牙槽外科手术和种植手术属于中度风险的手术,术中有1%～5%的可能性会出现心搏骤停或心源性死亡等严重并发症。而其他常规口腔治疗,如龋病治疗、根管治疗、牙周刮治、常规拔牙和种植手术出现这些严重并发症的风险则低于1%。

(3)患者对治疗的耐受性。口腔治疗造成的紧张和焦虑以及镇痛不足可增加患者心脏负荷,并引发心血管意外。因此,制订治疗计划时应评估患者的心脏功能,并判断患者对口腔治疗的耐受性。如果患者能够耐受轻微的体力活动,如爬一层楼,或以中等速度走500～1000米等,则治疗中出现严重心血管并发症的风险相对较低。

根据风险评估,术前应制订完善的计划以预防心血管并发症的发生。具体而言,在治疗过程中规避风险的关键措施包括以下几点。

1. 制订安全合理的治疗方案

在制订治疗方案时,应综合考虑三个因素:①心脏疾病的严重程度和病情稳定性;②口腔治疗的复杂程度及手术的大小;③患者心功能状况。对于高风险的急诊患者,口腔治疗局限于缓解疼痛、控制感染、处理外伤及止血。术前应请心内科会诊,严格规避风险。另外,对于心血管疾病患者,在口腔治疗过程中还应注意:术前预防性使用硝酸甘油(0.25～0.5mg,舌下含服);术中心电监护;给氧;有条件时,可预防性地建立静脉通道;严格执行无痛操作;避免使用肾上腺素;术前/术中镇静;术后给予足够的抗炎镇痛措施。

一般情况较差、心脏储备功能较低的患者如需拔除多个牙、进行大型牙周手术或复杂种植手术时,由于这些手术可造成较大创伤、术后炎症和剧痛,使患者血压升高和心脏负荷增加,应考虑分次治疗。对于这些患者,虽然某些牙已无保留价值,如多根的、死髓的后牙,但为了避免拔牙带来的风险,也可考虑根管治疗。

正在使用阿司匹林、氯吡格雷等抗血小板聚集药物的患者在口腔治疗时出现不可控制出血的风险较小,基于目前的证据,不建议在拔牙、种植和牙周手术时停药。对于这类有出血风险的患者,可采用局部缝合、使用凝血酶原冻干粉、止血纱布等措施来控制术后出血。

2. 降低术前、术中的紧张焦虑情绪

心脏病患者的口腔治疗一般建议安排在上午,且每次就诊时间不宜过长。应尽可能减少患者候诊时间,避免加剧患者的紧张和焦虑情绪。治疗前与患者充分沟通,帮助患者了解治疗计划和治疗过程中可能出现的问题,耐心解答患者疑问,打消其顾虑。对于重度焦虑患者,可以考虑术前给予地西泮类抗焦虑药,或使用一氧化二氮(笑气)镇静。

3. 谨慎使用血管收缩药物

肾上腺素可使血压升高,心率加快,增加心脏负荷。因此,有心脏疾患的患者,应慎用肾上腺素或其他缩血管药物。如需使用,肾上腺素的剂量不应超过0.036mg。对于不稳定型心绞痛、不稳定型冠脉综合征以及心肌梗死发生后6个月内的患者,应避免使用肾上腺素或含肾上腺素的排龈棉线。此外，非选择性β受体阻断剂（如普萘洛尔等）可与肾上腺素相互作用，造成严重高血压，并可导致肺水肿，引发严重的全身并发症，因此，使用非选择性β受体阻断剂的患者在口腔治疗过程中应避免使用肾上腺素。

4. 良好的术中镇痛

对于心脏病患者，口腔治疗过程中应严格遵循无痛操作原则，避免疼痛导致的血压和心率的波动。

5. 良好的术后管理

拔牙及其他外科治疗后的疼痛和炎症可造成患者血压和心率波动，并增加心血管系统的负担。因此，应给予患者足够的抗炎镇痛药物，以避免出现严重的心血管并发症。

（三）糖尿病老年患者的治疗计划

糖尿病患者由于糖代谢和脂代谢异常，导致动脉硬化及微血管病变，可伴发心血管、肾、眼和神经等多器官并发症，可能发生心绞痛、心肌梗死、脑血管意外、肾衰竭和周围神经病变等。对于血糖控制较好的糖尿病患者，空腹血糖低于 8.88mmol/L（10mg/dL）时，可以进行常规口腔治疗、一般拔牙或局麻小手术，但由于糖尿病患者免疫力差，易发生感染，术后创口愈合困难，应给予抗感染治疗。同时，要尽量安排患者早晨或上午十点以前就诊，就诊前正常饮食。患牙周病的糖尿病患者应在牙周病病情稳定后再行修复治疗。血糖控制极差的糖尿病患者，如空腹血糖＞11.4mol/L 时，应暂缓有创性口腔治疗，先行急症处理，同时建议患者就诊内科以控制血糖。对于糖尿病患者，尤其是接受胰岛素治疗的糖尿病患者，要警惕患者出现低血糖症状，一旦出现出汗、无力、心慌、头晕甚至昏迷，要马上停止治疗，给予口服糖类制剂升高血糖，待症状好转后再继续治疗。询问病史时注意询问患者第一次发生低血糖时的症状以便及时发现，及时采取措施。

（四）肾脏疾病老年患者的治疗计划

对于老年肾脏疾病患者，首先要判断患者肾功能。慢性肾衰竭处于代偿期，内生肌酐清除率＞50％，血肌酐＜133μmmol/L（1.5ng/dL），临床无症状时，可以进行包括拔牙在内的口腔治疗。术中尽量减少创伤，减少出血和感染风险，术后注意抗感染，预防继发感染引起肾功能恶化，治疗前后注意控制血压，避免使用肾毒性药物。接受血液透析的肾衰竭患者，由于透析使用肝素抗凝，最好避免当天进行有创性口腔治疗，以免引起出血。严重肾衰竭患者的口腔修复治疗应考虑患者的预期寿命，综合考虑各种因素后，制订最适合患者身体状况和口腔健康需求的治疗计划。各类急性肾病应该暂缓口腔治疗，对于有口腔感染的患者，给予维护口腔卫生和清除感染的基本治疗，待肾功能稳定后再制订个性化治疗方案。

（五）放化疗老年患者的治疗计划

1. 头颈部放疗老年患者治疗计划

头颈部放疗由于无特异性，射线可能损伤皮肤、黏膜、肌肉、颌骨、唾液腺，导致口腔黏膜炎、口干、味觉减退、继发感染（病毒、细菌和真菌感染）、肌肉僵硬（张口困难）和猖獗龋。同时，由于老年患者机体抵抗力低，组织愈合力差，放疗反应和不良反应更严重，这类患者的口腔治疗计划应贯穿放疗的全过程，统筹安排以维护患者口腔健康，提高患者生存质量。放疗前，口腔科医生应该：①仔细进行口腔检查，拔除无法保留的牙齿，处理严重的龋坏和牙周病,完成修复前的口腔手术,并给予足够的愈合时间(>2周),也可给予高浓度氧来促进愈合;②充填龋损和进行完善的根管治疗;③治疗颌骨感染;④制订个性化口腔卫生方案,采用氟化物防龋。针对患者放疗中出现的症状做相应处理,控制黏膜炎和口干,对症处理,缓解症状,减少患者痛苦;坚持开闭口和舌运动来预防张口受限;使用氯己定含漱液和抗真菌药物控制菌斑和念珠菌感染;强化每天应用氟化物防龋;维持口腔卫生;同时,加强营养支持,给予流质食物及各种维生素。

放疗后治疗计划:①安排患者每3~4个月复诊,干预患者口干和味觉慢性减退;②定期检查,避免口腔感染;③一经发现龋损应立即治疗;④继续加强口腔卫生维护。持续放疗总剂量超过 600cGy,应尽力避免骨坏死。放疗后,如果能够防止损伤,可以进行除拔牙和手术外的大部分口腔治疗。

2. 化疗老年患者治疗计划

化疗导致骨髓抑制,使血细胞生成减少,红细胞、白细胞和血小板减少,引起贫血、感染、凝血障碍和出血倾向。在口腔可以表现为黏膜炎、创伤后出血过多、自发性牙龈出血、口干、口腔感染和伤口愈合差。由于老年患者抵抗力较差,口腔治疗应在两次化疗之间进行。化疗前需要控制牙周、软组织和根尖周感染,治疗严重的龋损,调磨过锐的牙尖,以防损伤颊、舌黏膜,拆除口腔内修复体,进行个性化的口腔卫生指导。化疗过程中一般不建议进行任何有创治疗,任何有创性的口腔治疗都须请肿瘤专家会诊。如果治疗无法避免,则应遵循以下原则:①粒细胞计数$<2\times10^9$/L 或绝对中性粒细胞计数$<0.5\times10^9$/L,考虑抗感染治疗;②血小板数$<50\times10^9$/L,应补充血小板。如果出现感染,可以从感染区域采集组织做细菌培养和药敏试验,指导用药。如果出现自发性牙龈出血,可以用纱布、牙周塞治剂和口腔软组织保护剂来控制出血。同时,局部用氟防龋、氯己定漱口液等控制菌斑和念珠菌感染,缓解黏膜炎和口干症状。对于使用双膦酸盐治疗肿瘤骨转移的患者,要警惕骨坏死。严重贫血的患者,要避免全身麻醉,可以根据口腔情况调整口腔维护措施,若出现出血过多或组织刺激的情况,则减少或停止使用牙线和刷牙,改用湿纱布擦拭牙齿和牙龈,也可以用盐水或苏打水漱口来清洁口内溃疡。化疗期间只进行口腔急症治疗,化疗结束后患者需要定期复查,根据症状给予相应治疗。目前没有证据显示化疗患者口腔治疗后需要预防性使用抗生素,但应根据患者的治疗结果决定。

(六)呼吸系统疾病老年患者的治疗计划

老年人常见的呼吸系统疾病是慢性阻塞性肺疾病,口腔治疗可能加重损害患者已经受损的肺功能。因此,有急性上呼吸道感染的患者要避免口腔治疗,以免引起吸入性肺炎。患者就诊时使用较高的椅位,减轻患者呼吸症状,也可以低流量给氧。严重病例应避免使用橡皮障。患者紧张情绪时,可以给予小剂量的地西泮,但重症患者要避免使用笑气。治疗中可以使用局麻药,但门诊患者要避免全身麻醉,避免使用巴比妥类药物、麻醉剂、抗组胺类药物和抗胆碱类药物。正在服用茶碱类药物的患者应避免使用大环内酯类抗生素(如红霉素、克拉霉素)和环丙沙星类抗生素;长期使用类固醇药物的患者手术期间需要给予额外的类固醇制剂。

(七)高龄老年人的治疗计划

老年人的全身情况存在个体差异,有些老年人有完全行为能力,有些人不能完全照顾自己,部分时间需要他人照顾,还有一些人完全需要他人照顾,因此在为老年人制订治疗计划时,全面评估患者的机体和认知功能非常重要。有完全行为能力的老年人可以按照上述的治疗计划步骤,根据患者的情况进行具体治疗。对于部分自理需帮助的老人,制订治疗计划时要确定患者身体和认知功能状态,评估其口腔卫生维护和配合临床治疗的能力,是否有足够的照料和支持来完成。完全不自理患者就医的交通情况、经济状况,都是在制订治疗计划时需要考虑的问题。

(八)运动功能障碍和认知功能障碍患者的治疗计划

患者的认知状况对口腔疾病的诊疗和预后有较大影响,应根据患者认知功能受损程度制订相应的治疗计划。轻度认知功能障碍对口腔治疗影响较小。对于这类患者,口腔治疗的主要目标为预防口腔疾病,恢复口腔健康和功能。对于伴有焦虑的患者,可增加复诊次数来完成治疗。另外,治疗时要注意评估患者提供信息的准确性,以及患者按医嘱进行口腔卫生维护的能力。在制订预防计划时,可考虑使用氟化物,并通过口腔卫生宣教和功能训练来加强患者的口腔自我清洁能力。邀请家属或护理人员参与制订口腔治疗计划,有利于鼓励并监督患者维护口腔健康。

中度认知功能障碍的患者由于认知功能进一步损害,治疗应重点针对预防疼痛和感染,维持口腔健康和功能。制订治疗计划时要尽量减小对口腔状态的改变,例如,对于固位不良的义齿,应尽量重衬旧义齿而不是重新制作。由于患者配合治疗的能力进一步下降,应缩短每次治疗时间、增加复诊次数完成治疗目标。必要时,可给予地西泮类镇静剂以缓解患者的焦虑和紧张,使者配合治疗。中度认知功能障碍患者维护口腔健康能力进一步减弱,需要照料者参与制订口腔治疗策略和患者日常口腔健康维护。因此,在日常门诊中应培训患者家属,帮助他们掌握口腔护理方法以及检查口腔护理质量的方法。

重度认知功能障碍患者的口腔治疗目标是保留现有牙列,预防感染和疼痛。由于患者多无法配合治疗,因此尽量采取姑息治疗。为这类患者制订治疗计划的原则与中度认知功能障碍患者基本一致,但由于这类患者表述能力减弱,需要照料者注意观察患者口腔疼痛和感染以及相关的行为变化,针对症状给予姑息治疗。

此外,脑卒中患者在进行口腔治疗前应监测血压,治疗过程中应有良好的镇痛,并注意缓解患者的紧张和焦虑,减少使用肾上腺素以防止再次发生脑卒中。阿尔茨海默病、脑卒中、帕金森病及其他神经系统疾病患者都存在吞咽困难的问题,在进行口腔治疗时应注意体位,加强吸唾,防止误吸造成的吸入性肺炎。对于严重的下颌不自主运动患者,可在医生指导下口服镇静剂以控制下颌不自主运动。

 知识拓展

MMSE 与 Mini-Cog

简易精神状态检查(MMSE)量表是最具代表性的简易认知测试量表,产生于19世纪70年代,是目前许多国家和地区广泛应用的认知评估量表。但其仅适用于语言运动功能正常者,缺乏对执行功能和视空间功能的评估,且对记忆的评估也比较表浅。

简易认知(Mini-Cog)分量表是可以用于大范围筛查的非常简易的量表,包括2个简单的认知测试:对3个单词的记忆—回忆和画钟测试,根据公式计算得分。其对普通老年人群有效,对诊断痴呆有较好的敏感性。

 同步练习

一、单项选择题

1. 使用非选择性 β 受体阻滞剂的患者在口腔治疗时,血管收缩剂的最大使用量是(　　)

    A. 肾上腺素 0.036mg   B. 左异肾上腺素 0.15mg

    C. 肾上腺素 0.072mg   D. 左异肾上腺素 0.30mg

2. 常用于治疗癌症引起的溶骨性骨转移及老年人骨质疏松的双膦酸盐可引发(　　)

    A. 口干   B. 化脓性颌骨骨髓炎

    C. 无菌性的颌骨坏死   D. 黏膜炎

二、简答题

简述 18 岁及以上高血压患者血压水平与口腔治疗原则。

参考文献

[1] GO A S, MOZAFFARIAN D, ROGER V L, et al. Heart disease and stroke statistics -2013 update[J]. Circulation, 2013,127(23):E841.

[2] RUGGIERO S L, DODSON T B, ASSAEL L A, et al. American association of oral and maxillofacial surgeons position paper: bisphosphonate-related osteonecrosis of the jaws-2009 update[J]. J Oral Maxillofac Surg, 2009,67(12):2698.

[3] AZARPAZHOOH A, LEAKE J L. Systematic review of the association between respiratory diseases and oral health[J]. J Periodontol, 2006,77(9):1465 - 1482.

[4] CHEN X, CLARK J J, NAORUNGROJ S. Oral health status in nursing home residents with different cognitive functions[J]. Gerodontology, 2013,30(1):49 - 60.

[5] 陈曦,袁冬. 老年高血压患者口腔治疗风险评估及规避[J]. 中国实用口腔科杂志,2014,7(2):68 - 73.

(陈　曦)

第六章

老年口腔无痛治疗

▶ 学习目标

了解：老年人全麻的特点及全麻的并发症。

熟悉：老年人颌面部手术的麻醉管理。

掌握：老年人麻醉常用方法，浸润及阻滞麻醉的注射方法。

随着老年人口比例的增加，需要进行口腔颌面外科手术的老年患者数量相应增多。现代麻醉技术的提高，扩大了手术的适应证，大大提高了老年人手术的安全性，明显降低了死亡率。但是，由于老年人生理功能减退，机体调节和适应能力降低，且常合并有其他全身疾病，须给予足够的重视。

老年人颌面部手术的麻醉涉及两方面的特殊问题，即：①颌面外科手术的特殊性。颌面外科手术涉及口腔内、外软组织，上、下颌骨，腮腺及颈部。由于手术部位位于上呼吸道入口及其附近，使呼吸道管理与手术操作发生矛盾。麻醉处理一方面要满足手术要求，另一方面要确保呼吸道通畅，如何将现有麻醉方法和麻醉技术妥善地应用于颌面外科手术患者是麻醉成功的关键。②老年患者的特殊性。当前，老龄已不再是麻醉和手术的禁忌因素，但老年患者麻醉手术及术后并发症的发生率和死亡率均较年轻人高，其中 $2\% \sim 4\%$ 的死亡与麻醉直接相关。这主要是因为老年人各器官系统功能减退、老年性疾病及合并疾病增多。因此，完善的麻醉取决于如何根据老年人的病理生理学特点处理围手术期的有关问题，以维持内环境稳定。

第一节　老年人生理及病理特点

老年人生理功能衰退是衰老的表现。随着老龄化的进展，主要器官系统的功能储备衰退十分明显，临床疾病发生率增加，加上未显现的亚临床疾病，使得老年人维持机体内稳态的能力下降。随年龄增长，老年人慢性疾病多发且容易急性进展，甚至陷入恶性循环。

一、心血管系统

随年龄增长，心脏体积和重量增加，心内膜增厚，外膜脂肪贮积，心肌将营养物质转换成机械能的效率降低，维持心肌收缩的酶和 ATP 减少，导致心肌收缩力降低，心排血量减少。由于心肌萎缩，舒张期充盈阻力增大；主动脉弹性减退，使左心室排血受阻，心排血量减少。心肌退行性变，窦房结、房室结和传导组织纤维化，导致心传导障碍和心律失常。老年人心率一般变慢，常表现为窦性心动过缓。另外，心肌肥大，心室壁和室间隔增厚，心肌间质发生结缔组织增生、脂肪浸润和淀粉样变,最终导致心肌收缩力减弱,易造成心律失常。老年人血管系统退行性变主要表现为血管老化和硬化。血管老化以管壁胶原纤维增生、弹性纤维减少、管壁增厚和管腔扩大为特点,血管硬化则以内膜病变、管腔变窄为特点,如动脉粥样硬化。

(一)老年人心脏解剖学变化

1. 心腔

心脏形态学上的增龄性变化在老年人表现为心底与心尖距离缩短,收缩期和舒张期心室容积均轻度缩小,左心房扩大 20%,主动脉根部右移和扩张。此外,20% 老年人的卵圆孔仍然处于潜在开放状态,栓子穿过该孔发生栓塞的概率比预想的要高。

2. 心内膜和心瓣膜

因长期受血流的冲击,心内膜、心瓣膜的胶原纤维和弹力纤维增生,心内膜呈弥漫而不均匀的增厚,可出现灰白色斑块,左心腔较右心腔明显。心瓣膜增厚以游离缘最明显,有时呈锯齿状,整个瓣叶硬化。左心瓣膜退行性变更明显,并在此基础上易发生瓣膜钙化或黏液样变性。主动脉瓣钙化通常沿主动脉瓣环沉积,然后向瓣叶扩展,以无冠瓣明显。瓣膜主动脉面可见针尖至米粒大小的钙化灶,使瓣膜增厚、僵硬、活动受限,可导致主动脉瓣狭窄。二尖瓣钙化通常较主动脉瓣轻,可引起二尖瓣关闭不全。二尖瓣环钙化在 70 岁前少见,70 岁后逐渐增多,40% 的 90 岁以上女性有此改变。由于二尖瓣环邻近房室结和房室束,二尖瓣钙化容易发生房室传导阻滞。在心瓣膜退行性变基础上继发钙化,并导致瓣膜关闭异常者,称老年人钙化性心瓣膜病。如同时伴有冠状动脉钙化,称为老年人心脏钙化综合征。75 岁以上老年人心瓣膜(主要是二尖瓣)可发生黏液样变性,瓣膜体积增大而纤维层相对萎缩,整个瓣膜失去支架作用,可发生二尖瓣脱垂,称老年人黏液样变性心瓣膜病。

3. 心肌

随着年龄的增长,心肌细胞肥大而心肌细胞数目并未增多。有学者研究了 7112 例从新生儿至 109 岁老年人的尸检心脏发现,在 90 岁以前,心脏重量随生理性血压升高而增加。大约在 30 岁后,男性每年增加 1g,女性每年增加 1.5g,男性与女性的平均心脏重量分别为 400g 和 350g;90 岁以后,随着血压下降而心脏重量减轻。超声心动图检查提示,70～79 岁的健康老年人左心室后壁厚度较 20～29 岁者增加 25%,室间隔也随年龄而增厚,有时酷似肥厚型心肌病,而心外侧壁则无增龄性变化。心肌细胞老化的典型表现是脂褐素(老化色素)沉积于细胞核的两极。脂褐素沉积一般从 45 岁开始,逐年增多,可使衰老的心肌颜色变深呈棕色。现已证明,脂褐素沉积是线粒体被破坏所致,可引起细胞内蛋白质合成障碍,从而抑制心肌细胞内收缩蛋白的补充。

老年人心肌间质容易发生结缔组织增生、脂肪浸润及淀粉样变等改变。正常心脏结缔组织占 20%～30%,随着年龄增长,心肌间胶原纤维和弹性纤维增生。脂肪浸润可发生在心脏任何部位,尤以右心房、右心室明显,几乎波及心肌全层;房间隔脂肪浸润可累及传导系统,导致房室传导阻滞。心脏淀粉样变在 60 岁前少见,以后随增龄而升高,75～79 岁组检出率为 73%,80～84 岁为 81%,85～89 岁为 89%,90 岁以上为 100%。淀粉样物质在心房主要沉积在心内膜下,在心室主要沉积于心肌纤维之间,在冠状动脉主要沉积于内膜和中层,以弥漫性病变为主。85 岁以上老年人冠状动脉淀粉样变甚至重于动脉粥样硬化。对于老年心力衰竭(心衰)、心律失常患者,应考虑心脏淀粉样变的可能。灶性淀粉样变意义不大,而广泛性淀粉沉积可引起房颤、传导阻滞及心衰。现已从心脏淀粉样物质中分离出一种不同于原发或继发性淀粉样变的免疫蛋白（Asca 蛋白），该物质易与地高辛结合，可能是老年人对地高辛敏感性增加的原因之一。70 岁以上老年人心肌的中、小动脉或微动脉内膜肥厚，部分内膜经常向腔内突出形成"垫样损伤"，容易使血小板黏附在血管壁上形成血栓，易导致心肌梗死和不稳定型心绞痛发生。

4. 传导系统

随年龄增长，心脏传导系统的细胞成分减少，纤维组织增多，脂肪浸润。40 岁前，窦房结起搏细胞占 70%，以后逐渐减少，70 岁后起搏细胞减少到 10%，使心脏内在节律性降低，即使无明显心脏病变，也容易发生孤立性房颤。窦房结的老化抑制了激动的形成和传导，是老年人病态窦房结综合征发生的重要原因。房室结的肌性成分由 50 岁前的 85% 下降到 70 岁的 50%，房室束的肌性成分由 10～19 岁的 57% 降低到 70～79 岁的 43%，而纤维成分由 50 岁前的 7%～8% 增加到 70 岁的 30%。70 岁左右，房室结出现脂肪浸润，以后逐渐增多，90 岁可达 18%。房室束及束支的变化与房室结相同。房室结的老化和二尖瓣环钙化使房室束和左束支起始部扭曲，因而老年人容易发生房室传导阻滞。心脏纤维支架包括中央纤维体、室间隔膜部、室间隔顶部、二尖瓣环、主动脉瓣环、主动脉瓣下心内膜 6 种结缔组织，任何一种发生纤维化或钙化，都可引起室内传导阻滞。室内传导系统与心脏纤维支架间的纤维化、钙化及退行性变所引起的心脏传导障碍，称为原发性传导束退化症。

5. 心外膜与心包

心包弹性纤维随增龄而增生，使心包增厚变硬，左室舒张期顺应性降低。心外膜下脂肪随增龄而增多，尤其是大血管根部、左心室及房室沟等部位，从而增加了心脏负担。

老年人心脏代偿功能差，随着年龄的增长，心血管异常的发生明显增多，高血压发病率增高，且多合并心、肾、脑功能障碍。老年人血压易波动，直立性低血压常见，是术中、术后发生心力衰竭、肾衰竭和脑血管意外的诱因。

在血液成分中，血红蛋白、红细胞、血浆蛋白量均减少，白蛋白与球蛋白的比值下降，纤维蛋白原、血钙、胆固醇增高，血沉加快。由于肾脏体积缩小，肾产生和释放促红细胞生成素减少，致骨髓原始细胞生成减少，因此老年人都有一定程度的贫血。

（二）老年人血管解剖学变化

1. 动脉

随着年龄增长，主动脉胶原纤维增生，弹性纤维减少、断裂或变性，使主动脉壁进一步僵硬，一方面表现为主动脉弹性减退，脉搏波传递速度增快（由 5 岁时的 4.1m/s 增至 65 岁时的 10.5m/s）；另一方面表现为主动脉容积增大，管壁增厚，长度延长、屈曲、下垂，主动脉根部右移。80 岁老年人主动脉容积较年轻人增加 4 倍。主动脉壁增厚以内膜增厚明显，40 岁时内膜为 0.25mm，70 岁后可超过 0.5mm，中膜也有轻度增厚。理论上，生理性动脉老化表现为全层弥漫性和连续性进展，管腔扩大。动脉粥样硬化以内膜病变为主，纤维增生肥厚，通常伴有脂质和钙盐沉着，如病情恶化则形成血栓、出血和溃疡等病变，其主要病变在内膜，呈局灶性和阶段性进展，管腔变窄。实际上，二者往往难以严格区分。

2. 静脉

静脉增龄性变化表现为管壁胶原纤维增生，弹性降低，管腔扩大，内膜增厚，静脉瓣萎缩或增厚,因而老年人容易发生静脉曲张。浅静脉可有轻度硬化,极少有脂质沉着或钙化,深静脉则不发生硬化。

3. 毛细血管

随着年龄增长,毛细血管内皮细胞减少,基底膜增厚,弹性降低,脆性增加,单位面积内有功能的毛细血管数目减少。

二、呼吸系统

老年人呼吸系统的形态学变化主要表现为肺实质和胸廓结构改变,肺呼吸功能减退,肺活量、最大通气量、吸气储备量均减少,而残气量、肺排出时间和通气阻力则明显增加,气体弥散和气体交换功能减弱。肺泡扩张力随年龄增长而下降,致使肺顺应性降低,闭合气量和死腔量均增加。因此,老年人吸入麻醉的诱导延长和苏醒延迟。机体衰老主要导致老年人呼吸系统的储备功能下降。20 岁时,人体的通气储备量超过 100L/min,90 岁时通气储备量可降至 30L/min。可见,老年人的通气代偿能力要比年轻人差很多。气道黏膜及腺体萎缩,对气体的过滤和加温功能减退或丧失,使呼吸道防御功能下降,易发生上呼吸道感染。气管、支气管黏膜萎缩,弹性组织减少,纤维组织增生;黏膜下腺体和平滑肌萎缩,支气管软骨钙化、变硬,管腔扩张,小气道杯状细胞增加,分泌亢进,气流阻力增加,易发生呼气性呼吸困难,常使小气道萎陷、闭合。由于管腔内分泌物排泄不畅,感染机会增多。胸廓因肋骨、脊柱钙化而变硬,黏膜上皮及黏液腺退化,管腔扩张,胸廓前后径变大呈桶状。肺泡壁变薄,肺泡腔扩大,弹性降低,肺组织重量减轻,呼吸肌萎缩,肺弹性回缩力降低,导致肺活量降低,残气量增多,80 岁时肺活量和最大通气量仅为 30 岁时的 56% 和 43%。老年人残气量及死腔通气/潮气量增高,肺泡弥散能力下降,换气功能下降,表现为动脉血氧分压随年龄降低[$PaO_2 = (100 - 年龄/3) mmHg$],且肺泡动脉氧梯度增大。老年人对低氧血症或二氧化碳血症的适应力降低,二氧化碳排出量减少,加之肺动脉血流减少而使肺内静脉血掺杂增加,导致 PaO_2 降低、$PaCO_2$ 增高,术后易发生低氧血症。

第一秒用力呼气量(FEV_1)在 30 岁以后每年递减 10mL,而在吸烟者中每年递减 20mL 以上。老年人化学感受器的敏感性降低,对低氧、高碳酸血症的反应减退。机体对缺氧的反应也变得迟钝。老年人呼吸系统对刺激的反应迟钝,咳嗽反射减弱,咳嗽无力,排痰效能差,同时纤毛活动减退,还常合并慢性支气管炎、肺气肿、肺不张或肺纤维化等,这些都是老年人术后肺部感染等并发症发生率较高的原因。

呼吸系统疾病是老年人常见疾病,也是老年患者死亡的重要病因。近年来,呼吸系统疾病发病呈逐年上升趋势。老年人群吸烟比例较高,慢性阻塞性肺疾病、肺结核、下呼吸道感染、肺癌发病率随年龄增加明显升高。老年人慢性呼吸系统疾病急性加重或其他系统疾病加重时,更易出现呼吸衰竭。老年人手术、骨折、卧床等情况时,更易出现肺不张及吸入性肺炎,肺栓塞是老年人死亡的重要原因之一。流行病学调查资料表明:65 岁以上的老年人半数以上患有睡眠障碍,睡眠时呼吸浅慢或暂停而引起反复发作低氧、高碳酸血症等,严重者可导致猝死、多系统器官的功能损害,是高血压、冠心病、脑卒中及阿尔茨海默病等发病的重要原因之一。

三、神经系统

随着年龄增长,大脑重量逐渐减轻,成年人脑重量平均为 1400g,60 岁后脑重量明显减轻,

80岁以上老年人则为1150g,比年轻人降低了约18%。神经系统退变表现在:①脑容积缩小,脑沟加深,脑回变窄,脑室扩大,尤以颞、额叶为著;②神经细胞数减少,轴突减少,与相邻的神经元联系减少;③有髓神经纤维脱髓、变性,神经冲动传递减少,时间延长;④脑血流不随神经活动增加而增加,对高碳酸血症的反应减弱或消失,对低氧的反应性也降低,即低氧不能明显使脑血流量增加;⑤受体数目减少,亲和力下降,中枢神经调节功能减弱,对环境缺乏适应能力,注意力不易集中,情感淡漠、智力减退,易发生精神障碍;⑥多种神经反射迟钝,疼痛阈值上升,对疼痛的敏感性下降,且不易确定疼痛的位置;⑦自主神经系统应激反应减弱,但对肾上腺素和去甲肾上腺素的反应增强。老年人脑血管动脉粥样硬化,血流阻力增加,使血流量减少,脑供血不足,甚至梗死或血管破裂出血,引起脑组织软化、坏死。脑血流减慢时易形成血栓,低血压时更可造成脑缺血或神志障碍。

一般认为,人出生后神经细胞即停止分裂。自20岁开始,神经细胞每年丧失0.8%,且随其种类、存在部位等的不同而选择性减少。60岁时大脑皮质神经细胞减少20%～25%,小脑皮质神经细胞减少25%,70岁以上老人神经细胞总数减少可达45%。脑室扩大,脑膜增厚,脂褐素沉积增多,细胞代谢障碍,脑动脉硬化,血循环阻力增大,脑供血减少致脑软化,65岁以上的老年人约半数的脑部可发现缺血性病灶。老年人大脑多种神经递质作用能力下降,导致老年人健忘,智力减退,注意力不集中,睡眠不佳,精神、性格改变,动作迟缓,运动震颤,痴呆等。脑神经突触数量减少并发生退行性变,神经传导速度减慢,导致老年人对外界反应迟钝,动作协调能力下降。随增龄,自主神经变性,功能紊乱,导致体液循环,气体交换、物质吸收与排泄、生长发育和繁殖等功能失调,老年人的触觉、本体觉、视觉、听觉的敏锐性均下降,味、嗅觉的阈值明显升高,向中枢的传导信号明显减少,使老年人的劳动能力下降,只能从事节律较慢的活动和较轻的工作。

老年人心理特征的变化表现:①老年人的记忆,特别是短期记忆减退明显,对新鲜事物不敏感,想象力衰退。②情绪易波动,特别是亲友的生离死别、丧偶等会使他们情绪抑郁,对生活失去兴趣,加之体弱多病,生活习惯的骤然改变都可使其产生自卑、无用、老朽感,患上抑郁症,万念俱灰,个别人还会产生自杀的念头。③性格改变。人到老年,对外界事物的兴趣减少,渐转为"内向"的趋势,留恋往事,因循守旧,自我封闭,甚至一改以往性格,判若两人。这与大脑皮层额叶退化有关。④行为改变。由于大脑皮层的衰老,受皮层控制的皮层下部的本能活动占优势,因此部分老年人会出现一些如儿童的行为。

老年人神经系统的改变,使其对麻醉药物的需要量减少,应特别注意。

总之,老年人神经系统病理生理的主要特点有:①感觉功能下降;②运动功能失调;③学习、记忆功能减退;④精神、情绪改变。

四、消化系统与肝脏

老年人胃肠黏膜及平滑肌萎缩,腺体减少,消化液分泌减少,肠蠕动减弱,吸收能力减弱,因此常有营养不良、维生素缺乏、食欲缺乏等。大肠肌层萎缩,肠蠕动减弱,排空时间延长,易发生便秘。肝脏萎缩、纤维化,重量减轻,肝细胞数量减少,酶活性降低,解毒功能降低,影响药物代谢,易发生药物性肝损伤。另外,凝血因子减少易出血,白蛋白合成减少,对创伤、感染等应激反应及伤口修复、愈合能力都比中青年人差。胆囊壁和胆管壁增厚,黏膜萎缩。胰腺萎缩,结缔组织增生。

药物主要通过肝脏的生物转化和肾脏的排泄进行代谢。老年人食管肌肉萎缩,收缩力减弱,吞咽功能欠佳,贲门括约肌松弛,食管排空延迟,食管扩张和无动力收缩增加。老年人胃黏膜及腺细胞萎缩、退化,主细胞和壁细胞减少,胃液分泌减少,造成胃黏膜的机械损伤,黏液-碳酸氢盐屏障形成障碍,致胃黏膜易被胃酸和胃蛋白酶破坏,并降低胃蛋白酶的消化作用和灭菌作用,促胰液素的释放减少,使胃黏膜糜烂、溃疡、出血,加之内因子分泌功能部分或全部丧失,失去吸收维生素 B_{12} 的能力,致巨幼红细胞贫血和造血障碍。由于胃酸分泌减少,使钙、铁和维生素 D 吸收减少,易发生营养不良,可导致老年人患缺铁性贫血、骨质软化等。胰腺的分泌功能在老年人容易较快地衰退,脂肪分解和糖分解活性下降,严重影响淀粉、蛋白质、脂肪等消化、吸收;胰岛细胞变性,胰岛素分泌减少,对葡萄糖的耐量减退,增加了发生胰岛素依赖型糖尿病的危险。消化腺对神经反射反应的减弱比对体液物质刺激的反应更明显,胃排空速度减慢。因此,老年人消化能力减弱,食欲逐渐降低。老年人胃肠血流量减少,80 岁者约减少 60%,老年人胃肠平滑肌张力不足,蠕动减弱,故常发生便秘。

由于老年人消化吸收功能差,易引起蛋白质等营养缺乏,导致肝脂肪沉积。老年人与药物代谢密切相关的肝微粒体酶系活力下降,且对诱导反应减弱。胆囊壁及胆管壁变厚、弹性减低,因含大量胆固醇,易发生胆囊炎、胆石症,胆管炎症可使胰腺发生自身消化而成为急性胰腺炎。肝脏发生退行性改变,肝细胞数量减少,肝血流相应降低,常有萎缩和硬变,酶活性降低,清除率下降,解毒功能降低使药物经过肝脏的生物降解过程延长。再者肝合成蛋白质的能力降低,血浆蛋白减少,白蛋白与球蛋白的比值降低。由于血液循环中白蛋白浓度减少,药物与蛋白的结合作用下降,使更多的药物以游离形式进入中枢神经系统产生作用。

五、泌尿系统和水电解质平衡

肾体积变小,重量减轻,80 岁时重量减少 20%～30%。肾窦内脂肪增加,间质内纤维增加,代替了部分肾实质,70 岁以后,肾髓质部分的纤维化更加明显。正常人从出生到成年肾单位的总数不变,随着年龄的增加,老年人健存的有功能的肾小球数目逐渐减少,单位面积毛细血管祥的数量也相继减少,而系膜成分相对增多,基底膜增厚,小动脉玻璃样变,由此形成局灶型肾小球硬化。肾小球数目自 25 岁以后开始减少,80 岁时减少 1/3～1/2,且发生玻璃样变性,肾球囊基底膜增厚,85 岁时减少到原有数量的 30%～40%。肾小管细胞随年龄增加而减少且发生脂肪变性。同时,近端肾小管逐渐出现萎缩,远端小管扩张并且部分形成憩室或囊肿。此外,高血压、糖尿病等常见老年疾病可加快老年人群肾小球及肾动脉硬化进程。

随着年龄增加,肾小球滤过率逐渐下降。肾小球滤过率(GFR)60 岁减为 90mL/min,80 岁为 65.3mL/min,90 岁时为 56.5mL/min。血尿素氮 50 岁时开始上升,80 岁以后明显上升达 7.6mmol/L。血清肌酐含量与肌酐清除率是检验肾功能的可靠指标。当肾小球滤过率下降时血清肌酐量就上升,血清肌酐清除率就下降。故老年人服用经肾脏排出的药物时(如抗生素、洋地黄等),应注意根据血清肌酐含量及清除率来调节用量,以防蓄积引起中毒。肾血管硬化,血流受阻,80 岁老人肾血流量可减少 47%～53%。肾小管功能与肾小球功能减退及肾血流量减少的程度一致,到 60 岁时,肾小管功能减少 50%,肾的再吸收功能和再分泌功能降低近半。尿浓缩功能降低,最高尿比重年轻人为 1.032,而 80 岁老人为 1.024。所以在脱水、失血、低血压和缺氧的情况下,老年人易发生肾功能障碍、水电解质紊乱及酸碱平衡失调,且发生后不易及时诊断和纠正。尿液浓缩与稀释能力降低,肾素对容量反应减弱,肾小管分泌 NH_4^+ 的能力亦降低。老年人中肌肉组织萎缩且肌酐生成明显减少,即使 GFR 明显降低,但血肌酐水平可近似正常。老年患者口渴知觉降低、尿浓缩力下降,肾素对容量反应减弱,使得在失血、呕吐、腹泻、胃肠减压等体液丢失情况下极易发展为低血容量并出现低血压。肾脏稀释能力的下降以及处理钠能力的下降,使得老年患者在大量输液时易于出现水潴留及低血钠;在有心血管疾病或中枢神经系统疾病时易于发展为肺水肿或脑水肿;而在限水或给予高钠饮食时,又可能出现高钠血症。肾脏分泌 NH_4^+ 能力障碍,使得老年患者在发生酸中毒时代偿能力明显下降。老年人膀胱松弛、前列腺增大,易出现尿频、尿急、夜尿增多情况,易并发急性尿潴留、尿路感染。

老年人体液总重量约为体重的 30%,尿量多,由于血浆肾素浓度及活性降低,醛固酮浓度不足,再吸收和钾排泄功能下降,易致高钾血症和低钠血症。老年人常有一定程度的脱水,老年人不显性失水量相当于年轻人的 2/3,大约 600mL/d,而且不论是呼吸性或代谢性原因,老年人常有潜在性酸中毒。

随年龄增加,膀胱壁萎缩,纤维组织增生,尿道纤维化变硬,老年人膀胱中残余尿量增多、膀胱容量减少并出现不可控制的收缩,故常有夜间尿频,甚至尿失禁现象。60 岁以上老年男性的前列腺有不同程度的增生,前列腺增生或慢性前列腺炎可引起尿道压迫、排尿不畅,甚至引起尿潴留,常致手术麻醉后排尿困难,大手术应予保留导尿。

六、内分泌系统

老年时期,内分泌系统的变化表现在:①垂体细胞有丝分裂减少,供血量下降,结缔组织增加,细胞形态改变,细胞器结构有所破坏;②肾上腺皮质有结节形成,结缔组织增加,皮质类固醇分泌减少,肾上腺皮质功能低下;③甲状腺重量减轻;④性腺功能下降;⑤胰腺功能降低,胰岛素分泌减少。上述种种内分泌腺体的变化,可能引起不同程度的内分泌紊乱,产生各种症状,如围绝经期综合征、老年性糖尿病等。机体免疫力和应激能力差,易出现低血压、心动过缓和心肌收缩力降低等。另外,基础代谢低,体温也容易降低。

七、运动系统

运动功能与骨骼、关节、肌肉、中枢神经系统及心肺等器官的变化都有密切关系。老年人的运动功能随年龄增加而减退,这既有增龄性变化的因素,也可能受疾病因素的影响。

老年时期肌细胞结构变化很大,每个运动单元的毛细血管密度下降,肌组织中各种酶的活力减弱。肌肉收缩时间、潜伏期和舒张期延长。

长骨和扁骨的内面逐步吸收,外面缓慢有新骨生成,造成长骨外面略有增加而内面空虚。同时骨小梁减少,骨质变得脆弱,易发生骨折。老年人易发生骨质疏松,其原因是骨内盐分与蛋白质支持基质的丢失。青年人骨骼中无机物约占 50%,中年人约占 60%,老年人约占 80%。无机物含量越高,骨骼的弹性、韧性就越差。关节软骨退化,软骨中的水分丢失。

八、免疫系统

衰老过程中,由于骨髓干细胞的衰老、胸腺组织萎缩、遗传因素及环境因索的影响,体内常有较多的自身免疫抗体,容易发生感染性疾病、自身免疫性疾病以及肿瘤等。

第二节　术前评估和麻醉前准备

一、术前评估

术前评估的内容主要包括熟悉患者、询问健康状况和既往手术史、评估患者的生理和精神状况,进行必要的术前检查,目的是判断患者能否耐受手术和麻醉,以及选择何种麻醉方式及麻醉药物。

(一)老年人术前常见疾病

①心血管系统:高血压、冠心病、心律失常等;②呼吸系统:慢性阻塞性肺疾病(COPD)、肺源性心脏病、肺部感染等;③神经系统:脑血管病、阿尔茨海默病等;④内分泌系统:糖尿病等。麻醉前应充分了解患者心肺疾患的严重程度,进行必要的治疗,如控制高血压,改善呼吸功能,治疗心律失常,纠正水、电解质、酸碱平衡紊乱和营养不良等。

(二)老年患者麻醉并发症

随着现代外科、麻醉和监测技术的发展,老年患者手术麻醉的禁区不断缩小,越来越多的高龄患者在遭遇外科疾病时能够接受择期或急诊手术。麻醉医师最基本的职责是确保患者处于无痛状态下,预防和处理围术期并发症,确保患者安全。但老年患者病理生理、药效、药动学的变化,同时合并多种疾病,麻醉并发症的发生率是中青年的 2～4 倍。主要并发症有麻醉知晓、苏醒延迟、术后精神功能障碍、术后呼吸抑制、低血压及肺部并发症等。

(三)围麻醉期危险状态

围麻醉期危险状态主要包括:缺氧、二氧化碳蓄积、喉痉挛、呼吸抑制、气管插管困难与失败、麻醉中急性肺水肿、麻醉中急性呼吸衰竭、围麻醉期躁动、顽固性呃逆、急性肺不张、寒战、术毕苏醒延迟、恶性高热、过敏反应等。

二、心血管系统的麻醉前准备

(1)改善全身状况,维持内环境稳定,纠正电解质及酸碱平衡失调,如:纠正低氧、低钾、高钾、脱水、酸中毒;纠正贫血、低蛋白血症及低血容量。

(2)控制高血压。高血压有引起脑出血、心衰、肾衰竭的可能性,持续服药者增加麻醉管理难度,尤其是椎管内麻醉时,血压大幅度下降,间接交感神经抑制药不敏感时可选用去氧肾上腺素、去甲肾上腺素,但应从小剂量开始。降压的目标是正常值的高限 140/90mmHg。降压药应持续到术日,停药易出现反跳。非急诊手术可考虑延期。

(3)改善冠心病患者的心肌缺血。老年人心肌灌流量低,心肌易缺血缺氧,疑有心肌缺血时,术前应做动态心电图。心肌梗死(MI)患者再梗病死率为 54%。围手术期再梗的危险因素包括:①手术距心肌梗死的时间。1～3 个月,再梗率为 27%～40%;4～6 个月,再梗率为 11%～18%;>6 个月,再梗率为 5%。相对急诊距心肌梗死的时间要求(如肿瘤)至少 4～6 周;如行紧急手术,术前应用足量镇静剂及长效硝酸盐类,或先行主动脉内球囊反搏(IABP),或经皮腔内冠状动脉成形术(PTCA),或搭桥手术。②心肌梗死部位。后壁心肌梗死常伴有心律失常。③年龄。65～74 岁,病死率比非冠心病者高 10 倍。④手术时间。1 小时再梗发生率为

1.9％,6 小时再梗发生率为 16.7％,急诊手术再梗发生率高。⑤血流动力学状态,如血压波动、缺氧、血栓等。

（4）判断心律失常。老年人心律失常的发生率为 16％～30％,最高达 75％。期前收缩最多,其次为房颤。偶发的房性或室性期前收缩、无症状的左右束支传导阻滞、无症状的一度或二度Ⅰ型房室传导阻滞、慢性房颤,术前可不做特殊处理,但术中应高度警惕。频发房性或室性早搏应使用药物控制后再行手术。二度Ⅱ型或三度房室传导阻滞、病窦综合征需安装临时起搏器。药物控制不好的快速心律失常可行射频消融。

（5）心脏瓣膜病较少见,主要为主动脉瓣狭窄及关闭不全,主动脉瓣狭窄（AS）可引起高血压、心动过速、低血容量;主动脉瓣关闭不全（AI）可引起心动过缓、对血管扩张药敏感;严重时影响循环,并易发生冠脉供血不足。

三、患者心理准备

老年人多有衰弱感、孤独感和忧郁感,对自身病情和健康状况过度关注,害怕麻醉风险,对手术效果患得患失,恐惧手术甚至拒绝手术等。因此,医生术前应做好耐心细致的解释工作,与患者及家属建立良好的医患关系,尽可能取得他们的合作。改善患者精神心理状态,无疑对减少麻醉药物用量、维持生理状态稳定和减少术后并发症都有重要意义。

第三节　麻醉方法的选择和管理

一、术前用药

任何麻醉方法和药物对老年患者都有一定的危险。麻醉选择的依据包括:①全身状况和重要器官功能受损情况;②手术部位及手术大小;③麻醉条件及设备;④麻醉师的操作技巧及临床经验;⑤患者的意愿。目前尚无适合老年人的麻醉方法和药物。总的原则:简单、安全、效果确切。常使用麻醉性镇痛药、地西泮类药和抗胆碱药。为减少胃内容物反流,有时也使用抗酸药。因老年人代谢缓慢,肝、肾血流减缓,用药量应相应减少。

（1）老年人对镇静催眠药敏感。高龄及危重患者易因意识消失而引起呼吸抑制,年龄每增加 10 岁,咪达唑仑用量减少 15％,90 岁为 0.02～0.03mg/kg。

（2）老年人对镇静药耐受量小。镇静药可导致呼吸抑制、恶心呕吐等不良反应,高龄、体重轻、体质差、肾功能异常者使用时易发生呼吸循环抑制,因此,药物用量应减少。60 岁用成人剂量的 1/3,70 岁用成人剂量的 1/4,80 岁用成人剂量的 1/5。常用镇静药有吗啡、哌替啶。通常术前 1～2 小时肌注 5～10mg 地西泮对老年人已有足够的镇静作用。

（3）镇静方法:口服给药常用地西泮 10mg,术前 30 分钟口服。肌内注射常用地西泮 10mg 或苯巴比妥钠 0.1～0.2g。静脉注射常用地西泮 0.2mg/kg,咪达唑仑 0.05～0.1mg/kg,异丙酚 200mg＋芬太尼 0.1mg,生理盐水稀释至 50mL,用微量泵连续输注。笑气吸入也可以用于镇静。

（4）老年人唾液腺萎缩退化,分泌减少,使用抗胆碱药主要用于对抗迷走神经反射,术前应禁食水。目前认为,抗胆碱药与老年术后急性谵妄相关,如患者心率较慢,在麻醉诱导前静脉注射阿托品比麻醉前用药效果更佳。东莨宕碱的中枢抑制作用较阿托品强,更易致术后急性谵妄。

二、麻醉药在老年人群的药代学与药效学

1. 影响麻醉药在老年人群的药代学及药效学的因素

(1)血浆蛋白结合力。老年患者血浆蛋白与麻醉药的结合力降低,使药物作用增强。老年人血浆蛋白与药物结合力降低的原因包括:①随着衰老过程,血浆蛋白,尤其是白蛋白浓度降低,限制了与麻醉药的结合;②血液循环中的白蛋白可能发生质的改变,降低其结合效能;③同时使用其他药物影响麻醉药与血浆蛋白结合;④某些并发疾病可能限制麻醉药与蛋白质结合。由于上述因素的影响,老年患者如果使用与蛋白质结合力强的麻醉药,则会产生超强的临床效应。

(2)组织成分的变化。与年龄相关的机体组织成分的重要变化包括:①骨骼肌减少,血容量减少(75岁时减少20%～30%),因此,常规剂量的麻醉药很快扩散到相对减少的血容量中,单位时间血浆药物浓度增高而产生异常的药效;②脂肪组织随年龄增加,继而引起类脂物储存部分增加,脂溶性麻醉药易蓄积,血浆药物清除时间增加,麻醉作用时间延长。

(3)肝、肾功能改变。老年人肝脏发生退行性改变,肝细胞数量减少,肝血流量相应减少,常有萎缩和硬变,肝酶活性降低,清除率下降,解毒能力降低,使药物生物降解过程延长。再者,肝合成蛋白质的能力降低,血浆蛋白减少,白蛋白与球蛋白比值降低,影响了血浆蛋白与麻醉药的结合,使更多的药物以游离形式进入中枢神经系统产生作用。

老年人肾组织萎缩,质量减轻,肾单位减少,肾血管硬化,肾血流量减少,肾小球滤过率(老年人肾小球滤过率仅为年轻人的60%)和尿浓缩能力降低,药物排泄减慢,血药浓度增加,药效增强,作用时间延长。

(4)中枢神经系统功能改变,表现为:①脑重量下降,容积缩小,脑沟加深,脑回变窄,脑室扩大,尤以颞、额叶为著;②神经细胞数减少,轴突减少,与相邻的神经元联系减少;③有髓纤维脱髓、变性,神经冲动传递减少、时间延长;④脑血流不随神经活动增加而增加,对高碳酸血症的反应减弱或消失,对低氧的反应性也降低,即低氧不能明显使脑血流增加;⑤受体数目减少、亲和力下降,但东莨菪碱例外。随着年龄增长,中枢神经系统的生理功能亦随神经元物质减少、脑血流量降低、脑氧耗降低以及神经递质减少等因素而降低,因此对麻醉药的需要量亦相应减少。

2. 衰老对麻醉药量-效关系的影响

药物对老年人的实际效应存在着显著的个体差异。围手术期麻醉药的量-效关系亦因老年人代谢率低、药物吸收和代谢缓慢、并发疾病等而受影响。

(1)静脉麻醉药。老年人对巴比妥类、苯二氮䓬类和麻醉性镇痛药的敏感性显著增高。硫苯妥钠使意识消失的半数有效量(ED_{50})在老年人为 1.8mg/kg,年轻人则为 2.8mg/kg。地西泮在老年人的清除半衰期延长,其代谢产物不仅有地西泮的药效,且清除半衰期比地西泮更长,故须谨慎选择。芬太尼静脉滴注维持用药的药效比单次全量注射要长,心功能差的老年人联合使用地西泮或氧化亚氮会发生明显的循环抑制。吗啡、盐酸哌替啶用于老年人,药效可增强 2～4 倍。因此,老年人静脉用麻醉药应分次小量,避免多次重复,应观其效、充其量。

（2）吸入麻醉药。心排血量减少，对吸入麻醉药的摄取和分布有重要影响。老年人MAC比年轻人低，40岁以后每增加10岁，MAC下降4％，80岁时氟烷、安氟醚和异氟醚的MAC分别由0.75％、1.68％、1.15％降至0.64％、1.41％、0.8％。心、脑、肾功能减退者，宜选用异氟醚。

（3）肌松药及其拮抗药。老年人血浆胆碱酯酶活力降低，清除率降低，琥珀胆碱剂量需酌减，重复使用时更应减少。对非去极化类肌松药，老年人与年轻人的剂量和药效相仿，但起效慢，作用时间延长。泮库溴铵在75岁人的清除半衰期为中青年的2倍，阿曲可林的剂量和药效几乎不受年龄影响；新斯的明的拮抗效应与年龄明显相关，静脉注射0.05mg/kg的起效时间和最大拮抗作用在老年人中与年轻人相仿，但作用时间明显延长。

3. 老年人麻醉特点

老年人麻醉的特点：①老年人内环境稳定性降低，心肌储备功能减退。因此，对麻醉等应激反应的调节能力降低。②老年人局部血液循环较差，皮下或肌内注射药物吸收慢而不规则，生物利用度低。③体内水分及肌肉成分降低，脂肪比上升和非脂肪部分减少，水溶性药物在脂肪组织中分布较少，在血浆中浓度较高，平均剂量都易产生蓄积中毒。④脂溶性药物分布容积增加，使药物从脂肪库中反流至循环血中的时间延长，血药浓度上升，作用增加，维持时间延长。⑤老年人肝血流减少，肝药酶活性下降，对药物的代谢降低，药物半衰期延长。肾功能低下导致药物从肾排泄减少，药物作用时间延长，多次用药易蓄积中毒。⑥老年患者有部分或全口缺牙，或有牙槽嵴的不均衡吸收，有可能影响注射的准确性。

三、颌面部手术的麻醉特点及麻醉方法的选择

从麻醉角度而言，口腔颌面部手术的麻醉难点在于如何建立和维持呼吸道通畅。由于颌面部解剖的特点，麻醉诱导时，咽喉肌松弛易致呼吸道不同程度的梗阻，同时又因张口困难，颈部活动受限而增加插管难度，气管拔管后易发生气道梗阻窒息。加上老年患者常合并有心、肺、肝、肾、脑等重要脏器功能改变，更增加了麻醉的难度。

麻醉方法的选择不仅取决于患者的病理生理状况和手术方式，还要根据麻醉医师的经验和技术。麻醉方案尽量简单，在有效抑制手术应激反应的同时，还要减少对患者生理的干扰，麻醉关键是要维持术中生理状态，包括细胞供氧/需氧平衡，体液平衡及血流动力学稳定等。

对于某些手术，选择局部麻醉的优点在于：①降低术后负氮平衡；②减少手术刺激引起的内分泌系统应激反应；③减少失血量；④减少术后血栓形成；⑤减少术后中枢神经系统功能障碍。但老年患者由于局麻镇痛不全或手术应激反应过强而致的心脑意外，也不能忽视。由于手术部位及某些解剖位置，不宜采用局麻者，或手术范围大、时间长或多区域手术患者，以及精神极度紧张不能合作者，为避免局麻药过量或镇痛不全，宜选全身麻醉。全麻优点在于能完全消除手术疼痛或不适，并能较好地调控机体反应。

四、常用麻醉方法

口腔颌面外科手术要求麻醉平稳，镇痛完全，常不需要特别的肌肉松弛效果。麻醉应以患者能接受，手术区无痛、安全，术后恢复迅速为原则，结合患者的体质、精神、手术部位、时间等综合考虑。

（一）局部麻醉

局部麻醉简称局麻，是利用神经传导药物使麻醉作用局限于身体某一局部的方法。感觉神经传导功能被阻滞后，局部的痛觉及感觉被抑制或消失；如果运动神经同时被阻滞，则肌肉运动减弱或完全松弛。大部分口腔颌面部手术和操作，都可在局麻下进行。老龄患者临床最常用的是局部麻醉。局麻安全有效，操作简单，患者保持清醒，术后护理方便，口腔科常用来控制牙痛，治疗牙体、牙髓、牙周疾病和施行一般口腔颌面外科手术。局部麻醉适用于部位浅表、范围较小的手术，神经阻滞麻醉要求操作者熟练掌握颌面部神经的分布、走向及阻滞方法。

局麻药按照其化学结构可以分为酯类和酰胺类。现在国内临床常用的酯类局麻药物有普鲁卡因和地卡因等，酰胺类局麻药物有利多卡因和布比卡因等。酯类局麻药和酰胺类局麻药除了在起效时间和时效有明显不同外，酯类局麻药是在血浆内被水解或被胆碱酯酶所分解；酰胺类局麻药则在肝脏被酰胺酶所分解。酯类局麻药所含的对氨基化合物可形成半抗原，以致引起变态反应（即过敏）；酰胺类局麻药则不形成半抗原，故引起变态反应者甚为少见。临床上常用的局部麻醉方法有表面麻醉、浸润麻醉以及阻滞麻醉。

理想的局麻药物应具备的条件：①能产生完全的局部麻醉，不损伤神经和其他组织，不遗留有感觉和运动障碍。②麻醉起效迅速，穿透力强，弥散广，毒性低。③麻醉维持时间长，足以完成手术治疗。④易溶于适当的溶剂中，并且在溶液中可长时间保持性能稳定。⑤容易消毒，经高温高压消毒不分解。⑥对组织无刺激性，无成瘾性，不产生不良反应。

 知识拓展

老年人局麻注意事项：①高龄患者用药剂量及浓度应酌情减少，以期用最小的药量达到最佳预期效果。②口腔颌面部血运丰富，局麻药易吸收入血液循环，使用时应注意回吸无血，注射时不要过快。③麻醉前对老年患者并发症、精神状态、心理情况等要有全面的了解。操作应熟练、稳、准，注意语言沟通，使患者有安全感和亲切感。④老年人使用加肾上腺素的局麻药目前尚有争议。局麻药中加入肾上腺素的作用是使麻醉区小血管收缩，可以减缓局麻药的吸收，延长局麻药的作用时间。然而，肾上腺素可引起心悸、头痛、血压增高、胸闷等不适反应，有研究认为罹患心血管疾病风险较高的老年人群不宜选用含肾上腺素的局麻药物。有研究则认为，局麻药液中含微量肾上腺素不会引起血压的明显变化，对心血管等患者一般也不会导致不良反应。由于镇痛效果良好，可消除患者的恐惧和不安，并可避免因疼痛而引起的血压急剧波动。

1. 常用局麻药

（1）普鲁卡因（procaine）：为酯类局麻药，其化学结构为对氨基苯二乙胺乙醇。其毒性小、价廉，但弥散力较差，表面麻醉效能差，麻醉持续时间较短，局麻时效能维持 $45\sim60$ 分钟。临床常用 $0.5\%\sim1\%$ 普鲁卡因行局部浸润麻醉，$1.5\%\sim2\%$ 溶液行神经阻滞麻醉。成人一次用量不超过 1g。普鲁卡因和其他酯类局麻药偶能引起过敏反应。普鲁卡因经血浆胆碱酯酶水解，因此，先天性胆碱酯酶异常的患者慎用。普鲁卡因可抑制磺胺类药物的抗菌作用，故正在使用磺胺类药物的患者应避免选用普鲁卡因行局部麻醉。

（2）丁卡因或地卡因（dicaine）：为酯类局麻药，是以丁氨根取代普鲁卡因芳香环上的对氨基,丁卡因麻醉效能为普鲁卡因的 10～15 倍,毒性为普鲁卡因的 10～20 倍。因其毒性大,组织穿透力强,临床主要用于表面麻醉,常用浓度为 1%～2%。

(3)利多卡因(lidocaine):为酰胺类中短效麻醉药,是目前应用最广、麻醉效果最佳的局麻药之一,过敏者十分罕见。起效时间 1～5 分钟,时效可达 2 小时以上,效能较普鲁卡因强,组织穿透能力强,除用于局麻外,还有抗室性心律失常的作用。在老年拔牙手术病例中,出现异常心电图的比例为 30%左右。2%利多卡因麻醉效果满意,对高血压、心脏病患者无不良影响。老年人局麻应首选 2%利多卡因。用于表面麻醉,浓度为 2%～4%。局部浸润麻醉用 0.25%～0.5%溶液。1%～2%溶液用于神经阻滞麻醉,成人一次用量不超过 400mg。心脏传导阻滞患者慎用。

(4)布比卡因(bupivacaine):为酰胺类长效麻醉药。起效时间 3～5 分钟,时效可达 6～8 小时,效能为利多卡因的 3～4 倍,组织穿透力较地卡因和利多卡因差。毒性为普鲁卡因的 4～6 倍,但不易透过血脑屏障。布比卡因阻滞效果好,对于高龄患者起效时间较长,术后疼痛明显的手术,如阻生牙的拔除、根尖切除术、齿槽修整术、牙种植术等应选择 0.5%盐酸布比卡因。0.25%～0.5%溶液用于局部浸润麻醉,0.25%～0.75%溶液用于神经阻滞麻醉,一次用量不超过 150mg。

(5)阿替卡因(articaine):为酰胺类局麻药,对组织的浸润麻醉作用很强,通过黏膜下局部麻醉即可完成牙髓治疗和拔牙等一般手术。阿替卡因的血浆蛋白结合率高达 95%,绝大部分在血循环中失去活性,其代谢物很快经肾排出,故全身毒性很低,短时间内重复注射安全,无蓄积危险。不加血管收缩剂的阿替卡因适用于老年人和心血管病患者。现临床使用的碧兰麻(商品名)是 4%阿替卡因和 1:100 000 肾上腺素的复方制剂,剂型为国际上通用的卡局式,与专用注射器联合应用,针头直径细小,可避免注射点疼痛。麻醉起效时间为 2～4 分钟,可持续 2～4 小时,一次浸润注射 0.8～1.7mL,最大用量不超过 5mg/(kg·d)。

2. 局部麻醉的方法

(1)冷冻麻醉:是将沸点低而易挥发的药物喷洒于手术区表面,使局部组织温度骤然降低,削弱神经的传导功能,达到局部镇痛的目的。常用药物是氯乙烷。

冷冻麻醉适用于极松动牙齿的拔除和表浅脓肿的切开。操作时,氯乙烷从 20～30cm 的距离向手术区表面喷洒,当黏膜表面颜色变白时即可施行手术。

氯乙烷对组织刺激性强,麻醉前,麻醉区周围的皮肤黏膜应涂以凡士林或用纱布、孔巾遮盖。喷射时勿入眼内。喷洒过量会导致冻伤。口腔内喷洒过量可致吸入过多,患者出现暂时性意识丧失。

(2)表面麻醉:是将渗透力强的局麻药直接贴敷、涂布或喷洒于手术区表面,使该区域的神经末梢被阻滞的麻醉方法。表面麻醉适用于表浅的黏膜下脓肿切开、松动牙齿的拔除及上颌窦根治术下鼻道开窗时鼻黏膜的表面麻醉。喉部、舌根、软腭手术前实施表面麻醉,可减少手术操作时恶心反射的发生。

麻醉前将手术区表面擦干,用棉球蘸取表面麻醉剂涂抹或用喷雾法将麻醉剂喷洒于手术区,2～3 分钟后出现麻醉效果,即可施行手术。反复涂抹和喷洒时应注意麻醉药量,尤其地卡因不可过量。

(3)浸润麻醉:是将局麻药注射于手术区组织内麻醉神经末梢,阻滞神经末梢的传导而达到无痛的麻醉方法。

　　口腔颌面部软组织浸润麻醉适用于脓肿切开引流、外伤的清创缝合、成形手术和肿物切除等软组织手术。浸润麻醉时药液用量大，故其浓度相应较低。操作时先在切口的一端将注射针斜行刺入皮内，注入少许局麻药，使局部成一小皮丘，再沿手术切口线分层注射。注射药液时应适当加压，使其在组织内形成张力性浸润，与神经末梢广泛接触，以增强麻醉效果。进针时不可穿过感染灶和肿瘤，以防炎症扩散和肿瘤细胞的种植。

　　拔除上颌前牙、前磨牙，下颌切牙时也可采用浸润麻醉。因为这些部位的牙槽骨骨质薄且疏松、多孔，麻醉液能通过这些小孔渗透到牙根部神经丛。注射方法是：在手术区的唇颊黏膜皱褶处进针，先注入少量局麻药，然后针尖沿骨膜面滑行至牙齿根尖，注入麻醉药1～1.5mL。如果麻醉效果不佳，针尖可从该牙根中部骨膜下沿骨面滑行至根尖处注药1mL。

　　常用的浸润麻醉方法有以下几种。①骨膜上浸润法：将麻醉药注射到牙根部位的骨膜浅面。该法主要用于上颌前牙、下颌前牙及牙槽突的手术。②牙周膜注射法：又叫牙周韧带内注射法，一般用后装式金属注射器及短而细的针头，自牙近中或远中刺入约0.5cm后注入麻药。③计算机控制局部麻醉：通过带有预设程序的局麻输注设备完成麻醉，可以精确控制注射速度和局麻药用量。

　　(4)阻滞麻醉：神经阻滞麻醉也叫传导麻醉，是将局麻药注射至神经干或其主要分支周围，暂时性地阻断神经末梢传入的刺激，使该神经分布的区域产生麻醉效果。

　　神经阻滞麻醉用药量少，麻醉区域广，麻醉时间长，是拔牙和口腔颌面部手术常用的麻醉方法。进行阻滞麻醉要熟悉神经的走向与分布，掌握注射标志和局部解剖关系。操作时，应严格遵守无菌原则，以防感染。

　　1)上颌神经阻滞麻醉：又称圆孔麻醉，是将局麻药注射到翼腭窝内以麻醉出圆孔的上颌神经。麻醉区域为同侧上颌骨、鼻外侧、下睑至上唇的皮肤、软硬腭、上颌牙齿。适用于上颌骨骨折和上颌窦等手术的麻醉。

　　翼腭管注射法：进针点为腭大孔，腭大孔位于上颌最后磨牙腭侧龈缘至腭中线中外1/3处，其黏膜上可见小凹陷。磨牙已脱落的老年患者，腭大孔位于软硬腭交界前0.5cm处。若牙齿缺失过久，牙槽嵴吸收，进针点应向外侧适当偏移。嘱患者头部尽量后仰、大张口，消毒后用25号长细针头从对侧刺入凹陷处，注入少量局麻药，当针尖抵达腭大孔时，将注射器移至同侧，再仔细探刺进入翼腭管，缓慢进针3cm，回抽无回血后注入局麻药2～3mL。操作时要保持头位稳定，进针受阻时切勿强力推进，以防断针。

　　口外注射法：进针点为颧弓与下颌升支乙状切迹之间的中间点。选用7.5cm长的25号针头，置一消毒橡皮片于距针尖5cm处，作为进针深度标志，注入少量局麻药于皮下，再自皮肤垂直进针直抵翼外板，调整橡皮片的位置距皮肤1cm，确定至翼腭凹深度，总深度一般不超过5cm，然后退针到皮下，针尖重新向上10°、向前15°进针至标志处，回抽无血后注入局麻药2～3mL。

　　2)眶下神经阻滞麻醉：将局麻药注射于眶下孔（眶下管）内，以麻醉眶下神经及其分支。麻药注入眶下管后可麻醉上牙槽前、中神经，甚至上牙槽后神经。麻醉区域为同侧下睑、鼻、眶下区、上唇、上颌前牙、双尖牙以及这些牙的唇侧或颊侧的牙槽骨、骨膜、牙龈和黏膜等组织。该法适用于同侧上颌前牙、前磨牙的拔除，上唇、眶下区、鼻外侧、下睑及上颌前部的手术。

　　常用口外眶下孔注射法，眶下孔位于眶下缘中点下方0.5～1.0cm。注射时用左手食指置于眶下缘,针尖由同侧鼻翼外 1cm 处刺入,与皮肤呈 45°,向上、后、外进针 1.5cm,刺入眶下孔中,注入 1.0~1.5mL 局麻药。一般 3~5 分钟后即显麻醉效果。注意:注射针进入眶下管不可过深,以防刺伤眼球。

3)上牙槽后神经阻滞麻醉:也称上颌结节麻醉,是将麻醉药注射在上颌结节后方的上牙槽神经孔附近,麻醉眼支和上牙槽后神经。麻醉区域为同侧上颌窦黏膜、上颌第二、三磨牙及上颌第一磨牙的远中颊根和腭根,以及相应的牙周组织、颊侧黏膜、骨膜和牙龈。该法适用于上颌磨牙拔除术、上颌窦手术以及上颌后部的手术。

口内注射法:患者取坐位,头稍后仰,半张口,术者将患者口角和颊部尽量向外上方拉开,充分暴露上磨牙区。以上颌第二磨牙根部黏膜皱褶处为进针点,针尖斜面向着骨面,沿着骨膜面与上颌牙齿平面成 45°角向上、向后,同时向内推进,进针 2~2.5cm,抽吸无血即注药 1~1.5mL,3~5 分钟显效。上颌缺失的老年患者,则以颧牙槽嵴部的前庭沟为进针点。

操作时注意进针不宜过深,以免刺破上颌结节后方的翼静脉丛,引起血肿。

口外注射法:用手指在颊部扪出颧牙槽嵴,找出颧骨下缘与上颌骨颧突形成的交角,即为外注射进针点。选用 4~5cm 长的注射针,刺入皮肤直达骨面,然后向上后内方向推进约 2cm,即可注射麻药 2~3mL。

4)腭前神经阻滞麻醉:又称腭大孔注射法,将麻醉剂注射于腭大孔稍前处,麻醉腭前神经,使前磨牙、磨牙腭侧牙龈及黏骨膜产生麻醉效果。适用于上颌腭侧磨牙区的手术,配合其他麻醉施行前磨牙、磨牙的拔除。

注射时,让患者头后仰,大张口,上颌牙平面与地平面成 60°角。注射针在腭大孔的表面标志稍前处刺入腭黏膜,往上后方推进至腭大孔,注入麻药 0.3~0.5mL,3~5 分钟后即产生麻醉效果。

腭大孔麻醉注射部位不宜过后,麻醉液量不宜过大,否则腭中、后神经被麻醉后产生异物感,可引起患者恶心、呕吐。如遇此种情况,令患者深呼吸,可减轻其症状。

5)鼻腭神经阻滞麻醉:将局麻药注射于切牙孔内,以麻醉鼻腭神经,故又称为切牙孔注射法。麻醉区域为上前牙区腭侧牙龈、黏膜与骨膜。该法适用于上颌前牙拔除术。

切牙孔的解剖位置在左右尖牙连线与腭中线的交点上,表面有梭形的切牙乳突覆盖。老年患者前牙缺失时,以唇系带为准,越过牙槽嵴往后 0.5cm 即为切牙乳突。

操作时,让患者头后仰,大张口,自切牙乳突侧方进针,在黏膜下注射少许局麻药,然后使针的方向与中切牙长轴一致,通过切牙孔进入切牙管,进针 0.5cm 回抽无血后,注射麻药 0.25~0.5mL。3~5 分钟显效。切牙乳突神经丰富、组织致密,进针时应避免从切牙乳头刺入以减轻疼痛。注射时阻力大,应将针头按紧,防止滑脱。

6)下牙槽神经阻滞麻醉:将麻药注射到下颌骨升支内侧面的下颌孔附近,以麻醉下牙槽神经。麻醉区域为同侧下颌骨、下牙、牙周组织,第一前磨牙之前的颊、唇侧牙龈、黏骨膜及下唇。本法适用于同侧下颌牙齿的拔除,下颌骨、下唇的手术。

大张口时,磨牙后方与咽腭弓之间有一纵形的黏膜皱襞,其深面为翼下颌韧带。翼下颌韧带的前外方,颊侧脂肪组织形成一三角形的突起,其尖端位于翼下颌韧带中点而稍偏外处。此二者即为注射的重要标志。若进针点标志不清楚,可在翼下颌韧带中点外侧 0.3~0.4cm 处进针。

常用口内注射法,操作时让患者大张口,使下颌平面与地面平行。将注射器放在对侧口角,由对侧前磨牙之间,殆平面上方1cm处按上述注射标志进针,推进2.5cm,可达下颌骨骨面的下颌神经沟。回抽无血后注入麻药1~1.5mL,3~5分钟产生药效。

口内注射法的注射标志为翼下颌韧带及颊脂垫,这两者均为软组织,容易受周围条件的变化而变化,使注射部位的准确性得不到保证。不少老年患者有部分或全口缺牙,或有牙槽嵴的不均衡吸收,有可能影响注射的准确性。由于下颌支是一个较恒定可靠的注射标志,可以采取下法麻醉:术者右手持注射器,当给患者行右侧下颌孔注射时,术者左手虎口向上;而给患者行左侧下颌孔注射时,术者左手绕过患者头部,将左手虎口向下。然后将左手拇指伸入患者口内,置于升支前缘,中指置于同侧耳垂下升支后缘,此时要使拇指和中指所处部位为升支高度的中线部位(根据外侧升支高度判断),这时拇指与中指距离的1/2处即为下颌孔位置(这里可忽略皮肤与黏膜等之间厚度的差异),从拇指前端进针,其方向为拇指与中指连线的中点,深度达下颌骨骨面。

7)舌神经阻滞麻醉:舌神经由下颌神经分出后在下牙槽神经前内侧下行,在下颌神经沟水平时,舌神经位于下牙槽神经前内方约1cm处。

舌神经阻滞麻醉后可使同侧下颌舌侧牙龈、黏骨、口底黏膜及舌前2/3区域无痛。故适用于舌前2/3和口底软组织的手术及下颌牙齿的拔除。

在行下牙槽神经阻滞口内法注射后,将注射针退出1cm,注射麻药0.5~1.0mL,即可麻醉舌神经;或边退针边注射麻药,直至退到黏膜下为止。

8)颊神经阻滞麻醉:将局麻药注射在下颌升支前缘内侧颊神经干附近,以麻醉颊神经。麻醉区域为下颌第二前磨牙以后的颊侧牙龈、黏膜和颊侧皮肤,适用于颊部手术,配合其他麻醉拔除下颌第二前磨牙以后的牙齿。

操作时让患者大张口,在颊黏膜上,腮腺导管口后下1cm处刺入黏膜下,向后进针达升支前缘,注射麻药0.5~1mL。也可在下牙槽神经阻滞麻醉过程中,针尖退至肌层、黏膜下时注射麻药0.5~1mL,即能麻醉颊神经。还可以在拟拔除磨牙的远中根颊侧黏膜转折处行局部浸润麻醉。

9)下颌神经阻滞麻醉:又称卵圆孔注射法,是将局麻药注射于卵圆孔附近,以麻醉三叉神经第三支——下颌神经。麻醉区域为同侧下颌骨、下颌牙、舌、口底与下颌骨周围组织、升颌肌群、颊部组织、颞部皮肤及外耳外侧上半部皮肤,适用于下颌部手术、三叉神经痛等面部疼痛的诊断和治疗。

下颌神经阻滞麻醉进针点同上颌神经阻滞麻醉。用21号长注射针套上消毒橡皮片,以颧弓下缘与下颌乙状切迹中点为进针点,与皮肤垂直进针,直抵翼外板。将橡皮片固定于距皮肤1cm处,标记深度。然后退针至皮下,重新使注射针向后、上、内偏斜15°,推进至标记的深度,针尖即达颞下窝上壁后内份卵圆孔附近。回抽无血后,注射麻药3~4mL。

10)颈丛神经阻滞麻醉:将局麻药注射于第2、3、4颈椎横突附近,麻醉出椎间孔的颈神经。麻醉区域为同侧颈部及枕部皮肤、肌、血管、甲状腺等。颈丛麻醉主要适用于颈部手术。手术区限于皮肤和皮下时,仅做浅丛阻滞即可。手术涉及颈深部肌群、血管时则须加深丛阻滞,应注意避免双侧深丛阻滞。

颈浅神经丛阻滞麻醉:患者仰卧位,头偏向健侧。在胸锁乳突肌后缘与颈外静脉交叉点的后下方,用7号注射针垂直刺入皮肤,达胸锁乳突肌后缘,分别向上、中、下三个方向注射麻药,即可阻滞颈丛浅支。

颈深神经丛阻滞麻醉:患者体位同上,选取表面标志时可自乳突至第6颈椎横突前结节(相当于环状软骨水平)做一直线。在该线上确定相当于颈2(乳突下面1.5~1.6cm,后面0.7~1cm,即下颌角水平)、颈3(第4颈椎横突上1.5cm,相当于舌骨水平)、颈4(胸锁乳突肌后缘与颈外静脉交叉点之上1.5cm处,相当于甲状软骨的上缘)平面三点,分别注射麻药做小皮丘。用7号穿刺针刺入皮肤后向后内进针,约2cm深可触及横突侧缘,然后沿其前缘再向中线推进少许,即为脊椎前结节外侧所在,注射前回抽无血,分别注入局麻药液6~8mL,5~10分钟后显效。注射麻药过程中,保持针尖接触骨质,注射麻药前回抽无脑脊液或血液,以保证和提高颈深神经注射的安全性。

3. 常用手术局部麻醉方法的选择

牙齿拔除术的麻醉见表6-1。

表6-1 牙齿拔除术的麻醉

牙位	神经分布	麻醉方法
321 | 123	上牙槽前神经、鼻腭神经、腭前神经	唇侧局部浸润或眶下孔麻醉,切牙孔麻醉或腭侧局部浸润麻醉
54 | 45	上牙槽中神经、腭前神经	颊侧局部浸润或眶下孔麻醉,腭侧局部浸润或腭大孔麻醉
6 | 6	上牙槽中、后神经、腭前神经	上颌结节麻醉,颊侧局部浸润麻醉,腭大孔麻醉
87 | 78	上牙槽后神经、腭前神经	上颌结节麻醉,腭大孔麻醉
4321 | 1234	下牙槽神经、舌神经	下牙槽神经及舌神经阻滞麻醉
8765 | 5678	下牙槽神经、舌神经、颊神经	下牙槽神经、舌神经及颊神经阻滞麻醉

拔牙前要向患者做细致的解释工作,树立患者信心,消除其紧张心理。麻醉要充分,可先在进针点做表面麻醉,然后采取阻滞麻醉与浸润麻醉相结合,确保术中无痛。术中动作轻柔,缩短手术时间,尽量减少创伤。唇、舌系带延长术、舌侧小肿物及舌下腺切除术、腭部等软组织手术,可采用局部浸润麻醉或相应的神经阻滞麻醉。骨组织手术、颞下颌关节手术、上颌窦根治术、三叉神经末端撕脱术,应采用神经阻滞麻醉。颈淋巴结清扫术可采用颈神经丛阻滞麻醉,腮腺切除术可采用卵圆孔麻醉、颈神经丛阻滞麻醉或在切口部位做局部浸润麻醉。

4. 老年人局部麻醉的实施

局部麻醉对全身的生理状态影响较轻,尤其老年患者,只要手术允许,可作为首选。但是,在老年人口腔颌面部手术中应用局部麻醉是有许多特殊性和较高要求的,这些都是由老年人群的生理、心理状况决定的。根据老年人的特点,尤应着重防止心脑血管意外和局麻药不良反应。局麻前应详细询问病史,包括心脑血管疾患及手术与麻醉病史,做到心中有数。另外,尚需做必要的体检和检验,然后根据具体情况,做好必要的准备,如相关科室的协助、心电监护、抢救准备等。与此同时,亦应做好思想工作,说明操作内容,解除疑虑,争取配合。

对于老年人的局麻,建议不用或少用血管收缩剂,若属必需时,也应严格控制用量。最好选用利多卡因。因其安全性高,麻醉效果好,时效长,不需另加血管收缩剂。利多卡因有抗心律不齐的作用,尤其适用于心律不齐的老年患者。拔牙、口腔小手术等,多用2%利多卡因;用于较大范围浸润麻醉时,需用生理盐水稀释成0.25%~0.5%再用。对于体弱多病的老年患者应特别注意控制局麻药的用量,如必须用到较大剂量,可采取分次注射的方法。阿替卡因在临床应用广泛且效果好,应用于老年人时同样应注意掌握用法和用量。

多数老年患者对于疼痛比较敏感,局麻注射过程或手术操作时的疼痛常常会诱发心脑血管意外。加之老年人局麻时,麻醉药物用量受限制,又不宜加入血管收缩剂,所以,往往会发生局麻后镇痛不全。若镇痛不完善,可致血压升高及其他心脑血管并发症。除了合理选择局麻药外,可以采用表面麻醉与浸润麻醉结合或阻滞与浸润麻醉结合的麻醉方式达到良好的麻醉效果。若患者过度紧张,可小量给予地西泮3~5mg。

(二)全身麻醉

全身麻醉因给药方式的不同,可分为吸入麻醉、静脉麻醉和静吸复合麻醉。

吸入麻醉是经呼吸道吸入麻醉气体或挥发性麻醉药的蒸气而产生全身麻醉作用。吸入麻醉药分为挥发性麻醉药和气体麻醉药。目前临床常用的吸入麻醉药有安氟醚、异氟醚、七氟醚、地氟醚、氧化亚氮(笑气)等。这些药物对呼吸道刺激较小,对手术刺激及疼痛抑制效果良好,且有缓解支气管痉挛的作用。这些药较少代谢分解,大部分以原形自肺排出,苏醒较快,适合老年人麻醉。

静脉麻醉是经静脉给入麻醉药物产生全身麻醉作用。全麻药物经静脉给药后,通过血流转运迅速进入中枢系统并作用于效应部位,使机体达到麻醉状态。常用的静脉麻醉药物包括异丙酚、咪达唑仑、依托咪酯等。静脉麻醉的给药方式包括单次注射、恒速注射和靶控输注技术。全凭静脉麻醉指完全采用静脉麻醉药及其辅助药来对患者实施麻醉的方法。

静脉麻醉和吸入麻醉相结合的麻醉方法称静吸复合麻醉。常用的方法是静脉诱导后采用静吸复合维持麻醉。

口腔颌面部手术以及一般情况差、手术范围广、创伤大的出血性手术,宜采用气管内插管结合全身麻醉的方式。在气管插管的全身麻醉中,控制患者呼吸,合理选配和应用静脉或吸入麻醉药,采用静脉麻醉或静吸复合全身麻醉可以最大限度维持循环的稳定。全麻维持原则为:选时效短、术后苏醒快、毒性小、麻醉深浅可调节的多种药物小剂量复合。现代全身麻醉虽选择用药侧重不同,但多为平衡麻醉技术,复合使用不同的麻醉药物和方法,如静吸复合或全凭静脉麻醉,尽可能减少麻醉药物用量。

 知识拓展

老年人颌面部手术全麻注意问题

(1)术前评估麻醉危险因素。对老年人而言,年龄本身就是一个危险因素,但更重要的是合并其他系统性疾病的危险性。据统计,老年患者有4种以上疾病者占78%,6种以上疾病者占38%,8种以上者占3%。其中,占比情况为:心血管疾病约占30%、肺部疾病占10%、脑血管疾病占14%,这些疾病严重损害重要器官的储备功能,增加了麻醉的危险性。因此,术前了解患者既往病史,评估患者的应激能力、运动耐量,评估内环境储备,尽可能改善全身器官功能是保证老年人围术期安全的最重要前提。

(2)气管插管的特殊处理。气管插管的方法有快诱导插管法、慢诱导插管法和清醒插管法。选择何种插管方法应根据术前对患者张口度、颈部活动度、面颈部及咽喉部等的检查及手术要求来决定。张口受限、颏胸粘连、面颊部缺损、下颌退缩缺损、颞下颌关节强直和呼吸道部分梗阻的患者,插管较困难,宜选择清醒或慢诱导插管,其优点是能保留自主呼吸和保护咽喉反射。采用经鼻气管内插管,插管前需给予适量的镇静、镇痛药,完善的咽喉、气管内表面麻醉是插管成功的关键。遇有导管接近声门而前进受阻且调整困难时,使用纤维光导喉镜或支气管镜引导可大大提高插管成功率。近年来,喉罩技术的推广应用,亦为某些插管困难的病例提供了新的维持呼吸道畅通的方法。对于某些确实难以完成气管内插管的患者,则宜选择在局麻后行气管造口术,再将气管导管置入,以免长时间反复探插引起不良反应。

（3）全身麻醉药物的选择。因老年人病理生理改变及老年人药代学及药效学的影响,麻醉用药和用量应特别注意药物相互作用。老年患者术前因全身性疾病所用的药物,如α或β阻滞药、钙通道阻滞药及血管紧张素转化酶抑制药,均可加重麻醉药对血流动力学的影响。

1. 麻醉前用药

老年患者生理功能衰退,药物耐受量降低,痛阈升高,对麻醉性镇痛药的耐受降低,常发生低血压,加之口腔疾病常可导致呼吸道阻塞或术中误吸,所以麻醉前用药应认真选择,剂量应比年轻人减少 $1/3\sim1/2$。术前不宜使用麻醉性镇痛药如吗啡、哌替啶,选用巴比妥类和苯二氮䓬类药物应慎重,并应减量,以免发生呼吸和循环抑制。一般情况下,70 岁以上,尤其是存在呼吸困难的口腔患者,术前只需心理安抚,不宜使用镇静药物。老年人迷走神经张力增高,抗胆碱药以阿托品为宜。阿托品既有利于口腔操作,又能够增加心动过缓患者的心率。东莨菪碱可能引起老年人中枢神经系统兴奋,导致不安、谵妄和惊厥,一般不用。但心肌缺血明显者,为避免心肌氧耗增加,宜用东莨菪碱。

（1）吸入麻醉药,如七氟烷、氨氟烷、异氟烷。

（2）静脉麻醉药,如硫喷妥钠,短效巴比妥类,多用于全麻诱导。氯胺酮用于全麻诱导和维持。异丙酚是近年广泛应用的静脉麻醉药。与吸入麻醉药不同,静脉麻醉药入血后须经过肝代谢及肾排泄,而老年患者肝脏清除率低,麻醉作用时间延长,苏醒延迟。因此,老年患者宜选用短效静脉麻醉药(如异丙酚等),剂量亦应酌减,避免重复用药导致药物蓄积。依托咪酯对循环影响轻微,作用时间较短,常用于循环不稳定的老年患者。咪达唑仑有镇静、抗焦虑、催眠和抗惊厥作用,常用于麻醉前给药、手术镇静、全麻的诱导和维持。新型静脉麻醉药丙泊酚静脉注射后使容量血管扩张,回心血量减少,血压下降,应慎用于麻醉诱导,但其维持时间短,持续静脉输注可用于全麻维持。

（3）镇静镇痛药。阿片类镇痛药吗啡、哌替啶用于肝肾功能损害的老年患者时,其作用时效明显延长。芬太尼镇痛作用强,对心血管影响小,作用时间短,不良反应较吗啡和哌替啶少,是目前主要使用的镇痛药,剂量过大时易引起术后呼吸抑制。适量芬太尼和氯胺酮较少抑制心脏功能,较适宜心功能障碍的患者。苯二氮䓬类如地西泮和咪达唑仑,丁酰苯类如氟哌利多,对呼吸和循环的影响较小,有镇静、镇吐和遗忘作用,故多用于麻醉诱导,但老年患者对该类药的敏感性增加,剂量应减小。

（4）非去极化肌松剂。目前常用的去极化肌松药有氯琥珀胆碱,非去极化肌松药有阿曲库铵、米库氯铵、维库溴铵、哌库溴铵和罗库溴铵等。一般情况下,去极化和非去极化肌松药均适用于老年患者。但高钾血症患者禁用氯琥珀胆碱。为避免肌松作用时间过长,肝功能不良或胆道梗阻患者使用维库溴铵时应减量或慎用。肾衰竭患者禁用哌库溴铵,以免肌松恢复时间延长。使用右旋筒箭毒等时需考虑药物间相互作用。

2. 全麻术后并发症

(1)术后肺功能不全。老年人肺血供减少,气管管腔相对狭小,气管、支气管黏膜纤维增生,两肺可出现广泛性气肿改变。此外,上皮纤毛运动减弱,咳嗽反射迟钝,对呼吸道异物的清除作用减弱,麻醉与术后易出现肺功能不全。肺功能不全主要临床表现为胸闷、呼吸困难,甚至呼吸衰竭。切口疼痛限制了患者咳嗽,应指导患者咳嗽,及时将痰咳出。还可定期低流量给氧以缓解缺氧状态。

(2)肺栓塞。术后发生肺栓塞在老年人并不少见,常表现为突发性呼吸困难,虚弱或晕厥,个别患者有胸痛。疼痛和咯血是肺栓塞的典型症状,一般在晚期出现。听诊可闻及胸膜摩擦音,肺动脉瓣区第二音增强,肺部可闻及少许哮鸣音及湿啰音,心动过速、奔马律等体征有助于诊断。约30%的肺栓塞患者有下肢深静脉血栓。实验室检查可见白细胞增高,但极少超过 15×10^9/L。PaO_2 降低。既往没有心肺疾患而突然 PaO_2 下降是肺栓塞的一个特征。PaO_2 大于 12.0kPa(90mmHg)时可排除肺栓塞症。既往有血栓或栓塞史的患者易发生肺栓塞,对这类高危病例应特别警惕。术后避免长时卧床,鼓励患者早期活动。对怀疑肺栓塞者是否用抗凝剂,应视患者情况而定,如需要,则越早使用效果越好。一般采取肝素静脉给药,至少用 7 日;然后改用口服抗凝剂,使用数周至数月。老年患者因药物代谢较慢,药量应比年轻人略小。

(3)术后肺部感染和肺不张。老年患者最常见的肺部并发症是肺部感染和肺不张。长期吸烟和有急、慢性呼吸道感染者更易发生。老年人多有龋齿、牙槽脓肿、慢性支气管炎、肺气肿和循环系统功能减退,加上咳嗽反射减弱,呼吸肌无力等均是诱发肺部并发症的因素。口腔颌面外科手术所致的下颌骨缺损、舌根切除、口咽部感觉神经障碍等,常导致患者术后发生吸入性肺炎,甚至窒息。长期滥用广谱抗生素、使用抗肿瘤化疗药物、气管切开、机械性人工呼吸均易导致病原体入侵而继发肺炎。老年患者一旦发生肺部并发症,往往预后不良,所以预防特别重要。

(4)术后尿潴留。术后尿潴留是老年人最常见的全麻术后并发症之一,与麻醉选择、不习惯卧位排尿等因素有关。老年男性患者常伴有前列腺增生,也是尿潴留的主要原因之一。

尿潴留会引起尿路感染,放置导尿管更增加了感染机会,应避免反复及长期留置尿管。留置导尿管的患者要定时放尿。前列腺增生的患者应选用弯头尿管导尿,此类患者尿道前列腺部弯曲伸长,弯头尿管易于通过。

尿失禁、长期卧床、使用导尿装置、糖尿病、免疫功能减退等,或引起老年患者菌群失调,或使其免疫功能低下,均是老年人尿路感染发生率增高的重要因素,可表现为肾盂肾炎、下尿路感染或无症状菌尿。

(5)消化性溃疡。老年人消化性溃疡并不少见,尸检发现率为9%。口腔颌面外科手术、麻醉、感染、休克等应激状态下,老年人较易发生上消化道出血。术后发生上消化道出血的概率仅次于肺部并发症,居第二位,且多发生在大手术及多次手术之后,说明应激的潜在作用,应引起足够的注意。镇静与镇痛镇静是通过药物作用使患者紧张情绪、恐惧心理得到改善或消除,达到精神放松、生命体征平稳,有利于配合诊疗的方法称为镇静。镇静的深度大致分浅镇静和深镇静,浅镇静时患者意识基本清楚,但有嗜睡,无焦虑不安,呼吸道反射基本正常,痛觉存在;深镇静时意识模糊,不能服从各种指令,呼吸道反射减弱,痛觉迟钝。规范的疼痛处理是目前倡导的镇痛治疗新观念。其原则为:有效消除疼痛,最大限度减少不良反应。

五、老年人颌面部手术的麻醉管理和术后处理

老年人麻醉管理的总则主要有:①尽力维持适合于患者的心率及血压,心动过速比低血压更易造成心肌缺血;②注意诱发心律失常的因素,如二氧化碳蓄积和缺氧、儿茶酚胺增高、血压波动、电解质及酸碱平衡紊乱(尤其钾离子显著)、手术刺激及低温;③加强监测。

1. 麻醉期间患者的管理

(1)循环监测和管理。麻醉及手术过程中,除常规监测血压、脉搏、呼吸和心率外,还应监测血氧饱和度,呼气末 CO_2 分压及尿量。有心血管病变者,最好监测中心静脉压。手术范围广、出血量较多者,应检测动脉血压。

(2)进行呼吸监测和气道管理,确保呼吸道通畅及通气量充足。在发生麻醉意外的患者中,90%是因呼吸管理不善,包括气道管理和通气管理两方面。口腔颌面手术患者麻醉后极易发生呼吸道梗阻,如舌后坠、喉痉挛、支气管痉挛、呼吸道被分泌物、血液及异物堵塞等,应注意托扶患者下颌,随时清除口腔分泌物,并及时行气管内插管。在气道及其周围进行手术操作会影响气道畅通。术中患者头部转向对侧或取侧卧位,亦可造成导管折曲,导管斜面与气管壁相贴受阻,造成气道通气不畅。因此要恰当固定导管,并随时调整导管深浅和位置,防止导管脱出。

(3)局麻应充分阻滞,完善镇痛。全麻深度应根据患者身体状况、手术要求、手术进程和患者对麻醉用药的反应等做出适时调整,有效的麻醉能完善镇痛、保持肌肉松弛,又能在手术结束后使患者尽快苏醒。

(4)控制液体入量。就颌面外科手术来讲,输液主要是补充手术失血,其次是补充手术中的功能性细胞外液丢失。对于老年患者,应根据其心肺功能严格控制输入量,谨防输液量不当引起心衰、肺水肿等并发症。其次,输液要保持血压平稳。伴有高血压的患者,调控血压的标准应以基础值为准,而非"正常值",术中以不低于或高出基础值的30%为宜。对造成老年人围手术期心律失常的因素应及时纠正。

(5)监测和管理颅内压。持续监测颅内压是颅颌面手术的常规监测项目,目的是将颅内压控制在一个安全范围内。必要时可采取一些降低颅内压的措施,临床上首选过度通气。还可以输注甘露醇,应用肾上腺皮质激素等,以预防脑水肿的发生。

2. 术后管理

(1)颌面部手术后极易出现呼吸道不通畅,其预防的重点在于防止气道阻塞。即使患者术毕完全清醒,循环、呼吸等生命体征及各种监测参数在正常范围内,也不能贸然轻率拔管。

(2)老年人最常见的术后并发症是呼吸道感染和心血管意外。气管插管及吸痰操作应注意无菌操作,减少感染机会。还应防止术后缺氧及通气不足导致的呼吸衰竭。老年人多有冠心病、高血压等系统性疾病,应注意维持心血管系统稳定,特别要防止术后疼痛导致的高血压、心动过速及心肌缺血。

(3)适当镇痛。术后疼痛常使患者躁动不安、恶心、呕吐,甚至诱发心血管并发症,故术

后应视情况给予适量的镇静、镇痛药,减轻患者创伤应激反应,但应注意老年人用药剂量不宜过大。

(4)防治术后恶心、呕吐。术后恶心、呕吐可能是麻醉药的不良反应,也可能是分泌物、血液或手术创伤刺激咽部所致。在消除诱因的同时,可给予适量氟哌啶镇静、镇吐。

(5)神经系统功能异常。老年人术后神经系统功能异常主要表现为清醒时间延长,苏醒期兴奋或谵妄,定向障碍等。应密切观察,排除麻醉因素后,针对病因给予对症处理。

 知识拓展

镇静与镇痛

镇静是通过药物作用使患者紧张情绪、恐惧心理得到改善或消除,达到精神放松、生命体征平稳,有利于配合诊疗的方法。镇静的深度大致分浅镇静和深镇静,浅镇静时患者意识基本清楚,但有嗜睡,无焦虑不安,呼吸道反射基本正常,痛觉存在;深镇静时意识模糊,不能服从各种指令,呼吸道反射减弱,痛觉迟钝。

规范的疼痛处理是目前倡导的镇痛治疗新观念。其原则为:有效消除疼痛,最大限度减少不良反应,把疼痛带来的心理负担降到最低,提高患者的生活质量。

 同步练习

简答题

1. 简述老年人局麻的方法。
2. 简述老年人局麻注意事项。
3. 简述老年人颌面部手术的麻醉管理和术后处理。

参考文献

[1] 邱蔚六,刘正. 老年口腔医学[M].上海:上海科学技术出版社,2002.

[2] 刘洪臣. 老年口腔医学[M].北京:人民军医出版社,2002.

[3] 陆利君. 老年患者麻醉方式和麻醉药物研究进展 [J]. 临床合理用药,2011,4(6):155 – 156.

[4] ADACHI Y U, HIGUCH H. Prediction of propofol induction dose using multiple regression analysis[J]. Anesthesiology, 2002, 96 (2):518 – 519.

[5] 邱蔚六. 口腔颌面外科学[M]. 4 版. 北京:人民卫生出版社,2000.

[6] 张志愿. 口腔颌面外科学[M]. 7 版. 北京:人民卫生出版社,2012.

（张亚庆　吕海鹏）

第七章

老年人口腔临床常用药物

▶ 学习目标

了解：老年人用药依从性及药效学的改变；老年人的用药原则和个体化用药。

熟悉：引起老年人口腔疾病的药物及其预防措施。

掌握：老年人药代动力学变化；药物不良反应的概念及老年人常见的药物不良反应；药物相互作用；老年人口腔临床常用药物的类别、临床用途及注意事项。

由于生理生化功能减退、各器官敏感性改变，老年人对药物的反应与年轻人有较大差别，老年人往往伴有多种全身性疾病，这使得老年人的用药机会和种类明显增多，不良反应也相应增多。所以，老年人口腔临床药物治疗的安全性、有效性、合理性就显得尤为重要。

第一节　影响药物疗效的因素

一、依从性

依从性（patient compliance）也称顺从性、顺应性，指患者按医生规定进行治疗、与医嘱一致的行为。患者依从性的高低直接关系到用药安全、疗效以及患者的健康。目前无论国内还是国外，患者用药依从性低已经成为一种普遍现象，在老年患者中这种现象尤为突出。依从用药是药物治疗起效的基础，患者缺乏依从性往往会延误和影响治疗，甚至会增加药物不良反应。因此，重视老年患者用药依从性十分必要。

（一）影响老年患者用药依从性的主要因素

（1）随着年龄的增长，老年人的记忆力、听力、视力等均退化，生活自理能力下降，导致老年患者难以理解或者长时间记住药师及医师的用药指导，常常出现少服、多服、漏服、误服等现象。由于对自身所患疾病缺乏正确的认识，老年患者经常将暂时的病情稳定误认为疾病康复，不再坚持用药。还有因为缺乏对药物反应的了解，在服药过程中出现不适症状后擅自减少剂量或停药。

（2）疾病也是依从性差的主要原因。老年人常患有慢性病，往往需要长期药物治疗，联合用药也比较普遍，治疗方案可能更复杂，对于老年患者来说难以记忆及遵从。

（3）药物不良反应导致无法按照医嘱服药。药物不良反应会降低患者的依从性，例如，三环类抗抑郁药一般在服用一周后才会出现疗效，而在疗效出现之前，患者会出现心动过速、眩晕等不良反应，使者误以为自己病情加重，因而对药物疗效产生怀疑，甚至停服药物影响治疗效果。

(4)老年人的心理状况也会影响用药依从性。研究表明,疾病无法及时治愈或治疗效果缓慢时,老年人更易产生焦虑心理,对药物疗效期望过高,要求医生频繁换药,甚至对治疗方案产生怀疑,都会使用药依从性降低。老年人的悲观心理使其不能很好地配合治疗,甚至拒绝用药。

(5)药物的剂型或规格不适宜。对于视力差和手指不灵活的老年人,药物的剂型和规格会影响其用药依从性,如存在吞咽困难的老人使用片剂、胶囊剂等固体制剂会导致依从性变差。

(6)较高的药物治疗和检查费用导致部分老年患者不复诊、减少用药剂量或不能坚持用药。

(二)提高老年患者用药依从性的建议

1. 加强用药指导

药师应耐心说明药物服用方法及药物的不良反应,指导用药应该以老年患者容易理解的方式来进行,要有耐心,让老年患者正确认识和处理药品不良反应,消除老年患者的疑虑。最好在药袋或药盒上写清楚用量,防止错服或误服,还要明确讲解错服、漏服时如何处理,提高患者用药依从性。

2. 简化治疗方案

医师应根据老年患者情况,以经济有效为原则,不开大处方,尽量减少老年患者的用药种类。尽量选择用药次数少的药物,尽量简化治疗方案以提高患者依从性。

3. 沟通医、药、患三者关系

药师应及时为临床医生提供药品信息,避免不合理用药及配伍,减少毒副反应发生率,提高治疗质量;还应正确指导老年患者用药,向其宣传药品知识,消除疑虑。医生应该帮助老年患者认识疾病发生、发展及治疗的意义,让患者对所患疾病有所认识,树立治疗疾病的信心。

4. 向老年人宣传普及用药知识

大多数老年人在服药时只按照说明书服用,却不知道应根据自身病情、年龄及生理特点等增减剂量,不知道要服到何时才能停用,且常自认为病情好转就停用。所以,向老年人普及用药知识十分重要。医生应督促患者家属、护理人员监督患者接受治疗,并开展医疗咨询服务,使老年患者用药更加安全、有效。

5. 增强医生、护士以及药师对提高患者依从性的责任心

加强用药监督,定期检查医嘱执行情况,及时解除患者药物治疗中产生的顾虑,增强患者的信任度。

6. 注意老年患者心理疏导

患者心情愉悦,可增强其治愈疾病的信念。提高用药依从性需要医患共同努力,因此做好老年患者的心理疏导十分重要。

二、老年人的药物动力学改变

随着年龄增长，机体对药物的吸收、分布、代谢和排泄改变。这些改变直接影响组织特别是靶器官中药物的浓度及有效药物浓度维持的时间，从而使药物的疗效发生变化并导致药物不良反应的发生。

（一）吸收

老年人最明显的生理变化在消化系统。与青年人比较，老年人胃酸分泌减少，胃液 pH 值升高，直接影响酸性和碱性药物的解离度和脂溶性，从而影响药物的吸收。弱酸性药物（如苯巴比妥）因胃液 pH 值升高而吸收减少，弱碱性药物则可能吸收增多。老年人胃排空减慢，药物在胃中停留时间增长，进入小肠的时间延缓，因而药物吸收速率变慢。老年人消化道黏膜吸收面积减少，肠内液体量也相应减少，使一些不易溶解的药物（如氨苄西林、地高辛等）吸收减慢。肠蠕动减慢使药物在肠内停留时间变长，利于大多数药物的吸收，也因而更易发生不良反应。老年人胃肠道主动转运功能降低，对于需要载体介导的药物（如葡萄糖、钙等）的吸收减少。老年人肝血流量减少，使一些主要经肝消除的药物（如普萘洛尔）的首过效应降低，血药浓度相应升高，易发生不良反应。

（二）分布

机体的组成成分是影响药物分布的重要因素之一。老年人体内水分绝对或相对减少，体内脂肪增加，使水溶性药物分布容积减少，脂溶性药物分布容积增加，作用时间延长，半衰期延长，易蓄积中毒。加上肌收缩力下降，心血管灌注量减少，影响药物分布。血浆蛋白含量也是影响药物分布的另一因素，血浆白蛋白减少，使与蛋白结合率高的药物游离型增加，药物表观分布容积增加，作用增强，甚至可出现毒性反应。

（三）代谢

肝脏是药物代谢和解毒的主要场所。老年人肝脏体积变小，肝细胞数目减少，肝血流量减少，仅为青年人的 40% 左右，肝药酶合成减少且活性降低，这些因素均会导致药物转化速度减慢，半衰期延长，使得老年人更容易受到药物的损害。机体自身调节和免疫功能低下也会影响药物的代谢。由于老年人的肝功能低下，对于一些药物首过效应降低，肝合成白蛋白能力下降，血浆白蛋白与药物结合能力也降低，游离型药物浓度增高，在相同给药剂量时，老年人比青年人更易出现不良反应，故老年人用药时需适当调整剂量。

（四）排泄

肾脏是药物排泄的主要器官，由于老年人肾功能减退，肾对药物的清除率降低。肾脏的有效血流量每年减少 1%～2%，肾小球滤过率随年龄增长而递减，肾小管的分泌和排泄功能也减退，且老年人常患的某些慢性疾病也可减少肾血流灌注，所以药物在老年人体内容易蓄积。因此，老年人用药时要根据其肾功能调整剂量或调整给药时间。

三、老年人药效学的改变

药物对老年患者的作用强弱、不良反应，还与药效学变化有关。药效学的改变是复杂的。首先，机体效应器官对药物的反应随年龄而改变。其次，老年人由于患有多种疾病，常合用多种药物，对药物调节能力和敏感性改变。老年人对大多数药物敏感性增高，药物对机体作用增强,仅对少数药物的敏感性降低,药物耐受性增加。药物不良反应的增多,降低了患者用药依从性,从而影响治疗效果。总的来说,老年人药效学变化主要包括以下三个方面。

（一）反应减弱

老年人心脏 β 受体数目减少和亲和力下降,对 β 肾上腺素受体激动剂（如异丙肾上腺素）及阻断剂的反应均减弱。异丙肾上腺素对 70 岁老年人心率的影响仅为 20 岁年轻人的 1/5。老年人胆碱能受体反应性降低,阿托品加速心率的反应减弱。老年人呼吸功能减退,呼吸常较浅,吸入性用药效果往往不理想。抗感染药物对老年人的疗效较差,较易引起耐药菌株出现,感染引起的死亡随衰老而增加。

（二）反应增强

老年人神经系统功能减退,脑细胞数、脑血流量和脑代谢均降低,因此,对中枢抑制药很敏感。例如,阿片类药物对老年人的中枢抑制作用增强,老年人使用吗啡时易引起敌对情绪,对吗啡引起的呼吸抑制更为敏感,同等剂量吗啡的镇痛作用在老年人明显强于青年人。

老年人对内环境的稳定调节能力降低,使影响内环境稳定的药物作用增强,如老年人的压力感受器功能变化,血压调节功能不全,致使抗高血压药的作用变得复杂化,很多药物可引起体位性低血压,其发生率和严重程度比青壮年高。

老年人肝脏合成凝血因子的能力减退,故对肝素及口服抗凝药非常敏感,易发生出血等并发症。

相较于年轻人,老年患者对药物不良反应、药物间相互作用,以及药物与疾病间的相互作用更为敏感,药物耐受性较差,使得诊断和治疗更加复杂。

（三）个体差异较大

由于个体差异,老年人的病理生理、病程进展和并发症都不同,再加上个体心理因素,老年人对药物的个体反应差异较大,应根据检查结果用药。老年人用药剂量一般没有统一标准,常常需要考虑病因、年龄、遗传因素和精神状况给药。

四、药物不良反应和相互作用

（一）药物不良反应

凡与用药目的无关,并为患者带来不适或痛苦的反应统称为药物不良反应（adverse drug reaction,ADR）。药物不良反应不属于药品生产质量问题,也不是医疗事故。

药物不良反应的发生可能与药物因素（如药理作用）、机体因素（如种族、性别、年龄、病理状态等）、给药方法（如用药途径、用药持续时间以及药物相互作用）等有关。当患者有多系统疾病或是危重患者抢救过程中,常常联合应用多种药物,而联合用药的种类越多,药物不良反应的发生率就越高。由于生理功能的改变、罹患多种疾病及多重用药,老年人是发生药物不良反应的高危人群。一方面,药代动力学的改变导致老年人各器官的血药浓度过高,药理效应增强而出现毒性反应;另一方面,老年人各器官靶细胞或受体的反应性和敏感性增强也会出现毒性反应。

老年人服用血管扩张药、降压药、利尿药等易发生体位性低血压;使用抗帕金森病药、三环类抗抑郁药可引起尿潴留;服用中枢神经抑制药会产生失眠、不安、共济失调、头痛、语言不清等精神神经症状;庆大霉素、链霉素等耳毒性药物可导致永久性耳聋;其他不良反应还包括过敏性休克、肾功能异常、肝功能异常、心律失常、重型药疹、白细胞减少等。

老年人不良反应的监测难度较大,因为一些不良反应如神志不清、嗜睡、头晕目眩、冷漠、消化不良、厌食等常被当作患者本身疾病的临床症状,当考虑到新出现的临床症状可能是药物不良反应引起的,医务人员应记录在案并及时向患者告知药物不良反应的有关事项,以避免再次发生,不能仅针对症状盲目增加药物治疗。在监测药物不良反应过程中,要重点关注药物不良反应高风险患者的临床治疗,采取多种措施合理处方,治疗前对老年人进行个体化评估来简化患者用药和确定患者用药需求的优先度,减少药物不良反应的发生。

(二)药物相互作用

药物相互作用(drug interaction)是指两种或两种以上药物同时或先后序贯应用时,药物之间的相互影响和干扰可改变药物的体内过程及机体对药物的反应性,从而使药物的药理效应或毒性发生变化。合理的药物相互作用可以增强疗效或降低药物的不良反应,反之,可导致疗效降低或毒性增加,还可能发生一些异常反应或干扰治疗、加重病情等。药物相互作用按作用机制可分为药动学方面和药效学方面的相互作用。

1. 药动学

(1)阻碍药物的吸收。①胃肠道 pH 改变,如抗酸药可增加弱酸性磺胺类药物的解离,导致该类药物吸收减少;②形成络合物,如老年人多爱饮用浓茶,而浓茶中含有的大量鞣酸可与生物碱类药物发生沉淀,从而影响吸收。再如,抗胆碱药能延缓胃排空,减慢肠蠕动,可使同服的对乙酰氨基酚吸收减慢。

(2)竞争与血浆蛋白的结合。由于血浆蛋白与药物的结合力有限,血浆蛋白结合率高的药物可被同时应用的另一血浆蛋白结合率高的药物置换,导致被置换药物的分布加快、作用部位药物浓度增高,临床效应或毒性反应增强。例如,抗凝血药华法林与保泰松合用时,华法林被置换出来,使血浆内游离药物浓度明显增加,抗凝作用增强,可造成严重的出血,甚至危及生命。

(3)影响药物代谢,包括加速代谢和减慢代谢。如苯巴比妥可诱导肝药酶,加速口服降糖药、抗凝药、三环类抗抑郁药等的代谢;而肝药酶抑制剂如氯霉素、异烟肼则可使苯妥英钠、双香豆素类的药理作用和毒性均增加。

(4)影响药物排泄。主要通过影响尿液 pH 改变弱酸性、弱碱性药物的解离从而影响药物排泄。

2. 药效学

药效学方面主要包括协同作用和拮抗作用。合并用药使原有的效应增强称协同作用(synergism),包括以下几个方面。

(1)相加作用:两药合用的效用是两种药物分别作用的代数和。如抗高血压药物常采用两种不同作用机制的药物合用,可使降压作用相加而各药物剂量减少,从而减少不良反应。

(2)增强作用:两药合用的效用大于两药分别作用的代数和。如青霉素与丙磺舒合用时,丙磺舒竞争载体可抑制青霉素的分泌排泄,使青霉素抗菌作用增强。

(3)增敏作用:指一种药物可使组织或受体对另一种药物的敏感性增强。如可卡因抑制交感神经末梢对去甲肾上腺素的再摄取,使去甲肾上腺素作用增强。

拮抗作用(antagonism)指两药合用时的效用小于它们分别作用的总和。比如 β 受体阻滞剂普萘洛尔可拮抗异丙肾上腺素对 β 受体的激动作用。

老年人多因患多种慢性疾病而联合用药。据统计,约 1/4 老年人同时用药 4～6 种,药物不良反应发生率为 15％。由于老年人药代动力学及药效学的改变,生理功能减退及心理状况的不稳定,用药依从性差等原因,药物不良反应发生率往往与用药种数成正比,这也成为老年人死亡的重要原因之一。此外,老年人多有食用营养品、保健品、保健酒类的习惯,这也是导致老年人药物不良反应多发的一个原因。

使用强心苷类药物的老年患者如同时使用排钾利尿药或者糖皮质激素,会引起低血钾,增加心律失常的可能性。用于风湿性关节炎的非甾体抗炎药作用广泛,但也有一定的不良反应,除了高剂量使用时有肝毒性外,对胃肠道、心血管、肾脏和凝血系统的影响也很严重。当其与华法林、甲氨蝶呤等合用时,后两者竞争性结合血浆蛋白,使非甾体抗炎药生物有效率大大提高,增加了肾毒性以及出血风险。降糖药物的不良反应主要包括出汗、心悸等,当与普萘洛尔合用时,后者可加重、掩盖低血糖症状而发生危险。抗组胺药可掩盖氨基糖苷类药物引起的眩晕,但不减轻后者的耳毒性。掩盖不良反应将造成更严重的后果。表 7－1 为老年人常用药物的相互作用。

表 7－1　老年人常用药物的相互作用

主用药物	合用药物	结　果
氯丙嗪	安乃近、降压药	体温剧降,严重低血压
阿司匹林	口服降血糖药	低血糖反应
地高辛等强心苷	排钾利尿药、糖皮质激素	低血钾、加重心律失常
	利血平	心动过缓,易诱发异位节律
	氨基糖苷类抗生素	肌无力或呼吸暂停
普萘洛尔	降血糖药	加重低血糖反应,普萘洛尔掩盖低血糖症状
利血平	去甲肾上腺素	α 受体敏感化,升压作用加强
辛伐他汀	细胞色素 P4503A4 抑制剂（伊曲康唑、克拉霉素等）	横纹肌溶解的危险性增高
阿尔法骨化醇	洋地黄制剂	加重心律失常
胍乙啶	单胺氧化酶抑制剂	高血压危象
	三环类抗抑郁药	降压作用减弱
呋塞米	两性霉素、头孢菌素、氨基糖苷类	肾毒性和耳毒性增加
氢氯噻嗪	降血糖药	对抗降血压作用
肝素	右旋糖酐、阿司匹林	出血倾向
口服抗凝药	阿司匹林、广谱抗生素	出血倾向
磺脲类降血糖药	氯霉素、阿司匹林	降血糖作用加强
苯乙双胍	四环素	易致乳酸性酸中毒
多黏菌素	庆大霉素	加强肾毒性
雷尼替丁	普萘洛尔、利多卡因	减缓合用药物的作用

药物与药物间相互作用是一个很复杂的问题,医师及药师必须注意药物的相互作用,尤其在为老年患者开处方时应格外小心,并向患者交代清楚,让患者了解所用的每一种药物,只有这样,才能确保治疗效果,保证老年患者的用药安全。

五、老年患者的用药原则及个体化给药

(一)老年患者的用药原则

1. 选药合理

选择疗效肯定、能缓解症状、纠正病理过程或消除病因的药物要有明确的用药适应证;可用可不用的药物则不用;不要长期应用补益中药和保健品。同时用药应尽量不超过5种,如果病情危重需要使用多种药物时,在病情稳定后仍应遵守5种药物原则,因此尽量选择一箭双雕的药物,比如应用β受体阻滞剂或钙拮抗剂治疗高血压和心绞痛,使用α受体阻滞剂治疗高血压和前列腺增生,可以减少用药数量。

2. 合适的剂型、恰当的剂量

有吞咽困难的老年患者可选用冲剂或口服液,急性期选择注射、舌下含服、雾化吸入等给药途径;一般疾病或疾病恢复期以口服为主。药物使用应从小剂量开始,除维生素、微量元素和消化酶类等药物可以按照成人剂量外,其他药物应低于成人剂量。通常推荐的剂量为成人剂量的$1/4\sim1/3$,然后逐渐加量,直至最低安全有效维持量。

3. 掌握用药最佳时间

由于疾病的发作、加重与缓解具有一定规律,药代动力学与药效学也有昼夜节律变化,因此在合适的用药时间用药可最大程度发挥药物作用,尽可能降低不良反应。例如,有消化道刺激作用的药物最好于饭后服用,而健胃药、利胆药、抗酸药、解痉药、盐类泻药可以在饭前服用。胰岛素上午降糖作用大于下午,所以胰岛素上午10点使用最好。

4. 用药期间密切观察

老年患者用药期间应密切观察,一旦发生任何躯体、认知或情感方面的症状,都应考虑药品不良反应或病情进展的可能。服药的老年患者出现新症状时,停药受益明显多于加药受益。所以暂停用药原则作为现代老年病学中最简单、最有效的干预措施之一,值得高度重视。

5. 提高依从性

为确保老年患者用药的依从性,医师用药方案应简单明了,并应给予患者个体化用药。患有慢性疾病的老年人,对主要疾病应积极治疗,并通过精神、饮食或运动疗法等促进患者恢复健康,同时鼓励亲友关心患者的精神状态,这些都可提高疾病的治疗效果。

(二)老年人的个体化给药

由于生理差异、基础疾病情况及药物治疗史等因素影响,药物效应有明显的个体差异性,因此,日常用药应遵循个体化原则,用药过程中密切观察药效并及时调整。例如,激素类药物可的松须在肝脏代谢为氢化可的松才能发挥疗效,所以,患有肝脏疾病的老年人宜使用氢化可的松。对于老年患者来说,个体化给药是提高临床疗效的重要保证。

个体化给药的基本步骤是:①明确诊断并确定使用某种药物后,临床医生与实验室人员一起拟定药物的剂量和给药间隔时间;②给药后适当采集血浆标本以测定血药浓度;③根据血药

浓度-时间数据,计算患者的药代动力学参数;④结合文献资料与患者的实际情况确定适宜的血药水平,调整给药剂量和给药间隔时间。如有必要,重复上述过程进一步调整给药方案。

随着医疗技术水平的提高,在治疗药物监测和基因检测的指导下制订个体化用药方案,是药物治疗学发展的必然趋势。

治疗药物监测与基因检测

治疗药物监测(therapeutic drug monitoring,TDM)指在临床进行药物治疗过程中,观察药物疗效的同时,采集患者的血液或其他体液(如尿液、唾液等)并测定其中的药物浓度,以药代动力学为理论基础,运用电子计算机技术,研究体液中药物浓度与药物疗效及毒性之间的关系,从而制订和调整临床个体化用药方案。同时,TDM 也为药物过量中毒的诊断和处理以及患者的用药依从性提供了极具参考价值的实验室依据。

基因检测是通过血液、体液或细胞对 DNA 进行检测的技术,一般是取被检测者脱落的口腔黏膜细胞或其他组织细胞,扩增其基因信息后,通过特定设备对被检测者细胞中的 DNA 分子信息进行检测,分析它所含有的各种基因情况,从而使人们能了解自己的基因信息,预知身体患疾病的风险,并通过改善自己的生活环境和生活习惯,避免或延缓疾病的发生。

第二节　口腔科常用药物

一、抗微生物药

抗微生物药(antimicrobial drug)是指用于治疗病原微生物所致感染性疾病的药物。抗微生物药主要包括抗菌药、抗真菌药和抗病毒药。

(一)常用药物

1. 抗菌药

抗菌药(antibacterial drug)指对细菌有抑制或杀灭作用的药物,包括抗生素和人工合成抗菌药物。口腔科常用抗菌药主要包括青霉素类、头孢菌素类、其他 β-内酰胺类、氨基糖苷类、大环内酯类、四环素类、硝基咪唑类等。

(1)青霉素类:这类药物含有 6-氨基青霉烷酸(6-APA)母核,具有共同的抗菌作用机制——影响细菌细胞壁合成,为繁殖期杀菌药。该类药物对人体毒性小,但可致过敏反应,各品种之间有交叉过敏反应,使用前均须进行皮肤过敏试验。根据其抗菌谱及抗菌作用特点,可分为以下五类。

1)天然青霉素:有青霉素 G、青霉素 V 等,主要作用于革兰氏阳性菌及某些革兰氏阴性球菌和螺旋体。以青霉素 G 为临床最常用。青霉素在口腔临床上常用于溶血性链球菌引起的感染性疾病的治疗,如牙槽脓肿、牙周脓肿、冠周炎、坏死性龈口炎、咽炎、蜂窝织炎等。

2)耐酶青霉素:有甲氧西林、苯唑西林、氯唑西林、氟氧西林等,本类青霉素的特点是耐青霉素酶,主要用于耐青霉素葡萄球菌感染的治疗。除甲氧西林外,其他品种均耐酸,口服吸收,可口服或注射给药。临床公认的本组中最好的品种为氯唑西林。

3)广谱青霉素:有氨苄西林、阿莫西林、美坦西林、匹氨西林等,对革兰氏阳性菌及革兰氏阴性菌均有杀菌作用,耐酸,可口服,但不耐酶。临床应用的品种主要是氨苄西林及阿莫西林。临床上阿莫西林常与硝基咪唑类合用抑制牙龈卟啉单胞菌等牙周可疑致病菌,辅助治疗重度慢性牙周炎、侵袭性牙周炎、急性牙周脓肿或牙槽骨脓肿等。

4)抗铜绿假单胞菌广谱青霉素:有羧苄西林、磺苄西林、替卡西林、阿洛西林、美洛西林、哌拉西林等,此类青霉素抗菌谱与氨苄西林相似,其特点是对铜绿假单胞菌有良好抗菌活性。其代表药物为哌拉西林。

5)抗革兰氏阴性杆菌青霉素:有美西林、匹美西林、替莫西林等,为窄谱抗生素,主要对大肠杆菌科细菌有较好抗菌活性。美西林与其他β-内酰胺类合用常有协同作用。

(2)头孢菌素类:为半合成抗菌药物,均含有7-氨基头孢烷酸(7-ACA)的母核,在3位及7位碳原子上加入不同的基团,形成具有不同抗菌活性和药动学特性的各种头孢菌素。

头孢菌素类具有抗菌作用强、临床疗效高、毒性低、过敏反应较青霉素少等特点。根据药学和抗菌作用的特点将其分为四代。

第一代头孢菌素:抗菌谱相对较窄,主要作用于革兰氏阳性菌,对于革兰氏阳性菌的抗菌活性强于第二、三代,对革兰氏阴性菌活性较差,对β-内酰胺酶不稳定,$t_{1/2}$偏短,多在0.5~1.5小时内,在脑脊液浓度低,有一定肾毒性。目前临床主要使用的有头孢噻吩、头孢唑啉、头孢氨苄、头孢拉定等。头孢唑啉在临床上常用于预防手术后切口感染。

第二代头孢菌素:抗菌谱较第一代广,对革兰氏阳性菌作用与第一代相仿或略差,对多数革兰氏阴性菌作用明显增强,对β-内酰胺酶较稳定,除个别品种(头孢尼西)外,$t_{1/2}$仍偏短,脑脊液中浓度较高,肾脏毒性小。其代表药物有头孢呋辛、头孢孟多、头孢克洛等。头孢呋辛酯、头孢丙烯等口服制剂可用于口腔门诊拔牙术后感染的防治。头孢呋辛可用于口腔颌面部化脓性感染,包括骨髓炎和间隙感染等。

第三代头孢菌素:抗菌谱广,对革兰氏阳性菌活性较差,对革兰氏阴性菌,特别是肠杆菌科细菌有强大抗菌活性,对β-内酰胺酶稳定,$t_{1/2}$延长,能透入脑脊液中,几乎无肾毒性。其代表药物有头孢噻肟、头孢曲松、头孢他啶、头孢哌酮等。本类药物对化脓性链球菌、肺炎链球菌、甲氧西林敏感葡萄球菌所致的各种感染亦有效,但并非首选用药。头孢他啶、头孢哌酮可用于铜绿假单胞菌所致的各种感染。

第四代头孢菌素:抗菌谱和适应证与第三代头孢菌素相似,尚可用于对第三代头孢菌素耐药而且对其敏感的产气肠杆菌、阴沟肠杆菌、沙雷菌属等细菌感染,亦可用于中性粒细胞缺乏伴发热患者的经验治疗。现国内应用的多为头孢吡肟、头孢匹罗。

头孢菌素类药物的比较见表7-2。

表7-2 头孢菌素类的比较

分代	抗菌谱	抗菌活性		肾毒性	代表药物
		G⁺菌	G⁻菌		
第一代头孢	窄	+++	+	有	头孢唑啉、头孢拉定、头孢氨苄
第二代头孢	较广	++	++	小	头孢呋辛、头孢克洛
第三代头孢	广	+	+++	几乎无	头孢曲松、头孢哌酮、头孢噻肟
第四代头孢	更广	++	++++	无	头孢吡肟、头孢匹罗

所有头孢菌素类对耐甲氧西林葡萄球菌和肠球菌属抗菌作用均较差,故不宜选用治疗上述细菌所致的感染。

(3)其他β-内酰胺类包括以下几种。

头霉素类:抗菌谱广,对革兰氏阴性菌作用较强,对多种β-内酰胺酶稳定,对厌氧菌包括脆弱类杆菌具有良好抗菌活性。临床常用于口腔外科等需氧菌和厌氧菌的混合感染。主要代表性药物有头孢西丁、头孢美唑等。

碳青霉烯类:抗菌谱最广,抗菌作用最强的一类抗生素,对多数β-内酰胺酶高度稳定,对各种革兰氏阳性球菌、革兰氏阴性杆菌(包括铜绿假单胞菌)和多数厌氧菌感染、混合感染、病原不明或免疫缺陷者感染具有强大抗菌活性,对耐甲氧西林葡萄球菌和嗜麦芽窄食单胞菌等抗菌活性差。代表药为亚胺培南、美罗培南,临床上常用亚胺培南与西司他丁组成的复方制剂。

单环β-内酰胺类:抗菌谱窄,对需氧革兰氏阳性菌和厌氧菌无抗菌活性,对需氧革兰氏阴性菌具有良好抗菌活性,具有耐酶、低毒、不良反应少的特点,与青霉素类、头孢菌素类等β-内酰胺类药物交叉过敏反应低。代表药为氨曲南。

氧头孢烯类:抗菌谱广,对革兰氏阴性菌有较强的抗菌活性,对拟杆菌属等厌氧菌有良好的作用,对多种β-内酰胺酶稳定,血药浓度高且维持时间长。代表药有拉氧头孢、氟氧头孢,其中氟氧头孢对金黄色葡萄球菌、链球菌等革兰氏阳性菌的抗菌活性较拉氧头孢强,与头孢唑啉相仿。

β-内酰胺酶抑制剂:对β-内酰胺酶有较强抑制作用,但本身无抗菌活性,与β-内酰胺类抗菌药物合用时能显著增强后者的抗菌活性。代表药有克拉维酸与阿莫西林(或替卡西林)的复合制剂,以及舒巴坦或他唑巴坦分别与氨苄西林、头孢哌酮、哌拉西林等的复合制剂,主要用于产β-内酰胺酶的流感嗜血杆菌、卡他莫拉菌、大肠埃希菌等肠杆菌科细菌、甲氧西林敏感金黄色葡萄球菌所致的各种感染治疗。阿莫西林克拉维酸可用于颌面部化脓性炎症,如疖肿、伤口感染、脓疱病等。

(4)氨基糖苷类:主要通过抑制细菌蛋白质合成起到杀菌作用,与血浆白蛋白结合率低,多数以原形经肾排泄,易溶于水,口服吸收差,均具有不同程度的耳毒性、肾毒性及神经阻滞作用,对各种革兰氏阴性杆菌有强大抗菌活性。细菌对不同品种药物有部分或完全交叉耐药性。

庆大霉素为广谱抗生素,对耐青霉素的金黄色葡萄球菌、变形杆菌、铜绿假单胞菌、大肠杆菌等均有效,但对导致急性牙源性感染的链球菌及厌氧菌无效,所以不适用于口腔门诊患者。庆大霉素在静脉滴注时最好分2~3次给药,以减少毒性。氨基糖苷类抗生素存在单向性耐药,在更换使用时应注意。

(5)大环内酯类:常用的有红霉素、罗红霉素、克拉霉素、阿奇霉素等。此类药物具有以下特点:①抗菌谱较窄,细菌对不同品种有不完全交叉耐药性;②在碱性环境中抗菌活性较强;③除酯化物外,可口服但不耐酸;④组织浓度高于血浓度,不易透过血脑屏障;⑤主要经胆道排泄,毒性低。本类抗生素为速效抑菌剂,一般不用于严重感染的治疗,只适用于轻、中度感染。

大环内酯类药物可作为青霉素过敏者的替代用药,用于溶血性链球菌、肺炎链球菌引起的牙槽脓肿、冠周炎、蜂窝织炎等口腔颌面部感染。代表药物红霉素对胃肠道有一定刺激性,与甲硝唑合用可配以维生素 B$_6$ 减轻胃肠道反应。有胃病史者可选用乙酰螺旋霉素。此外,服药期间应避免饮酒,肝功能不全者应禁用。大环内酯类抗生素片剂也可与硝基咪唑类药及糖皮质激素等混合碾粉用于根管内封药。

(6)四环素类:对口腔疾病有着特殊的药理作用,可有效抑制龈下菌斑中致牙周炎的厌氧菌,在龈沟液中的浓度明显高于血清浓度,易吸附于牙根表面,以活性形式缓慢释放,延长作用时间。

临床常用药物为米诺环素,对葡萄球菌、链球菌、多种革兰氏阴性菌、厌氧菌(包括侵袭性牙周炎的优势致病菌伴放线杆菌)以及螺旋体、衣原体、立克次体均敏感,可用于颌面部及牙源性感染,如疖肿、创伤感染、蜂窝织炎、牙槽脓肿、冠周炎、坏死性龈炎及急性或慢性牙周感染。本品外用膏剂为盐酸米诺环素软膏,可以牙周袋内直接给药,在口腔临床中常用于慢性边缘性牙周炎,具有抗菌谱广、耐药菌少、抑制胶原酶代谢、促进牙周组织再生等特点,可改善对盐酸米诺环素敏感菌所致牙周炎(慢性边缘性牙周炎)的各种症状。用法为:在口腔洁治或龈下刮治后,将软膏注满患部牙周袋,每周 1 次,连用 4 周。

(7)硝基咪唑类:因对厌氧菌的特异性杀灭作用,广泛用于口腔临床,如治疗急性坏死性龈炎,和阿莫西林合用辅助治疗侵袭性牙周炎、重度慢性牙周炎、常规牙周治疗欠佳者。代表药物有甲硝唑、奥硝唑、替硝唑等。甲硝唑口颊片可用于牙龈炎、牙周炎、冠周炎及口腔溃疡,每次 3mg,每日 3 次,睡前可加服 1 次。

(8)其他类抗菌药物:除上述药物外,林可霉素、万古霉素等也可用于口腔感染的治疗。

林可霉素的抗菌作用与青霉素或红霉素相近,对革兰氏阳性菌作用较强。此外,还有抗厌氧菌作用,肌内注射或静滴均可。可作为对青霉素过敏或不适用青霉素类药物的感染性疾病的治疗用药,以及口腔颌面部外科手术后的预防感染用药。

万古霉素在口腔临床上主要用于颌面部革兰氏阳性菌的严重感染,尤其是对其他抗菌药耐药的耐甲氧西林菌株。一般静滴给药,亦可口服用于假膜性结肠炎或多重耐药葡萄球菌小肠结肠炎。

2. 抗真菌药

抗真菌药是指具有抑制或杀死真菌生长或繁殖的药物。口腔临床主要用于治疗口腔念珠菌感染,常用药物包括制霉菌素、咪唑类抗真菌药,如酮康唑、氟康唑、伊曲康唑等。

(1)制霉菌素:具有广谱抗真菌作用,口服治疗消化道真菌感染;甘油悬液涂擦治疗口腔念珠菌感染;皮肤黏膜念珠菌感染可外用软膏或甘油悬液制剂。但该药不宜作为深部真菌感染治疗药物。

(2)氟康唑:对浅、深部真菌均有良好抗菌活性,对 AIDS 患者口咽部念珠菌感染疗效较好,使用时应定期检查肝、肾功能。随着氟康唑的广泛应用,目前念珠菌对氟康唑的耐药株比例有所增高,临床疗效受到影响。因此,对于耐氟康唑的病例,应根据药敏结果选择其他抗真菌药。

治疗口腔念珠菌感染应遵循以下原则:①轻、中度感染以局部用药为主,病情较严重者可考虑局部和全身联合用药,但婴幼儿、孕妇、哺乳期妇女及严重系统疾病患者等特殊人群不宜全身用药;②用药疗程应足够长,即使短期用药后症状、体征消失,仍需持续用药 1～3 周,避免复发;③对婴幼儿患者,还应注意奶具及产妇乳房的清洁消毒,避免交叉感染。

3. 抗病毒药

抗病毒药的种类很多,其作用机制一般是通过抑制病毒 DNA、RNA 的合成,进而阻碍病毒核酸的复制。在口腔病毒性感染疾病中,较常用的药物是病毒 DNA 抑制药,如阿昔洛韦和利巴韦林。

阿昔洛韦又名无环鸟苷,是对单纯疱疹病毒选择性极高的抗病毒药,临床上用于口腔及颌面部单纯疱疹病毒感染,5%软膏局部应用对复发性口疮有效,也可用于单纯疱疹性脑炎及免疫缺陷者预防疱疹病毒感染。阿昔洛韦口服吸收不完全,生物利用度较低,半衰期为2.5小时,主要经肾排出,肾功能减退者半衰期明显延长,对于肾功能减退的老年人最好根据肌酐清除率调整用法和用量。

(二)治疗原则及病原治疗

1. 口腔感染

口腔感染治疗原则:①以局部治疗为主,如清除牙石、菌斑,冲洗局部,切开引流,清除感染的牙髓等,并注意口腔卫生,抗菌治疗为辅助治疗;②有发热等全身症状或有糖尿病等基础疾病的患者在进行牙周病、牙体病治疗前后可短期口服抗菌药物 3～7 天;③必要时可局部使用抗菌药。口腔感染的病原治疗见表 7-3。

表 7-3　口腔感染的病原治疗

口腔感染	宜选药物	可选药物	备注
牙周炎、冠周炎	阿莫西林、甲硝唑	乙酰螺旋霉素、交沙霉素	侵袭性牙周炎采用硝基咪唑类与阿莫西林联合用药
急性根尖周围炎	同上	大环内酯类、克林霉素	
干槽症			局部处理,拔牙前后预防感染
急性牙周脓肿	阿莫西林、甲硝唑	其他硝基咪唑类	重度多发性的脓肿也可采用硝基咪唑类与阿莫西林联合应用
口腔黏膜白色念珠菌感染	制霉菌素(局部)	氟康唑	过早停药易致病损复发

2. 颌面部感染

颌面部感染治疗原则:①尽早进行血液和脓液的病原学检查和药敏试验。②根据感染来源和临床表现等推断可能的病原菌,进行抗感染经验治疗。③联合使用抗需氧菌和抗厌氧菌药物,初期宜静脉给药,病情明显好转后可改肌内注射或口服。④明确病原菌及药敏试验结果后,结合经验治疗的效果调整用药;及时进行脓液引流,感染控制后给予局部处理。颌面部感染的病原治疗见表 7-4。

表 7-4 颌面部感染的病原治疗

病原	宜选药物	可选药物	备注
甲氧西林敏感金黄色葡萄球菌	苯唑西林、氯唑西林	第一代头孢菌素、克林霉素、红霉素	面部疖、痈严禁局部挤压和热敷
甲氧西林耐药金黄色葡萄球菌	万古(去甲万古)霉素±磷霉素	万古霉素或去甲万古霉素±利福平	
溶血性链球菌	青霉素、氨苄西林、阿莫西林	第一代头孢菌素、红霉素、克林霉素	
肠杆菌科细菌	第二代或第三代头孢菌素	氟喹诺酮类、氨基糖苷类(联合应用)	
厌氧菌	克林霉素、甲硝唑	氨苄西林/舒巴坦、阿莫西林/克拉维酸	
铜绿假单胞菌	具有抗铜绿假单胞菌作用的头孢菌素	氟喹诺酮类、氨基糖苷类(联合应用)	

(三)老年人应用抗菌药的注意事项

老年人由于组织器官生理功能退行性变,免疫功能减退,一旦罹患感染,在应用抗菌药时需注意以下事项。

(1)老年人肾功能减退,使用常规量经肾排出的抗菌药时,药物自肾排出减少,易在体内蓄积,血药浓度增高,易发生药物不良反应。因此,老年患者,尤其是高龄患者使用主要自肾排出的抗菌药时,应按轻度肾功能减退给药,可用正常治疗量的 $1/2\sim2/3$。青霉素类、头孢菌素类和其他 β-内酰胺类的大多数品种即属此类情况。

(2)老年患者宜选用毒性低并具杀菌作用的抗菌药,青霉素类、头孢菌素类等 β-内酰胺类为常用药物,氨基糖苷类、万古霉素、去甲万古霉素等毒性较大药物应尽可能避免应用,有明确应用指征时,在严密观察下慎用,同时应监测血药浓度并适时调整剂量,个体化给药,以达到用药安全、有效的目的。

(3)老年患者往往病情复杂,治疗很少单一用药,多同时应用多种药物。医生应掌握药物相互作用,避免药物相互作用影响疗效或加重不良反应。同时应注意抗菌药物与其他药物间的配伍,防止对患者造成伤害。老年人听力减退,临床常用药物阿司匹林和红霉素对听力均有一定的损伤作用,单独应用时毒性不显著,合用时则毒性增强,导致听力明显下降。氨基糖苷类药物与第一代头孢菌素类合用时,可加重前者的肾毒性,使用前应先检查患者的肾功能,氨基糖苷类药物慎与肾毒性药物、耳毒性药物、神经肌肉阻滞剂或强利尿剂等联用,以防加重或诱发各种疾病等。

二、局部麻醉药

局部麻醉药(local anaesthetics)是一类以适当的浓度作用于局部神经末梢或神经干周围,在意识清醒的条件下可使局部痛觉等感觉暂时消失而不对神经造成损伤的一类药物。

随着其作用消失,外周神经功能也即刻恢复。局部麻醉药在口腔临床应用广泛,为镇痛及无痛临床操作提供便利(图7-1)。

口腔局部麻醉药可透入神经细胞膜,与膜钠通道内某个(些)位点可逆性结合,抑制钠离子内流,从而阻断神经细胞膜去极化,暂时性阻滞神经冲动产生和传递,从而引起神经末梢所在区域感觉麻痹,使该区域疼痛消失。局部麻醉药种类很多,临床上常用的局麻药物按化学结构可分为酯类和酰胺类(图7-2)。常用的酯类局麻药物有普鲁卡因、地卡因,酰胺类有利多卡因、布比卡因等。常见局部麻醉药的临床用途、不良反应等的比较见表7-5。

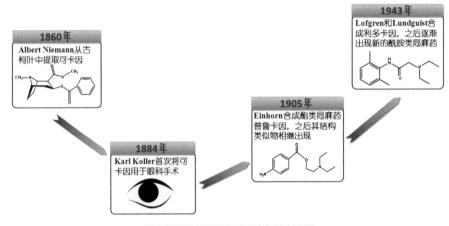

图7-1　局部麻醉药发展史

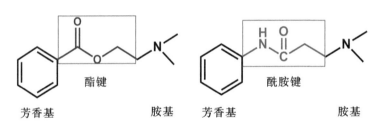

图7-2　酯类、酰胺类分子式对比

表7-5　常见局部麻醉药的比较

	普鲁卡因	利多卡因	阿替卡因	布比卡因
分　类	酯类	酰胺类	酰胺类	酰胺类
临床应用	浸润、阻滞、蛛网膜下腔麻醉	表面、浸润、阻滞、硬膜外麻醉	浸润、阻滞麻醉	浸润、阻滞、硬膜外麻醉
不良反应	过敏反应发生率较高	常规剂量下不良反应少见;剂量过大时可引起中毒反应	过敏反应少见,含有焦亚硫酸钠可能引起过敏反应或加重过敏反应;用药过量或某些敏感患者使用可引起中毒反应	不良反应少见,过量或误入血管可引起严重毒性反应

续表

	普鲁卡因	利多卡因	阿替卡因	布比卡因
注意事项	过敏体质患者须做皮试	扩散性较强,不宜进行蛛网膜下腔麻醉	4岁以下儿童禁用;高血压、糖尿病患者慎用;注射速度应小于1mL/min	心脏毒性明显,勿直接注入血管
常用制剂	注射液: 2mL：40mg, 20mL：100mg, 10mL：100mg	注射液: 5mL：100mg, 20mL：400mg; 气雾剂:2.4%; 胶冻剂:2%,4%	4%盐酸阿替卡因与1：100 000万肾上腺组成的合剂	注射液: 5mL：12.5mg, 5mL：25mg, 5mL：37.5mg
特点	亲脂性差,麻醉效能差;现临床上应用少	具有抗室性心律失常作用	新型口腔专用麻醉剂,适用于涉及切骨术及黏膜切开的外科手术	长效、强效局麻药

口腔临床常用的局部麻醉方式有表面麻醉、浸润麻醉、神经阻滞麻醉等(图7-3)。为了对抗局部麻醉药的血管扩张作用,延缓其吸收,延长局麻作用时间和减少药物不良反应,常在局部麻醉药中添加各类血管收缩药,最常用的为肾上腺素。因肾上腺素对心血管的影响,老年人应用时应特别重视。

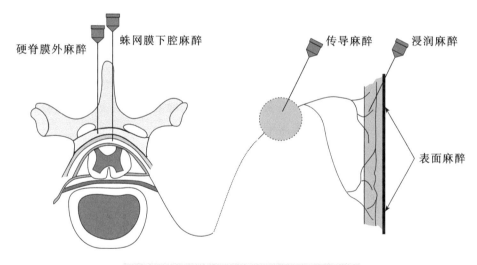

图7-3 5种局部麻醉药给药方法示意图

局部麻醉药可能会引起中枢神经系统、循环系统等的不良反应,出现不良反应时应严密观察患者,对危及循环、呼吸系统的重症患者,需组织有效的抢救。

老年人使用局部麻醉药需注意以下几方面:①局麻前应详细询问病史,包括心、脑血管疾患,手术史与麻醉史,进行必要的检查,然后根据患者情况做必要的准备。②局麻采取半卧位较为安全。因老年人大多数心脑功能不够健全,易发生晕厥。半卧位可改善脑供血和减轻心脏负荷,可以减少晕厥发生。但是,半卧位进行局麻或手术时,要提防异物误吸或误吞。③最好选用不加血管收缩剂的药物,如通常采用 2%利多卡因传导麻醉进行拔牙、口腔小手术等;如用于较大范围浸润麻醉时,可用生理盐水稀释为 0.25%、0.5%至 1%浓度应用。使用含肾上腺素局部麻醉药应十分谨慎,且选用较低浓度的肾上腺素。因肾上腺素作为血管收缩剂,可影响心、脑血管的功能,使用时应该掌握局部麻醉药的剂量。注射前一定要回抽,避免误入血管,缓慢推注。在局麻过程中,应密切观察患者心血管功能的变化。

老年人由于各项生理功能衰退,应选择合适的麻醉剂和适当的剂量,避免麻醉剂使用不当而诱发不良反应。多数老年患者对疼痛比较敏感,局麻注射过程或手术操作时的疼痛常常会诱发心、脑血管意外,应避免镇痛不足的现象。

三、全身麻醉药

全身麻醉药(general anesthetics)是具有麻醉作用,能可逆性抑制中枢神经系统功能,引起暂时性感觉、意识和反射消失,骨骼肌松弛,以便进行外科手术的药物。麻醉作用包括镇痛、催眠、肌松、遗忘、意识消失、抑制异常应激反应等,镇痛作用是其中最基本、最重要的作用。口腔临床常用的全身麻醉药包括以下几种。

(1)依托咪酯:为速效、催眠性静脉麻醉药,无镇痛作用,起效快,静脉注射后约 30 秒患者意识即可消失,1 分钟脑内浓度达峰值,苏醒快,主要用于麻醉诱导。用于年老体弱和危重患者的麻醉,常用剂量为 0.3mg/kg 静脉注射。注射后常发生肌痉挛,对静脉有刺激性,术后易发生恶心、呕吐;反复用药或持续静滴后可抑制肾上腺皮质功能。

(2)丙泊酚:又名异丙酚,具有镇静、催眠作用,有轻微镇痛作用。起效快,苏醒快且完全。目前临床使用的丙泊酚为乳白色脂肪乳剂,内含 1%丙泊酚。丙泊酚可用于诱导与维持,诱导剂量 1.5～2.5mg/kg,维持剂量 4～12mg/(kg·h),常以小剂量用于临床镇静。丙泊酚对心血管系统有明显的抑制作用。不良反应主要为对心肌的直接抑制作用及血管舒张作用,可导致明显的血压下降、心率减慢、外周阻力下降和心排血量降低。当大剂量、快速注射,或用于低血容量者及老年患者时,有引起严重低血压的危险。反复注射或静脉持续输注时在体内蓄积,但对肝、肾功能无明显影响。

老年患者行全身麻醉术后,常会引发精神、社交活动和认知功能改变,这些改变可能会持续数周或长久存在,特点是情绪波动较大,出现大量幻觉、错觉,易怒,躁动不安。这种变化称为术后认知功能障碍(POCD)。目前认为,导致术后认知功能障碍的药物主要通过改变脑内多巴胺和乙酰胆碱的含量起作用,增加胆碱活性可改善认知功能。拟胆碱药及胆碱酯酶抑制药为目前治疗术后认知功能障碍的常用药物,代表药物有多奈哌齐、利凡斯的明、加兰他敏等。一些镇静药与钙拮抗药也可改善认知功能。

四、镇静催眠药

老年人应激能力较弱,常患有其他系统性疾病,故常出现牙科焦虑症。为了缓解患者紧张焦虑的情绪,口腔临床可使用镇静催眠药联合局部麻醉药对患者进行镇静镇痛,使患者享受到舒适的牙科治疗。

镇静催眠药对中枢神经系统有非特异性的抑制作用,能阻断脑干网状结构上行激活系统的传导功能,使大脑皮质细胞从兴奋转入抑制,发挥镇静催眠作用。同一药物剂量不同,可呈现不同作用,一般小剂量时起到镇静作用,用于焦虑、紧张等的治疗;中等剂量时可诱导睡眠,用于单纯性失眠症的治疗;大剂量时则产生麻醉和抗惊厥作用;过量时会抑制呼吸中枢。口腔临床常用的镇静催眠药有笑气、咪达唑仑等苯二氮䓬类药物(BDZs)。苯二氮䓬类药物的作用机制见图7-4。

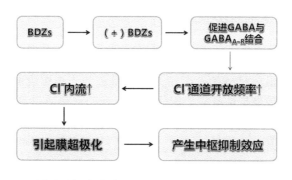

图7-4 苯二氮䓬类药物的作用机制

(1)笑气:又名氧化亚氮,为无色、有甜味的惰性有机气体,化学性能稳定,不易燃烧、爆炸,是毒性最小的吸入性麻醉剂,也是人类最早应用于医疗的麻醉剂之一。

氧化亚氮有很强的镇痛作用,麻醉性则相对较弱。显效快,吸入30~40秒即出现镇痛作用,可控性强,半衰期短,停吸后很快经肺排出,1分钟左右患者完全清醒。

口腔科使用低流量笑气与氧气混合吸入起到镇静镇痛作用,具有安全、起效快、苏醒快、镇静时间可延长等优点,适量使用对心、肝、肾脏无不良影响,且对呼吸道无刺激,但需特殊设备。

吸入过量氧化亚氮可致低血压、头晕、呕吐或嗜睡。长期接触能引起外周性神经疾病、下肢麻木和(或)肌无力,肾血流中度减少和肾功能障碍,并发骨髓抑制和巨幼红细胞性贫血。麻醉终止后应吸入纯氧10分钟,以防止缺氧。老年患者常常伴有低血容量休克或心脏病,可引起严重的低血压。因笑气为吸入给药,有呼吸系统疾病(如肺血管栓塞症、气胸、气腹、气泡栓塞等)的患者禁用。氧化亚氮还有轻度致幻作用,使用时一定要注意控制流量,且需要有除医生或护士以外的第三者在场。

(2)咪达唑仑:是一种水溶性的苯二氮䓬类药物,起效快,耐受性好,无蓄积作用,半衰期短(1.5~2.5小时),对呼吸、循环功能影响小。随着剂量递增,相继出现镇静、催眠、抗焦虑、抗惊厥、抗癫痫、中枢性肌松作用。

与降压药同时使用时可增强降压作用,因此,咪达唑仑用于患高血压的老年患者时应注意监测、控制血压。老年患者接受具有危险性的手术,可推荐应用咪达唑仑,但可能会出现意识蒙眬或定向障碍,应注意监测生命体征。

注射咪达唑仑时宜缓慢,剂量应根据临床需要、患者生理状态、年龄和配伍用药情况而定。咪达唑仑本身无镇痛作用,但可增强其他麻醉药的镇痛作用。

老年患者对苯二氮䓬类药物的敏感性增加主要是因为与年龄相关的中枢神经系统受体的改变。老年人脑内苯二氮䓬类受体敏感性的增加很可能引起过度镇静、步态不稳、记忆力减退和呼吸抑制。老年人,特别是有阿尔茨海默病、低蛋白血症或慢性肾功能不全的患者,过度镇静发生率尤高。苯二氮䓬类药物与多药合用时,药物不良反应发生率更高。

镇静催眠药对中枢神经系统仅有轻度的抑制作用,能使兴奋不安或焦虑烦躁的患者安静下来,这些药物在镇静或抗焦虑的同时,能使患者保持清醒的精神活动和自如的运动功能。老年人药物耐受性差,对镇静镇痛类药物很敏感,易出现呼吸、循环抑制,所以镇静药物用量宜小。该类药物有成瘾性,突然停药时可出现戒断症状,须控制使用时间,或与其他镇静催眠药物交替使用,或采取间歇性给药。

五、镇痛药

疼痛是一种与组织损伤或潜在损伤相关的不愉快的主观感觉和情感体验,是机体受到伤害性刺激后产生的一种保护性反应。采用药物镇痛的理想结果是选择性地减轻疼痛而不影响其他感觉、意识和生理功能。

口腔颌面部炎症、创伤、肿瘤及手术都会给患者带来不同程度的疼痛。药物是镇痛的基本方法。按作用特点和机制,镇痛药主要分为阿片类镇痛药和解热镇痛药两大类。但对于强烈的神经痛,如三叉神经痛、糖尿病神经痛等,一般镇痛药往往效果不佳,有时需用其他作用于中枢神经系统的药物,如抗癫痫药卡马西平、苯妥英钠,抗抑郁药阿米替林、多塞平等。

(一)阿片类镇痛药

阿片类镇痛药又称成瘾性镇痛药,可与机体各部位特异性受体结合产生多种药理作用,脑内与痛觉传递有关的部位和对痛性伤害性刺激产生反应的部位都是此类药物的作用位点,并由此产生中枢镇痛作用(图7-5)。本类药物分为3类:①阿片碱类镇痛药,如吗啡、可待因等;②人工合成镇痛药,如哌替啶、芬太尼、美沙酮、喷他佐辛等;③具有镇痛作用的其他药,如曲马多、布桂嗪等。

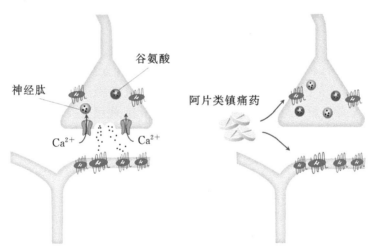

脊髓背角痛觉传入图。谷氨酸和神经肽是伤害性感觉传入末梢释放的主要神经递质,突触前、后膜均接受含脑啡肽的中间神经元调控

外源性阿片类镇痛药作用于突触前、后膜的阿片受体,导致钙离子内流减少,钾离子外流增加,使突触前膜神经递质释放减少、突触后膜超极化,从而抑制痛觉传入

图7-5 阿片类镇痛药作用机制

阿片类镇痛药可用于中度到重度口腔颌面部疼痛的治疗,如口腔颌面部术后的剧痛及癌性疼痛等。其镇痛作用强大,但长期使用阿片类镇痛药可致依赖(成瘾)性,突然停药可出

现戒断症状,不宜长期使用。阿片类镇痛药可直接兴奋位于延髓的呕吐化学感受器而引起恶心和呕吐,可使用止吐剂治疗。阿片类镇痛药过量和中毒时,可抑制呼吸。老年人因对药物清除缓慢,尤其易引起呼吸抑制,用量应低于常用量。

(1)吗啡:是阿片类镇痛药的典型代表,镇痛作用非常强,是治疗重度癌痛的代表性药物。一次给药镇痛作用可维持4~6小时。口腔临床上常用于治疗慢性顽固性剧痛,如颌面部晚期肿瘤患者的镇痛。治疗量可引起眩晕、恶心、呕吐、便秘、呼吸抑制、尿少、排尿困难和免疫抑制等,长期反复应用易产生耐受性和药物依赖性,过量可引起急性中毒,表现为昏迷、深度呼吸抑制及瞳孔极度缩小(针尖样缩瞳),常伴有血压下降、严重缺氧以及尿潴留。呼吸麻痹是致死的主要原因,应及时进行人工呼吸,适量给氧以及静脉注射阿片受体阻断药纳洛酮。服用硫酸吗啡缓释片必须整片吞服,不可掰开、碾碎或咀嚼。成人每隔12小时服用一次,用量应根据疼痛程度、年龄及镇痛药服用史确定,个体间可有较大差异。最初宜从每12小时服用10mg或20mg开始,根据镇痛效果调整剂量,最终达到缓解疼痛的目的。

(2)芬太尼:是手术后最常用的麻醉性镇痛药之一,一般静脉给药,注射后1分钟即起效,维持30~60分钟。与肌内注射相比,静脉给药血浆药物浓度较恒定,起效迅速,镇痛效果可靠,缺点是药物蓄积可导致致命性呼吸抑制。芬太尼贴剂常用于需要应用阿片类镇痛药物的重度慢性疼痛,贴剂的剂量应根据患者个体情况而定,给药后应定期进行剂量评估。未使用过阿片类药物的患者应以最低剂量(每小时$25\mu g$)为起始剂量,每72小时更换1次贴剂。

（二）解热镇痛药

解热镇痛药是一类具有解热、镇痛作用的药物,除对乙酰氨基酚与非那西丁外,大多数还有抗炎、抗风湿作用,因化学结构与肾上腺皮质激素不同,又称为非甾体抗炎药(nonsteroidal anti-inflammatory drug,NSAID)。其作用机制是通过抑制体内环氧合酶(COX),以减少局部组织前列腺素(prostaglandin,PG)的合成。解热镇痛药作用机制如图7-6所示。

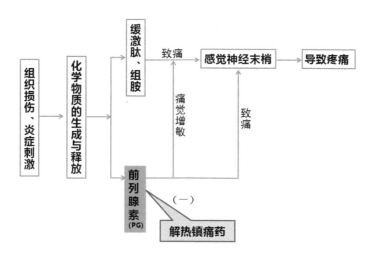

图7-6 解热镇痛药作用机制

（1）镇痛作用：本类药物有中等镇痛作用，仅对头痛、牙痛、肌肉痛、关节痛、神经痛等钝痛有效，长期服用极少成瘾。镇痛作用部位主要在外周，部分药物具有一定的中枢性镇痛作用。

（2）解热作用：仅使发热患者的体温降低，对正常体温无明显影响。

（3）抗炎作用：可抑制前列腺素合成，从而使炎症缓解。

（4）老年人应尽量选择半衰期较短的药物。

口腔局部手术引起的疼痛，可使用阿司匹林、布洛芬、双氯芬酸等。洛索洛芬用于拔牙术后的镇痛消炎，作用确切。

阿司匹林、扑热息痛、吲哚美辛等解热镇痛药易引起恶心、呕吐、厌食，年老体弱患者如服用不当，可引起大量出汗、虚脱等。为避免药物引起的胃肠道反应，老年人服用剂量要减少，不宜空腹服用，且不宜长时间服用，用药一定要遵医嘱。

（三）其他镇痛药

其他镇痛药包括抗癫痫药，如卡马西平、苯妥英钠等，常用于治疗三叉神经痛。镇静催眠药、抗焦虑药对中枢神经系统有不同程度的抑制作用，可作为镇痛的辅助药物。抗抑郁药如阿米替林和多塞平，也有镇痛作用。

六、癌症患者的三阶梯镇痛给药

关于癌症镇痛，世界卫生组织（WHO）早已提出 2000 年达到全世界范围内"使癌症患者无痛"的目标，并建议实施癌痛治疗的三阶梯方法（图 7-7）。在对癌痛的性质和原因做出正确评估后，根据患者疼痛的程度和原因选择相应的镇痛药物，即对于轻度疼痛的患者主要选用解热镇痛类的止痛药，中度疼痛应选用弱阿片类药物，重度疼痛应选用强阿片类药物。应用时必须遵守五个基本原则。①按阶梯给药：准确评估疼痛程度是癌痛治疗的首要步骤，给药时需注意镇痛药的使用应由弱到强，逐级增加；②按时给药：即按时镇痛，是保证疼痛连续缓解的关键；③口服给药：尽可能避免创伤性给药途径，便于患者长期服用；④剂量个体化：能使疼痛得到缓解的剂量就是正确的剂量；⑤注意具体细节：关注镇痛药的不良反应、疼痛之外的不适等。

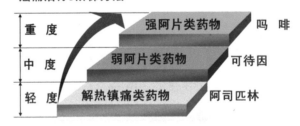

图 7-7 三阶梯给药方案示意图

（一）第一阶梯

第一阶梯的药物为解热镇痛药，代表药物为阿司匹林，其他药物有对乙酰氨基酚、布洛芬、双氯芬酸、萘普生以及吲哚美辛等。这类药物主要用于轻、中度疼痛的患者，也可作为第

二、三阶梯的辅助用药。需注意的是，非甾体抗炎药存在最大有效剂量（天花板效应）的问题。

（二）第二阶梯

第二阶梯的药物为弱阿片类镇痛药，代表药物为可待因，其他药物有羟考酮、布桂嗪、曲马多等。这类药物主要用于中度疼痛的患者或第一阶梯用药后仍有疼痛的患者。注意：弱阿片类药物也存在天花板效应。

（三）第三阶梯

第三阶梯的药物为强阿片类镇痛药，代表药物为吗啡，其他药物有美沙酮、芬太尼等。这类药物主要用于重度疼痛的患者或应用第二阶梯药物后疼痛仍不能缓解的患者。强阿片类药物无天花板效应，但可产生耐受，需适当增加剂量以克服耐受。以往认为吗啡镇痛会成瘾，所以不愿给患者用吗啡，现在证明这个观点是错误的。使用吗啡的癌痛患者极少产生成瘾性。

对疼痛的处理采取主动预防用药。镇痛药应有规律按时给予，而不是必要时才给，下一次用药应在前一次药物药效消失之前给予，保持持续镇痛。

七、抗凝血药

抗凝血药可影响凝血过程的不同环节而发挥抗凝作用，临床上主要用于预防静脉血栓形成和肺栓塞。常用抗凝血药主要包括凝血酶间接抑制药（如肝素、香豆素）和纤维蛋白溶解药（如链激酶、尿激酶等）。抗凝血药使用不当可引起严重的出血反应。

（1）肝素：在人体中广泛分布，是一种黏多糖类的物质。肝素的抗凝活性在于它能与血浆中的抗凝血酶Ⅲ结合并使之激活，通过抗凝血酶Ⅲ灭活丝氨酸蛋白酶，抑制凝血因子，同时，肝素还可使血小板分散开来，降低血液凝集。肝素在体内、体外均有强大的抗凝作用。静脉注射后，抗凝作用立即发生，这与其带大量负电荷有关，可使多种凝血因子灭活。按其分子量，肝素可分为普通肝素及低分子肝素。

肝素应用过量易引起自发性出血。肝素轻度过量，停药即可，如严重出血，可缓慢静脉注射硫酸鱼精蛋白（protamine），每毫克鱼精蛋白可中和 100U 肝素。部分患者应用肝素 2～14 天期间可出现血小板缺乏，与肝素引起的一过性血小板聚集作用有关。肝素不易通过胎盘屏障，妊娠妇女应用可引起早产及胎儿死亡。连续应用肝素 3～6 个月，可引起骨质疏松、自发性骨折。肝素也可引起皮疹、药热等过敏反应。肝、肾功能不全者，有出血倾向、消化性溃疡、严重高血压患者，孕妇等禁用。60 岁以上老年人，尤其是老年女性对肝素较为敏感，用药期间容易出血，应减少用量，加强随访。

（2）低分子量肝素（LMWH）：是指分子量低于 6500 的肝素，可由普通肝素直接分离而得或普通肝素降解后再分离而得。低分子量肝素具有选择性抗凝血因子Ⅹa活性，而对凝血酶及其他凝血因子影响较小。与肝素相比，低分子量肝素抗凝血因子Ⅹa活性的 $t_{1/2}$ 长，静脉注射活性可维持 12 小时，皮下注射每日 1 次即可。LMWH 可引起出血、血小板减少症、低醛固酮血症伴高钾血症、皮肤坏死、过敏反应和暂时性转氨酶升高等不良反应。LMWH引起的出血也可用硫酸鱼精蛋白来治疗。LMWH 治疗时需监测血浆凝血因子Ⅹa活性。LMWH 的禁忌证和注意事项与肝素相似，但肝素引起的血小板减少症有Ⅰ型与Ⅱ型之分，

Ⅰ型轻,为一过性;Ⅱ型严重,可引起动、静脉血栓,系因肝素能使血小板释放因子4(PF4)并与之结合,后者再与特殊抗体形成 PF4-肝素-IgG 免疫复合物并引起病理反应所致。LMWH 不易引起血小板释放 PF4。由于来源和制作方法不同,LMWH 有许多种类,其分子量和硫酸化程度各异,药动学参数及剂量范围也不同。临床常用制剂有依诺肝素、替地肝素、弗希肝素、洛吉肝素及洛莫肝素等,用于预防骨外科手术后深静脉血栓形成、急性心肌梗死、不稳定型心绞痛、血液透析、体外循环等。

(3)香豆素类:是一类含有 4-羟基香豆素基本结构的物质,是维生素 K 拮抗剂。口服参与体内代谢才发挥抗凝作用,故称口服抗凝药,临床上用于治疗血栓栓塞性疾病。这类药物包括双香豆素、华法林(苄丙酮香豆素)和醋硝香豆素等。

双香豆素抗凝作用慢而持久,持续 4~7 天。华法林作用较快,持续 2~5 天,用途与肝素相同,可防止血栓形成与进展,也可作为心肌梗死辅助用药。口服有效,作用时间较长。但作用出现缓慢,剂量不易控制。应用这类药物期间必须测定凝血酶原时间,一般控制在25~30秒(正常为 12 秒)。用量过大引起出血时,应立即停药并缓慢静脉注射大量维生素 K 对抗或输新鲜血。不良反应有胃肠反应、过敏等。阿司匹林等血小板抑制剂可与本类药物发生协同作用。水合氯醛、羟基保泰松、甲苯磺丁脲、奎尼丁等可因置换血浆蛋白,水杨酸盐、丙咪嗪、甲硝唑、西咪替丁等因抑制肝药酶均使本类药物作用加强。巴比妥类、苯妥英钠因诱导肝药酶,口服避孕药因增强凝血作用可使本类药物作用减弱。

八、促凝血药

血液凝固是一个复杂的蛋白质水解活化的连锁反应,最终使可溶性的纤维蛋白原变成稳定、难溶的纤维蛋白,网罗血细胞而成血凝块。参与的凝血因子包括以罗马数字编号的 12个凝血因子和前激肽释放酶(Pre-K)、激肽释放酶(kallikrein)、高分子激肽原(HMWK)、血小板磷脂(PL 或 PF3)等。促凝血药能加速血液凝固或降低毛细血管通透性,使出血停止,故又名止血药。正常人体血液系统中存在着凝血和抗凝血两种对立统一的机制,并因此保证了血液的流动性和自行止血作用。促凝血药主要通过以下作用机制达到止血目的。

(1)通过促进凝血因子活性,促进或恢复凝血过程而止血,如维生素 K、凝血质、酚磺乙胺。主要用于手术前后的预防出血和止血。

(2)通过抑制纤维蛋白溶解系统而止血,称抗纤溶药,如氨基己酸、氨甲苯酸、氨甲环酸等。主要用于手术创伤、体外循环、肝脏疾病、肿瘤等引起的纤溶亢进或原发性纤溶活性过强所引起的出血。

(3)降低毛细血管通透性,增加毛细血管壁抵抗性,如肾上腺素、垂体后叶素等。主要用于毛细血管出血。

(4)凝血因子替代或补充疗法,如凝血因子制剂、凝血酶原复合物、冻干人纤维蛋白原等,药品具有类凝血酶样作用及类凝血激酶样作用,促进凝血,如巴曲酶、凝血酶。主要用于防治先天性凝血因子缺乏症。

(5)物理、化学的凝固促进剂用于局部创面,能吸收血液而起到止血作用,如吸收性明胶海绵、氧化纤维素、醛基纤维素等,仅用于外伤或手术后渗血的局部止血。

(6)其他止血药,如云南白药、独一味等。

口腔颌面部创伤(包括检查和治疗创伤)、感染、肿瘤溃破以及术后均可能发生出血。高血压、凝血功能差或血液病患者还可能出现持续性或继发性出血。对于出血的治疗，应根据创伤部位、出血来源和程度采取措施。药物止血适用于组织渗血、小静脉和小动脉出血。全身应用的止血药如酚磺乙胺、巴曲酶等，可以减少渗血或辅助止血，还可预防性术前或术中早期用药，能减少术中渗血，并减少输血量，或应用于凝血机制障碍患者。局部使用的止血药有止血海绵、氧化纤维素、各种中药止血药等，有见效快、针对性强、不良反应少等优点。使用时可将药物直接置于出血处，然后用干纱布加压包扎。

临床常用药物有以下几种。

（1）维生素 K：为甲萘醌类物质，主要有脂溶性的维生素 K_1、维生素 K_2 和水溶性的维生素 K_3、维生素 K_4。维生素 K 是肝脏合成凝血酶原（因子 II）和凝血因子 VII、IX、X 不可缺少的物质。临床主要用于：①维生素 K 缺乏引起的出血，如早产儿及新生儿肝维生素 K 合成不足、长期应用广谱抗生素所致的体内维生素 K 缺乏、肝疾病导致凝血酶原和其他凝血因子合成减少；②因胆汁分泌不足导致维生素 K 吸收障碍，如阻塞性黄疸或胆瘘；③香豆素类或水杨酸过量引起的出血。

维生素 K 毒性低，静脉注射过快时，可出现面部潮红、出汗、胸闷，甚至血压急剧下降，发生休克危及生命，因此一般多采用肌内注射。口服维生素 K_3 或维生素 K_4 常引起恶心、呕吐等胃肠道反应。对缺乏葡萄糖-6-磷酸脱氢酶的特异质患者，较大剂量可诱发急性溶血性贫血，在新生儿可诱发高胆红素血症、黄疸和溶血性贫血。

（2）血凝酶：是从矛头蛇的毒液中分离出来的一种蛇凝血酶，含类凝血酶和类凝血激酶，分别具有类凝血酶样作用及类凝血激酶样作用。类凝血酶样作用能促进出血部位（血管破损部位）的血小板聚集，释放一系列凝血因子，包括血小板因子 3（PF3），促进纤维蛋白原降解生成纤维蛋白 I 单体，并交联聚合成难溶性纤维蛋白，促进在出血部位的血栓形成和止血。类凝血激酶样作用是由释放的 PF3 引起，凝血激酶被激活后，可加速凝血酶的生成，促进凝血，从而缩短出血时间，减少出血量。

血凝酶可用于治疗和防止多种原因引起的出血。静脉、肌内、皮下注射及腹腔给药均能吸收。肌内注射 15 分钟后发挥止血效应，持续 24～48 小时。静脉注射 10 分钟后，止血效应达到高峰。用药期间需注意观察患者的出血、凝血时间。DIC 及血液病导致的出血禁用本品。本药不良反应发生率低，偶有过敏反应，可给予抗组胺药或糖皮质激素对症治疗。

（3）对氨甲苯酸（PAMBA）：又称对羧基苄胺，其结构与赖氨酸类似，能竞争性抑制纤维蛋白溶酶原激活因子，抑制纤维蛋白溶酶转变为纤溶酶，从而抑制纤维蛋白的溶解，达到止血的目的。PAMBA 生物利用度为 70%，$t_{1/2}$ 为 60 分钟。对氨甲苯酸主要用于纤维蛋白溶解症所致的出血，如肺、肝、胰、前列腺、甲状腺及肾上腺等手术所致的出血及产后出血、前列腺肥大出血、上消化道出血等，因这些器官内有较大量纤维蛋白溶酶原激活因子。对癌症出血、创伤出血及非纤维蛋白溶解引起的出血无止血效果。PAMBA 不良反应少，但应用过量可致血栓，并可能诱发心肌梗死。

（4）酚磺乙胺：可增加血液中血小板的数量，增强其聚集性和黏附性，促进凝血活性物质释放，缩短凝血时间，加速血块收缩；亦能增强毛细血管抵抗力，降低毛细血管通透性，减少血液渗出。临床上用于外科术前、术后出血的防治，血小板减少性紫癜或过敏性紫癜及其他原因引起的出血，如脑出血、胃肠道出血、泌尿道出血、眼底出血、牙龈出血、鼻出血等。本品通常可与氨甲苯酸、维生素 K 合用，以增强疗效。使用后可能引起恶心、头痛、皮疹、暂时性低血压、血栓形成等,静脉注射时偶可发生休克。

促凝血药使用过量可促使血栓形成,尤其是脑动脉硬化、血脂偏高的老年人,更易形成血栓,进而发生脑卒中,因此用药更应谨慎。

九、糖皮质激素

糖皮质激素类药物在口腔临床上主要用于与免疫功能紊乱相关的口腔黏膜疾病和口腔黏膜病损急性发作期。尽管该类药物能缓解急性症状,延缓病情发展,但同时也会发生较重的不良反应。应用时,应视病情、患者身体状况等因素确定药物种类、剂量和疗程,严格掌握适应证和禁忌证,并注意监测可能发生的不良反应,特别是需长期服用糖皮质激素的患者,应严密观察,定期随访。糖皮质激素是目前治疗天疱疮的首选药。口腔临床常用的药物包括以下几种。

(1)泼尼松:又名强的松,属于中效糖皮质激素类药物,具有很强的抗炎作用。适用于天疱疮、类天疱疮、白塞综合征、复发性阿弗他溃疡、口腔扁平苔藓糜烂型、盘状红斑狼疮、药物性口炎、唇炎和多形红斑等疾病的治疗。常用方法为:首剂每日 5～100mg,连服 7 天,此后每 2 周减量 10％,至维持量为每日 5mg。每日应在早晨 6～8 时一次顿服,大剂量时可分次服用。严重肝功能不良者不宜使用。

(2)甲基强的松龙:又称甲强龙,起效快,抗炎作用较强,钠潴留作用微弱,对肌肉毒性小。甲基强的松龙因其第 11 位碳上有羟基基团无须经肝脏转化,而强的松必须在肝脏中转化为强的松龙后才具有抗炎作用,因此,甲强龙适于肝功能不良者使用。其口腔应用同泼尼松。口服初始剂量为每日 4～48mg。

(3)地塞米松:又名氟美松,为长效糖皮质激素类药物,其抗炎、抗过敏作用均强于泼尼松,主要用于口腔黏膜变态反应性疾病。口服开始每次 0.75～1.5mg,每日 2～4 次,维持量为每日 0.5～0.75mg。如需长期大量使用时,须注意观察血糖、血压及有无精神症状,局部用药也不宜过久。

(4)曲安奈德:又名曲安缩松,为长效糖皮质激素类药物,抗炎、抗过敏作用强而持久,不良反应小,一次注射可维持 2～3 周。口腔临床常用于口腔黏膜糜烂、溃疡、慢性感染性疾病。其制剂为混悬液,注射前须摇匀,注射部位不可太浅,以免造成局部肌肉萎缩,不可静脉注射。常用于局部封闭注射,可联合 2％利多卡因进行治疗,曲安奈德注射液和利多卡因注射液按照 1∶1 的比例进行混合,每次总量 20～40mg。病毒性、结核性或急性化脓性感染患者禁用。

糖皮质激素给药时应考虑肾上腺皮质激素分泌的昼夜节律性,早晨最高,以后逐渐降低,夜间最低。

需注意的是,长期使用糖皮质激素会导致蛋白质及钙的流失,尤其老年患者在服用糖皮质激素期间应常规补充钙剂、活性维生素 D 及蛋白质,以防止骨质疏松及股骨头坏死。骨质疏松的老年患者禁用糖皮质激素。另外,由于糖皮质激素不良反应较多,大多数老年患者应尽量局部用药,病情严重时,可考虑全身和局部联合用药。用药类型、剂量应考虑老年患者病情及血压、血糖、肝肾功能等因素。

常用糖皮质激素类药物比较见表 7-6。

表 7-6　常用糖皮质激素类药物比较

类别	药物	对糖皮质激素受体的亲和力（比值）	水盐代谢（比值）	糖代谢（比值）	抗炎作用（比值）	等效剂量（mg）	血浆半衰期（min）	作用持续时间（h）
短效	氢化可的松	1.00	1.0	1.0	1.0	20.00	90	8~12
	可的松	0.01	0.8	0.8	0.8	5.00	30	8~12
中效	泼尼松	0.05	0.8	4.0	3.5	5.00	60	12~36
	泼尼松龙	2.20	0.8	4.0	4.0	5.00	200	12~36
	甲泼尼龙	11.90	0.5	5.0	5.0	4.00	180	12~36
	曲安西龙	1.90	0	5.0	5.0	4.00	>200	12~36
长效	地塞米松	7.10	0	20.0~30.0	30.0	0.75	100~300	36~54
	倍他米松	5.40	0	20.0~30.0	25.0~35.0	0.60	100~300	36~54

注：表中水盐代谢、糖代谢、抗炎作用的比值均以氢化可的松为1计；等效剂量以氢化可的松为标准计。

十、免疫调节剂

口腔颌面部肿瘤和很多口腔黏膜病（如复发性口疮）的发生、发展与免疫异常有关，因此，免疫治疗是口腔科治疗的一个重要方面。免疫调节剂是能够通过影响机体的免疫应答反应和免疫病理反应而增强或抑制机体免疫功能的药物。免疫调节剂分为免疫增强剂和免疫抑制剂。

（一）免疫增强剂

免疫增强剂适用于原发性或继发性免疫缺陷性疾病、慢性难治性感染的治疗以及恶性肿瘤的辅助治疗。在口腔科，免疫增强剂主要用于增强机体抗肿瘤、抗感染能力和纠正免疫缺陷，常用以下几种药物。

（1）胸腺素：又名胸腺肽，是一种小分子多肽类药物，可用于治疗复发性阿弗他溃疡、口腔扁平苔藓、复发性疱疹性口炎、带状疱疹和慢性皮肤黏膜真菌感染等疾病。用法：①肌内注射，每次 2~10mg，每日或隔日 1 次，5~10 次为 1 个疗程，注射前需做皮试。②胸腺素肠溶片，口服，每次 5~30mg，每日 1~3 次，1~2 个月为 1 个疗程。本品不良反应较轻微，但大剂量静脉滴注时可致头痛和胃肠道反应。

（2）左旋咪唑：是一类广谱抗寄生虫病药，其免疫刺激作用只有在免疫缺陷或免疫抑制患者中才出现。本品用于治疗复发性阿弗他溃疡、口腔扁平苔藓和复发性疱疹性口炎等疾病，在头颈部癌治疗中，可与其他抗癌药合用以减少骨髓抑制。用于增强免疫功能时，口服每次 50mg，每日 3 次。每周连续用药 2 日，停药 5 日，2~4 周为 1 个疗程。老年人多有肝、肾功能减退，此类药物老年患者应慎用，可选择其他免疫增强剂。

（3）转移因子：适应证同胸腺素，多取上臂内侧、腋窝或腹股沟区皮下注射，每次 2mL，每周 2~3 次，5~10 次为 1 个疗程。最常见的不良反应为注射部位疼痛、红斑及硬结。偶见引起支气管哮喘发作。

（4）匹多莫德：可用于治疗口腔单纯性疱疹、带状疱疹和慢性皮肤黏膜真菌感染等，也可用于治疗免疫力低下患者的口腔黏膜病。用法：口服，成人每次 800mg，每日 1~2 次；儿童每次 400mg，每日 1~2 次。疗程视疾病类型和病情轻重而定。

（二）免疫抑制剂

免疫抑制剂为非特异性抑制机体免疫系统的药物，其共同特点是：作用缺乏特异性和选择性，在抑制病理免疫反应的同时，又干扰正常免疫应答反应；既抑制体液免疫，又抑制细胞免疫。因不良反应不同，应谨慎使用，严格掌握适应证和禁忌证。目前，临床常用的免疫抑制剂包括糖皮质激素、环孢素、他克莫司等。糖皮质激素前文已叙述，这里重点介绍其他免疫抑制剂。

（1）硫唑嘌呤：临床上常用于天疱疮、类天疱疮、白塞综合征、顽固性扁平苔藓、腺周口疮和多形红斑的治疗。对于严重或泛发性天疱疮，可先服泼尼松，待病情控制后，逐渐减量至每日 25mg，同时加服硫唑嘌呤（每日 1～2mg/kg），再逐步减少泼尼松用量至撤药，然后开始减少硫唑嘌呤的剂量。此药可能致畸胎，所以孕妇慎用。

（2）环孢素：可用于严重或顽固的口腔扁平苔藓、白塞综合征和天疱疮等疾病。口服每日 5mg/kg，用药 8 周后可出现疗效，但停药后易复发。多应用于对糖皮质激素类耐药的患者。

注意：①使用时应严格控制用药剂量及血药浓度；②用药期间应监测血象和肝、肾功能；③因有肝、肾损害作用，并可导致高血压及一些中枢神经症状，所以老年患者应用时需密切观察，并且不可同时使用其他肾毒性药物。

（3）他克莫司：是从放线菌中提取的大环内酯类抗生素，其免疫抑制作用较环孢素强，肝毒性较环孢素小，且有刺激肝细胞再生的作用。对糜烂型和难治性口腔扁平苔藓，常用 0.1%他克莫司软膏涂敷患处，每日 2～3 次。本品也可用于治疗盘状红斑狼疮、慢性脱屑性唇炎、寻常型天疱疮、类天疱疮等某些自身免疫性口腔黏膜病。

该药物有肾毒性，对胰岛细胞有毒性作用，可致高血糖，所以肾功能减退或血糖较高的老年患者慎用，用量应根据临床诊断和血药浓度进行调整。

免疫抑制剂较少单独用于口腔黏膜病的治疗，一般需与糖皮质激素联合使用，达到减少糖皮质激素用量、降低不良反应、提高机体对药物敏感性等目的。使用该类药物时，尤其是老年患者，应密切注意患者的耐受性和不良反应，必要时入院观察。

十一、防龋药物

防龋药物的主要作用是增强牙的抗龋能力，目前临床常用的防龋药包括氟化物、氨（制）硝酸银及再矿化液。

（一）氟化物

常用的防龋氟化物种类较少，目前常用的只有三种：2%氟化钠、8%氟化亚锡和 1.23%酸性氟磷酸盐。氟化物对软组织无腐蚀性，不使牙变色，前后牙均可使用。牙局部使用氟化物时，氟与釉质中的羟基磷灰石作用，生成难溶于酸的氟磷灰石，可增强釉质的抗酸性。氟化物不仅能降低釉质在酸中溶解度，而且能够促进釉质初期龋的再矿化，抑制龋病进展。另外，氟化物可改变口腔的生态环境，抑制细菌生长，并可影响和抑制细菌糖酵解，还能反馈性抑制细菌产酸。

局部应用氟化物是非常重要的防龋方法，局部涂擦或局部含漱。适量的氟可以预防龋齿，但氟摄入过多会引起急性或慢性氟中毒。急性中毒主要表现为头昏、头痛、乏力、恶心、呕吐、腹泻,甚至肠道出血、血钙平衡失调、肌肉痉挛、虚脱、呼吸困难、发绀等。重者导致心、肝、肾器质性损害甚至昏迷。摄入过量氟可在 4 小时内导致死亡。急性氟中毒的处理原则包括:催吐、洗胃、口服或静脉注射钙剂、补糖、补液以及对症治疗。最简单易行的现场抢救措施是迅速给患者补充大量牛奶,牛奶中的钙与氟部分结合而减轻氟对机体的毒性作用。慢性中毒主要表现为氟牙症或氟骨症,以及神经系统、骨骼肌和肾脏等非骨性损害。

(二)氨(制)硝酸银溶液

氨(制)硝酸银溶液中的 Ag^+ 能与牙齿表面有机物质结合,形成蛋白银,蛋白银起抗菌作用,从而防龋。将硝酸银应用于龋损区,除生成蛋白银沉淀外,在使用还原剂(如丁香油酚)后生成黑色的还原银或灰白色的碘化银可渗入釉质和牙本质中,有凝固有机质、杀灭细菌、堵塞釉质孔隙和牙本质小管的作用,从而封闭病变区,终止龋病过程。

氨(制)硝酸银溶液一般由硝酸银 3g、蒸馏水 1mL、28%氨水 2.5mL 制得。使用时先将龋变组织去除,隔离唾液涂本品,以热气吹干后,再用丁香油还原至黑色。

硝酸银对软组织有强的腐蚀性,并可使牙变黑,故一般只用于乳牙和后牙,不可用于牙颈部龋。

(三)再矿化液

再矿化疗法可使早期釉质龋终止或消除。再矿化液含有不同比例的钙、磷和氟。加入氟可明显促进釉质再矿化。再矿化液的 pH 一般为 7,使用时将浸有药液的棉球置于患处,每次放置数分钟,反复 3~10 次。亦可配制成漱口液,每日含漱。

十二、牙本质脱敏剂

牙本质脱敏剂能减轻或消除牙本质敏感症所引起的疼痛,且不会对牙髓造成损害。根据牙本质敏感症发生的流体动力学理论,其抗敏感的原理包括两方面:①封闭牙本质小管,通过化学反应产生不溶性物质,使牙本质小管内物质凝聚,或通过磷石灰再矿化阻断牙本质小管,从而减少或避免牙本质小管内的液体流动;②降低牙髓神经的敏感性。

(一)阻塞性脱敏剂

阻塞性脱敏剂的主要成分是各种盐类,可形成盐类沉淀阻塞牙本质小管,起到脱敏作用。

1. 草酸盐类

草酸盐类脱敏剂(如草酸钾溶液)可以溶解释放到牙本质中的钙离子,并与其结合形成不溶性的草酸钙结晶,从而可以达到封闭牙本质小管的目的。但是,草酸盐脱敏效果持续较短,且草酸钾可能引起消化不良,因此不能长期使用。

2. 氟化物

在草酸钾广泛应用前,氟化钠是主要的脱敏剂,氟离子可与牙本质中钙离子反应产生氟化钙晶体,封闭牙本质小管。氟化钠糊剂不使牙变色,对局部无刺激,适用于牙颈部的脱敏。

(二)腐蚀性脱敏剂

腐蚀性脱敏剂可形成蛋白质沉淀,代表药物为含质量分数 5%戊二醛和 36%2-羟乙基甲基丙烯酸酯(HEMA)的 Gluma 脱敏剂。戊二醛是一种很好的生物固定剂,可使浅表牙本质小管内的血浆蛋白交联凝固而封闭牙本质小管,从而降低牙本质小管的通透性;HEMA是亲水性的,可溶于牙本质小管液,协助戊二醛进入牙本质小管发挥作用。

该脱敏剂对牙龈萎缩引起的牙颈部过敏症状以及𬌗面轻度磨损所致的过敏疗效较好,但由于戊二醛有一定的腐蚀性、致畸性和致敏性,因此临床使用需谨慎。

(三)阻断抑制性脱敏剂

阻断抑制性脱敏剂可抑制神经传导,降低牙髓神经的敏感性,起到脱敏的作用。硝酸钾中的钾离子可以从牙本质小管渗透到近牙髓处牙本质中的神经末梢,调控钠、钾离子交换,使末梢神经细胞膜除极化,从而抑制神经冲动的产生。临床常用的有硝酸钾溶液、凝胶和糊剂等多种剂型。

(四)覆盖性脱敏剂

覆盖性脱敏剂是自酸蚀类粘接脱敏剂,该类脱敏剂能与牙本质内胶原纤维强效结合,以水作为载体渗入牙本质小管内,固化后形成树脂突封闭牙本质小管,从而起到脱敏的作用。

老年患者采用牙本质脱敏剂治疗的临床操作时间较长,复发率高,效率较低,治疗效果可能不理想,特别是在一些部位,如牙颈部周围,选择牙本质脱敏剂易损伤牙龈。

十三、牙髓失活剂

在拔牙髓前将化学药物封在牙髓创面上,使牙髓组织失去活力,发生化学性坏死,此类化学药物称为牙髓失活剂。牙髓失活剂通常用于干髓术的第一步,也是其他不保留活髓的牙髓治疗的无痛方法,多用于麻醉效果不佳或对麻醉药过敏者。

目前使用的失活剂金属砷、亚砷酸、多聚甲醛等均为剧毒物质,对组织有腐蚀性,虽临床仍在使用,但建议应尽量使用局麻药物进行治疗。

(1)多聚甲醛:高浓度多聚甲醛(PFA)具有原生质毒性、神经毒性,能损伤毛细血管内皮细胞,使平滑肌麻痹充血、扩张、出血,神经麻痹,最终使牙髓坏死。由于甲醛有凝固蛋白的作用,牙髓为干性坏死,可保持无菌。

使用多聚甲醛失活的牙髓较用三氧化二砷失活的牙髓更易从根管中摘除,且多聚甲醛作用温和,不易引起化学性尖周炎。使用时取适量多聚甲醛准确置于露髓孔处,封药2周左右,适用于乳牙失活。

(2)金属砷:实际上是砷的单质成分,因为具有金属元素的某些化学性质,故称金属砷。与牙髓接触后,金属砷氧化为亚砷酸,使牙髓充血、栓塞而失活。金属砷适用于乳牙牙髓失活,封药时间一般为2~4日,成人封药时间一般为5~8日。

需要注意的是,金属砷渗漏会导致牙周组织的坏死,严重者会导致牙槽骨的坏死。

(3)亚砷酸:即三氧化二砷,其对细胞原生质、神经纤维、血管都有强烈毒性。亚砷酸能使牙髓毛细血管极度充血,内皮细胞受损,毛细血管广泛破坏出血,供血障碍导致细胞死亡、组织坏死。因其有剧烈毒性,易引起根尖周炎、牙槽骨损伤,目前临床已较少使用。

随着年龄增大,牙髓活力下降,老年人牙髓出现渐进性纤维化,牙髓容积减少,牙髓细胞成分减少,纤维成分增加。失活剂对老年人群牙髓的失活作用缺乏有效的载体,没有年轻牙髓起效快,失活剂的渗入深度受到一定的影响,容易造成根髓失活不全。

十四、盖髓术药

盖髓术是一种保存牙髓的方法,即在接近牙髓的牙本质表面或已暴露的牙髓创面上,覆盖使牙髓病变恢复的药物,以保护牙髓,消除病变,促进牙髓自身修复。用于覆盖牙髓保存其活力的药物称为盖髓剂(pulp capping agent),也叫活髓保存剂。

(1)氢氧化钙:是最早用于保存活髓的药物,其有强碱性,可抑制细菌生长并中和炎症产生的酸性产物,减少对牙髓的刺激。氢氧化钙还可诱导组织矿化,产生修复性牙本质。

使用时,将氢氧化钙粉剂与合适的赋形剂混合后调拌均匀,用器械将糊剂直接覆盖于牙髓穿孔处或牙髓切断面,也可以使用商品化的糊剂。氢氧化钙糊剂需新鲜配制,且需无菌操作,尽量减少污染。盖髓后窝洞应用暂封材料严格密封。

(2)三氧化矿物聚合体(MTA):1993 年由 M. Torabinejad 等开发成功,MTA 由多种亲水氧化矿物质混合而成,1998 年被美国联邦食品药品监督管理局(FDA)批准临床使用。MTA 具有良好的封闭性及生物相容性,最初用于根尖封闭。随后发现其具有优良的诱导作用,可用作盖髓剂,能刺激牙髓产生修复性牙本质。

MTA 粉剂主要由氧化钙、二氧化硅等组成,将粉剂与水调和后,形成 pH 为 12.5 的凝胶状胶体,用器械将其直接覆盖于牙髓穿孔处或牙髓切断面,可维持高 pH 值 24 小时以上。其优点是具有良好的生物相容性、生物活性和抗菌性,能够促进软、硬组织再生。需注意的是,材料在调拌后必须尽快放入作用部位,防止在操作过程中脱水硬固。

(3)氧化锌丁香油水门汀(ZOE):又称氧化锌丁香油糊剂,由氧化锌粉末和丁香油溶液调拌而成。氧化锌具有弱防腐作用与缓和的收敛作用,能保护创面。丁香油有防腐和镇痛作用。

氧化锌丁香油糊剂对牙髓有安抚作用,可作为间接盖髓剂,也可在牙髓病治疗过程中作为窝洞暂封药,但不能用于直接盖髓术。有研究表明,氧化锌丁香油糊剂与牙髓直接接触可能导致牙髓慢性炎症,使牙髓坏死,导致盖髓治疗失败。

十五、根管冲洗剂

根管冲洗的目的是将松散的坏死感染物质从根管内清除,防止根管预备时将其推入根尖部甚至根尖组织内。根管预备过程中和根管预备后也同样需要进行根管冲洗,目的是清除因根管预备产生的牙本质碎屑和牙本质玷污层。

根管冲洗剂可杀菌、溶解坏死组织,常用的根管冲洗剂有次氯酸钠溶液、过氧化氢溶液、乙二胺四乙酸钠等螯合剂。

(1)过氧化氢溶液:过氧化氢在过氧化氢酶作用下分解,释放出的新生氧对细菌有强氧化作用,发挥抗菌作用。局部涂抹或冲洗后能产生气泡,有缓和机械清洗作用,同时有助于在器械预备根管时将坏死组织或牙本质碎屑移出。

临床常用 3% 过氧化氢直接冲洗根管,使用时应注意,冲洗细窄根管时压力不宜过大,以免气泡进入根尖孔外组织引起疼痛或根尖周炎。本品宜新鲜配制,置棕色玻璃瓶密封保存。

(2)次氯酸钠:是目前使用最普遍的根管冲洗剂,其与水生成次氯酸发挥杀菌和强氧化漂白作用,以及氢氧化钠对有机组织有强溶解性,起到根管冲洗的作用。但氯极其活泼,易与有机碎屑结合而抑制次氯酸的形成,降低其效果,因此必须彻底清除根管内的有机碎屑,才能使次氯酸钠发挥最大杀菌作用。

临床最常用的浓度为 5.25%，一般用 5.25% 次氯酸钠冲洗根管后，再用 17% EDTA 冲洗根管，可有效去除根管制备过程中产生的玷污层。但高浓度的次氯酸钠溶液刺激性较强，建议在橡皮障隔离条件下使用。

十六、根管消毒剂

根管消毒剂主要用于感染根管的消毒，目的是阻止感染向根周组织扩散，防止已感染的根尖组织出现并发症。临床曾经常用的根管消毒剂是酚类药物，如甲醛甲酚合剂、樟脑酚合剂及丁香油酚等，但因酚类有原浆毒性，能破坏细胞结构或者损伤功能，操作不当可造成严重的根尖周组织损伤，影响愈合。

(1)氢氧化钙糊剂：是目前最常用的根管消毒剂，因为绝大部分根管内的致病菌不能在氢氧化钙的高度碱性环境中生存，感染根管中的细菌在直接接触氢氧化钙后短时间内就被杀死。氢氧化钙糊剂作用缓慢，作用时间可达 1 周以上。使用时，用螺旋输送器将糊剂导入根管内，涂布于全根管。商品化的制剂使用更为方便，用注射器直接注入根管内即可。根管填满糊剂后，用氧化锌丁香油糊剂封闭根管口。

对于牙髓治疗失败的病例再次治疗，则根管消毒更加困难，此时大量革兰氏阳性细菌，特别是粪肠球菌成为根管内优势菌群，粪肠球菌能在碱性环境中生存，对氢氧化钙有一定耐受性。此时应联合使用氢氧化钙和次氯酸钠等药物，可较好抑制和杀灭粪肠球菌和白色念珠菌。

(2)碘仿：具有防腐、防臭、止痛、减少渗出等作用。常与氧化锌混合，以丁香油酚或樟脑酚调和，适用于渗出液较多的感染根管。感染根管根尖区有较多渗出物、叩痛不消失的患者，在治疗过程中将碘仿糊剂封入根管中 $10\sim14$ 日，可减少渗出。

临用前将粉和液体调拌，用扩孔钻或螺旋输送器将调好的糊剂送入根管内。如用扩孔钻，则按逆时针方向旋转，缓慢退出，反复数次，即可将糊剂注满根管；如用螺旋形根管充填器，则按顺时针方向旋转即可。注射型糊剂可直接注射入根管内。

(3)甲醛甲酚合剂(FC)：是一种强消毒防腐剂，用于坏疽或感染根管的消毒。根管内有少量残髓时，封入本品可使残髓失活并起杀菌作用。

甲醛甲酚具有强烈的刺激性。使用时应避免接触黏膜，不可放于开放的龋洞中，也不可以让药液直接接触根尖周组织。近年来不少国内外学者研究指出甲醛甲酚有抗原性，可作为半抗原与牙髓根尖周围组织的宿主蛋白结合，形成免疫原，引起免疫反应。遗传毒力学实验结果和动物致癌试验资料证实，甲醛具有致突变和致癌性，但对人类致突变的危险仍未证实。因此，应慎用和减少使用甲醛甲酚。

(4)丁香油酚：有效成分为丁香酚，防腐力与酚相等，而刺激性和腐蚀性较酚小。对牙髓炎所引起的疼痛有明显缓解作用，可以单独用作根管消毒剂和牙髓镇痛剂。

(5)樟脑酚合剂(CP)：由樟脑晶体、苯酚晶体和乙醇混合而成。镇痛性能较好，渗透力较强，腐蚀性和防腐蚀性均较低，主要用于窝洞和轻度感染根管的消毒以及牙髓安抚治疗等，作为局部封药使用。

(6)抗菌药物：用于根管消毒的抗菌药物有很多种。金霉素、多西环素、甲硝唑等可用盐水、丁香油酚或樟脑氯酚合剂调拌成糊剂使用。抗菌药杀菌作用是肯定的，但是由于病原菌产生耐药性和人体的过敏反应,现已很少使用。

老年患者多合并心血管疾病,为避免心血管疾病的发作,应尽可能减少诊疗时的疼痛。氢氧化钙由于其强碱性,杀菌力强,刺激性很小,可有效预防和降低老年人根管治疗期间的疼痛,它是老年患者较理想的根管消毒剂。

 知识拓展

1. 合理使用抗菌药的基本原则

(1)诊断为细菌性感染者方有指征应用抗菌药。

(2)尽早查明病原体,根据病原体种类及药物敏感试验结果选用抗菌药。

(3)按照药物抗菌作用特点及其体内代谢特点选择用药。

(4)抗菌药治疗方案应结合患者病情、病原体种类及抗菌药特点制订。

2. 避免细菌耐药性的措施

(1)足量足疗程。

(2)必要时应联合用药。

(3)有计划地轮换给药。

第三节　药物引起的老年口腔疾病

口腔疾病直接影响人们的身体健康。人们在提倡口腔保健、防治口腔疾病的同时,也应该知道哪些药物可能会引起口腔疾病。老年人由于生理的变化,更容易受药物影响而发生口腔疾病,这就需要我们在日常生活中多加注意,尽量防止相关疾病的发生。

一、直接作用方面

除强酸、强碱、酚、硝酸盐类药物可造成深度灼伤外,乙醇、阿司匹林也可对软组织,特别是口腔黏膜,造成类似损害。解热镇痛药物,如阿司匹林、双氯芬酸钠,有引发口腔溃疡的报道。解热镇痛药多是有机弱酸,对黏膜有一定刺激作用,同时也易导致变态反应,损伤口腔黏膜。用来治疗口腔念珠菌病的结晶紫,也有报告指出其可造成"结晶紫灼伤"。舌下含服异丙肾上腺素片可致黏膜溃疡,这与黏膜局部缺血和酸性刺激有关。日常生活中,过多含服润喉片也会导致口腔溃疡,因润喉片含有薄荷或碘等成分,对口腔黏膜有直接刺激作用。口腔无炎症时,不建议过多服用润喉片,以免导致口腔溃疡。丁香油、樟脑、氯仿等牙科用化学药物也可刺激或灼伤黏膜,引起溃疡。

药源性口腔溃疡发生后首先应立即停药,可酌情局部应用中药散剂、药膜、溃疡软膏或含漱剂,配合口服维生素 C 和复方维生素 B,同时注意口腔护理。

一些药物还会导致牙齿变色,如常用氯己定漱口可使牙齿成灰棕色。四环素可使牙齿内部变色,开始为黄色,以后遇光变灰,即"四环素牙"。某些牙膏中的中药,如乌头、藜芦、天南星、巴豆、半夏等,会导致接触性口炎。

二、药理学作用方面

老年人多伴有基础疾病,很多药物如降压药、抗抑郁药、麻醉镇痛药、抗肿瘤药、镇静药和利尿药都可引起口干。口干可增加牙本质龋发生率,导致咀嚼、吞咽和说话困难,托槽固位不良,大唾液腺的上行感染等。抗胆碱药(如复方颠茄片、硫酸阿托品、溴丙胺太林、东莨菪碱、山莨菪碱等)、降血压药(如盐酸可乐定)、抗组胺药(如异丙嗪、苯海拉明,抗结核药异烟肼等)可不同程度抑制唾液腺的分泌,引起口干。毛果芸香碱与新斯的明可引起流涎,汞、碘、溴的化合物和氯胺酮也可造成多涎。降压药溴苄胺、甲基多巴、胍乙啶可造成腮腺痛。保泰松、胰岛素、华法林、异丙肾上腺素、吩噻嗪类药可造成类似于流行性腮腺炎的症状,伴有唾液腺膨大、多涎等。细胞毒性药物如抗癌药环磷酰胺、氟尿嘧啶、甲氨蝶呤、长春新碱、更生霉素、阿霉素等可能造成牙龈和口腔黏膜炎症、溃疡、多形性红斑、苔藓样反应、囊泡样损害和口干。长期应用免疫抑制剂、吸入性糖皮质激素时,易引起白色念珠菌和 I 型疱疹病毒感染。

三、继发作用方面

药物导致的血小板减少可造成牙科手术后出血过多,甚至正常用量的阿司匹林也会抑制血小板凝集,显著延长出血时间。很多口腔软组织疾病与营养缺乏有关,如缺乏维生素 B 族常可导致唇炎、萎缩性舌炎及口腔溃疡等,维生素 C 缺乏可造成牙龈肿痛出血,维生素 K 缺乏则伴有出血现象。很多广谱抗菌药可以诱发口腔溃疡,如氨苄西林、头孢氨苄、甲硝唑及替硝唑等广谱抗菌药物抗菌范围广,却缺乏针对性,容易造成菌群失调,真菌繁殖,发生口腔溃疡。若发现上述情况,应尽量选择其他药物代替。

四、药物蓄积方面

铋、汞、银、铅、砷和金中毒在口腔都有表现,确诊后应采用螯合剂进行相关治疗。

五、特殊药物作用方面

有文献报道:苯妥英钠可导致牙龈增生,手术去除后仍易复发;服用卡马西平可出现舌强直、口唇水肿、口腔溃疡;雷公藤可引起口腔黏膜疱疹;地尔硫䓬致牙龈增生;长期应用钙通道阻滞剂可致牙龈显著增生,以硝苯地平多见;长期服用西咪替丁可致牙龈出血;静脉注射葡萄糖酸钙可引起牙龈剧痛;呋塞米、氢氯噻嗪、奎尼丁、甲苯磺丁脲等可致天疱疮样牙龈炎;口服甲氧氯普胺、苯海索、氟桂利嗪可致口、舌运动障碍;服用 D-青霉胺、灰黄霉素和双胍类降糖药后,口中可有金属味,导致味觉障碍;卡托普利、硝酸异山梨醇酯、苯妥英钠、洛沙坦、甲硝唑等可引起味觉异常;口服胶态枸橼酸铋钾可致牙釉质呈粉粒性剥脱。有过敏史或过敏体质者慎用或禁用上述药物。

在牙科手术前一定要了解老年患者是否正在使用抗凝剂,避免术后出血过多。嗜烟、酒的老年患者应给予特殊关注,因为流行病学研究已证实乙醇与烟草易致口腔癌。口腔黏膜的接触性过敏与接触性皮炎相似,主要表现为唇炎、舌炎和龈炎。

引起口腔疾病的药物种类较多,机制复杂,有待探讨。如使用中出现口腔疾病症状,一旦明确是药物所致,应立即停药,进行抗过敏、抗感染等对症治疗。禁止再对患者进行试验,以免加重不良反应。

药物导致的口腔疾病应引起注意,很多病损类似于其他疾病,由于缺乏生化、免疫等检查手段,给鉴别诊断带来了困难。

老年人口腔卫生保健的具体措施有以下几点。

(1)通过各种形式的宣传活动使其认识口腔健康的重要性,了解口腔保健的基本知识及日常口腔保健方法,提高老年人口腔保健意识和口腔保健能力。

(2)养成刷牙及漱口的良好习惯,保持口腔卫生。特别要注意饭后漱口和睡前刷牙,睡前不进食,还可以配合使用牙签或牙线来清除牙间隙的食物嵌塞。牙刷宜选用老年型保健牙刷。

(3)戒烟戒酒,细嚼慢咽。老年人也可多饮茶,茶叶中含有的多酚类物质和微量元素,如氟、锶和锡,有抑制口腔内变形链球菌致龋的作用。

(4)缺牙及时修复,义齿有不适者需及时修改或重做。

(5)疑有口腔病变者,需及时治疗。

(6)对生活不能自理的老人,应进行口腔护理,可用生理盐水棉球清洗牙齿及口腔,以保持良好的口腔卫生,防止龋病和牙周病的发生。

(7)每年至少做一次口腔检查。口腔疾病治疗要到正规医院或诊所,避免交叉感染或不良修复体带来的危害。

(8)注意营养,保持身体健康,保持良好的心理状态,保证充足的睡眠,减少口腔疾病的发生,维护良好的口腔环境可增进全身健康,提高老年人的生命质量。

 知识拓展

易使老年人产生不良反应的药物

药物	不良反应	药物	不良反应
苯二氮䓬类	神志模糊	氯磺丙脲	血糖过低
氯丙嗪	直立性低血压,低体温	异烟肼	肝毒性损害
苯海索	视听幻觉	呋喃妥因	周围神经病变
胍乙啶	直立性低血压	四环素	肾功能损害时血尿素增高
利血平	倦怠,抑郁	吲哚美辛	再生障碍性贫血
强心苷	行为异常,疲乏,腹痛	保泰松	再生障碍性贫血
普萘洛尔	心动过缓,心脏停搏	地西泮	长期服用导致中枢抑制
博来霉素	肺毒性	利尿药	脱水,电解质失衡
盐酸哌替啶	呼吸抑制	庆大霉素	耳、肾毒性

老年人是一个特殊的群体,随着年龄的增长,组织器官发生退行性变,如胃肠功能减退,蠕动减慢,消化液分泌减少,肝脏解毒功能减弱,肾脏排泄功能下降等,以致药物在体内的吸收、分布、转化与排泄都直接受到影响。

另外,老年人对某些药物的敏感性增加,耐受性降低,使药物的治疗量接近于中毒量,安全范围窄小,数药合用时,老年人比中青年易产生副反应及药物蓄积中毒。总之,安全、有效是老年人用药的目标,有明确用药指征时,要遵循个体化原则,排除禁忌证。让药物发挥最大疗效的同时,把不良反应降至最低。

同步练习

一、单项选择题

1. 有关老年药动学改变的特点,下列错误的是( )
   A. 主动转运减少　　　　　　　　　　B. 药物排泄功能降低
   C. 药物代谢能力减弱　　　　　　　　D. 药物消除半衰期缩短

2. 下列在老年人体内代谢减少的药物是( )
   A. 阿米卡星　　　　B. 庆大霉素　　　　C. 普萘洛尔　　　　D. 地高辛

3. 有关提高患者服药依从性的行为治疗措施,错误的是( )
   A. 行为监测　　　　B. 刺激　　　　C. 弱化行为　　　　D. 控制

4. 下列药物不易引起老年人体位性低血压的是( )
   A. 氨基糖苷类抗生素　　　　　　　　B. 降压药
   C. 利尿药　　　　　　　　　　　　　D. 血管扩张药

5. 老年人在用药期间,一旦出现新的症状,最简单、有效的干预措施是( )
   A. 增加药物剂量　　　　　　　　　　B. 密切观察新症状
   C. 暂停用药　　　　　　　　　　　　D. 调整用药时间

6. 对于肝功能障碍的老年患者,下列药物禁用的是( )
   A. 氯霉素　　　　B. 氨基糖苷类　　　　C. 青霉素类　　　　D. 氨苄西林

7. 下列药物剂型更适合于老年患者服用的是( )
   A. 片剂　　　　　　　　　　　　　　B. 缓释、控释药物制剂
   C. 胶囊剂　　　　　　　　　　　　　D. 口服液

8. 对于老年患者,下列不应在饭前服用的药物是( )
   A. 健胃药　　　　B. 铁剂　　　　C. 利胆药　　　　D. 胃肠解痉药

9. 可引起牙龈增生的药物是( )
   A. 苯海索　　　　B. 卡马西平　　　　C. 四环素　　　　D. 硝苯地平

10. 可引起味觉异常的药物是( )
    A. 甲硝唑　　　　B. 枸橼酸铋钾　　　　C. 雷公藤　　　　D. 维生素 B

二、简答题

1. 老年人用药的原则是什么?
2. 采取哪些措施可提高老年人的用药安全?
3. 老年人机体功能的改变对药物的分布有何影响?
4. 老年人对药物耐受性降低的表现有哪些?

三、思考题

　　糖尿病是老年人常见的慢性病之一,请总结患有糖尿病的老年人在进行口腔疾病药物治疗时,医生应注意哪些药物相互作用。

参考文献

［1］史宗道,王晓娟.口腔临床药物学［M］.4版.北京:人民卫生出版社,2012.

［2］周丽.老年人口腔疾病的特点与治疗［J］.社区医学杂志,2013,11(10).

［3］袁玉辉,张波,梅丹.老年人药物相关问题和用药管理［J］.中国药学杂志,2011,46(12).

［4］马爱军,董慎行,李玲,等."信号灯式"管理对老年慢性病患者用药依从性的影响［J］.实用老年医学,2014(7):575-576.

［5］叶慧玲,彭元香.抗菌药物引起60岁以上老人不良反应原因及对策［J］.现代医药卫生,2014(9):1377-1379.

（王晓娟）

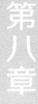

老年龋病

▶ 学习目标

了解: 老年龋病的其他治疗技术;特殊群体的特别防龋措施。

熟悉: 老年龋病的组织病理学特点,老年龋病的危险因素;继发龋的诊断及治疗原则。

掌握: 老年龋病病因的四联因素理论,诊断和治疗原则;根面龋的临床表现、诊断和治疗原则;老年人产生继发龋的原因。

第一节　老年龋病的特点

随着年龄增加,牙龈组织逐渐退缩,口腔细菌易定植于牙颈部、牙邻面、牙根暴露处,在一定的条件下可导致老年人龋病的发生。龋病是老年口腔常见的牙体硬组织疾病,在老年人群中发病率很高。据我国2015年第四次全国口腔健康流行病学调查报告显示,60岁以上的老年人患龋率高达98%。我国已步入老龄化社会,开展针对龋病,特别是老年龋病的研究和防治工作十分重要。

一、老年龋病的病因

龋病(dental caries)是在以细菌为主的多种因素影响下,牙体硬组织发生的一种慢性进行性破坏的疾病。龋病本质上可以认为是口腔生态失调性疾病。其主要临床特点是牙体硬组织在色、形、质各方面均发生变化。龋病时,牙体硬组织的病理变化涉及釉质、牙本质和牙骨质,基本变化是无机物脱矿和有机物分解。

发病初期,牙体硬组织脱矿引起牙釉质微晶结构变化,透明度下降,使釉质呈白垩色。随着病理进展,病变部位色素沉着,局部可呈黄褐色或棕褐色。随着无机成分脱矿、有机成分分解的不断进行,釉质和牙本质疏松软化,最终牙体缺损,形成龋洞。由于龋洞中的细菌不易清除,唾液不易进入,长期的低pH值使得产酸细菌生长并代谢产酸,造成龋病进一步发展,龋洞扩大加深。牙体硬组织自身缺乏修复能力,龋洞未获得及时治疗时,可继续发展引起牙髓病、根尖周病、颌骨炎症等一系列并发症。

龋病的发生是多种因素共同作用的产物,其中主要有三种因素:细菌、食物和宿主。此病因学说即为三联因素理论。有学者认为第四种因素,即时间因素,也必须考虑在内,细菌、食物和宿主相互作用足够的时间才能引起龋病的发生,从而将三联因素理论发展为四联因素理论。老年龋病只是发生对象特定,其发病的主要因素与其他年龄段龋病相同。随着年龄增长,生理功能逐渐衰退,牙龈退缩,牙根暴露,使老年龋病有其自身特点。

(一)细菌和牙菌斑

细菌是龋病发生的先决条件,没有细菌就没有龋病的发生。虽然口腔内的细菌种类在600种以上,但只有具备致龋潜能,如产酸、耐酸、合成多糖的菌属才可能导致龋病的发生,如链球菌属、乳杆菌属、放线菌属等。

致龋菌发挥致龋潜能需要特定的微生态环境,在该环境中细菌栖息、生长、繁殖,进行复杂的代谢活动,这种微生态环境称为牙菌斑。牙菌斑是牙面菌斑的总称,是附着在牙面上的一种稠密、无定形、非钙化的沉积物,为一层不同厚度的生物膜,含有多种成分,如有机酸、水解酶、细菌及其毒性物质等。牙菌斑长期聚集于牙面时,其中的细菌可利用食物中的碳水化合物代谢产酸,使釉质表面 pH 值下降、矿物质丢失,导致龋病。因此,可以认为牙菌斑是细菌致龋所必需的微生态环境。牙菌斑由 80% 的水和 20% 的固体物质组成,固体成分中,细菌占 70%、基质占 30%。基质中的有机物主要为多糖、蛋白质、脂肪,而无机物主要为钙、磷、氟。菌斑涂片可见牙菌斑中 2/3 的成分是细菌。微生物形态学测定分析发现,70% 的区域由微生物构成,细胞间物质占 30%。因此,有学者将牙菌斑描述为由千百万微生物肩并肩构成的细菌性胶冻(bacterial aspic)。牙菌斑可在牙面不易清洁的区域和自洁区形成,人工消除后 1~6 小时内可重新产生。

目前,菌斑致龋有两种不同的理论:非特异性菌斑学说和特异性菌斑学说。非特异性菌斑学说认为,龋病不是由某种特异性致龋菌引起,而是由菌斑所有细菌代谢产生的毒性产物联合作用所致。这些毒性产物累积超出宿主防御阈值(或称临界值),就会导致龋病发生。特异性菌斑学说认为,只有特异性致病菌才能引起龋病,这是目前大多数学者认同的观点。

牙根面与牙釉质平滑面一样,微生物种类较多。从龋损根面菌斑中可分离到大量革兰氏阳性菌,其中常见的有放线菌、变异链球菌、血链球菌、缓症链球菌和乳杆菌等,也可分离到少量革兰氏阴性菌,如韦永菌等。几乎从所有根面龋损中都能分离到黏性放线菌,数量可高达培养菌数的 45%。在大约 2/3 的根面龋中,可分离到较多的变异链球菌。变异链球菌和乳杆菌分离率较高的根面后来发生根面龋的概率高,黏性放线菌和内氏放线菌则相反。

不同细菌的致龋能力不同,仅用一种细菌来解释龋病的发生是不可能的。变异链球菌是与龋病发生密切相关的致龋菌,但不是唯一的。导致牙体组织不同部位患龋,以及龋病发展过程中不同阶段所存在的细菌的种类和比例是有差别的。

随着年龄增加,牙龈退缩,邻间隙、牙颈部和牙根暴露,增加了牙齿表面细菌滞留区,有利于牙菌斑形成和成熟。

(二)宿主

影响龋病发病的宿主因素主要有牙齿和唾液,老年人易患龋病正是牙齿、唾液增龄性变化的结果。

1. 牙齿

牙齿的形态、结构和排列与龋病的易感性有关。

(1)形态:牙齿的点隙窝沟处对龋病高度易感,如磨牙窝沟、颊点隙、前牙舌窝、牙齿的邻面、颈部等,这些区域不易清洁和自洁,易产生菌斑,发生龋病。随着年龄增加,牙齿𬌗面发生功能性磨耗,点隙沟裂变浅甚至消失,从滞留区转变为自洁区,有利于宿主抗龋。然而,老年人牙龈退缩,牙邻面、颈部和根部等滞留区暴露,同时邻牙间接触点由点接触变为面接触,正常的沟裂——殆面食物溢出道消失,导致食物嵌塞,不易清洁,而增加龋病的易感性。

(2)结构:牙齿的理化性质、钙化程度、微量元素含量等均与龋病的发生有关。牙釉质、牙本质、牙骨质这三者在理化性质、钙化程度和微量元素含量等方面均存在显著差异。釉质钙化良好,氟、锌含量高,抗龋能力强;牙本质、牙骨质内无机盐含量低,有机物含量高,更易遭受细菌的侵袭。因此,老年人牙龈萎缩导致的牙根和牙颈部暴露,增大了龋病敏感区域面积。

(3)排列:牙齿排列不整齐、拥挤、重叠等造成食物嵌塞,不易清洁,从而导致菌斑产生和龋病发生。随着年龄增加,因各种原因导致的牙齿脱落增加,牙齿脱落未获得及时正确的修复,破坏了牙列的完整性,残存邻牙移位、对殆牙伸长,导致牙列不齐,引起食物嵌塞,影响口腔卫生,从而增加龋病的易感性。

2. 唾液

唾液是牙齿的外环境,对牙齿的代谢有重要影响。不同个体,唾液分泌在量与质等方面有很大差别,唾液质和量的改变、缓冲力的大小以及抗菌力的变化与龋病的发生、发展有密切关系。此外,自身免疫状态和免疫力都会影响龋病的发生和发展。随着个体年龄的增加,唾液的质和量会发生改变并影响其生物学功能,这与老年龋病的发生密切相关。老年人由于唾液腺的增龄性变化,细胞成分减少,纤维成分增加,唾液分泌量减少,导致唾液的机械冲洗作用减弱。同时,唾液中的抗菌成分也相应减少,细菌在口腔内更易定植。

(三)食物

食物中的成分可以直接对牙面产生作用,也可被致龋菌利用,作为细菌的代谢底物,其代谢产物——酸与牙面发生反应导致龋病的发生。精细的碳水化合物,如蔗糖,是龋病发生的必需条件。糖进入菌斑后,一方面,细菌利用其合成胞外多糖,如葡聚糖、果聚糖、杂聚糖,参与牙菌斑基质的构成,介导细菌黏附,促进菌斑成熟;另一方面,用其合成胞内多糖,以糖原和支链淀粉形式贮存能量。在菌斑外层有氧情况下,糖有氧氧化产生大量能量供细菌生长、繁殖。当糖进入菌斑深层时则进行无氧酵解,产生大量的酸,引起牙齿脱矿,促进龋病的发生和发展。高糖饮食比低糖饮食更具致龋性,纤维性食物(如肉类、蔬菜等)在某种程度上有抑制龋病发生的作用,此类食物不易黏附于牙面,对牙齿有摩擦、清洁作用。

牙齿萌出前,蛋白质可影响牙齿的形态和发育。牙齿萌出后,蛋白质缺乏对龋病发生有何影响目前尚不清楚。研究较多的是酪蛋白的局部抗龋作用,酪蛋白可防止釉质脱矿,其附着在牙面可降低釉质在酸中的溶解性,且随着酪蛋白浓度的增加,抗龋作用增强。另外,氟化物的抗龋作用也是公认的,随着年龄增加,釉质表层的氟含量增加,因此老年人釉质覆盖的牙冠抗龋能力增强。除氟以外的微量元素,如钡、锶、钼等,也均具有抗龋性。

(四)时间

1976 年,E. Newbrun 在 P. H. Keyes 的三联因素学说(1962 年)里增加了时间因素,认为龋病的发生需要一定的时间。有研究表明,人在刷牙后几秒钟内唾液黏蛋白即可黏附于牙齿上,2 小时内可以形成获得性膜。细菌黏附定植在获得性膜上,形成牙菌斑。刚形成的牙菌斑结构疏松,刷牙即可去除。牙菌斑从形成到成熟需要 7～14 天。成熟菌斑中的微生物可利用食物产生有机酸,有机酸聚集过多,使得牙面 pH 降低,达到临界值(pH 5.2～5.5)

时,牙釉质表面脱矿,发生龋病。龋病的发生是一个较长的过程,从龋病发生到临床形成龋洞一般需 1.5～2 年,即使致龋细菌、食物和易感宿主同时存在,龋病也不会立即发生,只有上述三个因素共同作用相当长的时间,才可能产生龋坏。

(五)其他因素

除上述因素外,龋病的发生和发展还与人们的性别、种族、家族遗传、居住环境等因素有关。

二、老年龋病的组织病理学特点

龋病的病理表现与病变部位、进展速度等因素有关,不同类型的龋病表现不同。根据龋病累及的部位,可分为牙釉质龋、牙本质龋、牙骨质龋。

(一)牙釉质龋

牙釉质龋是指发生在釉质内的龋病病变。除根面龋外,绝大部分龋损都从釉质开始。釉质龋是一种细菌感染性龋病,病变与其他任何感染性疾病不同,是一种非细胞反应性病变,基本变化为脱矿和再矿化。

通过透射光显微镜、偏光显微镜、显微镜放射摄影观察早期釉质龋纵磨片,由深层至表层病变可分为四层,即透明层、暗层、病损体部及表层。

1. 透明层

透明层位于病损的最前沿,和正常釉质相连,是牙釉质早期龋损的最初表现,此层釉质晶体开始脱矿,晶体间孔隙较正常釉质增大,孔隙容积为 1%,高于正常釉质的 0.1%。在正交偏振光下观察,透明层表现为负双折射。用加拿大树胶(折光率 1.52)或喹啉(折光率 1.62)作为介质封片时,这些大分子物质可进入孔隙中,因这些介质的折光率与正常釉质相似,故在光镜下呈透明状,与深层的正常釉质及透明层表层的暗层分界清楚。用显微放射摄影观察,透明层较正常釉质透射,表明有轻度脱矿。

并非所有的牙釉质龋病变均可见此层,约 50% 病例中会出现此层,有时只存在于病变的部分区域,这主要与观察方法和病变进展有关。一般来讲,活跃龋此带较宽,而静止龋或再矿化明显的慢性龋此带较窄或消失。

2. 暗层

暗层紧接于透明层表面,用加拿大树胶或喹啉浸渍时,在透射光显微镜下呈暗黑色,这是早期牙釉质龋常见病变。在偏光显微镜下观察,暗层呈正双折射,暗层较透明层孔隙增加,孔隙容积为 2%～4%。在正交偏光下观察喹啉浸渍标本时,此层呈正双折射(不透光),而正常牙釉质显示负双折射。此层的出现是由于脱矿产生了更多的孔隙,另外尚有一些小孔隙形成,两种大小不同的孔隙同时存在于暗层。由于树胶和喹啉分子较大,不能进入这些较小的孔隙中,小孔隙由空气占据。空气的折光率为 1.0,与正常釉质羟磷灰石的折光率相差较大,当偏光透过此层时,产生较大散射,故呈现色暗。如用分子较小的介质如水浸渍磨片,水的折射率为 1.33,与正常釉质略有差异,暗层就没那么明显。在恒牙牙釉质龋中,有 85%～90% 的标本可见到暗层,乳牙中有 85% 可见到。

暗层的形成不仅是脱矿形成一些新孔隙,而且有可能是透明层大孔隙的再矿化,使部分孔隙变小,加拿大树胶或喹啉不能进入这些小孔隙所致。再矿化的部分矿物盐来自透明层脱矿游离出的矿物离子。

从暗层发生的变化可见,龋病病变过程是一个动态过程,除脱矿外,还会发生再矿化。

3. 病损体部

病损体部是釉质病变的主要部分,从表层下一直延续到近暗层。偏振光下,病损体部呈正双折射。将牙纵磨片浸于树胶、喹啉观察,病损体部较为透明。此层脱矿程度较为严重,测量分析表明,孔隙容积在边缘处相对较少,约占釉质容积的 5%,至中心逐渐增加,可达25%。因病损体部的孔隙较大,树胶、喹啉等可进入,故用它们浸渍磨片时,此区显得较为透明。

在病损体部,釉质横纹和生长线较为明显,具体机制尚不完全清楚,有人认为这些条带系再矿化所致。显微放射摄影检查示病损体部为明显的射线透射区,提示有显著脱矿。

病损体部为釉质龋中脱矿最严重的一层,在所有病损中都存在。

4. 表层

表层位于釉质龋的最表面,平均厚度约 $30\mu m$,厚度相对恒定,静止龋或再矿化的慢性龋此层稍厚,老年人龋损害的表层较厚。表层是早期牙釉质龋病变的一个重要特征,也是釉质龋最重要的变化之一,可阻止和控制疾病发展。此层可表现为相对完整而未受影响,之所以称为完整是由于在较长时期内,此层结构无论在组织学上或是在理化性质上均与正常牙釉质较为相似,脱矿程度明显较病损体部轻。偏光显微镜下,用折射率不同于牙釉质的浸渍介质浸渍标本,损害的表层仍与健康牙釉质一样,呈负双折射,孔隙容积为 1%～5%,比正常牙釉质多孔。显微放射摄影显示表层呈 X 线阻射。

(二) 牙本质龋

牙本质龋是釉质龋进一步向深层发展所致,部分也可由牙根部牙骨质龋发展而来。牙本质结构与釉质不同,因而牙本质龋有其自身特点。牙本质虽然也是一种矿化组织,但其矿化程度不如牙釉质,而且牙本质中还有淋巴循环,并能传递感觉刺激。有机质大约占牙本质重量的 20%,当牙本质龋坏时,其变化更为复杂。一般可将牙本质龋的病理变化由深部向表面分为四层。

1. 透明层

牙本质龋损害最深一层是高矿化区域,称为硬化层,其中的牙本质小管变窄,管腔内有矿物晶体沉积。在透射光镜下,此层显得透明,所以又叫透明层。电镜下观察,小管内矿物晶体为针形或方形,电子衍射显示其为白磷钙石或磷酸八钙。这些矿物晶体可来源于其表面脱矿层游离出的无机盐离子的再矿化。该层在一定程度上可以阻挡外界刺激物质或细菌侵入。显微放射照相法检查示此层对 X 线阻射增加。K. Ogawa 等观察后认为透明层不是硬化层,而是牙本质龋深部病变的一部分,此层硬度较正常牙本质低,表明此层存在一定程度的脱矿。他们还发现,透明层内的管周和管间牙本质有无机盐溶解的现象。部分区域牙本质小管内的成牙本质细胞突起在细菌酶的作用下可发生脂肪变性,光镜下呈云雾状,此区域曾称为脂肪变性层。在脂肪变性的基础上,可发生矿物晶体的沉积,形成透明层。

通过透射电镜观察,人们推断小管内有机基质中所沉积的磷灰石晶体成分可能是成牙本质细胞胞质突起所产生的,牙本质小管的硬化过程可能与管周牙本质的形成机制相似,该过程必须以生活状态的成牙本质细胞存在为前提。

2. 脱矿层

透明层的浅层为脱矿层,是在细菌侵入前酸扩散至该区域所引起的改变,其中,管周和管间牙本质均发生脱矿。此层内的牙本质小管形态比较完整,牙本质小管内基本无细菌侵入,胶原纤维结构基本完好,但管周及管间牙本质磷灰石数目减少,说明存在脱矿。此外,管周有时可见比正常牙本质大的晶体,表明同时有再矿化现象发生。

在脱矿层,部分牙本质小管由于深部透明层的形成堵塞了小管营养来源,远端成牙本质细胞突起变性,小管内空虚充满空气。透射光下观察牙磨片,此区呈暗黑色,不透光。临床用碱性复红染色,此层一般不着色。用此方法可以区别此层与其表面的感染层,在备洞时可将此层保留起来,尽管此层已软化。

3. 细菌侵入层

脱矿层的浅层为细菌侵入层,其中有大量细菌侵入牙本质小管,甚至进入牙本质小管分支。细菌在牙本质小管内向下延伸并繁殖。乳杆菌在牙本质龋发生发展过程中起着非常重要的作用。细菌的侵入可以分为两个阶段:第一阶段主要是产酸菌,以乳杆菌为主,细菌产生的酸向深层扩散达脱矿层;第二阶段由产酸菌和蛋白溶解菌混合而成。对牙本质龋的细菌进行分层分析表明,病损主体部分的细菌构成复杂,为需氧菌、微需氧菌、厌氧菌的混合,深层则以厌氧菌占绝对优势,其中乳杆菌最多。

由于此层有细菌存在,临床制备洞型时应将此层去除,以免发生继发龋。

4. 坏死崩解层

细菌侵入层外面是坏死的牙本质,称为坏死崩解层。随着液化坏死灶的扩大,数量增多,牙本质广泛崩解破坏,此层只残留一些坏死崩解组织和细菌,很容易用挖器去掉。

当牙本质龋发展到某个阶段,消除致龋环境或致龋因素,牙本质龋可停止发展,成为静止龋。牙本质的病变就只有脱矿层和透明层。

(三)牙骨质龋

牙骨质龋多发生于牙龈萎缩、牙根面暴露后,牙骨质表面菌斑沉积,继而龋病形成,临床上多见于老年人根面龋。根面龋好发部位为牙颈部,病变常累及颈部釉质、牙骨质,直接或间接累及牙本质。

牙颈部的牙骨质很薄,且是无细胞牙骨质,其发生龋病后,很快就进展到牙骨质。牙骨质龋只有在牙龈萎缩、牙根暴露,牙骨质积有菌斑的情况下才能发生。对根部牙骨质龋的细菌分析发现其中含大量放线菌,表明放线菌与根面龋的发生关系密切。同时,其他一些细菌如变异链球菌、乳杆菌等也与根面龋的形成有关。

牙骨质龋的病变最初也是先发生脱矿,随后基质蛋白水解。当牙骨质龋破坏到牙本质时,其病变和牙冠部的牙本质龋一样。但由于牙骨质发生龋病前,牙根的暴露使牙颈部的牙本质内部已经发生了一些变化,如牙本质小管钙化,使得根部牙本质龋的进展较冠部慢,当然这种情况也有例外。牙骨质龋进展缓慢时,在相应的髓腔侧也可出现类似于冠部牙本质龋的修复反应,即形成修复性牙本质。

三、老年龋病的危险因素

近年来,各国学者对老年龋病发病因素的研究结果不尽相同,但都认为老年龋病发生的危险因素具有多样性,主要分为全身因素和局部因素。

(一)全身因素

1. 年龄

随着年龄增长,口腔各组织器官可发生明显的增龄性改变。老年人牙龈逐渐萎缩,根面暴露,发生牙周炎后形成牙周袋,使牙龈与牙面分离,菌斑附着大量增加,菌斑中的产酸细菌导致牙骨质脱矿,无机物溶解,细菌渗入牙本质小管内破坏牙本质,产生根面龋。因此,老年人根面龋较为普遍,且年龄越大,根面龋的发生率越高。

2. 系统疾病

老年人多患有糖尿病、心脏病、高血压、骨质疏松等全身性疾病,并且服用多种药物。疾病使得老年人的抵抗力下降,对龋病的易感性增加而修复能力减弱。药物的使用、疾病因素(如舍格伦综合征)、唾液分泌减少都增加了患龋的风险。

(二)局部因素

1. 牙龈退缩

牙龈退缩导致牙周附着丧失、牙骨质暴露,这一特殊的不规则牙齿表面结构极易滞留菌斑,致使老年人易罹患根面龋。

2. 龋病史

口内现有龋病未修复或者曾患有龋病治疗后,其患龋风险高于无龋患者。

3. 口腔干燥

老年人唾液腺萎缩,唾液分泌减少,口腔自洁作用降低。唾液腺功能减退导致龋活性增加,脱矿进展速度加快。唾液分泌减少的结果是牙菌斑滞留的部位常可观察到龋坏,尤其是龈缘的牙根表面及临近牙体充填材料的部位。

4. 义齿修复

义齿的设计和制作好坏对牙龈有很大影响,基托边缘压迫龈缘可引起龈缘退缩,根面暴露,增加菌斑堆积,最终导致根面患龋率上升。戴用可摘义齿后,基托与基牙及黏膜之间,卡环与基牙之间均会形成新的特殊环境和滞留区,其间唾液流速减慢、流量减少,pH值和供氧条件发生改变,致使致龋菌数量增加,根面患龋率上升。

5. 不良的口腔卫生

老年人由于疾病原因,如中风、关节炎、帕金森病引起的手脚不便,或者是由于某些精神疾病如抑郁症、阿尔茨海默病等导致的认知障碍,难以维护口腔卫生;老年人也有饮食习惯的改变,使口腔难以保持清洁。

第二节 老年龋病的诊断和防治原则

一、老年龋病的诊断

(一)诊断方法

老年龋病的诊断主要依据患者的主观感觉以及牙齿色、形、质的改变,采用视诊、探诊、温度试验、牙髓活力测试、X线检查、透照等方法进行判断。

1. 视诊

观察牙面有无黑褐色改变和失去光泽的白垩色斑点,有无腔洞形成。当怀疑有邻面龋时,可从𬌗面观察邻近的边缘嵴有无变暗的黑晕出现。

2. 探诊

利用尖头探针探测龋损部位有无粗糙、勾拉或插入的感觉。探测洞底或牙颈部的龋洞有无变软、酸痛或过敏,有无剧烈探痛。还应探测龋洞部位、深度、大小、有无穿髓孔等。

邻面的早期龋损,探针不易进入,可用牙线自咬合面滑向牙间隙,然后自颈部拉出,检查牙线有无变毛或撕断的情况。如有,则可能有龋病病变。

3. 牙髓活力测试

当龋洞深达牙本质时,患者可能对冷、热、酸、甜刺激敏感,甚至有刺激痛,可用冷、热等刺激进行检查,亦可使用电活力测定。

4. X线检查

邻面龋、继发龋或隐匿龋不易用探针查出,此时可用 X 线进行检查,龋病在 X 线片上显示透射影像。检查龋洞的深度及其与牙髓腔的关系,也可借助于 X 线检查。

5. 透照

透照用光导纤维装置进行,对检查前牙邻面龋洞甚为有效,可直接观察龋损部位、病变深度和范围。

(二)诊断标准

临床上最常使用的诊断标准是按病变程度确定的。

1. 浅龋

一般浅龋患者无自觉症状,受物理和化学刺激(如冷、热、酸、甜刺激)时亦无明显反应。早期诊断为浅龋时,可定期追踪复查,或借助于其他检查手段,如荧光显示法、显微放射摄影、氩离子激光照射帮助诊断。

(1)光滑面龋:早期可见牙面上有白垩色点或斑,随着时间延长和龋损继续发展,可变为黄褐色或棕褐色斑点,探查时有粗糙感。

(2)窝沟龋:临床上可采用视诊和探诊检查,早期表现为龋损部位色泽变黑,进一步观察可发现黑色素沉着区下方为龋白斑,呈白垩色改变。用尖头探针探查变色的窝沟处时,探针插入沟中不易取出,扩大沟口可见变色的龋坏区。

（3）邻面及根部浅龋：邻面及根部是老年龋病最好发部位。早期根龋颜色与周围正常组织不易鉴别，应仔细探查。也可借助其他方法，如荧光显示法，即用氯化羟类染料涂布牙面，让其浸透 2～3 分钟，后用清水洗净，用紫外光照射局部，龋坏部位发出荧光有助于诊断。

2. 中龋

龋坏已发展到牙本质浅层，形成龋洞，年轻患者对冷、热、甜、酸刺激有刺激痛，因此不难诊断。老年患者的根面牙本质浅龋由于牙骨质较薄且呈片状结构，使根部牙本质浅龋呈浅碟状，患者对外界刺激常常缺乏主观感觉，故易漏诊。

根面龋发展快，所以应仔细检查，早期发现，早期治疗。接触点以下的邻面和根面龋，临床检查诊断比较困难的病例可借助 X 线检查进行诊断。

3. 深龋

深龋有较深、大的龋洞形成，龋损接近牙髓，所以，无论是老年患者或是年轻患者，均有对冷、热刺激较甜、酸刺激更为敏感的症状，故较易诊断。

但在老年深龋的诊断中，牙髓对外界刺激反应比较迟钝，因此应特别注意鉴别牙髓的状态，以免贻误病情。详细询问病史，了解患者有无自发痛史，仔细探查龋洞，查找是否有穿髓点，一旦发现穿髓孔，由于牙髓的增龄性变化，保存活髓治疗一般很难成功，最好进行牙髓治疗。

二、老年龋病的治疗原则

老年龋病的治疗目的是阻止病变发展，清除感染物质，保持牙髓的正常活力，恢复牙体的外形和功能，从而维护牙列完整，增进身体健康，提高老年人的生存质量。

老年龋病的治疗方法包括非手术治疗和充填修复治疗。

（一）非手术治疗

1. 药物治疗

药物治疗是采用化学药物治疗龋损，终止或消除病变。

（1）适应证：未形成龋洞的早期光滑面釉质龋、牙骨质龋、根面牙本质浅层龋等。

（2）常用药物：含氟制剂、硝酸银类。

含氟制剂：①75％的氟化钠甘油糊剂；②8％氟化亚锡溶液；③酸性磷酸氟化钠（APF）溶液；④含氟凝胶（如 1.5％APF）；⑤含氟涂料等。

硝酸银类：①10％硝酸银；②氨硝酸银。此类药物需联合使用还原剂丁香油酚或 10％甲醛等。

（3）使用方法：①清洁牙面；②磨去龋坏组织；③清洗、隔湿、吹干；④涂布于患区（硝酸银制剂吹干后再涂还原剂）。

2. 再矿化疗法

再矿化疗法是通过人工方法使脱矿的釉质或牙骨质再次矿化，恢复其硬度，消除或终止早期龋损。

（1）适应证：光滑面早期釉质龋、牙骨质龋，龋病易感者预防使用，如口腔护理差的老年患者。

（2）矿化液:①用含有不同量的钙、磷、氟按一定比例配制成的漱口液含漱,每日 3 次;②0.05％氟化钠水溶液含漱,每日 1 次;③0.2％氟化钠水溶液含漱,每周 1 次。

另外,使用含氟牙膏或定期洁牙,可控制菌斑,防止龋病的发生。

（二）充填修复治疗

对于早期龋可采取保守治疗,一旦龋洞形成则应采用充填修复治疗方法。充填修复治疗步骤如下。

1. 去除龋坏组织,制备窝洞

（1）去净龋坏组织:龋坏组织中含有大量的细菌及其代谢产物,可继续破坏牙体组织或对牙髓造成不良刺激。为了消除感染及细菌代谢产物刺激,终止龋病发展,原则上必须去净龋坏组织。

从龋病病理学角度来看,龋坏组织包括崩解层和细菌侵入层,而脱矿层是无细菌侵入的。备洞时只需去除感染的牙本质,即崩解层和细菌侵入层,不必将仅有脱矿而无细菌的脱矿层去除。临床上很难确定细菌的侵入范围,一般根据牙本质的硬度和着色两个标准来判断。

1)硬度标准:用探针探查窝洞,其硬度应该与正常牙本质硬度接近。脱矿层仅开始脱矿,其硬度与正常牙本质差异不大,而细菌侵入层质地则较软。

2)着色标准:原则上应去除着色的软化牙本质,但是比正常牙本质颜色较深的质硬牙本质应保留,因为脱矿是最早的改变,其后是着色,最后是细菌入侵。着色的病变组织可随着再矿化而重新变硬,再矿化牙本质的颜色虽较正常牙本质略深,但质硬,临床上可不必去除。

（2）保护牙髓组织:了解髓腔解剖形态及增龄性变化,防止意外穿髓,保护健康牙髓。使用牙钻时应间断操作并用水冷却,以免钻磨时产热刺激牙髓。老年患者继发性牙本质在牙本质髓腔侧的沉积具有不均一性,在髓顶及髓腔侧壁中央最厚,越靠近髓角继发性牙本质越薄并形成高尖细的髓角;同时,老年患者牙髓对刺激反应性降低,所以需特别注意检查髓角处是否存在穿髓孔。

（3）保留健康牙体组织:尽可能多保留健康牙体组织有利于充填体的固位,使牙体组织有足够强度承受咬合压力,有利于恢复正常的咬合。

（4）制备抗力形和固位形:为防止充填体和牙体组织折裂以及充填体在窝洞内松动、脱出,应制备窝洞的抗力形和固位形。

抗力形(resistance form)是在承受正常咬合力时,使充填体和牙齿均不折裂的形状。抗力形的特点:窝洞有一定深度。一般洞深要求在釉牙本质界下 0.2～0.5mm,洞底建立在牙本质上。老年人咀嚼力量减小,窝洞的抗力形不必像年轻恒牙要求严格。对于承受义齿殆支托卡环等部位,因需承受义齿咬合力的传导,应注意窝洞抗力形和固位形的制备。

固位形(retention form)是在承受咬合力时,使充填体不移位、不脱落的形状。固位形的特点:除具有盒状洞形的特点外,在洞的侧髓线角上有倒凹,邻面洞时在殆面或舌面(前牙)做鸠尾,鸠尾洞形可防止充填体向水平方向脱落。

抗力形和固位形是相互关联的,临床上要综合考虑,灵活运用洞形预备的基本原则,由于老年咀嚼力量的降低,应选择具有良好粘接性能的修复材料,减少牙体组织的磨损,保留更多健康牙体组织,以达到满意的治疗效果。

2. 窝洞的消毒和处理

(1)消毒:为了消除窝洞内残余感染物质,老年患者的窝洞也应选用适当的消毒药物。临床上常用的消毒药物应具备以下特点:①消毒力强,刺激性小;②有一定渗透力,可杀灭牙本质小管内的细菌;③不影响充填体材料的性能,不使牙齿着色。

常用的消毒药物有樟脑酚、25%麝香草酚液、75%乙醇、0.2%氯己定等。

目前临床常用树脂类材料充填根面龋,酚类制剂因影响材料聚合固化而较少使用,常采用75%乙醇消毒。

(2)窝洞处理:主要目的是隔绝来自充填体和外界的刺激,垫平洞底,使窝洞更符合抗力形和固位形的要求,保护牙髓。

根据窝洞及充填材料的要求可选择不同的材料进行处理。通常窝洞处理有窝洞封闭、衬洞和垫底等形式。①窝洞封闭(cavity sealing):将封闭剂涂布在新鲜暴露的牙本质表面,封闭牙本质小管,可增加洞壁的密合,减小微渗漏,隔绝充填材料的化学刺激。主要的封闭剂有两种:洞漆及树脂粘接剂。②衬洞(cavity lining):常用的衬洞剂(cavity liner)为氢氧化钙制剂,能隔绝化学刺激和温度刺激,保护牙髓,又有促进修复性牙本质形成的作用。衬洞剂适用于使用树脂材料充填窝洞和其他充填材料的衬洞。③垫底(basing):使用垫底材料垫在窝洞底部,厚度大于0.5mm,可隔绝外界刺激,包括冷、热刺激和化学刺激,并能承受一定的充填压力。常用的垫底材料包括:氧化锌丁香油水门汀(zine oxide-eugenol cement)、磷酸锌水门汀(zinc phosphate cement)、聚羧酸锌水门汀(polycarbonate zinc cement)、玻璃离子水门汀(glass ionomer cement)等。

3. 窝洞的充填

(1)充填材料的性能要求:①在口腔环境中性能稳定、无毒、无腐蚀、不溶解、不变色。②有足够的抗压、抗张、抗弯强度,耐磨性好,能承受咀嚼压力。③热膨胀系数与牙体组织接近,化学粘接性强,固化收缩小,与洞壁密合。④属不良导体,能隔绝温度、电流等刺激。⑤对牙髓及口腔软组织无刺激性。⑥色泽与牙齿协调,易于抛光。⑦操作简便,必要时易于去除。

(2)充填材料的选择:①依据牙齿及窝洞所在部位选择。前牙、后牙颈部、根面、邻面不直接承受咬合力的部位,可选择与牙色相近、化学粘接性能良好的材料,如复合树脂、玻璃离子水门汀;在使用复合树脂充填时,要注意牙髓的状况,对活髓牙应先垫底,后充填;后牙殆面可选择机械强度高、耐腐性能强的材料,如后牙复合树脂等。②根据窝洞大小范围选择,以及是否需做嵌体或全冠修复,如窝洞浅而大、充填后需做冠修复时,可选择玻璃离子复合体;对于残冠的牙齿,可选用复合树脂,修复后做全冠恢复牙冠。③根据患者的要求选择。患者可以选择使用哪种充填材料,但医生应给予患者专业性的指导。另外,可根据患者的健康情况、对美观的要求选用不同的材科。④根据牙齿在口腔内可能存在的时间选择,如牙周情况差的患牙,考虑到可能保留时间短,可选择暂时性充填材料。⑤根据老年患者自身情况选择。老年患者张口受限、体力下降、容易疲劳,因此制备窝洞时可在适当范围内放开标准,选用操作简单、粘接性好的材料充填,如选用玻璃离子水门汀进行牙体非创伤性修复治疗(atraumatic restorative treatment,ART)。对于难以维护口腔卫生、易患龋病的老年人,可选用具有释放氟功能的抗龋材料进行修复。

（3）充填：将选择好的充填材料按操作要求填入窝洞，并在规定时间内完成修复。充填时应注意使材料与洞壁密合，复合树脂充填时避免间隙。调𬌗，雕刻外形。恢复牙齿的解剖形态和生理形态，打磨，抛光。

（三）其他治疗技术

近年来，随着老年口腔医学的不断发展与普及，我国老年人口存留牙数不断增多，过去患龋率较低和需行大面积修复治疗的老年人群的龋病发病率有所上升。针对以上患龋特征，一些新的治疗理念和治疗方法也应运而生。

1. 非创伤性修复治疗技术

非创伤性修复治疗技术是采用手动器械去除龋坏组织，再用与牙体组织有粘接性的材料修复。一般根据龋洞的大小和部位选用不同大小的挖器或匙形刮治器去除洞内软化的龋坏组织，去除标准为洞内呈浅棕色质硬牙本质，然后采用复合树脂材料填充并修复外形。这种治疗可避免钻牙和磨牙时的痛苦，易被老年患者接受。

2. 微创牙科治疗

微创牙科治疗（minimal intervention dentistry，MID）着眼于早发现、早诊断、早治疗，强调早期微创治疗、分子水平治疗以及发生不可逆性损伤时以患者为本的治疗理念。该理念弥补了传统龋病诊治中诊断晚、损伤大，不能阻止龋病在其他部位的继续发展、继发龋发生高风险等不足。

其主要策略包括：对患者进行龋病风险因素评估，采用激光探测仪诊断早期龋，使用化学方法（氟化物、磷酸钙、氯己定、臭氧治疗仪等）处理早期龋，促进病损再矿化等。

3. 激光去龋技术

传统的涡轮手机在去除龋坏组织过程中产生的噪音和疼痛感，常常使患者恐惧。激光去龋技术具有无噪音、疼痛轻的特点，患者较易接受。目前应用最多的激光为 Nd：YAG 激光和 Er,Cr：YSGG 激光。激光可选择性去除龋坏组织，通过调节参数可防止对邻近正常硬组织和牙髓组织造成伤害，最大程度保留牙体组织，保护牙髓。激光预备后的窝洞表面粗糙，这种粗糙的结构与酸蚀后的结构相似，因此可省去酸蚀步骤，明显提高患者的舒适度。此外，激光预备窝洞可避免产生过高的热量，防止形成玷污层，从而提高充填体的粘接力，减少微渗漏，延长充填体的使用寿命。因此，激光去龋技术在龋病防治方面具有显著的优势。

三、特殊群体的防龋措施

（一）肿瘤患者龋病预防

2013 年《中国肿瘤登记年报》指出，肿瘤发病率随人群年龄的增长逐渐上升，特别是 50 岁以上的人群，随年龄增加，其肿瘤发病人数占所有年龄阶段发病人数的 80% 以上。因此，应重视肿瘤患者的特殊性，将龋齿预防与全身其他疾病治疗相结合。

1. 治疗前对患者的处理

尽可能地治疗所有龋坏牙齿，并给予口腔卫生指导。

2. 治疗期间对患者的处理

放疗期间可以预防性地应用氯己定及维生素 E、维生素 B_{12}。局部应用氟化物预防放射性龋,如局部涂氟、氟化物溶液漱口、含氟牙膏刷牙、涂布含氟凝胶等。局部用氟的关键是增加氟与牙齿接触的时间,增加氟的渗入量和深度以及氟在牙齿组织内停留的时间。对于放疗后牙本质过敏者采用氟保护剂治疗也可取得较好疗效。

3. 放化疗或手术后患者的处理

继续局部应用含氟制剂,对于已发生的龋齿应积极进行治疗。

(二)残疾人及生活不能自理者的龋病预防

口腔健康也是残疾人及生活不能自理者(包括肿瘤术后患者或因其他疾病长期卧床者)最基本的生存及生活需求之一。此类人群的生活不能完全自理,需要他人帮助,他们的口腔卫生更需要家属、护理人员、医疗保健机构等的关心和照顾。

1. 早期口腔卫生指导

为了使患者能较好地维护口腔健康和参加社会性活动,早期口腔卫生指导十分重要。

2. 口腔保健用品选择

口腔保健用品主要根据残疾程度和患者的能力选择,选择适宜的清洁口腔方法,如牙刷、牙线、牙线夹持器、牙签、开口器等,也可选用电动牙刷或水冲洗装置。

3. 特殊口腔护理

对于缺乏生活自理能力的残疾人,每日应至少帮其彻底刷牙或用牙线洁牙1次,有效地去除牙菌斑。注意在帮助残疾人时应根据具体情况选择比较容易操作的体位与姿势。

4. 适当应用氟化物

在可能的条件下,最好选用一种全身用氟法,如饮用氟化自来水、食用氟化食盐、口服氟片、每日喝一定量氟化牛奶等,并配合局部用氟,如每日使用含氟牙膏、用含氟漱口液,或由专业人员使用含氟凝胶等。

5. 减少蔗糖与淀粉类食物的摄取

严格限制蔗糖和淀粉类食物的摄取,除三餐外,尽量不食用含有糖和精制碳水化合物的食物,以减少酸的形成对牙釉质的侵蚀,从而达到防龋的目的。残疾人可适当使用甜味剂,如木糖醇、巴拉金糖等。

6. 定期口腔健康检查

由口腔专业人员定期为生活不能自理患者提供检查、洁治、局部用氟、健康教育与适当治疗等口腔保健服务,建议每半年到一年至少检查一次。

第三节　老年根面龋

发生在牙齿根面的龋坏称为根面龋(root surface caries),它是老年人常见的口腔疾病。研究显示,根面龋的发生率为36%~67%,其发生率与年龄和根面暴露呈正相关。随着人类寿命延长,牙齿在口内保留的时间变长,根面龋已成为一个重要的牙齿问题。

一、根面龋的临床表现和诊断

（一）临床表现

1. 发生的部位

随着牙龈退缩，釉质牙骨质界暴露，该区域的牙面极不规则，形成一个特殊的菌斑滞留区，根面龋极易发生于此位置。根面龋可发生在任何牙齿的牙龈退缩处牙骨质面。如下前牙、双尖牙的邻面、唇面，并向邻颊面、邻舌面发展，也可由楔状缺损继发而来。根面龋偶可发生于深牙周袋中，从生物学观点来看，牙周袋中牙龈渗出液 pH 值大于 7.0，不太可能发生根面龋，更有可能是根面龋始于龈缘，因牙龈炎症和牙龈肿胀而被误认为隐藏于龈下牙周袋内。

2. 临床特征

根面龋发生早期，牙骨质表面在菌斑中细菌的作用下，表层下无机物脱矿，有机物分解，牙骨质的结构和完整性遭到破坏。由于根面龋直接暴露在口腔环境中，又因根面牙骨质结构的特点，脱矿和再矿化现象交替进行，故龋病进展缓慢，病变较浅，龋坏部位呈浅棕色或褐色边界不清晰的浅碟状（图 8-1A）。龋损进一步发展，沿颈缘根面扩散成环形（图 8-1B）；病变从牙骨质侵入牙本质时，向根尖方向发展，一般不向冠方发展侵入釉质，在颈部釉质下潜行性发展形成无基釉；严重者破坏牙本质深层，造成根部牙体硬组织严重缺损，使牙齿抗力下降，在咬合压力作用下可导致牙齿折断。根面龋多为浅而广的龋损，即使范围很广泛的龋洞都不一定波及牙髓。

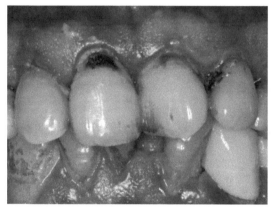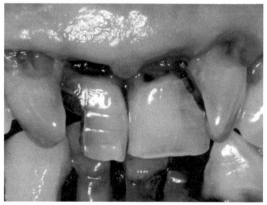

A.牙龈退缩处牙骨质面呈浅碟状缺损   B.龋坏沿颈缘呈环形

图 8-1 根面龋

（二）根面龋的诊断

20 世纪 80 年代初期，R. V. Katz 等提出了根面龋的诊断标准：有粗糙的龋洞形成，表现为在根面上形成一个暗褐色、脱色的龋洞，或者探查根面上有粗涩样感觉，无粗糙龋洞形成，表现为在根面上出现暗褐色的脱色区域，统一探查有粗涩感，可能是活动性龋坏，探查无任何感觉，可能是非活动性龋坏。

活动性根面龋呈黄色或浅褐色，病损区软化，表面可能覆盖有菌斑。在进程缓慢的病例中，病损区呈褐色或黑色，探诊有皮革样硬度。静止性根面龋表面有光泽，相对光滑，中等力量探诊坚硬,颜色从黄色到褐色或黑色。活动性根面龋和静止性根面龋都可见到龋洞的形成,但是后者龈缘光滑,病损区无可见菌斑沉积。

根据上述标准,根面龋可以采用以下方法明确诊断。

(1)视诊:观察暴露的牙根部有无浅棕色、黑色改变,有无龋洞形成。

(2)探诊:用尖头探针探查根面有无粗糙、钩挂或进入的感觉,被探面是否质地变软,探查时患者是否感到酸痛或敏感,还可探查龋坏的范围、深度、有无穿髓孔等。早期根面龋颜色与周围正常组织不易鉴别,应仔细探查。也可借助其他方法,如荧光显示法,即用氯化羟类染料涂擦在牙面上,2~3分钟后清水洗净,用紫外光照射,龋坏部位发出荧光,有助于诊断。

(3)温度刺激试验:隐蔽不易探查到的根面龋,可用冷热水刺激试验进行检查。老年患者根面牙本质浅龋,因牙骨质较薄且呈片状结构,使根部牙本质浅龋呈浅碟状,患者对外界刺激常常缺乏主观感觉,故易漏诊。

(4)X线检查:视诊、探诊均不易发现的部位,可进行 X 线检查。龋损在牙片上显示透射影像。

(5)细菌检测:测定变异链球菌和乳杆菌的数量可帮助医生有效地判断龋的活动性,活动性根面龋表面的细菌数量明显增高。

二、根面龋的治疗

根面龋与龋病的治疗相同,也分为保守治疗和充填修复治疗。

(一)保守治疗

保守治疗是采用药物治疗、再矿化治疗及其他方法终止病变发展,主要适用于未形成龋洞牙骨质龋、根面牙本质浅层龋及部分牙体已形成缺损的非活动性根面龋。

1. 药物治疗

药物治疗主要是含氟制剂与硝酸银等。硝酸银对口腔软组织有较强的腐蚀性,并可使牙变黑,操作不当会损伤牙龈,临床上不推荐使用。

2. 再矿化疗法

再矿化疗法是使用再矿化液促进龋损区再矿化,达到抑制龋坏发展的目的。关于含氟制剂防治根龋的研究,有学者报道,氟和镧系元素联合应用处理根面,防治根面龋效果更好。

3. 窝沟封闭剂治疗

窝沟封闭剂封闭龋洞安全有效、操作简便、创伤小,治疗后阻断了口腔致病菌对牙的再侵蚀,残留的特异性致病菌数量也大大减少,为早期根面龋治疗的方法之一。

(二)充填修复治疗

1. 非创伤性修复治疗

非创伤性修复治疗是世界卫生组织推荐的一种防治根面龋的新方法,其中最主要的是Carisolv 化学-机械去龋系统。该系统是用次氯酸钠和三种氨基酸混合的凝胶破坏龋损中的不饱和胶原纤维以软化龋坏的牙本质,再配以专门的手用器械去除龋坏组织,最后用修复材料充填治疗龋病。

优点:①凝胶仅作用于龋坏组织,能保留更多的牙体组织,有利于牙体形态的恢复,处理后形成凹凸不平的表面有利于修复材料的粘接;②减少了牙钻的使用,减轻了老年患者对牙科治疗的恐惧;同时也减少了热的产生,对剩余牙体组织没有温度的刺激;③安全无交叉感染,凝胶工具易于消毒,使用过程中没有水雾与粉尘的产生,大大降低了感染的风险。

2. 充填修复治疗

(1)去腐、窝洞预备:①在制备老年人的牙齿窝洞时要体现微创原则,特别是在切割牙体硬组织时患者会有疼痛,而老年人对疼痛的忍受能力较低,因此在制备窝洞时一方面尽量减少对牙髓组织的刺激,避免损伤牙髓;另一方面,动作要轻,治疗前做好医患沟通工作,必要时在局部麻醉下治疗,以减轻老年患者的心理负担和痛苦。②由于牙齿的增龄性改变,继发性牙本质和修复性牙本质形成,老年人殆面至髓腔的距离较年轻人远。在去除龋坏组织时,同样的去龋深度对于年轻人可能已经穿髓,但在老年人则可能距牙髓组织仍有一定的距离。③位于釉牙骨质界处的根面龋所形成的龋洞,一般不是典型的Ⅲ类洞或Ⅴ类洞,而是两者的结合,可累及颊、舌、近中及远中面,用龋检测液可确定根龋的范围。④老年人患龋部位有特殊性,一般为根面龋,所在部位不直接承受咬合压力,在去除龋坏组织时,对窝洞的抗力形与固位形要求较低,为尽量保留健康牙体组织不必加深和扩展窝洞。

(2)窝洞的充填:复合树脂(composite resin)是一种高分子修复材料,具有较强的抗压、抗张强度和一定的硬度,其最突出的优点是与牙体组织有良好的粘接性,且颜色与牙色匹配。复合树脂用于根面龋的修复可能存在的问题包括:①该材料与牙釉质粘接剂配合使用才能具备良好的粘接性,而根面龋往往缺乏牙釉质;②树脂材料对牙髓有较大的刺激性,使用前必须先在近髓处垫底,以保护牙髓;③树脂材料膨胀系数高,聚合收缩易导致洞缘的微渗漏,引发继发龋和充填物脱落。

近年来,对牙本质粘接剂材料的研究已取得了进展,其在复合树脂充填术中的应用,弥补了根面窝洞修复的不足,增加了粘接强度。牙本质粘接剂材料减少了洞壁与充填体界面的孔隙,防止微渗漏,能抵抗树脂聚合收缩所产生的拉应力,增加固位力,特别适合于老年人根面龋的修复治疗。

玻璃离子水门汀是用于根面龋修复的一种较理想的材料,其优点是:①该材料对牙釉质和牙本质均有较强的粘接性,备洞时可仅去除龋坏组织,不需严格的窝洞制备,可有效保留健康牙体组织,增加牙齿的抗力;②对牙髓组织的刺激性较轻,可不必垫底;③热膨胀系数与牙齿相近,封闭性能好,保证了洞壁边缘的密合;④可释放氟,促进牙本质的再矿化,预防继发龋的发生。

复合体是一种新型复合材料,既具有复合树脂的美观性能又具有玻璃离子能够释放氟离子的优点。

第四节　继发龋

龋病充填治疗后在洞缘、洞壁或洞底等处再度发生龋坏,称为继发龋(recurrent caries)。继发龋的发生与龋病治疗过程中的各个环节以及充填材料的性能有密切关系,老年人常常发生继发龋。

一、继发龋的病因

（1）制备窝洞时未去净龋坏组织，致使病变继续发展。

（2）殆面的窝洞，洞缘有无基釉，在咀嚼压力下无基釉折断；或洞缘角制成了短斜面，斜面上的充填材料在咬合压力作用下破碎，均可造成洞缘缝隙。缝隙不易清洁，造成菌斑堆积，继而发生龋坏。

（3）材料固化后体积收缩造成裂缝、充填操作不当造成洞口封闭不严密、遗留在洞缘的垫底材料未彻底清除等，都可能造成充填体与洞壁间的裂隙，为继发龋发生创造了条件。

（4）洞缘在滞留区内或在较深的窝沟处，未做必要的扩展。但这种扩展对于龋病敏感的老年人较为重要。

（5）修复体在老年人口内停留的时间较长，老年人口腔环境改变或修复体周围缺损，导致继发龋。

二、继发龋的诊断和治疗原则

目前对于继发龋的诊断主要依靠视诊、探诊、染色、X线检查等常规龋病检测手段来诊断。继发龋一般发生在充填体边缘，可见牙体组织颜色改变呈墨浸状，质软，形态也可见到变化。当患者出现冷、热、酸、甜刺激敏感症状时，也可帮助诊断。病程较长者还可波及牙髓，出现牙髓炎的症状。怀疑有继发龋时应拍摄X线片，见到充填体周围有透射影时，即可明确诊断。

老年人由于口腔增龄性变化，牙齿颜色变黄、色泽更深，外源性色素沉着导致牙齿颜色改变，检查时易漏诊。视诊见到充填物边缘变色时，应注意与微渗漏或充填物正常老化变色的鉴别。研究表明，探诊检查出的牙本质软硬度对于继发龋的诊断无统计学意义。充填体边缘染色与残留龋、继发龋容易混淆。近年来，一些新的检测方法的应用大大提高了继发龋诊断的特异性及灵敏度，如免疫荧光技术、共聚焦激光扫描显微镜技术、定量光敏荧光技术等。继发龋明确诊断后应及时治疗。治疗主要是去除原有充填体和继发龋后重新充填。粘接技术在临床充填术中的应用增加了洞缘的密合度，封闭严密，可降低微渗漏的发生，降低了继发龋的发生。

 同步练习

一、单项选择题

1. 牙菌斑细菌致龋的基础是（　）
   A. 糖代谢　　　　　　B. 蛋白质代谢　　　　　C. 脂肪代谢
   D. 无机盐代谢　　　　E. 以上都是
2. 静止龋出现的条件是（　）
   A. 机体抵抗力增加　　B. 龋损处致龋环境消失　C. 口腔内致龋菌数量减少
   D. 口腔唾液流量减少　E. 摄糖总量减少
3. 影响根面龋产生的原因有（　）
   A. 牙菌斑　　　　　　B. 牙根暴露　　　　　　C. 高糖饮食

D. 一定的时间　　　　　　E. 以上都有

4. 根面龋的特征是(　　)

A. 病变多呈口小底大　　　B. 病变多呈浅碟状　　　C. 病变易累及牙根部与牙釉质

D. 病变发展快　　　　　　E. 以上都不对

5. 根面龋备洞时要求(　　)

A. 严格的固位形　　　　　B. 必须做鸠尾　　　　　C. 底平壁直

D. 尽可能保留牙体组织　　E. 严格的抗力形

6. 临床上不易查出的继发龋可以用以下方法加以诊断的是(　　)

A. 探诊　　　　　　　　　B. 温度测验　　　　　　C. 麻醉法

D. X线检查　　　　　　　E. 染色法

二、简答题

1. 简述老年龋病的危险因素。

2. 简述老年龋病的诊断和治疗原则。

3. 老年人为什么易患根面龋?

4. 简述根面龋的诊断标准。

5. 简述老年龋病牙体修复材料的选择原则。

6. 怎样才能预防继发龋?

参考文献

[1] YÜZÜGÜLLÜ B，GÜLSAHI A，CELIK C，et al. Dental anxiety and fear：relationship with oral health behavior in a Turkish population[J]. Int J Prosthodont，2014，27(1)：50 – 53.

[2] ANONYMOUS. Clinical practice statements and the American academy of oral medicine[J]. Oral Surg Oral Med Oral Pathol Oral Radiol，2014,117(2)：129 – 131.

[3] MILHAIL S S，SCHRICKER S R，AZER S S，et al. Optical characteristics of contemporary dental composite resin materials[J]. J Dent,2013，41(9)：771 – 778.

[4] KATHURIA V，ANKOTA A V，HEBBAL M，et al. Carisolv- an innovative method of caries removal[J]. J Clin Diagn Res，2013,7(12)：3111 – 3115.

[5] HAMISHAKI K S，CHINIFORUSH N，MONZAVI A，et al. An in vivo comparison of two diagnostic methods in secondary caries detection[J]. J Dent (Tehran)，2014，11(1)：17 – 21.

[6] 吴补领,赵望泓.老年根面龋诊疗指南(讨论稿)[J].中华老年口腔医学杂志,2016,14(2):116 – 119.

(吴红崑)

第九章

老年牙体非龋性疾病

▶ 学习目标

了解：流体动力学说；激光及咬合重建在老年牙体非龋性疾病治疗中的应用。

熟悉：各类老年牙体非龋性疾病的临床表现；牙根纵折的诊断。

掌握：各类老年牙体非龋性疾病的概念、防治原则。

鉴于牙体硬组织自身的解剖生物学特性，在日复一日行使咀嚼功能的过程中，无论是殆面还是邻面的牙体硬组织，均会被逐渐损耗。牙齿增龄性变化通常表现为牙体硬组织缓慢丧失，髓腔内继发性牙本质不断增多，导致牙齿在外形和功能等方面发生一些生理性变化。如果不良因素作用导致牙体硬组织过度损耗及慢性损伤，出现临床症状，影响咀嚼功能，则为病理性的，需要采取防治措施。

与老年人密切相关的牙体非龋性疾病包括由物理或化学因素导致的牙体缺损和牙损伤，本章着重介绍楔状缺损、磨损、牙根纵裂三种疾病。牙本质敏感症并非是一种独立的疾病，其常与楔状缺损、磨损等牙体非龋性疾病并存，所以也列入本章一并叙述。

第一节　牙体慢性损伤

牙齿损耗（tooth wear）是指在没有菌斑、龋坏及外伤的情况下，牙体硬组织丧失的现象，包括楔状缺损、磨耗、磨损、酸蚀症等。目前认为致病机制涉及三个方面：①天然牙之间发生摩擦而产生的磨耗（attrition）；②内、外源性酸性物质导致的损耗，称蚀损（erosion）；③外在机械性摩擦作用导致的磨损（abrasion）。这三者共同作用导致牙体硬组织非龋性过度耗损，并出现一系列的临床症状。随着我国步入老龄化社会，这种不可逆的牙体慢性损伤已成为继龋病、牙周病之后的又一高发口腔疾病。

一、楔状缺损

楔状缺损（wedge-shaped defect）是指牙颈部的硬组织缓慢丧失所致的缺损，因这种缺损大多由两个面形成一个夹角，呈楔形而得名。史俊南教授认为"楔形缺损"更为贴切。楔状缺损是牙体牙髓科很常见的一种疾病，多见于中、老年人，随着年龄的增长，楔状缺损的发生及严重程度也随之增长。该病患病率高达80％以上，往往同一患者口内多个牙均有不同程度的缺损，且以牙弓转角处的牙齿（尖牙、前磨牙）唇、颊面颈部最先出现，缺损也更深。

（一）病因

1. 机械摩擦作用

刷牙力量、牙刷毛的硬度以及牙膏颗粒粒径均与楔状缺损的发生呈正相关。临床有关流行病学研究证明，楔状缺损与刷牙不当密切相关：①不刷牙的人很少发生典型的楔状缺损，而刷牙的人，尤其是用力横刷的情况下，常有典型和严重的楔状缺损；②楔状缺损极少发生在牙的舌面；③唇向错位牙的楔状缺损常更严重；④常见单边缺损或缺损更深与更用力侧有关（如右利手左侧缺损更严重，左利手则右边缺损更严重）。

2. 酸蚀作用

酸蚀作用（erosion）是指除细菌产生的化学物质以外的其他化学性因素导致的进行性牙体硬组织丧失，即非龋性化学破坏。

（1）饮食方面：摄入过量的酸性食物，如碳酸饮料、柑、橘、含醋饮料等均可引起牙齿硬组织腐蚀。

（2）与某些疾病有关：唾液可以稀释和缓冲进入口腔中的酸，因此，所有导致唾液分泌功能障碍的疾病（如舍格伦综合征、易饿病、头面部放疗术后）均会增加酸蚀、机械磨损以及咀嚼磨耗等因素对牙齿的损害。

内源性酸也是造成牙齿腐蚀的重要原因之一，如神经性贪食症、厌食症、食管裂孔疝等可导致胃酸反流。另外，摄入外源性酸在一定程度上也可诱发内源性酸反流入口腔。

（3）环境因素：长期处于弥漫着酸雾的环境中，前牙唇侧易发生磨损。

（4）药物：如维生素 C、食欲抑制药（减肥药）等，由于其酸性特质，可导致牙齿腐蚀；利尿药、抗抑郁药等，可通过影响唾液的分泌使牙齿易于被腐蚀。

3. 咬合应力作用

牙颈部是牙釉质、牙本质和牙骨质三种不同弹性模量的硬组织交界之处，结构薄弱。生物力学研究表明，牙齿在承受压力时，牙颈部的应力最为集中，破坏性较大的拉应力作用于唇颊面后会导致牙釉质的"内部碎裂"（abfraction，图 9 - 1），从而产生缺损。舌面所受到的应力是压应力，破坏性相对较小，这也从另一方面解释了为何临床上舌侧楔状缺损非常少见的原因。

（二）临床表现

1. 好发部位及形状

全口牙齿均可罹患楔状缺损，常见口内多个牙同时发生。楔状缺损首先好发于前磨牙和尖牙，尤其是牙弓弧度最突出的第一前磨牙，可能与刷牙时产生的机械摩擦力大有关。单个牙受累则可能与粭力因素相关，早期表现为在釉质表面形成小的不规则裂口或裂缝，逐渐凹陷并延伸至牙本质。

典型的楔状缺损由两个斜面相交而成，也可由三个面组成，呈楔形缺损或浅碟形缺损（图 9 - 2），随着时间的推移而逐渐加深。缺损表面质地坚硬，光滑、边缘整齐，为牙齿本色或着色后呈褐色。楔状缺损的牙常伴有牙龈退缩，牙根暴露。

2. 分型及症状

根据缺损的程度分为三型：浅型、深型和穿髓型。楔状缺损常伴牙龈退缩，并且年龄愈

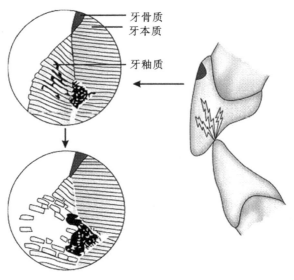

粭力使牙颈部挠曲力增大而导致釉质和牙本质产生微裂。

图9-1 牙颈部的"内部碎裂"

大,缺损愈严重。浅型和深型缺损可有牙本质敏感症状,也可无任何不适;穿髓型缺损可出现牙髓尖周病的相应症状,如果未及时处理,可能在牙颈部发生横折(图9-3)。

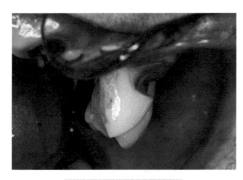

图9-2 楔状缺损

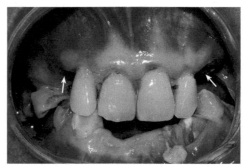

图9-3 楔状缺损导致牙颈部横折

需要指出的是,缺损的程度与临床症状并不呈正相关,个体差异很大。有时局部缺损很浅,甚至临床尚未探及缺损,但患者遇冷、热、酸、甜刺激或牙刷毛接触即感到明显的酸痛不适,有人缺损很深,但毫无不适感觉,其原因尚未十分明确。

(三)防治原则

(1)减少机械性摩擦:使用软毛牙刷,采取适当的刷牙方式,少用研磨类牙膏。

(2)通过调粭、修复、正畸等方法恢复正常、和谐的咬合关系。利用粭垫防止夜磨牙及紧咬牙。

(3)减少食用酸性食物,治疗胃酸反流等相关疾病。

(4)症状、缺损均不明显者可暂不处理,有牙齿敏感症状者行脱敏治疗。

(5)缺损较深应采用充填修复。

(6)若缺损波及髓腔导致牙髓、尖周病变,应按常规进行牙髓或根尖周病治疗。

（7）缺损造成牙齿横折者,可根据病情及条件,根管治疗术后进行桩冠或覆盖义齿修复;若牙根太短、牙周骨质破坏严重或其他原因导致无法修复时,则应拔除。

 知识拓展

国内教科书中的"楔状缺损"所指的范畴与国外专著或文献不一致。国内的"楔状缺损"所指范围较为广泛,包括牙颈部非龋性损害的所有病变,形状也不一定仅限于楔形,统称为"楔状缺损"。而国外专著的 wedge-shaped defect（楔状缺损）仅特指牙颈部的"楔形样缺损",属于"牙颈部非龋性损害"中的一种。

二、磨损

磨耗(attrition)指牙齿在长期的生理性咀嚼摩擦过程中产生的𬌗面、切嵴及邻面牙体硬组织的损耗,是一种增龄性变化;磨损(abrasion)则指除正常咀嚼过程外,其他非生理性机械摩擦所引起的牙体组织过度损耗导致的一系列临床症状,是一种病理现象。

(一)病因

少量而渐进的牙齿生理性磨耗,在人的一生中始终存在着,是咀嚼过程中牙面与牙面之间或牙面与食物摩擦导致牙齿硬组织自然消耗的生理现象,是牙齿对于持续性咀嚼压力的一种自身调节,多发生在牙齿𬌗面、切嵴及邻面。适度的磨耗使上下颌牙𬌗面广泛接触,有助于建立咬合平衡。过度的磨耗常与病理性磨损共同作用,并随着年龄的增长愈加严重。病理性磨损常与下列因素有关。

1. 咬合因素和牙齿结构

咬合关系决定了牙齿之间的接触形式、接触部位和接触范围,从而影响牙齿磨损的发生及特征。牙列缺损、单侧咀嚼、副功能运动（指正常下颌运动之外的其他额外牙齿接触运动,如紧咬牙、磨牙症等）均会导致个别牙或数个牙硬组织过度使用而引起不均匀性磨损。此外,喜食坚硬食物也加速牙齿磨损。

牙齿的微硬度(microhardness)与抗磨损有关,所以矿化不良的牙齿也易出现磨损。

2. 酸蚀作用

各种导致牙颈部 pH 值降低的因素会使局部硬组织脱矿,牙釉质及牙本质被酸蚀后,牙齿更易发生磨损或磨耗。

常见的酸蚀因素包括:①碳酸饮料、食用醋、水果及果汁等酸性食物,易造成牙釉质及牙本质的酸蚀;②龈沟酸性渗出液也是酸蚀因素之一,临床常见的位于龈下的缺损可能与龈沟酸性渗出液关系更为密切;③胃液反流、唾液缓冲力下降,使牙颈部硬组织的破坏更易发生。

3. 其他因素

（1）不良习惯,包括用较大力度在恒定的部位反复咬某种硬物。如牙齿开啤酒瓶盖、咬烟斗、咬铅笔、过度嗑瓜子等均会造成牙齿局部磨损。

（2）医源性因素,如活动义齿卡环在摘戴过程中易引起邻牙病理性磨损,金属或烤瓷冠的对𬌗牙被磨损,反复进行根面刮治、平整也会导致牙根表面的磨损。

(二)临床表现

磨耗与磨损间的体征并无明显界限。

1. 早期磨损

(1)牙尖或切缘出现小而光滑的平面并逐渐扩大、加深,釉质丧失而呈现牙本质碟形小凹,咬合斜面变平(图9-4)。

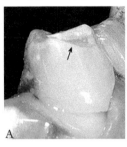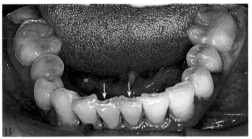

A.𬌗面釉质丧失而呈现牙本质碟形小凹,咬合斜面变平;

B.下颌牙早期磨损。

图9-4 早期磨损

(2)遇冷、热、酸、甜刺激或咀嚼食物时可有牙本质敏感症状,用探针在碟形小凹处的釉牙本质处划动感觉明显,但敏感症状有时也会随着时间的推移而逐渐减轻、消失。

2. 重度磨损(图9-5)

(1)牙冠被磨去1/2、2/3,甚至磨至齐龈水平。

(2)随之出现相应的牙髓尖周病变。

(3)大多情况下,不均匀的磨损会形成锐利的牙尖和边缘,甚至会出现咬颊、咬舌导致邻近的颊、舌软组织形成创伤性溃疡。

(4)邻面或𬌗面的严重磨损均会破坏正常的邻接关系而造成食物嵌塞。

(5)非功能尖锐利突出,横𬌗曲线呈反向,咀嚼时的侧向力增大,导致牙周创伤与牙齿隐裂或纵折。

(6)由于垂直距离降低,𬌗间距变短,髁状突后移而出现颞颌关节紊乱症状。

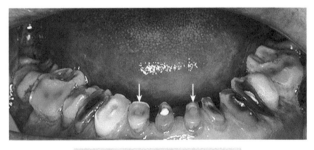

图9-5 重度磨损(下颌牙)

(三)预防和治疗

1. 预防

帮助老年患者控制并尽可能消除导致磨损的诱因,纠正不良刷牙方法及饮食习惯。对于以磨损为主的患者,必要时可应用𬌗板进行预防。

2. 治疗

临床所见的磨损病例大多是多因素共同作用的结果。首先,应明确病因,消除致病因素,包括调整咬合关系,改正不良习惯,修复缺失牙,去除不良修复体,治疗相关全身性疾病及调整产酸药物的摄入,必要时可采用𬌗垫、正畸治疗。其次,出现牙本质敏感症状者,应进行脱敏治疗;碟形小凹较深或硬组织部分缺损者,采用充填疗法;出现牙髓尖周病时,应进行根管治疗;还可以通过咬合重建来恢复正常的颌间距离。

总之,对于重度磨耗的患者应当结合患者的具体情况,如垂直距离是否降低,有无修复空间,以及患者的具体要求等,选择最佳方案,重建肌肉、咬合以及颞下颌关节之间的生理平衡。

 知识拓展

Smith 牙磨损 TWI 指数记录方法

0 度:牙釉质表面无缺损。

Ⅰ度:𬌗面和切端少量釉质磨损,颈部极少量缺损。

Ⅱ度:𬌗面釉质磨损致牙本质暴露,其范围<1/3 𬌗面表面积,切端刚暴露牙本质,颈部缺损深度<1mm。

Ⅲ度:𬌗面牙本质暴露> 1/3 表面积,切端牙本质磨损重,但未露髓或未露继发牙本质,颈部缺损深度在 1～2mm 之间。

Ⅳ度:釉质全部丧失,已露髓或露出继发性牙本质,颈部缺损深度>2mm。

三、牙根纵裂

牙根纵裂(vertical root fractures)是指牙根根面上出现从根尖向冠方延伸、与牙长轴平行的纵向裂纹,裂纹在水平方向上会贯穿一侧或双侧根管壁,造成髓腔与牙周膜相连通。牙根纵裂多见于中老年患者,且与医源性因素密切相关。虽然其发病率不高,但因其位置隐蔽,症状不典型,因此诊断困难,且缺乏有效治疗手段,预后不佳。临床上有时易误诊为慢性根尖周炎、牙周病变或不良修复体,而反复进行牙髓、牙周治疗或拆除修复体等处理,给医生和患者都带来很大的困扰。因此,需在了解牙根纵裂发生的原因及危险因素的基础上注重预防,并掌握其诊断方法,尽早做出正确的治疗决策。

(一)病因

与牙根纵裂发生的相关致病因素较多,有时是多因素综合作用的结果。一般认为,无髓牙牙根纵裂(继发性牙根纵裂,secondary vertical root fractures)以医源性因素为主,活髓牙牙根纵裂(原发性牙根纵裂,primary vertical root fractures)的病因则比较复杂,可能与𬌗创伤、咬合疲劳、年龄、牙根发育缺陷及解剖等因素有关。

1. 年龄因素

随着年龄的增长,牙本质有机成分和水分减少,硬组织脆性加大,弹性模量和断裂韧性下降,牙根易发生纵裂。国内曾有报道,对 51 颗牙根纵裂牙的临床研究发现,患者的平均年龄为 52.16 岁。

2. 创伤性殆力

创伤性殆力是导致牙根纵裂的主要因素。

(1)慢性持续性的创伤性殆力:牙列缺损导致个别牙负荷过重或患牙不均匀磨损,由此形成的高陡牙尖可造成侧方殆干扰,使牙根部产生应力集中区。

(2)骤然发生的创伤性殆力:牙齿在咀嚼过程中遇硬物所产生的骤然增大的力也会导致牙根纵裂,因此,喜食坚硬食物者易发生牙根纵裂。有些老人听信民间有"多吃硬食有助于锻炼牙齿"的说法而特意去咀嚼蚕豆、核桃等过硬食物,是不应提倡的。

3. 解剖因素和发育缺陷

圆形牙根受力后可以均匀分散应力,而非圆形牙根抗折能力较差。全口牙中,以承受殆力最大的第一磨牙发生根裂的概率最高,其中,下颌第一磨牙根裂概率又高于上颌第一磨牙。下颌第一磨牙近中根发生纵裂的比例明显高于其他牙根。另外,有些牙根可能存在一些发育上的缺陷,也是导致牙根纵裂的因素。临床 25%～30% 的患者牙根纵裂呈对称性。

4. 医源性因素

(1)根管治疗术。根管治疗术是目前治疗牙髓尖周病最有效、最常用的手段。但根管治疗后,因牙髓丧失导致牙本质内部代谢降低,增加了牙齿的疲劳性变化,同时加上年龄增长因素,抗折裂能力降低。

(2)根管过度预备。良好的根管预备是根管治疗成功的关键。过度预备时会切削过多牙体硬组织,尤其是在扁形根管,会造成根管壁变薄,受力时牙根容易纵裂。根管锉反复使用,刃部变钝,切削时也会加大根管壁所受应力。

(3)根管冲洗剂残留。根管冲洗对根管系统的清理和消毒起着非常重要的作用。但研究表明,长时间使用高浓度的次氯酸钠($NaClO$)和乙二胺四乙酸($EDTA$),尤其是两者联合使用,会显著降低根管壁牙本质的各项机械性能,增加牙根纵裂的风险。

(4)根管充填力量过大。加压和加温有利于根管严密充填,但侧方或垂直加压技术均会产生较大的楔力,侧方加压重力达 50N 即可导致根折,尤其是 25 号以上的侧方加压器力量更大,极易使牙根纵裂。

(5)桩道预备。根管桩的目的是提高修复体的固位力。但桩道的预备和桩的置入会导致应力集中,降低牙根的强度。有研究表明,60 岁以上患者牙齿置根管桩后更容易发生牙根纵裂。

(二)临床表现和检查

1. 临床表现

咬合不适或咀嚼疼痛,是牙根纵裂共有的典型症状,也常常是患者的主诉。有时可有牙龈肿痛、窦道形成等根尖周炎表现,或咬合无力、松动等牙周症状。活髓牙牙根纵裂会出现冷热刺激痛、自发痛等牙髓炎相关症状。部分患者有明确的咬硬物史。

2. 一般检查

叩诊不适或疼痛。患牙可能已行根管治疗,也可能已有根管桩和全冠修复,或有高陡的牙尖。如是活髓牙根裂,冷、热诊可出现激发痛。患根侧常有窄而深达根尖的牙周袋,可有窦道存在,牙周袋的深度或窦道口与牙根纵裂的位置一致。

3. X线检查

根尖片可见牙根一侧有长度不等的均匀增宽的低密度影,初期位于根尖部,随后逐渐向根管口方向扩展,呈"J"形;晚期可见折裂片分离移位,周围牙槽骨可有弧形及垂直吸收,此时X线片表现较明显,易于诊断(图9-6)。X线片难以明确诊断的病例,可行锥形束CT(CBCT)进一步检查,CBCT的分辨率一般能达0.25mm,裂纹宽度超过其分辨率即可显示出来。牙根纵裂在CBCT断层图像上表现为贯穿牙根断面的低密度线状影,但要注意排除伪影,轴位片的识别度显著强于矢状位和冠状位(图9-7)。

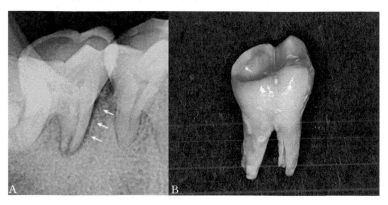

A.X线片示47近中根纵裂,47近中根近中侧箭头所指示"J"形低密度影;
B.47拔除后可见近中根纵裂裂纹。

图9-6 下颌磨牙牙根纵裂

4. 翻瓣探查

患牙已行根管治疗或(和)有冠修复,并出现深、窄牙周袋或窦道者,X线检查难以确定时,可根据临床情况选择翻瓣术进行探查(图9-8)。

（三）治疗

牙根纵裂预后很差,缺乏有效的治疗方法。国内外不少学者对此进行了积极的探索,提出很多治疗措施和方案,但目前对该病的治疗方案尚未统一。

一般来说,牙周状况尚好、稳固、X线检查示牙槽骨破坏仅局限于折裂牙根的多根牙,可根据情况采取下列治疗措施:翻瓣术取出断片并行倒充填、牙根部分切除术、截根术或半切术后做固定修复。对于牙根较长、牙周情况尚好且折裂部位和牙槽骨破坏都接近根尖的单根牙,也可考虑行牙根部分切除术。牙根纵裂牙的保留需要在已行完善的根管治疗术的基础上进行。

当患者症状、体征明显,疼痛、松动、牙周软组织反复肿胀的牙根折裂牙,或由于解剖、经济等各种原因无法行使保留治疗者,可以拔除。

 知识拓展

长期、反复的过度殆力导致的牙根纵裂称为疲劳性根裂。目前认为,当牙齿承受殆力时,

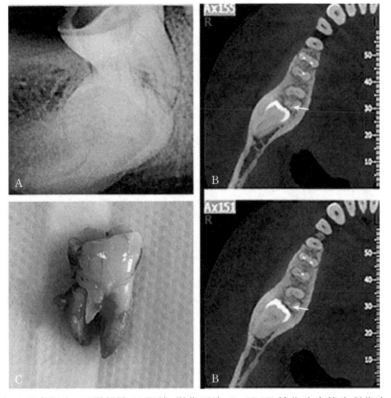

A. X线片示48近中阻生,47牙根被48阻挡,影像不清;B. CBCT轴位片中箭头所指为47远中根裂纹;C.47拔除后显示远中根纵裂。

图9-7　47牙根纵裂

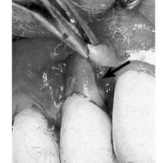

图9-8　翻瓣探查:可见牙根纵裂线

应力在其结构中传播,牙本质和牙骨质的疲劳阈有限,当应力足够大时,牙体组织就可能疲劳受损或断裂。如果牙本质和牙骨质的薄弱区域未被新生沉积的牙骨质及时修复,就可发生牙根纵裂。

第二节　牙本质敏感症

牙本质敏感症(dentine sensitivity)即牙本质过敏症(dentine hypersensitivity,DH),又称牙齿敏感症(tooth sensitivity),民间称之为"倒牙",是指暴露的牙本质受外界刺激而产生的短而尖锐的疼痛,并且这种疼痛不能归因于其他原因引起的牙体缺损或病变。典型的刺激包括温度、吹气、化学或机械性刺激。牙本质敏感症不是一种独立的疾病,常与楔状缺损、磨损、酸蚀症、牙周病等疾病并存,中老年人群中更为常见。

2008年,中华口腔医学会牙本质敏感专家组进行的我国城市地区成人牙本质敏感流行病学调查表明,我国20~69岁成人牙本质敏感症的患病率为29.7%,人均敏感牙数为1.4颗,女性患病率高于男性,患病率最高的人群为50~59岁年龄组。前磨牙是牙本质敏感症最好发的部位,其次是第一恒磨牙。绝大多数的牙本质敏感部位为牙颈部,其次是𬌗面。

牙本质敏感症发病率较高,发病机制复杂,临床表现多样,口腔医生易忽略,治疗效果尤其是远期效果多不理想,临床上颇感棘手。

一、危险因素

牙本质敏感症为多因素作用结果。现认为牙本质敏感症一定伴有某种解剖或早期的病理改变,只是这种改变发生在牙釉质或牙骨质,尚未引起牙髓的病理改变。

1. 釉质缺损

釉质缺损引起的牙本质敏感症与导致釉质完整性受损、牙本质暴露的各种因素有关,如楔状缺损、磨耗、磨损、酸蚀症等,也见于𬌗应力作用下的釉质裂纹。

2. 根面暴露

老年人常见的牙龈退缩是牙本质敏感症最重要的危险因素之一。牙龈退缩后,暴露的牙骨质薄且易磨损,因此,生理性牙龈退缩、刷牙不当、慢性牙周病、慢性𬌗创伤造成根面暴露,牙齿缺失长期未行修复的对𬌗牙伸长等情况均易发生牙本质敏感症。

3. 疾病因素

某些全身性疾病如哮喘、神经性贪食、胃食管反流性疾病、唾液腺功能减退等易致牙齿脱矿、酸蚀,也会出现牙本质敏感症。

4. 医源性因素

龈下刮治、根面平整等牙周手术后的牙龈退缩、牙骨质丧失,窝洞制备造成切削面上牙本质小管断面新鲜暴露,酸蚀剂使用不当,不当使用美白剂等改变釉质表面粗糙度,使釉质更容易被酸蚀,患者有出现牙本质过敏症的可能。另外,修复冠未完全覆盖暴露的牙颈部,或修复体间的金属超应力和电流效应也可引起牙本质过敏症。

5. 其他因素

一般认为,敏感症状的出现可能与牙本质暴露的时间及修复性牙本质形成快慢有关。但是,临床上并非所有牙本质暴露的牙齿都会出现症状。有些临床表现难以解释,如有些患者的敏感症状可随健康和气候变化,症状从无到有或从有到无的反复发作,这不是修复性牙本质形成速度快慢所能解释的,而可能与某些全身性因素导致局部应激性增高,使原来一些不足以引起疼痛的刺激也引起牙本质敏感症状。另外,环境温度变化,精神心理状态,妇女经期、孕期、绝经期等都可能引起牙本质过敏。但这些现象的本质还没有得到充分的认识。

二、发病机制

本病发病机制尚不十分清楚,目前有以下三种假说。

1. 神经学说

神经学说认为,牙本质中存在着牙髓神经末梢,故感觉可由牙本质表层传导入牙髓。但从形态学和功能学的角度观察,目前尚不能证实。因为牙髓的成牙本质细胞层内的无髓鞘神经仅有一部分进入前期牙本质和牙本质的内 1/3 层,而其外围 2/3 处并未见神经结构。

2. 牙本质纤维传导学说

该学说认为,成牙本质细胞突起与游离神经末梢之间形成突触样关系,可以将接收到的刺激通过神经末梢再传导至中枢。但是,在成牙本质细胞胞质中并未发现神经传导所必需的乙酰胆碱酯酶。

3. 流体动力学理论

流体动力学理论是目前最被广泛认可的牙本质敏感机制。该学说认为,充盈于牙本质小管且与牙髓相通的牙本质小管液是主要的感觉传递媒介。外界温度、机械性或化学因素刺激作用于暴露的牙本质表面,导致牙本质小管中的液体流速和方向发生变化,这种异常流动传到牙髓,即引起神经纤维兴奋而产生痛觉(图 9-9)。

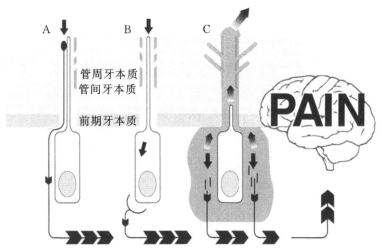

A. 刺激直接作用于神经末梢;B. 刺激通过成牙本质细胞传给神经;
C. 牙本质小管内的液体因刺激发生流动,引起神经纤维兴奋。

图 9-9 牙本质敏感症发病机制的 3 种假说

很多发现都支持流体动力学理论。研究表明,牙本质小管腔内充满了液体,这些液体是牙髓毛细血管内的超滤液体,其组成与血浆相似,这些液体缓慢地顺液压梯度进入牙本质小管,渗透到牙本质表面,最后通过釉质上的微孔而流出。牙本质小管液液体动力学的活动依赖于牙本质小管的通透性或牙本质的表面状况,即小管口是打开或封闭,以及单位面积内牙本质小管的密度和直径的大小。敏感牙本质表面的牙本质小管开放数量和平均直径为不敏感牙本质的数倍,导致牙本质小管液的流动速度高于不敏感牙本质小管液的百倍以上。牙本质小管开口数目越多,小管的直径越大,牙本质小管内的液体通透性越强,刺激传播速度越快,疼痛反应越重。一般情况下,牙本质小管液流动速度很慢,不能激发牙髓神经的机械感受器。一旦牙本质小管液流速变快,方向改变,疼痛就随之出现。

三、临床表现和诊断

牙本质敏感症患者通常主诉为遇温度、化学、机械等刺激时,牙齿发生短暂而尖锐的酸痛。常见刺激因素包括寒冷、酸甜辣食物、咀嚼、刷牙等,患者常因此而竭力避免上述刺激因素,甚至影响到日常生活。

在做出诊断以前,首先应排除可能引起类似症状的其他因素,如隐裂、邻面龋、继发龋等。

临床检查手段主要有以下几个方面。

1. 探诊

探诊是临床最常用也是最可靠的诊断方法之一。

(1)用尖锐的探针在牙面上轻轻滑动,可找到一个或数个敏感区,根据患者的主观感觉将敏感程度分为 4 级:0°——无不适;1°——轻微不适或疼痛;2°——中度痛;3°——重度疼痛且持续。

(2)利用 Yeaple 电压力测试探针可以定量检测疼痛敏感阈值,此探针与压力敏感装置相连,显示屏可反应压力数值。在探及牙体敏感部位时,可持续增加压力至患牙出现疼痛,该压力值即为其敏感阈值,若压力值达 70g 时牙齿仍无反应,则排除敏感。

2. 温度试验

(1)利用综合治疗台三用枪将室温空气吹向敏感牙面是临床较常用的筛选敏感患牙的方法。为使测试结果更为精确,目前已将此法标准化:气温 19~24℃,气压 45kPa,距牙面1cm,吹气 1 秒,同时隔离邻牙,将患者反应也分为 4 级。

(2)冷水试验。为避免检查结果的假阳性率太高,7 ℃水温较为合适。为了定量,有专用的储水装置,水温可以调节,测试时水温从 20℃向 0℃递减,出现敏感反应的温度即为其阈值,若降至 0 ℃患牙仍无不适,则判定为无牙本质敏感。

3. 主观评价

为获得敏感症状的精确描述,临床常采用视觉量表法(visual analogue scale,VAS)。具体方法为:用一条标注好的 10cm 的直线,0cm 处表示无不适,10cm 处表示剧烈疼痛或严重不适,要求患者在直线上做标记表示疼痛严重程度。这种方法将定性转变为定量,便于统计和对照。

牙本质敏感症的诊断是建立在病史采集及患者的主观感受基础上,上述检查方法不能再现所有的牙本质敏感症状,因此临床上还采用患者治疗前后对疼痛的感受差异作为辅助诊断依据。

四、预防和治疗

1. 改变或去除危险因素

主要包括：①建立餐后漱口的习惯；②减少酸性食物和饮料的摄入；③选择合适的牙刷，采用正确的刷牙方法；④刷牙时避免用力过大；⑤有牙齿磨损、牙周病、夜磨牙症相关疾病的患者应及时诊治；⑥有内源性酸来源的患者，建议治疗相关全身性疾病。

2. 治疗原则

目前，针对牙本质敏感症的各种疗法都是建立在流体动力学理论的基础上，着眼于减少牙本质小管内的液体流动和（或）阻断牙本质小管内的神经传导（图9－10）。

（1）减少牙本质小管内的液体流动。通常采用物理或化学的方法封闭牙本质小管或产生表面层，包括：①使用树脂、玻璃离子水门汀和粘接剂；②使用氯化锶或醋酸锶、草酸铝、草酸钾或草酸铁；③使用含硅或含钙材料、氟化物以及蛋白质沉淀剂；④应用激光照射等。

（2）阻断牙本质小管内的神经传导。通常采用含钾化合物如硝酸钾、氯化钾、柠檬酸钾等阻断牙本质小管内的神经传导。其机制是：钾离子释放后作用于牙本质小管的神经末梢，使牙髓神经去极化，降低神经纤维的兴奋性，干扰疼痛的神经传导，缓解牙本质敏感症状。目前市面上的各种脱敏牙膏的主要成分就是硝酸钾。

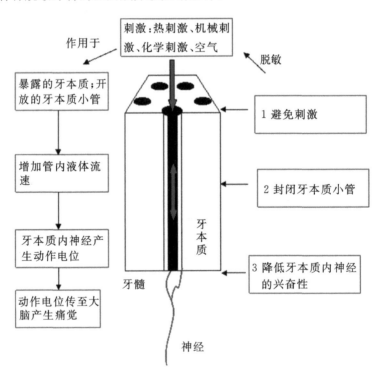

图9－10 牙本质敏感机制和脱敏途径

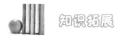知识拓展

"中华口腔医学会牙本质敏感症的诊断和防治指南"建议

牙本质敏感症的治疗可分为创伤性和非创伤性两类,应优先考虑非创伤性治疗。

抗敏感牙膏是首要推荐的、适合患者自己使用的一种牙本质敏感控制方法。抗敏感牙膏中,含钾化合物(如硝酸钾、氯化钾等)为其主要有效成分。

根据症状选择治疗方法:①敏感症状中等严重者,推荐在使用抗敏感牙膏的基础上应用高浓度含氟涂料,或使用玻璃离子、树脂封闭剂或粘接剂等治疗方法。②敏感症状严重且牙体组织破坏较大者,应采用牙体修复的方法。

一些疾病治疗过程中或治疗后可能产生牙本质敏感,如洁治术、根面平整术、牙周手术以及牙齿漂白术等。为减少患者的焦虑,医师应在术前向患者做出解释,取得患者的配合,并采取必要的预防和治疗措施。

牙本质敏感症患者要定期随访。使用抗敏感牙膏刷牙4~8周后,若敏感症状持续存在,必须重新评估诊断,排除其他原因,必要时采取创伤性的治疗措施,如膜龈手术、树脂充填术或牙髓摘除术等。若敏感症状减轻,但之后复发,如诊断正确,则必须进一步建议患者去除危险因素,坚持使用抗敏感牙膏,并采取其他抗敏感治疗措施。

第三节 老年牙体非龋性疾病的常用治疗方法

老年牙体非龋性疾病的常见病因、发病机制及临床表现比较复杂且多样化,疾病的不同阶段需采取针对性措施。本节选择介绍脱敏治疗、充填治疗及殆重建治疗。另外,非龋性疾病已发生牙髓尖周炎症需行根管治疗,伴有牙周病变的牙颈部非龋性缺损需行牙周治疗。

治疗总原则包括:①保持牙齿的完整性;②治疗牙本质敏感;③兼顾美观性;④保护牙髓;⑤维持牙周健康;⑥防止龋病。

一、脱敏治疗

对牙本质敏感症的治疗应结合患者实际情况,在处理局部的同时也要考虑全身因素的影响,如经期、孕期、绝经期等生理性变化;神经衰弱、焦虑;夜磨牙、消化道疾患及钙磷代谢紊乱等。在局部脱敏的同时,应予以相关处理。

(一)适应证

脱敏治疗适用于牙颈部浅的楔状缺损、前牙切缘或后牙殆面的磨损及老年性牙龈退缩等因素引起的牙本质敏感症。

(二)常用脱敏治疗方法

脱敏治疗的方法包括脱敏剂、粘接剂、脱敏牙膏、激光脱敏等。多项研究发现,用木尖或棉签擦搓牙齿敏感区2~3分钟会明显降低牙本质渗透性,可能是与玷污层形成有关。因此,为获得更好的疗效,除药物本身作用外,须重视擦搓这一程序,草率从事将会严重影响疗效。

1. 氟化物

氟化物中的氟离子可与牙体硬组织中的羟磷灰石结合,形成氟磷灰石沉积,使牙本质小管的直径减小或直接封闭牙本质小管,降低牙本质的通透性,从而隔绝液压传导。此外,氟还能抑制牙本质溶解,防止牙本质小管脱矿再开放,并促进再矿化,防止龋病发生。氟化物有很多种,最常用的有氟化钠、氟化氨银、氟化亚锡等。

(1)各种配方的氟化物制剂包括75%氟化钠甘油糊剂、0.76%单氟磷酸钠凝胶、38%氟化氨银溶液等。操作时尽量隔湿,用棉签或木尖蘸该药反复涂擦敏感区2～3分钟,并经常更新药物至敏感基本消失或明显减轻。氟化氨银中的银离子还可与牙本质小管中的蛋白质形成蛋白银沉淀,脱敏效果优于氟化钠,但氟化氨银处理后牙面颜色会变黑并产生氨味,且其对牙龈有轻度的腐蚀性。10%氟化钼酸铵的脱敏效果与38%氟化氨银相似,无牙龈染色,无气味,无腐蚀性,但需要更长时间反复涂布。

(2)氟离子导入法:是使用直流电疗仪将2%氟化钠或8%氟化亚锡溶液的氟离子导入牙本质深层。使用时,直流电疗仪正极握于患者手中,负极以脱敏液润湿后接触敏感区,电流强度为0.5～1mA,以患者无不适为度,保持通电10分钟。

(3)氟保护漆(fluor protector):是一种液体状的涂膜,常规清洁干燥牙面后,取适量直接涂布于牙本质过敏区即可。氟保护漆中所含的乙酸乙酯和丙酸异戊酯基质在涂布后可迅速形成透明膜覆盖于牙本质表面,初期通过封闭起到保护作用,随之氟化硅颗粒深入牙本质小管进一步发挥抗过敏的作用。

2. 腐蚀类脱敏剂

格鲁玛(GLUMA)是常用的腐蚀类脱敏剂,含有5%戊二醛、36% 2-羟乙基甲醛丙烯酸酯(HEMA)。2-羟乙基甲醛丙烯酸酯具有水溶性,可促进戊二醛进入牙本质小管,使牙本质小管蛋白变性、凝固,从而达到封闭牙本质小管的目的。治疗时可用浸透药液的小棉球置于脱敏区,1分钟后吹干。戊二醛有一定的腐蚀性和致畸性,临床使用中应予以注意,并加强软组织保护。

3. 粘接剂类

目前临床使用的粘接剂类脱敏剂大多属于自酸蚀粘接系统,其脱敏机制为:通过自酸蚀剂使牙本质表层适度脱矿,牙本质小管开放,胶原蛋白网状结构暴露,亲水性的树脂渗入牙本质小管及牙本质胶原蛋白网络中,树脂单体聚合反应生成树脂突和混合层,从而封闭牙本质小管。

临床应用时应严格根据产品说明书操作。

4. 脱敏牙膏

脱敏牙膏使用方便、价格低廉,是大部分患者的首选。目前,市售的脱敏牙膏绝大多数是硝酸钾、氟化物(氟化亚锡、氟化钠、单氟磷酸钠等)及氯化锶的单一成分或其混合物。其抗敏机制为:①牙膏中的钾离子使神经纤维去极化,降低了牙本质小管内神经的敏感性;②氯化锶中的锶与牙体硬组织中的钙生成钙化锶磷灰石,并沉积在牙本质小管壁,阻塞牙本质小管,可加速继发性牙本质的形成,起到镇痛、脱敏的作用;③氟离子的作用如前所述。另外,还有中药提取物脱敏牙膏。需要向患者说明的是,脱敏牙膏在使用时间和方式上应按要求进行,每日3次,重点在敏感区,反复刷牙并随时补充被唾液冲淡的牙膏,否则,效果难以保证。

5. 激光脱敏

激光脱敏是近年来口腔领域的研究和应用热点,目前发现各种不同波长的激光均有一定的脱敏作用,但尚不能确定哪种激光对脱敏有特异性疗效。激光治疗牙本质敏感症的机制仍不甚明了,一般认为激光通过热效应使牙本质玷污层汽化,钙/磷比升高,表面熔融,从而封闭牙本质小管开口。也有学者认为,激光发出的热能改变了管内牙本质神经的活性,或者与牙本质液中的血浆蛋白沉淀和凝固有关。目前多项研究倾向于将激光和含氟制剂或硝酸钾凝胶等药物相结合治疗牙本质敏感症,可加强脱敏效果。

临床用于脱敏的激光有掺钕钇铝石榴石激光(Nd:YAG laser)、半导体激光(Diode laser)、掺铒钇铝石榴石激光(Er:YAG laser)、铒,铬:钇钪镓石榴石激光(Er,Cr:YSGG laser)等。值得注意的是,激光照射靶区所产生的生物学效应是由激光参数综合作用的结果,治疗时选择和确定参数是非常重要和复杂的,参数选择不当将直接影响治疗的效果,甚至会带来不可逆的并发症。即使是同一类的激光,其参数的设置也不一样。目前,不同品牌的激光机均有自带的参数模块,使用时按需选择即可,大大方便了临床医生。现以下列品牌激光机为例,对激光脱敏做一简要介绍。

(1)Nd:YAG激光(简称钕激光,波长1064nm)脱敏。Fotona激光机:SP脉冲模式,频率10Hz,功率1.0W,光纤头距离目标组织1～2mm缓慢均匀地沿敏感区域呈不接触扫描式移动,照射时间以大约60s/cm^{2}来估算,48小时后可以重复治疗,6～12个月后复查。

(2)Diode激光(半导体激光,波长810～980nm)脱敏。①PILOT激光机:脉冲模式,功率设置1.0W,非引发处理;②SIROLaser激光机:CW模式,1.5W。使用半导体激光照射时,光纤末端与牙面距离约2mm,光斑大小以覆盖敏感牙面为准,扫描式移动照射20～60秒,若该部位仍存在敏感症状,根据照射效果,可隔2～3日重复照射。

(3)Er:YAG激光(简称铒激光,波长2940nm)脱敏。Fotona激光机:SP脉冲模式,频率2Hz,脉冲能量80～90mJ,手机R02。确定工作距离:照射时没有喷水或喷气,距目标牙面约6cm处逐渐向牙面靠近,当患者有感觉时再后退0.5cm。按此工作距离,缓慢均匀来回往复照射敏感区三次,每一次来回都轻微覆盖上一次扫描过的区域,完成后闭口,使治疗区被患者自己的唾液湿润,24小时不刷牙,3日不用牙膏,以便唾液中的钙离子沉积,第4天再用树脂抛光剂抛光。

(4)Er,Cr:YSGG(简称水激光,波长2780nm)脱敏。BIOLASE激光机,建议光纤头:MZ6 MG6 MC6,模式H。①选项3b(功率0.1W,空气量1%,水量1%,频率30Hz),将激光与水以画小圆圈的方式,距离牙敏感区2mm,照射时间1～3分钟(请患者告知是否觉得仍有感觉,如果有将距离拉远后再缓慢靠近),当患者无敏感感觉后,观察30～40秒;②选项3c(功率0.25W,空气量1%,水量1%,频率20Hz),继续按步骤一照射方式,当患者无敏感感觉后,观察30～40秒;③选项3d(功率0.25W,空气量OFF,水量OFF,频率20Hz),照射方式同步骤一,但手柄移动需加快。

激光治疗后,再结合使用5%氟化钠釉面漆,可取得更佳的脱敏效果。

 知识拓展

激光参数

(1)波长(nm):激光是在空间中运动的周期性能量波,波长代表的是激光光束中两个相邻波峰之间的物理距离。

(2)功率(W):代表的是激光产生能量的速率。激光功率的 1W 代表 1 秒内发射的总能量为 1 焦耳。

(3)频率(Hz):医疗激光通常都是在重复脉冲模式下操作的。10Hz 表示每秒 10 次脉冲。

(4)脉冲持续时间(微秒或者毫秒):和脉冲宽度是同义词,也就是激光发射能量的这段时间。

(5)脉冲能量(J):表示一次激光脉冲的辐射能量,即功率×脉宽。当激光在脉冲模式下工作时,脉冲能量以焦耳为单位,比激光功率更加常用。

(6)光点大小(mm):激光光束光点大小代表激光在目标组织上的光点直径。在保持激光脉冲能量稳定的情况下,改变激光光点的大小,就可以改变辐照量,从而改变激光光束与治疗组织交互作用的基本机制(愈合、烧蚀、汽化)。

(7)辐照功率密度或辐照能量密度:前者称"辐照度"[W/cm^2(瓦/厘米^2)],后者称"辐照量"[J/cm^2(焦/厘米^2)],它们是体现生物效应的主要参数。一般连续激光是用功率密度表示,脉冲激光用能量密度表示。计算公式是:

$$功率密度＝功率/光斑面积＝P/\pi r^2$$
$$能量密度＝能量/光斑面积＝E/\pi r^2$$

式中,P 为功率,单位为瓦(W);π 为圆周率(约为 3.14);r 为光斑半径;E 为脉冲能量,即功率×脉宽,其单位为焦(J)。

(8)激光振荡方式:又称激光模式,包括连续(CW)、脉冲(P)两种方式。脉冲模式根据脉冲宽度的不同又可分为多种子模式,如短脉冲(SP)、超短脉冲(SSP)、微短脉冲(MSP)、长脉冲(LP)、极长脉冲(VLP)、最大速度模式(MAX)。

二、充填治疗与嵌体修复

(一)适应证

充填治疗适用于重度磨损且有充填空间者,浅型和深型楔状缺损,或伴根面龋已形成龋洞者。

嵌体修复适用于𬌗面重度磨损且有修复空间者。

(二)充填材料

充填材料要根据缺损情况以及患者的健康状况、经济能力及美观需求,同时考虑材料的物理、化学及生物学性能特点来选择,如直接承受咬合压力的部位,可选择复合树脂或银汞合金;牙颈部缺损除可选择复合树脂或银汞合金外,还可选择玻璃离子水门汀。另外,所充填牙齿在口腔内的存留时间及对颌牙所用的修复材料等因素也是需要考虑的。

1. 复合树脂

牙颈部缺损可选择微填料树脂(microfilled resins)充填,其美观,弹性模量低,可与牙齿产生相近的挠曲力;也可选择流动树脂。

2. 玻璃离子水门汀

玻璃离子水门汀对牙髓刺激性小,具有释氟性而有一定的防龋功能,边缘封闭性能良好,价格相对低廉,并可与牙体组织中羟磷灰石中的钙螯合而取得化学固位,尤其适合牙颈部缺损并伴有根面龋的老年患者。传统的玻璃离子水门汀色泽不理想,微孔率高,且不耐磨,需在充填 24 小时完全固化后进行修形和抛光。目前有改良型树脂玻璃离子水门汀和复合体材料,其物理性能和美观性能均有显著提高,临床应用日益广泛。具体使用应严格遵照产品说明书。

3. 银汞合金

银汞合金具有抗压强度好、耐磨性强、性能稳定、刺激性小、操作方便及价格低廉等优点,但与牙体组织间无粘接性,窝洞制备时要考虑抗力形和固位形的要求。对于老年非龋性疾病患者,以下情况可选用银汞合金:①没有美观要求的部位;②缺损区向龈方延伸;③难以进入及视野不佳的区域;④难以维持干燥的区域;⑤佩戴活动义齿对抗磨损性要求较高的基牙等。

(三) 嵌体材料

随着材料学研究和计算机科学的迅猛发展,尤其是计算机辅助设计与计算机辅助制作(CAD/CAM)在临床上的普及,嵌体(inlay)修复在老年牙体非龋性疾病的预防和治疗方面也得到了广泛应用。

嵌体是一种嵌入牙体内部,用于恢复缺损牙体形态和功能的修复体。高嵌体(onlay)特指一种部分嵌入牙冠内、部分覆盖于牙面形式的修复体(图 9-11)。与充填治疗所不同的是,嵌体一般在实体模型或数字化模型上制作,再用粘接技术固定于牙体缺损区,属于间接修复。

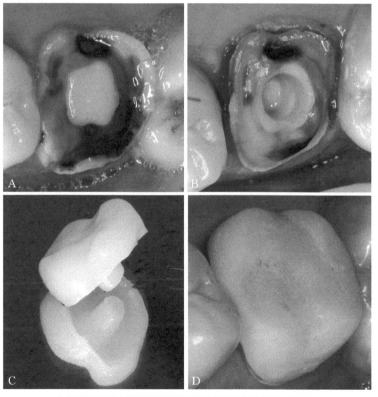

图 9-11 严重磨损牙根管治疗后高嵌体修复

1. 金属嵌体

金属嵌体化学性能稳定,有良好的延展性和机械性能,适用于后牙嵌体修复。

2. 树脂嵌体

树脂嵌体利用高强度复合树脂在模型上加工成形或利用 CAD/CAM 成形。材料、美观性能较好,易修补,与金属嵌体相比,不造成对𬌗牙的过度磨耗。

3. 瓷嵌体

瓷嵌体采用陶瓷材料在模型上加工成形或利用 CAD/CAM 成形。其机械性能与陶瓷材料的种类及加工工艺有关。瓷嵌体具有优良的美学效果。

（四）方法及注意事项

（1）𬌗面磨损严重出现牙本质凹形缺损的,可先用暂封材料预充填,让患者咬合后观察,确定有可充填空间后,去除暂封物,再行牙体制备,复合树脂或银汞合金充填,或嵌体修复。牙体预备时注意充填术与嵌体修复的不同要点。

（2）伴有牙齿敏感症的缺损应选择刺激性小、有脱敏功能的粘接剂。无论使用酸蚀-冲洗粘接技术还是自酸蚀粘接技术,使用前都要仔细阅读说明书,并严格按照说明书的具体要求操作。

（3）牙颈部缺损的修复,应注意控制龈沟液的渗出,可预先使用排龈线,待牙龈收缩、渗液减少、缺损区暴露清晰后再行充填。

（4）缺损较大者,应采用"分层充填"或"三明治充填法",有助于防止术后敏感,提高边缘密合性。已行完善根管治疗者,也应考虑高嵌体修复。

（5）激光备洞的优势。Er：YAG 激光或 Er,Cr：YSGG 激光因穿透性较低,可精确靶向定位并以极薄的厚度逐层磨削、去龋,能尽量保留健康牙体组织,避免了牙髓的热损伤,不适感较轻,并且对窝洞有消毒作用,预备后的窝洞更利于粘接,所以也可选择 Er：YAG 激光或 Er,Cr：YSGG 激光进行牙颈部制备。

（6）配合牙科手术显微镜进行治疗,可以获得更高的充填、修复质量。

三、咬合重建

牙齿重度磨耗伴有复杂的牙列缺损是老年人口腔多发病之一,通常会导致临床牙冠变短、垂直距离过低、咬合关系不稳定等问题,这些问题不仅给患者带来痛苦,也增加修复难度。恢复这类患者的垂直距离,重建咬合关系,增强咀嚼功能,已成为广大学者关注的焦点之一。通过咬合重建(occlusal reconstruction)可以纠正颌位关系,恢复面部垂直距离,改善面部形态,重新建立正常的𬌗关系。

咬合重建的关键步骤是确立新的垂直距离。值得注意的是,后牙磨损常伴有牙槽骨代偿性增高,磨损牙也会有几毫米的伸长。这些情况在制订治疗计划时需要考虑到,可以用𬌗垫来评估患者的忍受程度。

咬合重建修复时需先用过渡性义齿恢复患者的垂直距离,在此过程中,密切观察患者咀嚼系统的反应,根据患者的临床症状和客观检测指标调整新的垂直距离,找到患者的最适咬合高度后观察 1～2 个月,如无不适,根据过渡性义齿最终确定垂直距离及水平颌位关系。

（一）修复前检查

1. 医患交流

明确患者的修复期望值，向患者介绍咬合重建修复治疗最终能够达到什么样的水平和效果。治疗前应将病情、治疗步骤、大概费用、就诊次数及可能出现的不适等情况告知患者，患者同意后才可以进行治疗。

2. 口腔颌面部的一般检查

一般检查包括颌面部发育情况，面型，双侧是否对称，各部分之间是否协调等。

3. 口内情况检查

检查牙列是否完整，牙周有无炎症，牙槽骨吸收程度，有无牙体牙髓疾病，有无过锐骨突骨尖等。治疗前应完成余留牙必要的牙周治疗、牙体牙髓治疗、拔牙和调磨。重度𬌗面磨损余留牙的锐利牙尖需调𬌗，有严重牙周病并伴有Ⅲ度松动的牙齿建议拔除。

4. 𬌗与咬合检查

检查𬌗型与𬌗曲线，全牙列𬌗关系，注意有无早接触与𬌗干扰。

5. 垂直距离与水平颌位关系检查

观察面下 1/3 比例是否协调，观察息止𬌗间隙的大小。

6. 颞下颌关节的健康状况检查

检查颞下颌关节区有无疼痛、弹响和杂音，下颌运动有无异常，通过影像学检查颞下颌关节区有无器质性改变，如关节间隙、髁突的骨质或形态改变等。

7. 口颌系统的功能检查

检查咀嚼效能，咬合力大小，发音情况等。

8. 口腔颌面部美学评价和原有义齿的检查

此处内容不再赘述。

9. 全身健康状况检查

了解患者全身健康情况，评估其对口腔治疗的耐受能力，以采取适当的防护措施或决定是否进行治疗。

（二）修复诊断及设计

1. 确定咬合重建治疗方案

根据患者余留牙、颌位、咬合垂直距离、咀嚼肌及颞下颌关节等情况，确定咬合重建治疗方案。一般来说，先修复缺失后牙，后牙的磨损利用高嵌体修复。前牙修复应兼顾美观，可利用贴面和冠修复。

通过模型分析全面观察唇颊面和舌侧面的咬合情况，必要时上𬌗架确定患者口内动态咬合关系。息止𬌗间隙在 6mm 以上，可做双颌牙列𬌗重建，应注意上、下颌修复体前牙区的覆𬌗、覆盖关系及后牙区𬌗垫的厚度。息止𬌗间隙在 6mm 以下，可行单颌𬌗重建，𬌗重建在上颌区还是下颌区，应由牙列缺损的位置、牙列磨耗量以及𬌗曲线形状决定。应注意对颌牙列𬌗面的调磨，以避免修复体有过大的牙尖斜度或与对颌牙形成斜面接触关系。

2. 确定修复体的形式

根据患者具体情况可选择可摘局部义齿、固定义齿、固定-可摘联合修复及种植修复等。

3. 余留牙处理

根据修复体及咬合重建形式,选择相应基牙并确定余留牙的处理方案。

（三）咬合重建修复

1. 暂时性修复体的试验性治疗

(1)确定正中𬌗位。息止颌位时,在面下 1/3 高度减去息止𬌗间隙(1～3mm)得到的正中𬌗位垂直距离为基准的范围内,以患者感觉舒适、面部比例协调和表情自然为参考,确定正中𬌗位的最佳位置后,用软蜡或硅橡胶制取此时上下颌咬合关系,并转移至𬌗架上。原则上咬合垂直颌位关系升高量不超过 5mm。根据初步确定的颌位和垂直距离,制作暂时性修复体。

(2)暂时性修复体的目的在于去除咬合干扰,纠正下颌的位置,缓解肌肉疼痛,将患者的颌位调整到最佳、最舒适的位置。暂时性修复体试验性治疗的时间为 1～3 个月。可根据具体情况选择固定式暂时修复体或活动𬌗垫式修复。

2. 永久性修复

经过暂时性修复体试验治疗,可确定合适的颌位与垂直距离,之后根据牙列缺损和磨损的情况设计修复体,包括可摘义齿修复、固定义齿修复、可摘-固定义齿联合修复及种植义齿修复等。

（四）修复后评价和复查

对患者修复前后的主观感觉、颞下颌关节状态、咀嚼效率、咀嚼运动模式和咀嚼肌活动强度、咬合力和咬合平衡性等是否改善进行评价。建议患者修复后每 3～6 个月定期复查,包括固定义齿或可摘局部义齿本身的常规检查,如固定义齿边缘是否密合、可摘局部义齿有无压痛或固位不良,检查患者的颞下颌关节状态、咀嚼效率、口腔卫生情况等,以保证修复的长期效果。

 同步练习

一、单项选择题

1. 牙颈部的唇颊面在承受了以下（ ）作用后会导致牙釉质的"内部碎裂"

    A. 破坏性较小的拉应力   B. 破坏性较小的压应力   C. 破坏性较大的压应力

    D. 破坏性较大的拉应力   E. 以上都不是

2. 继发性牙根纵裂与（ ）等医源性因素密切相关

    A. 牙颈部缺损不良修复   B. 牙根发育缺陷   C. 桩冠修复

    D. 喜咬坚硬食物   E. 牙髓增龄性变化

3. 流体动力学理论认为牙本质小管内的（ ）是主要的感觉传递媒介

    A. 成牙本质细胞层内的无鞘神经   B. 牙本质小管液

    C. 乙酰胆碱酯酶   D. 游离神经末梢   E. 成牙本质细胞突起

4. 含钾的制剂或牙膏中的钾离子通过（ ）作用，从而降低了牙本质的敏感性
    A. 使牙本质小管蛋白变性、凝固   B. 使神经纤维去极化
    C. 与羟基磷灰石作用后沉积   D. 促进牙本质再矿化
    E. 加速继发性牙本质生成

5. 除了以下（ ）表现外，其余均是重度磨损的临床表现
    A. 牙冠被磨去 1/2、2/3，甚至磨至齐龈水平
    B. 不均匀的磨损会形成锐利的牙尖和边缘
    C. 有时会出现创伤性溃疡
    D. 食物嵌塞
    E. 功能尖锐利突出，横𬌗曲线呈反向

二、简答题

1. 简述牙齿磨损的危险因素。
2. 牙根纵裂的诊断要点是什么？
3. 针对牙本质敏感症的常用的治疗方法有哪些？

参考文献

[1] 樊明文.牙体牙髓病学[M]. 4 版.北京:人民卫生出版社,2012.

[2] 赵铱民.口腔修复学[M]. 7 版.北京:人民卫生出版社,2012.

[3] 中华口腔医学会牙本质敏感专家组.牙本质敏感的诊断和防治指南[J].中华口腔医学杂志,2009,44(3):132 – 134.

（朱庆萍）

第十章 老年牙髓病和根尖周病

▶ **学习目标**

了解：老年牙髓病和根尖周病与心源性牙痛、三叉神经痛、牙周病、颌骨肿瘤、颞下颌关节病的鉴别诊断。

熟悉：老年牙髓病和根尖周病的病因、发病特点、病史采集、临床检查方法、根管再治疗和根尖外科手术的适应证、治疗方法。

掌握：老年牙髓病和根尖周病的临床表现、治疗原则、治疗特点和治疗方法。

老年牙髓病和根尖周病的病因和发病特点与成人基本相似，但由于增龄性变化，牙髓组织修复能力较差，根管系统的形态也会出现变异，如髓室缩窄、根管钙化等，此外，老年人还可能存在行动不便、反应迟缓、全身系统性疾病等，这些变化使老年牙髓病和根尖周病在其病因、发病特点和诊疗过程有着特别之处。

第一节 老年牙髓病和根尖周病的病因与发病特点

一、病因

老年牙髓病和根尖周病的病因主要有以下几种。

（一）微生物感染

细菌感染是老年人牙髓病和根尖周病最常见的病因。研究证实，根管感染是以厌氧菌为主的混合感染，牙髓的炎症程度与感染细菌的数量和作用时间呈正相关。炎症牙髓中的细菌主要有链球菌、放线菌、乳杆菌和革兰氏阴性杆菌等兼性厌氧菌和厌氧杆菌。龋源性牙髓炎的牙髓组织中含有牙龈卟啉单胞菌和微小消化链球菌，与牙髓组织炎症和坏死有关；髓腔开放的牙髓炎中能检出许多口腔内的细菌，包括真菌。感染根管通常存在 5～8 种厌氧菌，尤其是专性厌氧菌形成的混合感染，其中以 1～2 种细菌为优势菌。常见的优势菌有卟啉单胞菌、普氏菌、梭形杆菌、消化链球菌、放线菌等。牙髓卟啉单胞菌是牙髓感染的重要病原菌；粪肠球菌在根管治疗失败患牙中的检出率达 24.77%，被认为是导致根管治疗失败的重要微生物之一；放线菌可能与顽固性根尖周病和窦道经久不愈有关。此外，非细菌微生物如真菌（白色念珠菌）、螺旋体、病毒等也参与牙髓病和根尖周病的发生和发展。

细菌感染牙髓的途径包括以下几种。

1. 暴露的牙本质小管

老年人牙齿多有根面龋、磨损或楔状缺损,使牙本质小管长期暴露,细菌经牙本质小管进入牙髓组织,导致牙髓感染。

2. 牙髓暴露

外伤、龋病、磨损、楔状缺损和隐裂等可能导致牙髓暴露,细菌可以直接感染牙髓组织。

3. 牙周袋途径

老年人常患有牙周病,牙龈退缩使牙根暴露,或深达根尖的牙周袋使细菌通过根尖孔或根管侧支进入根管,引起逆行性感染。

4. 血源感染

血源感染相对少见。

（二）牙的增龄性变化和修复能力

牙髓组织内的神经、血管和各种细胞通过成牙本质细胞的胞质突起伸入牙本质小管,与牙本质成为一体,对外界刺激的应答有互联效应,被称为牙本质-牙髓复合体,或牙髓牙本质复合体(pulpodentinal complex)。随着年龄增长,成牙本质细胞继续分泌牙本质基质并进一步矿化,形成的牙本质为继发性牙本质。继发性牙本质不断形成和沉积,髓腔和牙髓体积逐渐变小。老年牙髓组织中的成牙本质细胞逐渐由柱状变为矮柱状或扁平状,血管和神经纤维减少,纤维化增加,钙化成分增多。这种退行性变导致髓腔中髓石形成或根管钙化,牙髓敏感性降低,防御和修复能力降低,受外界刺激后容易导致牙髓炎症和坏死,并通过根尖孔波及根尖周组织。

牙髓组织的增龄性变化导致髓室和根管形态的改变在前、后牙不完全相同。前牙髓腔的变化主要表现为近远中向缩窄,而唇舌向变化不明显,根管由圆变扁,且髓室顶向根尖方向偏移;而磨牙的继发性牙本质沉积多见于髓室底,其次为髓室顶和侧壁,故髓室底部沉积的牙本质较顶部厚且常为凸起形,导致髓室的高度减小,髓角变低或消失,根管由粗变细甚至完全堵塞,根管走向复杂化。

经过多年的咀嚼,老年人的牙齿会出现不同程度的磨耗,导致牙釉质缺损和牙本质暴露。老年人牙龈的退缩使牙根暴露,菌斑附着于牙骨质上导致根面龋的发生。此外,不正确的刷牙方式也会导致老年人楔状缺损的发生率较高。这些病损引起成牙本质细胞部分发生变性,牙髓活力下降,修复能力减弱。牙髓深层的未分化细胞在受刺激后可移向病损处取代变性细胞而分化为成牙本质细胞,与尚有功能的成牙本质细胞共同分泌牙本质基质,继而矿化形成修复性牙本质。修复性牙本质在髓腔内的分布也是不均匀的,受刺激较大的区域修复性牙本质形成较多,受刺激较小的区域相对较少,因此髓腔和根管的形态也会变得不规则。一般来说,咀嚼造成的磨损导致冠方牙髓受到的刺激较大,修复性牙本质的沉积通常由冠方至根方。根面龋和楔状缺损常导致患牙根管的冠1/3处钙化闭合,而根中及根尖1/3段根管仍通畅,这些变化会增加治疗难度。

（三）医源性因素

窝洞充填前未去净软龋、备洞时意外穿髓均可能引发牙髓感染。充填材料与洞壁之间的微渗漏也是引起牙髓损伤的重要因素。某些充填材料有一定毒性,如磷酸锌水门汀在凝固前释放磷酸,可引起牙髓炎症;复合树脂中的单体及树脂颗粒可穿过牙本质小管进入牙髓,降低牙髓的修复反应,甚至引起牙髓变性或坏死。氢氧化钙盖髓术常可诱发和加速牙髓组织钙化,根管出现弥漫性钙化,可造成整个髓腔闭锁。牙体充填或冠修复,没能合理分布咬合力,个别牙承受咬合力大,引起牙尖折裂或咬合创伤,进而继发根尖周组织损伤。

(四)全身及其他因素

老年人常伴有系统性疾病,如心血管疾病、糖尿病等。糖尿病患者对感染的抵抗力降低,小血管管壁和基底膜增厚,管腔闭塞,导致牙周组织供氧不足和代谢产物堆积,因而糖尿病患者牙周病的发病率高于非糖尿病患者。严重的牙周病可能导致牙髓组织的逆行性感染。

二、发病特点

牙髓组织的退行性改变使得老年人牙髓对疼痛的敏感性降低,因此,老年牙髓病和根尖周病的一个重要特点是症状较轻,但实际病变程度较重。部分老年人行动不便、语言表达障碍,往往难以明确表达病情的发生发展或疼痛的性质和位置。此外,老年人的耐受力相对较差,有时难以配合检查和接受复杂治疗。部分老年人还惧怕疼痛和放射检查,容易产生焦虑情绪,表现为不愿意就诊,或初次就诊缓解疼痛后不愿意复诊。

老年人的牙齿多伴有龋病、磨损、楔状缺损、牙龈萎缩或牙周炎等多种牙体和牙周病,可能接受过多次治疗,牙痛时老年患者有时不能明确指出患牙的位置。由于牙髓对刺激反应明显降低,临床检查时体征不明显,容易误诊。

老年人的慢性根尖周炎一般表现为慢性根尖脓肿,若患牙同时伴有牙周炎,脓液可经牙周袋从龈沟中排出,此时应注意与牙周脓肿相鉴别。

某些系统性疾病可能表现为牙痛,如老年人心绞痛时可能伴有牙痛,易被误诊为牙髓炎或根尖周炎。高血压可以影响老年人牙髓病疼痛的程度,糖尿病会降低老年患者抗感染能力,使根尖周病愈合延长。

第二节　老年牙髓病和根尖周病的检查与诊断

老年牙髓病和根尖周病的检查包括常规口腔检查和针对牙髓病、根尖周病的特殊检查。老年人对病情的表述可能不清,主观疼痛感受也比年轻人轻,因此针对老年人的检查要全面、仔细,既要检查口腔局部特征,也要关注全身情况。

一、病史采集

病史采集是疾病诊断的重要依据,也是成功治疗的前提。老年患者通常需要足够的时间回忆和描述病史,因此,医师不仅需要丰富的理论知识和临床经验,还应耐心倾听患者的叙述,减轻患者的紧张情绪。

(一)主诉

牙痛是牙髓病和根尖周病的主要症状,但老年患者可能缺少牙髓炎和根尖周炎的典型症状,常见的主诉包括牙齿敏感、牙痛、咀嚼不适、残冠残根、牙龈长脓包等。首次就诊时,通过患者自己叙述病情,医生可以详细了解疾病的性质、发生部位、主要症状和表现,还能了解患者的牙科知识水平、保健意识等。

有些老年患者就诊不及时或延误就诊,对患牙的病史可能叙述不清,因此,临床医师除针对患者的主诉外,还需追问一些相关的问题,如引起疼痛的原因,疼痛的性质、发生部位和时间,疼痛与刺激的关系等。

（二）牙科治疗史

老年人大多有较为复杂的牙科治疗史,可能是同一颗牙齿接受过多次和多种治疗,也可能是多个牙齿在不同地点由不同医师进行过治疗等。通过患者叙述、医师问诊和病例回顾,详细了解患牙的病史,包括以往患牙的症状和体征;是否有创伤史、龋病、疼痛、肿胀;治疗经过等情况。这些资料对于判断牙痛的来源、是否为原发性的、是否存在根尖周组织的炎症或感染等都有较大帮助。

（三）系统性疾病史

老年患者的系统性疾病史是影响疾病诊断和治疗的重要因素。年龄增长导致心血管、呼吸、血液和中枢神经等系统疾病的发生率增加,医师应判断系统性疾病与临床症状的相关性,包括病史和治疗等方面,从而拟订合理的治疗计划。例如,糖尿病患者或使用免疫抑制剂者牙髓和根尖周病组织的愈合减慢;对于严重的心脏病患者,应考虑其能否耐受局部麻醉和长时间的治疗;骨质疏松症患者的骨小梁稀疏,对 X 线的透射性降低,可能会影响根尖周病的诊断和疗效评估。

二、临床检查

临床检查包括口内和口外检查。随着年龄增长,老年人颞下颌关节病、颌骨炎症、肿瘤、唾液腺疾病发生率增加,某些全身系统性疾病也会出现口腔症状,因此医师需更全面仔细地进行口腔检查。老年牙髓病和根尖周病的自觉症状可能较轻微,也可能被其他疾病的症状掩盖,因此除常规的牙体检查,对可疑牙的牙髓活力、牙周和窦道情况也要进行检查。

（一）牙体检查

牙体检查主要包括视诊、探诊、叩诊、触诊、咬诊和松动度检查。检查时注意动作轻柔,准确到位,避免增加患者的痛苦,甚至引发全身疾病发作。

1. 视诊

视诊重点是患者主诉牙,同时应兼顾其他牙齿。视诊的主要内容包括牙的完整性、颜色和透明度、形状、与邻牙的接触关系。牙髓病和根尖周病患牙大多有龋病,临床检查时可能会看到龋损或牙冠有充填材料,应注意龋损的部位、大小、与髓腔的关系。死髓牙和根尖周病患牙的颜色可能发生改变,呈灰色或暗黄色。慢性根尖周病牙往往伴有牙龈瘘管或脓肿。

2. 探诊

探诊确定龋损、缺损发生的部位、范围、深浅、有无探痛、是否穿髓等。牙髓炎的患牙可能有穿髓孔,探诊时动作要轻柔,避免引起剧痛。邻面及龈下的可疑部位应仔细探查,避免漏诊;对于已充填牙齿应仔细检查边缘是否密合,有无继发龋。

3. 叩诊

以健康的对侧同名牙和邻牙为对照,先叩诊健康牙,再检查可疑牙。垂直叩诊主要检查根尖部有无炎症,水平叩诊主要检查牙周围组织有无炎症。慢性牙髓炎和根尖周炎叩诊无明显疼痛或轻度不适,但急性根尖周炎叩痛非常明显。

4. 触诊

触诊用来判断根尖周组织是否存在炎症,通常用手指指腹轻压根尖部,观察是否有压痛、波动感或脓性分泌物溢出。

5. 咬诊

检查牙齿是否有咬合痛和早接触点,用于判断有无根尖周病、隐裂等疾病。

6. 松动度

观察牙齿是否松动,判断急性炎症或牙周病损程度,评估患牙的预后。

(二)牙髓活力测试

牙髓活力测试是诊断牙髓病和根尖周病的重要辅助措施。老年人的牙髓组织不断发生退行性改变,牙髓、神经和血管减少,髓腔体积变小,牙髓敏感性降低,对刺激的反应明显减弱,测试时可能会出现假阴性的结果。因此,进行牙髓活力测试时应耐心仔细,采用多种方法刺激;动作轻柔,避免强烈刺激引发患者全身不适。温度刺激测试可采用冷水、冰棒、热水或热牙胶。牙髓电活力测试能准确判断牙髓的活力,但牙髓电测器会干扰心脏起搏器的工作而诱发心律失常,装有心脏起搏器的老年患者应禁忌使用。

(三)牙周组织检查

老年人多伴有牙周病,因此进行牙周组织检查是必要的。

1. 视诊

观察牙龈的颜色,正常牙龈呈粉红色,表面有点彩,发生炎症时局部肿胀,点彩消失。老年人的牙龈退缩发生率较高,因此视诊时要观察釉牙骨质界与龈缘的距离。应注意观察牙龈是否存在窦道,有时牙龈黏膜上见窦道口,但窦道开口与患牙距离较远。将探针插入窦道口,可探查窦道的走行。也可自窦道口插入诊断丝或牙胶尖拍摄 X 线示踪片以确诊窦道来源。

2. 探诊

牙周组织探诊时应探测牙龈表面的质感,龈下结石的位置、数量,探查牙周袋的深浅和走向,有无附着丧失,是否伴发牙髓牙周联合病变。注意支点稳定,力量适中,防止损伤牙周。

3. 触诊

用手指触诊牙周组织,并感受患者咬合时牙周组织是否有振动感,判断是否有牙周创伤。

三、影像学检查

老年患者进行影像学检查的目的和技术要求与年轻患者相似,但由于老年人牙齿和牙槽骨存在一些生理和解剖方面的变化,可能影响诊断。

X 线检查应包括根尖周区域和整个牙体部分,能清楚显示牙冠和牙根、髓室和根管、牙槽骨及相应部位的解剖结构。通过阅片，可以了解髓室位置、高度和钙化程度，根管的数目、形状、弯曲度、是否通畅，牙槽骨和邻牙的情况，既往治疗情况。由于继发性牙本质的形成，老年人髓室和根管缩窄，龋病、磨损或修复治疗引起的修复性牙本质也可导致髓室和根管钙化，X线片上表现为髓室及根管影像不清，难以辨认。随着年龄增长，牙骨质不断沉积，也会使根尖区模糊不清。锥形束CT通过连续断层扫描和重建获得患牙牙根、根管解剖和根尖周组织的三维直观图像，有助于诊断和治疗。

牙髓病X线表现无明显特征，可能有牙冠深龋、缺损，或髓室高度明显变短，根尖牙周膜轻微增宽等。影像学检查是慢性根尖周炎的确诊依据，硬骨板的连续性是读片的重要内容。根尖周炎的不同发展阶段，影像学表现也并不相同。另外，随着年龄增长，牙源性和非牙源性囊肿、肿瘤发生率上升，应与根尖周炎鉴别。

四、鉴别诊断

老年牙髓病和根尖周病常引起牙痛，应与以下疾病引起的疼痛相鉴别。

（一）心源性牙痛

心源性牙痛是老年人心血管疾病最常见的症状之一。冠心病、心肌梗死常常表现为胸骨下疼痛伴左肩和左臂牵涉痛，有时牵涉痛可到颈部达左下颌角，类似该区域的牙痛。当患者下颌后部疼痛，临床检查排除牙体疾病和牙源性感染时，应考虑心源性牙痛，此时应做心电图检查、心脏负荷试验或心血管造影。

（二）三叉神经痛

三叉神经痛通常表现为突然发作的电击样锐痛，程度剧烈，沿三叉神经分布区域放射。三叉神经痛易被误诊为急性牙髓炎，其主要鉴别要点有：无冷热刺激痛；疼痛很少在夜间发作；发作时间短，持续数秒至数分钟；有疼痛"扳机点"，触及该点即诱发疼痛，扳机点常在口角、鼻翼等部位。

（三）牙周病

牙周病是老年人常见口腔疾病，应与牙髓病和根尖周病鉴别，也要判断牙周病与牙髓病、根尖周病是否关联。牙周病与牙髓根尖周病的鉴别主要依靠详细询问病史、牙体和牙周组织检查、牙髓活力测试和X线牙片的综合分析。其中，牙周袋探诊和X线牙片显示牙周组织破坏是诊断牙周病的重要依据。

（四）颌骨肿瘤

颌骨肿瘤的先兆症状是麻木，偶有疼痛。颌骨内的多发性骨髓瘤易被误诊为牙痛。当患者自觉牙痛，但有非典型面痛、面部和咀嚼肌麻痹时，医师应警惕是否发生恶性疾病。

（五）颞下颌关节紊乱病

颞下颌关节紊乱病通常表现为钝性疼痛，可伴有张口困难或关节弹响，大张口和咀嚼时疼痛加重。颞下颌关节紊乱病引发的疼痛可能向前牵涉上下颌后牙区，上下颌后牙的牙源性疼痛可向后牵涉颞下颌关节区，容易引起误诊。

第三节　老年牙髓病和根尖周病的临床表现

一、牙髓病

(一)急性牙髓炎

急性牙髓炎(acute pulpitis)的临床表现和特点是发病急,疼痛剧烈,自发痛,夜间痛,放射痛,且不能定位。老年人牙髓炎的疼痛程度往往较年轻人轻,这主要是由于老年人的牙髓、血管、神经减少,髓腔体积变小,对外界刺激反应的敏感程度降低。老年人的急性牙髓炎大多数属于慢性牙髓炎急性发作,以非龋性和继发性损害多见。检查可见深龋洞、深楔状缺损、隐裂、严重磨损等牙体硬组织疾病,有时可见深牙周袋或者患牙大面积充填体等。由于髓腔的增龄性变化,炎症早期症状不明显而很快导致牙髓组织的坏死。探诊时轻探洞底可引起疼痛,一般冷热诊可引起激发痛,去除刺激后疼痛持续。早期叩诊可无异常,处于晚期炎症的患牙,因牙髓炎症的外围区已波及根尖的牙周膜,也可出现垂直方向轻度叩痛。X线检查可见患牙多有深龋或为大面积修复体,有时还可出现根尖牙周膜增宽影像。

(二)慢性牙髓炎

慢性牙髓炎(chronic pulpitis)是老年患者最常见的牙髓炎类型。慢性牙髓炎的病程较长,有长期的冷热刺激痛史、牙体牙髓病治疗史、外伤史、充填体修复史或有长期的牙周病史。一般没有剧烈的自发性疼痛症状,偶尔可出现不甚明显的阵发性隐痛、自发钝痛、发散性痛等牙髓炎症状,但可自行消退。由于病程较长,炎症常波及全部牙髓和根尖周牙周膜,使患牙有轻度咬合痛、食物嵌塞痛、咬合无力、不适或轻度叩痛等。患者一般可定位患牙。叩诊反应可作为确定患牙的重要参考指标。有时临床症状不典型,容易误诊。视诊可见深龋洞;探诊有时可见穿髓孔,浅探不痛,深探则痛,并有极少量血液溢出;叩诊可能出现轻度叩痛或不适;冷热诊或电活力测试反应均迟钝;X线检查可能有根尖周牙周膜间隙增宽或硬骨板模糊等改变。

残髓炎(residual pulpitis)也属于慢性牙髓炎。因其发生在牙髓治疗后残留少量炎症根髓的牙或多根牙遗漏而未做处理的根管,所以命名为残髓炎。老年人常有牙髓病治疗史,尤其是干髓治疗后,因失活不全、干髓剂失效等原因,在治疗一段时间后发生残髓炎。常表现为自发性钝痛、放射性痛、温度刺激迟缓性痛。炎症发生在近根尖孔处的根髓,患牙多有咬合痛。检查时可见充填物,叩诊痛或不适。冷热诊强刺激有反应,一般情况下无反应或迟缓性痛。根管内器械探痛可确诊。

老年慢性牙髓炎临床特点:检查可见引起牙髓炎的牙体硬组织疾患或其他病因,患牙可有大量软垢、牙结石堆积,洞内有食物残渣,有的牙冠出现变色。老年人牙髓活力测验反应异常(敏感、迟钝等)。X线片可显示髓石,可能有牙内吸收,或患牙有广泛的牙周组织破坏、根分叉病变等。

(三)牙髓坏死

牙髓组织发生严重营养不良及退行性变时,由于血液供应的严重不足,最终可发展为牙髓坏死(pulp necrosis),又称渐进性坏死,多见于老年人。牙髓坏死为各型牙髓炎继续进展的结果,或外伤致牙髓血供突然中断而发生。深洞未经垫底,直接用复合树脂修复等医源性因素,也可引起牙髓坏死。牙髓坏死若不及时治疗,则病变可向根尖周组织扩展,引起根尖周炎。坏死牙髓呈无结构样物质,液化或凝固状。全部牙髓坏死在未波及根尖周组织以前,患者一般无自觉症状。若发生在前牙,可见牙冠色泽变暗,探诊穿髓孔无反应,冷热诊和电活力测试均无反应,X线片上示根尖周组织无变化。

(四)牙髓钙化

牙髓钙化(pulp calcification)有两种形式:一种是结节性钙化,又称髓石;另一种是弥漫性钙化,甚至可造成整个髓腔闭锁。牙髓钙化是老年人牙髓组织增龄性变化的一个方面,在非龋坏牙中,老年人群髓石出现率为年轻人群的10倍。冠部的钙化多在髓周形成共核的髓石,在根部多是沿血管、神经成片状排列的线性钙化组织。当牙髓血循环障碍时,也可发生钙盐沉积,但为不规则形。牙髓钙化变性一般无症状,患牙的牙髓活力测验可表现为迟钝或敏感,X线片可见钙化影,临床多在开髓或行根管治疗时因髓腔暴露不良或根管不通时而发现。个别情况下,髓石压迫神经时可引起放射性痛,与体位有关,但无扳机点。

(五)牙内吸收

牙内吸收(internal resorption)是指牙髓组织变性为肉芽组织,分化出破牙本质细胞从髓腔内吸收牙体硬组织,致髓腔壁变薄,严重者可造成病理性根折。目前原因不明,临床多无自觉症状,少数病例可出现自发性阵发痛、放射性痛和温度刺激痛等牙髓炎症状。患牙的牙髓测验反应可正常,也可表现为迟钝。X线检查可见髓室根管不均匀的膨大部分,少数可表现出牙髓炎的症状。临床上牙内吸收多发生于受过外伤的牙、再植牙及做过活髓切断术或盖髓术的牙,而牙外吸收多是由创伤引起的,X线片表现为上牙根变短、局部牙根外表面吸收等。牙外吸收临床早期可无症状,晚期与牙内吸收一样可引起根折。

二、根尖周病

(一)急性根尖周炎

急性根尖周炎(acute apical periodontitis,AAP)表现为从根尖部牙周膜浆液性炎症到根尖周组织形成化脓性炎症的一系列反应过程,是程度由轻到重、范围由小到大的连续病变过程,由浆液性炎症逐步发展为化脓性炎症的根尖周脓肿、骨膜下脓肿及黏膜下脓肿。

初期为急性浆液性根尖周炎,主要表现为患牙咬合痛。初期只有轻微钝痛、发木、浮出发胀感,一般无自发痛,有时紧咬患牙稍感舒服。疼痛因牙周膜神经受炎症刺激而引起,疼痛范围局限于患牙根部,患者能指明患牙。检查时可见患牙牙冠变色、龋坏、充填体或其他牙体硬组织疾患,牙髓无活力。有时可探到深牙周袋,老年人常见牙周牙髓联合病变。叩痛(+)~(++),扪诊患牙根尖部有不适或轻微痛,患牙可有轻度松动。牙龈及X线检查根尖周影像均无明显异常。

急性浆液性根尖周炎继续发展或未得到适当的治疗,则根尖化脓性变,此阶段称为急性牙槽脓肿。积聚在根尖附近的脓液可通过三种方式排出:①通过颊或舌侧牙槽骨及骨膜、黏膜或皮肤排出,此种最常见。②通过牙周膜从龈沟或牙周袋排出,此为老年人急性根尖周炎常见的排脓途径。对于伴有重度牙周病的患牙,应注意与急性牙周脓肿鉴别。③通过根尖孔经根管从龋洞排出,在老年人中不多见。三种方式中以从牙槽骨及骨膜、黏膜或皮肤排出的症状最严重,可伴有颌面部的蜂窝组织炎。

排脓过程可分为根尖脓肿阶段、骨膜下脓肿阶段和黏膜下脓肿阶段。①根尖脓肿:根尖部牙周间隙内有脓液聚集得不到引流,患牙出现自发性剧痛、持续性跳痛,伸长感加重。因咬合时,首先接触患牙而加剧疼痛,所以患者不敢咬合。患牙根尖部牙龈潮红,但未肿胀,扪及轻微痛、叩痛,牙松动明显,相应的颌下淋巴结有肿大及压痛。叩痛(＋＋)～(＋＋＋),松动Ⅱ度～Ⅲ度。②骨膜下脓肿:又叫牙槽骨骨膜炎,局部症状极为明显。因骨膜坚韧、致密,脓液聚集于骨膜下,产生很大压力,患牙呈持续性搏动性跳痛,疼痛极为剧烈,疼痛达到高峰,患者难以忍受。可有畏寒、发热等全身症状。病程1～3日。③黏膜下脓肿:脓液穿透骨膜而达到黏膜下方。由于黏膜下组织疏松,脓液到达黏膜下时,压力反而降低,根尖区肿胀明显而局限,呈半球形隆起,波动感明显,脓肿浅表易破溃。叩痛(＋)～(＋＋),松动度减轻,自发性胀痛及咬合痛也随之减轻,全身症状缓解。

(二)慢性根尖周炎

慢性根尖周炎(chronic apical periodontitis,CAP)是指根管内病原刺激物长期存在而导致根尖周组织出现的慢性炎症,表现为炎性肉芽组织形成和牙槽骨破坏。慢性根尖周炎一般无明显自觉症状,仅有咀嚼不适感或轻微疼痛,但当机体抵抗力下降时,可转化为急性根尖周炎。有些病例可因急性根尖周炎未经彻底治疗或牙髓治疗不完善所致,故患牙有反复疼痛肿胀史、牙髓病史或牙髓病治疗史。检查可见患牙已变色,失去光泽,对冷、热诊无反应,牙龈黏膜上有时可见窦道口。如无窦道口,很难与根尖周肉芽肿相区别。X线片示根尖部透射区,边界比较模糊,周围骨质较疏松。临床上根据病变类型分为根尖周肉芽肿、慢性根尖周脓肿、根尖周囊肿和根尖周致密性骨炎。老年人慢性根尖周炎通常以慢性根尖脓肿形式出现,根尖周囊肿较少见。

1. 窦道型慢性根尖周炎

窦道由急性牙槽脓肿自溃或切开后遗留,因根尖部脓液逐渐穿透骨壁和软组织而形成。一般无明显自觉症状,可有咀嚼时不适,患牙根尖部可见脓疱或窦道开口。窦道开口多数位于患牙唇、颊侧或舌、腭侧牙龈表面(龈窦),或在患牙唇、颊侧或舌、腭侧根尖部的牙槽黏膜表面,也有的远离患牙处。如上颌第二磨牙的窦道有时开口于上颌尖牙或前磨牙根尖部相应的牙龈处,龈瘘常呈粟粒大小的乳头形状。在皮肤表面开口的窦道(皮窦)多为黄豆大小的肉芽肿样。窦道口有时可呈假性闭合状况,挤压窦道有时可有脓液溢出。X线透射区边界不清楚,形状也不规则,周围骨质较疏松而呈雾状。

2. 根尖肉芽肿型慢性根尖周炎

根尖肉芽肿型慢性根尖周炎是根尖孔、侧枝根尖孔轻微的感染后产生的一团炎症性肉芽组织,可发生在相应的根尖或根侧,磨牙根尖肉芽肿可发生在根分叉处。它是慢性根尖周炎的主要类型,患者一般无疼痛症状,有时有咀嚼无力或不适。患牙有深龋,牙齿多变色(牙髓已坏死),牙髓活力无反应。叩诊无明显反应,有时有异样感或不适。X线检查示根尖部有圆形的透射影像,边界较清楚,周围骨质稍显致密,透射区范围较小,直径一般不超过1cm。

3. 根尖周囊肿型慢性根尖周炎

根尖周囊肿可由肉芽肿型根尖周炎发展而来,也可由慢性根尖周脓肿发展而来。根尖周囊肿生长缓慢,多无自觉症状。由于患牙牙髓已坏死,牙髓无活力,牙冠无光泽。叩诊可有不适感。囊肿大小不等,可由豌豆大到鸡蛋大。因不引起颌骨变形,故不易被发现。囊肿较大时,可见根尖部相应软组织呈半球形膨隆,黏膜表面不发红,扪压有"乒乓球"感。根尖周囊肿继发感染可以形成瘘管。X线检查可见较大的圆形透射区,边界清楚,并有一圈由致密骨组成的阻射白线围绕。较小的根尖周囊肿在根尖片上显示的透射像与根尖周肉芽肿难以区别。

4. 根尖周致密性骨炎

临床上一般无任何症状,无反复肿痛史。X线示根尖部骨质呈局限性的致密阻射影像,无透射区,多见于下颌后牙。

第四节 老年牙髓病和根尖周病的治疗

一、治疗原则

由于牙髓和根管系统的特殊生理解剖结构,牙髓病和根尖周病的治疗相对复杂。牙髓病和根尖周病的一般治疗原则是保存活髓,当牙髓已发生不可逆的病变时,应当尽量保留患牙。但老年患者的牙髓修复能力较差,因此治疗原则是缓解疼痛,保留患牙。在解决患者主诉症状的同时还应注意其他口腔问题,早发现、早诊断、早治疗,提高老年口腔保健预防工作的质量。

(一)缓解疼痛

老年人健康状况复杂,疼痛常可诱发患者自身系统性疾病,如心脏病、脑出血、高血压等,因此,及时缓解疼痛、消除炎症十分重要。在牙髓病和根尖周病的治疗过程中,应尽量采用无痛技术,提高患者接受度,缓解患者的心理压力,使患者能够更好地接受治疗。目前常用的麻醉方法有局部浸润麻醉、阻滞麻醉、牙周韧带内注射麻醉、牙髓内注射麻醉。近年来发展的口腔无痛局部麻醉仪,由计算机控制,可持续慢速低压给药,这些麻醉方式均可降低甚至消除疼痛,且效果好,可显著缓解患者的紧张情绪。

(二)保存患牙

多数老年患者情愿进行保守治疗而不愿拔牙,即使死髓牙也可以长期留存于牙槽骨中行使咀嚼功能,故老年牙髓病和根尖周病的治疗应以保留患牙为主。保留具有正常生理功能的牙髓对其继续行使防御、修复、再建等具有重要意义,但老年牙髓病患者牙髓和髓腔的增龄性变化,髓腔和根尖孔逐渐缩小,牙髓组织血管和神经减少,出现钙化,生理功能逐渐减退,再加上楔状缺损、磨耗、根面龋等发生率很高,保留活髓的难度增加。直接及间接盖髓术可辅助保留活髓:间接盖髓术用于无明显自发痛,刺激痛不明显,去腐质后未见穿髓孔的患牙;直接盖髓术可用于去净腐质后见极小穿髓孔,周围组织健康,牙髓组织敏感的患牙。操作中应严格无菌操作,控制感染,保护穿髓孔,去净腐质,严密暂封,一旦出现自发痛或严重的刺激痛应行根管治疗。目前首选的盖髓剂为氢氧化钙和MTA。

老年人患牙多有牙体缺损或牙周问题,或为残冠、残根,但只要牙根在牙槽骨内长度合适,牙齿不松动,就应尽力保留,以维持牙列完整及咀嚼功能,避免牙列缺损造成的牙槽骨高度丧失。对无保留价值或为口腔其他疾病诱因又无法治疗的患牙应予以拔除。

死髓牙的牙体硬组织会变得松脆,受力大时容易折裂,因此在进行根管治疗后还应进行冠部修复保护,选择不同的修复体以保护易受损的牙体硬组织。

二、治疗特点

在治疗前应全面了解患者病史。老年人的多种系统性疾病可能与牙齿问题相关,但多数患者并没有意识到这些相关性,因此要详细询问患者的牙科治疗史以及全身病史。使用药物时应考虑对全身的影响及与治疗药物的相互作用。

临床检查时常可发现老年患者口腔情况更为复杂,如多颗牙的楔状缺损、牙龈萎缩引起的食物嵌塞、牙面滞留食物残渣、牙根暴露、根面龋等。主诉部位往往同时存在多个问题,或者多颗牙同时出现牙体或牙周症状,因此临床检查需仔细、全面。

大多数老年人一般都能完成常规的牙髓及根尖周治疗,但对于一些不便复诊的老年患者,如行动不便或患有某些系统性疾病的患者,要制订恰当的治疗方案,确定是否一次完成根管治疗。一些高血压患者由于动脉硬化,压力感受器敏感性降低,交感神经系统的反射性调节能力减弱,久躺之后易出现直立性低血压,引起昏厥,临床上应当注意。

老年患者牙髓的多种防御修复机制减弱,牙髓腔及根管形态会发生改变,如牙髓腔缩小,髓室顶接近髓室底、髓石和根管钙化等,这些都为根管治疗带来困难。老年患者常有龋病、根尖周病、牙周病等治疗史,开髓时容易发生髓室底穿通,或者在寻找根管口和预备时造成侧穿或者底穿。临床上有时可见根管冠 1/3 钙化阻塞,而根中 1/3 和根尖部根管畅通,称为半封闭状况。这可能是由于患牙颈部楔状缺损处受刺激后产生三期牙本质而造成根管的冠部 1/3 阻塞(图 10-1)。

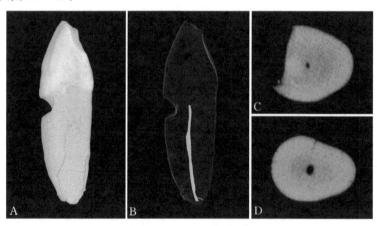

A. 有楔状缺损的下颌前牙;B. 重建的根管系统;C. 楔状缺损处的横截面;D. 牙根中 1/3 处的横截面。

图 10-1 髓腔和根管的增龄性变化(X 线牙片)

不通畅的根管会增加治疗难度。X 线片中观察到钙化根管下出现根管影像时应当尽力疏通根管。不能疏通时,若病变部位无症状,也可考虑只充填已疏通的根管部分。

患糖尿病、血液病以及肿瘤的老年患者免疫力及抵抗力低下,在进行根尖周炎的治疗时炎症往往难以控制,并且根管狭窄等往往造成根管引流不畅,根尖压力难以减轻,炎症持续存在。所以在进行根管治疗时,应尽可能疏通根管,控制感染。

X线片上如果见到多根牙某些根牙槽骨吸收至根尖而其他根周牙槽骨吸收较少,则应考虑该牙可能出现牙周牙髓联合病变,如不能完全保留患牙,对于牙槽骨吸收较少的牙根可行根管治疗,牙槽骨吸收至根尖部位的牙根可行牙半切除术或者截根术。

在治疗操作过程中应随时观察患者的心理及生理状态,操作应耐心、仔细,准确,手法温柔,尽量满足患者的要求,避免增加患者心理负担。操作时及时吸唾,以免呛咳。调节椅位至适当位置,以免久躺引起不适或者呛咳。高血压患者应在无痛条件下进行操作,以免血压突然上升。老年人反应慢,忍耐力较差,相较于青壮年可能有更强烈的恐惧感和焦虑感,医生在有好的技术的同时还应具有较高的人文素质,应将治疗方案以及费用、复诊时间告知患者家属,向其详细解释治疗内容,并取得患者及其家属同意。

老年人在要求口腔治疗时已不仅仅满足于功能的恢复,还希望牙列更美观,因此,在恢复功能的前提下应尽量满足患者对美观的要求。

三、应急治疗

(一)开髓引流

开髓引流是将髓腔穿通,或者将根管口扩大,以降低髓腔内增高的压力,达到止痛的目的。对于活髓患牙,可行一次法根管治疗,最大限度地防止感染扩散;对于感染根管,应彻底去除牙髓,去净感染物质,尽量减少细菌残留,应用根管内封药来控制感染,待炎症好转后再行根管治疗。在操作时,根管内碎屑若被推出根尖孔会引起患者的不适,因此,术者操作手法要轻柔,器械不可超过根尖孔,以免将碎屑推出根尖孔。老年人根管狭窄,急症处理急性根尖周脓肿时,可使用小号锉穿通根尖孔,并尽可能去除根管内容物,保证根管畅通,利于引流。在局麻下摘除牙髓后,可放置一无菌干棉球或者浸有生理盐水或丁香油酚的小棉球,2日后复诊再行根管清理。需要注意的是,髓腔开放时间过长可引起根管深部菌群的改变,使得根管内的感染变得更加复杂,定植细菌毒力增强,从而增加治疗的难度。因此髓腔开放应谨慎,并严格控制开放时间。根管治疗应尽量无痛操作,开髓时可局部麻醉,但要避开肿胀部位,以免使感染扩散或达不到麻醉效果;操作过程应尽量减少钻磨震动,以减轻疼痛。

有牙髓治疗史或修复体的急症患牙治疗相对复杂且耗费时间。根管内容物包括桩、根管充填材料、感染组织和碎屑等,均应尽量清除。有时根管会被块状物或台阶阻塞,不能取出,这时可采用外科环钻术来减轻患者疼痛。环钻术是指穿通患牙根端上方牙槽骨皮质层,以释放引起疼痛的积聚的组织渗出液的外科疗法,可缓解严重顽固性根尖疼痛。

(二)切开排脓

如果急性根尖周脓肿通过开髓和根管清理可以建立引流通道,则不需切开排脓。若发展到骨膜下或黏膜下脓肿,触诊有较明显的波动感时,可切开排脓。如果脓肿较深,可适当加大切口,并放置引流条,每日更换一次引流管,直至无脓时抽出。对于弥散性肿胀并且引流不畅的患者应使用抗生素治疗。

切开引流应遵循以下原则。

(1)在波动感最强的地方切开。

（2）轻轻分离，贯穿深层组织，若脓肿较大，应探查脓腔各个部位，分离可能存在的间隔，使脓液完全流出。

（3）使用热盐水漱口以促进引流，保持伤口清洁，热量可使伤口处小血管扩张，促进血液循环，增强患者防御能力。

（4）在颏神经孔区域操作时要特别小心，以免伤及该区域神经血管束。

（三）调整咬合

疼痛患牙若有明显的咬合痛，可采取适当降低咬合或牙尖选择性调𬌗。突出的暂时充填物也可因高出咬合而引起牙痛，因此在封药后应检查有无咬合高点，防止暂封材料脱落引起二次感染，同时也可减少牙纵折的发生。

（四）药物处理

用药的主要目的是控制感染和减轻疼痛。若引流能够达到上述目的，可不使用抗生素。使用抗生素一定要足量、足疗程，并根据患者情况选择合适的抗生素。青霉素是首选药物，可联合使用甲硝唑以增强杀灭厌氧菌的能力。对于难以控制的感染，可进行细菌培养和药敏试验。镇痛宜选用非甾体抗炎药，因为该类抗炎药可以抑制部分炎症反应的级联放大效应。

四、根管治疗术

根管治疗术（root canal therapy，RCT）通过采用专用的器械和方法对根管进行清理、成形（根管预备），并用药物对根管进行消毒灭菌（根管消毒），最后严密填塞根管（根管充填）及窝洞，达到控制感染、修复缺损，促进根尖周病变愈合或防止根尖周病变的目的，是目前治疗牙髓炎和根尖周炎最常用的方法。

（一）隔离和麻醉

牙髓治疗过程中，病原微生物可能通过不同途径引起感染，因此，牙髓治疗时应遵循无菌操作原则，建立防护措施以获得良好的治疗效果。此外，某些操作可能引起疼痛，最好采用无痛技术。

1. 隔离

牙位于口腔唾液环境中，术区隔离可采用棉卷隔离法或橡皮障隔离法，吸唾器一般与棉卷或橡皮障联合使用。

（1）棉卷隔离法：是将消毒棉卷或棉球置于唾液腺开口处及患牙两侧，这种方法简单易行，但对唾液多的患者隔湿效果差。

（2）橡皮障隔离法：自19世纪纽约牙科医师S. C. Barnum在临床中使用橡皮障隔离患牙以来，橡皮障技术已经发展成为一种保护医师和患者的重要手段。橡皮障系统由橡皮障、橡皮障架、橡皮障夹、橡皮障打孔器和橡皮障钳组成。使用橡皮障的目的包括：①建立不受唾液、血液和其他组织液污染的操作空间；②保护牙龈、舌及口腔黏膜软组织，避免手术过程中的意外损伤；③防止患者吸入或吞入器械、牙碎片、药物或冲洗液；④保持术者视野清晰，提高工作效率；⑤防止医源性交叉感染。

2. 麻醉

局部麻醉法通过局部注射麻醉药物使牙髓治疗无痛。常用的局部麻醉方法包括以下几种。①局部浸润麻醉(local infiltration)：又称骨膜上浸润麻醉，是将麻醉剂注射到根尖部的骨膜上，通过麻醉剂的渗透作用使患牙在牙髓治疗时无痛。麻醉剂不能渗透皮质骨，故骨膜上浸润麻醉仅适用于上、下颌前牙和上颌前磨牙。②阻滞麻醉(block anesthesia)：上牙槽后神经阻滞麻醉适用于上颌磨牙，下牙槽神经阻滞麻醉适用于下颌磨牙以及局部浸润麻醉未能显效的下颌前牙。③牙周韧带内注射(intraligamentary injection)：适用于其他麻醉法效果不佳的牙髓炎或根尖周炎患牙。某些特殊病，如血友病患者常需要牙周韧带内注射。此法用药量少，起效迅速，不良反应小，由于可麻醉单个牙根，还可用于疼痛牙根的诊断。但有严重牙周病的患牙禁用此法，因可能造成牙周组织感染。④牙髓内注射(intrapulpal injection)：是将麻醉剂直接注入牙髓组织，多用于浸润麻醉和阻滞麻醉效果不佳的病例，或作为牙周韧带内注射的追加麻醉。⑤骨内注射(intraosseous injection)：是将麻醉剂直接注入根尖周松质骨内的方法。

在传统的局部麻醉基础上，无痛技术更强调无痛观念的建立、无创注射针及抽吸式金属注射器的使用。抽吸式金属注射器由注射器杆、注射剂槽和拇指环等构成。在注射器杆的针筒端有一回抽钩，可插入麻醉剂安瓿的活塞，另一端是拇指环，当拇指轻轻推拉时，回抽钩带动安瓿活塞，向前推进可将麻醉剂推出，反向运动可产生回吸的负压。无创注射针是标准规格的一次性小直径无创注射针，针头位于鞘内以保持无菌，针的尾部带有针帽，使用时去除针帽，并将针尾插入注射器前端的鼻状尖部，旋紧注射针使之与注射器连接。

计算机控制口腔局部麻醉仪由麻醉剂套筒、手柄、主机和足控开关组成，可用于传导阻滞麻醉、局部浸润麻醉、牙周韧带注射麻醉及特定部位注射麻醉等。快速产生的无痛麻醉效果可缓解患者的恐惧、疼痛和焦虑以及医师的压力。

（二）开髓

开髓，即髓腔入口制备(access cavity preparation)，不仅仅是暴露髓室和去除髓室内的感染物质，更重要的是为后续治疗建立一个适宜的通道。

老年人的患牙，因髓室顶与髓室底之间的距离缩短，开髓时通常无"落空感"，进针至一定深度后应停下来，用牙科探针探查是否已经进入髓室。还可结合X线片，估计𬌗面至髓室顶之间的距离，控制进针的深度。一旦进入髓室，可采用具有非切割尖端的Endo-Z钻或Diamendo钻，或改用球钻向四周扩展，去除髓室顶。洞口大小一般以去除髓室顶后不妨碍器械进入根管为准。洞口太大，则意味着牙体硬组织切割过多，易致牙体折裂或充填物脱落；洞口太小则影响视野，妨碍操作，不利于髓腔的彻底清创，影响治疗结果。开髓后应将洞壁与根管壁连成一线，修整光滑。修整时应注意不能使髓室壁形成台阶，还应注意去除髓腔预备过程中形成的薄壁弱尖，避免治疗期间应力集中而出现牙折。

开髓过程中应反复用探针探查，防止过度切削，过分扩展开髓洞口会造成洞壁过薄。使用长柄球钻时不仔细操作或未及时探查，可造成髓室底穿孔。倾斜严重的患牙和全冠修复的扭转牙，开髓窝洞侧壁易造成颈部穿孔。探测死髓牙的根管口出现疼痛、出血或方向偏离时，提示髓室底穿孔可能。对于一些有修复体的牙，应事先向患者说明开髓对修复体的影响，如有必要，应考虑拆除修复体。

（三）根管口定位

老年患者根管治疗的主要难点是寻找根管口。寻找根管口时应注意以下几点。

(1)熟悉老年人髓室变化、髓室底形态、根管口位置及根管口间距,开髓时保留磨牙髓室底的自然形态,有利于寻找根管口。

(2)熟悉器械进入根管的角度和方向,敞开的根管口应能使根管器械顺利进入根管。上颌磨牙的操作视野和空间较小,有时近中与远中根管口非常接近,需仔细寻找。可借助手术显微镜寻找根管口。

(3)熟悉根管的数目和长度。随着年龄增长,根管数目有减少的趋势。牙骨质随年龄增长而逐渐增多,出现根端膨大,根管变短而闭锁,甚至堵塞不通畅。

(4)当出现髓室钙化、根管口细小或堵塞,找不到根管口,医生和患者都感到疲劳时,可以建议下一次继续寻找。

(四)根管疏通和预备

在根管预备之前,首先要探查和疏通根管,了解根管的通畅性、弯曲情况以及根尖孔的大小。一般将较小的锉(如10号K锉)尖端2~3mm预弯后轻轻插入根管,顺时针方向旋转15°~30°,再逆时针方向旋转15°~30°,向根尖方向渗透,小幅度提拉疏通根管。到达根尖后,再换15号锉采用同样方法疏通。

根管预备包括根管清理和根管成形。根管预备的主要目的是:清除根管内坏死残屑、微生物及其代谢产物;去除感染的、不规则的牙本质,成形根管以利冲洗、消毒和充填。因此,根管预备应达到:①预备后的根管最狭窄处与原根管狭窄处相重叠,位于牙本骨质界;②维持原根管走向,形成预备后的根管尖部直径较小、上段根管直径较大的锥形;③能够有效进行冲洗和充填。

1. 工作长度

根管预备的末端应位于根管最狭窄处或牙本质-牙骨质界,此处是牙髓组织与根尖周组织的交界处。器械一旦超出牙本质-牙骨质界,就会对根尖周组织造成创伤。因此,在根管预备前,准确测定工作长度(或称操作长度)非常重要。工作长度(working length)是指从牙的切缘或牙尖至牙本质-牙骨质界间的距离,它不同于牙长度。牙长度为牙的切缘或牙尖至解剖根尖之间的距离。一般情况下,对根尖孔已完全形成的牙来说,牙本质-牙骨质界与解剖根尖之间的距离为0.5~1mm。但随着年龄的增大,根尖部位有牙骨质不断沉积,因此,牙本质-牙骨质界与解剖根尖之间的距离增加,临床上应结合患者年龄考虑。治疗老年患者时,根管预备的终点与X线片根尖之间的距离增加,有时甚至可达3~4mm。测定工作长度可通过X线摄片或根尖定位仪进行。

2. 根管预备方法

由于老年人根管弯曲,细小,甚至堵塞,根管预备难度较大。预备方法包括逐步后退法、逐步深入法、超声法和化学法等。

(1)逐步后退法(step-down technique):该方法的原理是先用小器械从根尖开始预备,逐渐用较大的器械向冠方后退预备,可有效避免标准法在弯曲根管中产生的根管偏移等并发症。逐步后退法适用于轻中度的弯曲根管,也可用于直根管的预备。操作步骤如下:①确定工作长度。用较小的器械探查和疏通根管后,确定根管工作长度。②根尖预备。将初尖锉(如10号锉)预弯并蘸取EDTA后,轻旋插入根管至工作长度,扩大根管直到器械无阻力到达工作长度。然后换大一号器械预备,至少预备到25号主尖锉或主尖锉比初尖锉大2~3

号。每换一根锉均要进行根管冲洗并疏通根管。③后退预备。当主尖锉预备完成后,可通过每增大一号锉、工作长度减少1mm的方法进行根管预备,即逐步后退。一般后退2~4根锉或退到根管直的部分,每换一根锉要用主尖锉疏通根管并冲洗。④根管中上段敞开。可用 G 钻预备根管的中上段,按顺序使用1~3号 G 钻。每换用大一号 G 钻时,操作长度减少2mm 左右,并用主尖锉疏通根管。用 G 钻时只能轻轻向下加压,以免过度切削造成根管内台阶和穿孔。⑤根管壁修整。将主尖锉插入根管工作长度,使用锉法按顺时针方向修整整个根管壁,消除根管壁上可能存在的细小阶梯,使根管壁呈光滑、连续的锥形,并冲洗根管。此法简化了根尖预备的难度,减少弯曲根管中可能出现的台阶和根管偏移,但费时费力,根尖区易有碎屑堆积,碎屑推出根尖孔可引起术后不适。

(2)逐步深入法(step-down technique):由 A. C. Goerig 于1982年提出,是对逐步后退法的一种改良,适用于弯曲根管。操作步骤如下:①根管入口预备。在髓腔直线入口预备完成后,依次用15~25号 H 锉伸入根管,至遇到阻力处或16~18mm 左右,H 锉做提拉动作扩大根管;然后依次用2号、3号 G 钻分别伸入根管14~16mm、11~13mm 进行预备。用 G 钻时只能轻轻向下用力,且做提拉运动时要远离根分叉方向,即向弯曲外侧壁用力。在根管较粗大时,可用4号 G 钻进一步敞开根管口。②根尖区预备。分别用10号和15号 K 锉通畅根管并确定工作长度。确定工作长度后,根尖区预备包括根尖预备和后退预备,基本同逐步后退法。最后用主尖锉修整根管壁。此法建立的直线通路可以减小弯曲根管的弯曲度,并去除了根管中、上段的大量微生物,降低根尖区污染的概率,并有利于根管冲洗,提高了预备效率。

(3)镍钛器械预备技术(Ni-Ti instrumentation):镍钛根管切削器械具有优良的弹性和抗折断性能,已广泛应用于根管预备中。近年来临床上较常见的大锥度和变螺距的机用镍钛器械有 ProTaper,Mtwo,Waveone,Reciproc 和 TF 等。由于具有较高的切削效率以及优良的柔韧性,镍钛器械显著提高了根管成形的质量,减少了根管成形时间,降低了医生和患者的疲劳程度。不同的镍钛器械需配合使用不同的根管成形方法,如 ProTaper 配合使用根向预备技术(crown-down pressureless technique),Mtwo 配合使用单一长度预备技术(single length instrumentation),Reciproc 为单锉预备技术(single file technique)。

(五)根管消毒

病原微生物感染是牙髓病、根尖周病的重要病因,严格的根管消毒、控制感染是根管治疗成功的关键因素。抗菌光动力疗法(antimicrobial photodynamic therapy)利用光敏剂受特定波长的光照射时激发,使组织中的氧变成具有细胞毒性的单态氧和其他活性氧成分,杀伤病原微生物的一种疗法。研究表明,抗菌光动力疗法作为一种新型的根管消毒方法,可显著减少根管内细菌的数量,且不会出现细菌耐药性,可改善根管治疗的效果。抗菌光动力疗法在牙髓根尖周病,尤其是难治性根尖周炎的治疗中有很好的应用前景。此外,抗菌光动力疗法不会对根尖周组织产生刺激,有效减少诊间疼痛,同时可缩短治疗时间,减少患者就诊次数,这些特点使其尤其适用于老年患者。

(六)根管充填

根管充填(root canal filling)是将已清理成形的根管充填起来以隔绝根管和口腔或根尖周组织的交通,可以促进根尖周病变的愈合,防止再感染。

老年人根管充填与一般成人无明显不同,可采用侧压充填法、垂直加压技术和固核载体插入技术(solid-core carrier insertion)如 Thermafil 充填法。Thermafil 系统由一个加热炉和一组充填体组成。充填体为带柄塑料轴外包裹 alpha 相牙胶,其粗细与根管锉相配套。最细的充填体为 20 号,便于选择使用。使用时,充填体置于加热炉中加热软化后插入根管内,易达工作长度,去除多余的轴体和柄即完成根管充填,操作方便简捷。

 知识拓展

CBCT 导航下显微超声技术在老年钙化根管治疗中的应用

老年患者由于牙周病、龋病、过度磨损、增龄性变化等可导致牙髓钙化,使髓腔与根管空间狭窄或减小,增加根管治疗的难度。因而,如何疏通钙化根管是根管治疗成功的关键步骤和难点。

CBCT 成像速度快,放射剂量低(仅相当于传统 CT 的 1/50),可将扫描断层厚度降低至几十微米,在观察口腔微小骨性结构方面具有不可取代的优势。扫描后经重建可获得牙体和根管的三维图像,可观察根管的形态和走向,还可应用相关软件测量并确定根管钙化的位置。牙科手术显微镜有助于操作者清晰观察髓腔、根管口及根管内术野情况,可克服裸眼在根管治疗中的局限性。超声根管锉具有高能量的超声振荡功能,在寻找根管口时,声波的振动和冲洗液的涡流作用可彻底清洗根管口的牙本质和髓腔内的充填物,使视野更清晰,便于探查。根管显微超声技术对老年患者弯曲钙化根管治疗有明显优势,显微镜下髓底牙本质与根管口牙本质颜色不同,前者呈不透明色,后者呈半透明黄色或略透粉红色。

将口腔 CBCT 技术与根管显微超声技术相结合,通过 CBCT 成像系统分析疑难根管形态,可为临床诊疗提供依据,通过根管手术显微镜的辅助诊断,提供良好的术区操作视野,有助于提高根管治疗的成功率。

五、根管再治疗

大部分牙髓炎和根尖周炎患者经根管治疗后会痊愈,但仍然有少数治疗失败病例,表现为患牙有症状,根尖周病变不愈合,扩大或出现新的病变。

(一)病因

导致根管治疗失败的原因有微生物感染、医源性因素、患者因素及患牙因素等。

1. 微生物感染

感染根管的微生物有两种存在形式:一种散在悬浮于根管中,这种可以在根管预备过程中随着冲洗清除;另一种以生物膜的形式存在于根管中,在根管预备过程中,能够抵抗冲洗液的机械及化学作用,不易被清除。另外,微生物存在于根管中的位置也是影响根管治疗效果的一大因素。位于主根管的微生物在根管预备及冲洗过程中较易被冲洗出,位于侧支根管的微生物不易被冲洗出。粪肠球菌、血链球菌等能够渗入牙本质小管和根面牙骨质层,增加了临床治疗难度。微生物类别也会影响临床症状,如粪肠球菌难以清除,并常引起根尖周的不适或疼痛。

2. 医源性因素

在根管治疗过程中,牙胶尖超出根尖孔,或食物碎屑、滑石粉被推入根尖孔外也可引起根尖组织的异物反应。冠部修复体缺陷导致微渗漏的患牙也容易出现治疗失败。根折漏诊时进行根管治疗也会出现治疗失败。

3. 患牙因素

患牙侧支根管数目多、根管弯曲大会增加治疗难度,老年人根管狭窄钙化容易导致根管遗漏,患牙变脆出现根折的概率明显增加。

4. 患者因素

当机体抵抗力较低,如患糖尿病、自身免疫性疾病以及恶性肿瘤等疾病时,根管治疗的成功率降低。

(二)根管治疗失败的判断

根管治疗失败的检查方法主要有一般检查、X线检查及组织学检查。

(1)一般检查。①视诊:观察充填体有无脱落,是否隐裂或者牙折,是否再度形成龋坏;黏膜有无红肿或者有无窦道形成。②叩诊、咬诊、扪诊:检查根尖周是否疼痛,可提示根尖周组织的状态。③探诊:充填体边缘是否出现龋坏,充填体是否松动,也可用于探查窦道的来源。

(2)X线检查。①冠部检查:X线充填体边缘出现低密度影往往提示继发龋的形成,也可用于检查修复体是否缺损。②根部检查:X线检查可用于观察病变范围变化,评估疗效;判断牙根是否折裂,是否有遗漏根管;从瘘道口插入牙胶尖也可以追踪病变的来源。

(3)组织学检查是诊断根尖周病的金标准,但需要取根尖周组织进行检查,因此只在进行根尖手术后应用。

根管治疗1后年进行复查,根据以下情况判断治疗结果。

愈合:无症状,X线提示根尖周无透射影。

失败:有症状或根尖周透射区范围扩大。

不确定:无症状,根尖周透射范围不变或变小。可继续观察1年,如仍有根尖周病变,则判断为根管治疗失败。

(三)根管再治疗

根管治疗失败的患牙可通过非手术根管再治疗、根尖外科手术和拔牙等处理。非手术根管再治疗通过去除冠部充填体及根管内的充填物,重新清洁根管并充填根管,达到促进根尖周病变愈合的目的。根尖外科手术是指切除根尖部分,通过倒预备清理根管尖部,然后使用倒充填材料充填末端根管,适用于不能行非手术根管再治疗的病例,如根管内有不易去除的金属桩以及经非手术根管再治疗仍然失败的患牙。对于重度松动、根折的病例则考虑拔除患牙。

非手术根管再治疗的方法如下:建立冠部入口,首先用裂钻或金刚砂车针磨除冠部充填体,暴露根管口。对于有修复体的患牙,可以去除修复体,接着再去除充填物,暴露根管;对于修复体完整或者患者不愿意去除修复体的患牙,可以从修复体上直接建立通路进入髓腔,在显微镜下寻找根管口并进行下一步治疗。治疗过程中应注意保护牙体组织。

根管再治疗过程中最复杂、难度最大的步骤就是疏通根管。下面介绍疏通根管的一般步骤。

暴露根管口后,探查根管充填物的硬度,根据材料的颜色及硬度、X线影像等初步判断材料的种类,不同填充材料可用不同溶剂溶解去除:软性材料可用根管预备器械疏通或溶剂软化后,用次氯酸钠冲洗,结合根管预备器械将根充物取出,超声器械振荡可以更充分将充填碎屑冲洗出去。对于充填严密的或硬性材料,可选用小号器械或用超声器械将充填物震碎,再进行冲洗或用根管预备器械取出。弯曲根管再治疗需将器械预弯后进入,以防侧穿。在取根尖部的充填物时,应注意不要将充填物推出根尖孔外,冲洗根管时冲洗针头周边应留有空隙,防止冲洗液进入根尖周组织。

去除原有根管填充物的方法有多种,如化学溶解法及机械去除法。

1. 化学溶解法

常用化学溶解剂有以下几种。

(1)糊剂类根管充填材料溶解剂,如 Endosolv-R 可用于溶解树脂类封闭剂,Endosolv-E 可用于溶解氧化锌封闭剂。

(2)牙胶尖溶解剂:①氯仿溶解能力强,易挥发,有毒性;②甲基氯仿溶解性较氯仿低,被认为是氯仿的良好替代品;③桉油刺激性比氯仿低,有抗菌及止痛作用;④二甲苯挥发缓慢,可用于根管内封药,低浓度可刺激呼吸道,高浓度可刺激神经系统。

2. 机械去除法

(1)手用器械去除法:H 锉或 K 锉是比较常用的器械。在充填不严密的根管,可以将锉插入牙胶尖之间并向外提拉,带出牙胶尖。在充填严密的根管中,可以利用超声震荡,粉碎部分充填物后,利用产生的间隙插入锉,并逐渐带出牙胶尖。

(2)机用器械去除法:机用器械的优点是可以提高工作效率,在充填比较严密的根管中,可以较高效地去除充填物,操作过程中产生的热量可以软化牙胶尖,方便后续操作。但在使用机用器械时应当防止台阶形成、器械折断及过度扩大根管。应当注意不要将根尖部的牙胶尖推出根尖孔。

(3)加热器械去除法:可以将加热器械插入牙胶尖中软化牙胶尖,取出后换 35 号或 40 号 H 锉插入牙胶尖中取出。在使用过程中应注意不要烫伤患者口腔黏膜。

(4)银尖的去除:暴露于根管口外的,可以直接用镊子或显微器械直接夹取出,断端位于根管口以下的,可以用超声去除银尖周围的充填物,尽量争取空间,以利于夹取。

单一方法有时难以去除根管内充填材料,可在不同的操作阶段结合使用多种方法。

六、根管外科手术

根管外科(endodontic surgery)是指使用外科手术方法治疗牙髓根尖周病患牙的方法,包括根尖手术、断根术、牙半切术、根管穿孔外科修补术等。由于显微技术、超声倒预备技术及 MTA 的应用,根尖手术的成功率已显著提高。下面重点介绍根尖手术。

(一)适应证

(1)非手术根管再治疗失败的病例。

(2)根充材料超充且不能取出,根尖周病变不愈合。

(3)根尖折断,保守治疗后根尖周病变不愈合。

(4)不适合进行非手术根管再治疗的患牙,如难以取出的桩冠修复体。

（二）禁忌证

（1）有严重全身疾病的患者。老年患者应特别注意是否有心血管疾病或糖尿病。

（2）根尖周急性炎症。

（三）手术步骤

1. 切口和瓣膜设计

切口要保证瓣膜复位后有充足的血供,不损伤周围组织,需翻起全厚黏骨膜瓣以保证手术能够进入根尖周。复位后瓣膜下方有骨质支撑防止塌陷。

三角形瓣:由一条水平的龈沟内切口和单侧的垂直切口组成三角形全厚黏骨膜瓣。三角形瓣方便同时进行牙周刮治,手术切口不会落于骨缺损上,但张力较大,翻瓣困难。

梯形瓣或矩形瓣:在龈沟内瓣的另一侧加上垂直切口形成梯形瓣设计。该瓣膜设计可以减小张力,视野清晰。

注意事项:

（1）切开组织必须是全厚黏骨膜瓣,一刀连续切开,避免形成不规则切口。

（2）切口不应横跨病变区,以避免异物进入病变区,导致治疗失败。

（3）垂直切口应位于两牙根之间的骨凹陷区,因为骨隆起处黏膜较薄。

（4）切口不可延伸至颊黏膜处,因颊黏膜血供丰富,易发生出血及血肿。

（5）位于牙龈嵴顶的垂直切口应设计在牙齿的近中或远中轴角处,勿切及龈乳头及龈缘凹陷处,防止术后缺损影响美观。

（6）瓣基底的宽度至少与游离端相等,以保证良好血供。

2. 去骨

使用球钻去除覆盖根尖表面的骨质直至根尖完全暴露。去除过程中使用生理盐水冷却。

3. 根尖切除

用刮匙刮除根尖病变肉芽组织并用裂钻以垂直于牙根长轴的方向切除 3mm 的根尖,在显微镜下仔细检查是否有根管遗漏、根管狭区、根管分支和根裂等。

4. 根尖倒预备

使用超声器械去除根管末端的充填材料并对末端 3mm 根管进行成形,使用显微镜检查根管末端的清洁效果。

5. 根管倒充填

使用 MTA 充填已清理成形的末端根管,显微镜下检查充填的质量,然后将瓣轻轻复位并缝合。

（四）术后并发症

（1）疼痛:是术后的一般反应,一般能忍受,疼痛较重者可给予镇痛药。老年人疼痛阈值比年轻人高,疼痛一般无年轻人明显。

（2）肿胀:术后 48 小时内冷敷,48 小时后热敷,可以有效防止术后肿胀。肿胀有时可表现为颜面部皮肤颜色改变,一般 10～14 日可恢复正常,但应注意抗感染。

知识拓展

老年牙髓病与根尖周病的防治

老年牙髓病主要由龋病引起,而根尖周病又多继发于牙髓病,因此,老年牙髓病与根尖周病的防治关键是对龋病早发现、早诊断和早治疗。老年人龋病的预防措施包括:①健康良好的口腔卫生习惯,正确刷牙;②科学生活,合理膳食;③消除影响口腔卫生的不利因素;④定期进行口腔健康检查;⑤发现问题尽早治疗。另外,老年牙髓病和根尖周病也可能由外伤、磨损、楔状缺损、牙周病等引起,因此防治的重点也包括相应疾病的早发现和早干预。

老年人对口腔疾病缺乏重视,或对牙科治疗心存畏惧,发现问题后不愿意就诊,这是老年牙髓病与根尖周病的防治难点。因此,加强老年患者的口腔卫生宣教非常重要。重视口腔问题,发现问题后及时就诊并主动配合治疗,才能有效防治牙髓病与根尖周病。

 同步练习

一、单项选择题

1. 牙本质-牙髓复合体增龄性变化不会导致(　　)
   A. 髓腔体积变小　　　　　B. 牙髓体积变小　　　　　C. 牙髓敏感性增高
   D. 牙髓防御和修复功能降低　　　　　E. 根管钙化

2. 导致老年人牙髓病和根尖周病的主要因素是(　　)
   A. 增龄性变化　　　　　B. 牙髓修复性改变　　　　　C. 细菌感染
   D. 化学刺激　　　　　E. 系统疾病

3. 引发牙髓感染的途径不包括(　　)
   A. 暴露的牙本质小管　　　　　B. 牙髓暴露　　　　　C. 牙周袋途径
   D. 血源感染　　　　　E. 不洁饮食

4. 老年人牙髓根尖周病临床检查时(　　)
   A. 发现龋洞即可诊断为牙髓根尖周病
   B. 在局麻下进行检查以减少疼痛
   C. 装有心脏起搏器的老年患者可以使用牙髓活力电测器
   D. 自窦道口插入诊断丝拍摄X线片以确诊窦道来源
   E. 可不拍摄X线牙片以减少放射线伤害

5. 老年人牙髓根尖周病的发病特点不包括(　　)
   A. 全身生理功能退化　　　　　B. 牙体和牙周病并存　　　　　C. 不良习惯明显
   D. 伴有系统疾病　　　　　E. 可能存在心理问题

6. 老年人慢性牙髓炎的临床表现包括(　　)
   A. 自发性阵发性跳痛　　　　　B. 温度刺激疼痛　　　　　C. 牙冠变色
   D. 与体位有关的疼痛　　　　　E. X线片示根尖组织缺损

7. 急性浆液性根尖周炎的临床表现不包括(　　)
   A. 自发痛　　　　　B. 患牙浮出感　　　　　C. 咬紧牙时疼痛缓解
   D. 叩诊痛　　　　　E. 温度测验敏感

8. 急性化脓性根尖周炎的发展过程经历的 3 个阶段是（　）
    A. 浆液期、化脓期、引流期
    B. 根尖炎症、根尖肉芽肿、根尖周囊肿
    C. 根尖周脓肿、骨膜下脓肿、黏膜下脓肿
    D. 急性根尖炎、慢性根尖炎、慢性牙槽脓肿
    E. 根尖脓肿、骨膜下脓肿、面部蜂窝织炎

9. 慢性根尖周炎常有病史的是（　）
    A. 全身不适，淋巴结肿痛史　B. 自发性疼痛史　　　C. 牙齿松动移位史
    D. 牙齿冷热敏感史　　　　　E. 患处反复疼痛、肿胀史

10. 诊断慢性根尖周炎的关键依据是（　）
    A. 患牙反复肿痛史　　　　B. 咀嚼不适感　　　C. 牙髓无活力
    D. 牙龈起脓包　　　　　　E. X 线片示根尖区骨质破坏影像

11. 老年人牙髓根尖周病的治疗原则不包括（　）
    A. 缓解疼痛症状　　　　　B. 保存患牙　　　　C. 保守和综合治疗
    D. 节省花费　　　　　　　E. 避免新发牙痛

12. 老年人牙髓根尖周病的治疗特点是（　）
    A. 无须交代治疗方案
    B. 首选拔牙
    C. 根管治疗的难度和复杂性增加
    D. 系统疾病的影响小
    E. 治疗方案确定后不能更改

13. 老年人牙髓根尖周病进行根管预备时（　）
    A. 可借助牙科显微镜进行根管口的定位
    B. 先用较粗的 K 锉或 C 锉疏通根管
    C. 不用镍钛器械预备根管防止断针
    D. 尽量减少根管冲洗的次数
    E. 根管预备的终点应与 X 线片根尖顶点平齐

14. 老年人根管再治疗的步骤不包括（　）
    A. 局麻下进行再治疗　　　　　B. 建立髓室和根管的通道
    C. 根管再预备和清理　　　　　D. 根管再充填
    E. 根管再治疗后修复

15. 老年人根尖外科手术的特点是（　）
    A. 严禁进行根尖外科手术　　　B. 根管治疗失败的患牙首选根尖手术
    C. 为彻底清除感染组织，可适当扩大创口　D. 在显微下切除根尖 3mm
    E. 无须根尖倒充填

二、简答题

1. 简述老年人急性牙髓炎的临床表现和特点。
2. 简述老年人慢性根尖周炎的临床表现和特点。
3. 试述老年人根管治疗的原则、特点和方法。

4. 试述老年人根管再治疗的适应证和方法。

5. 试列举根尖外科手术的名称及适应证。

6. 试论述根管治疗后疾病的病因。

参考文献

[1] NEWTON C W, COIL J M. Effects of age and systemic health on endodontics[M]. 10th ed. United States, Mosby Inc. , 2011.

[2] GONSALVES W C, WRIGHTSON A S, HENRY R G. Common oral conditions in older persons[J]. Am Fam Physician, 2008, 78(7): 845 - 852.

[3] MACENTEE M I. Quality of life as an indicator of oral health in older people[J]. J Am Dent ASSOC, 2007, 9(138):47 - 52.

[4] Ettinger R L. Oral health and the aging population[J]. J Am Dent ASSOC, 2007, 9 (138):5 - 6.

[5] THOMPSON L A, BRENNAN L J. Geriatric dentistry[J]. Dental Clinics of North America, 2014,4(58): Ⅺ-Ⅻ.

[6] ARENS D E, Torabinejad M, Chivian N, et al. 牙髓外科实用教程[M]. 岳林,译. 北京:人民军医出版社,2008.

[7] COHEN S, BURNS R C.根管治疗学牙髓之路[M]. 8 版.李昂,译.西安:世界图书出版公司,2010.

[8] 陈作良,陈宏柏,朱友家.临床老年口腔医学[M].厦门:厦门大学出版社,2010.

[9] NIU W D, SONG Q Y, WANG L N, et al. Analysis of relationship between the detection of Enterococcus faecalis in post-treatment endodontic disease and clinical symptom or sign[J]. Hua Xi Kou Qiang Yi Xue Za Zhi, 2010, 28(5):535 - 538.

[10] FRIEDMAN S. Management of post-treatment endodontic disease a current concept of case selection[J]. Aust Endod J, 2000,26(3):104 - 109.

[11] PANITVISAI P, PARUNNIT P, SATHORN C, et al. Impact of a retained instrument on treatment outcome: a systematic review and meta-analysis[J]. J Endod, 2010,36(5):775 - 780.

[12] ADORNO C G, YOSHIOKA T, JINDAN P, et al. The effect of endodontic procedures on apical crack initiation and propagation ex vivo[J]. Int Endod J, 2013, 46 (8):763 - 768.

[13] BIER C A, SHEMESH H, TANOMARU-FILHO M, et al. The ability of different nickel-titanium rotary instruments to induce dentinal damage during canal preparation [J]. J Endod, 2009, 35(2):236 - 238.

[14] 吴补领.史氏根管治疗术新理论的系统观[J].牙体牙髓牙周病学杂志,1992,2(1): 54 - 56.

(范　兵　贾兴亚　高　杰　邓子龙)

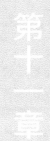

第十一章

老年牙周病

▶ 学习目标

了解：老年牙周病的流行病学特点。

熟悉：牙周支持治疗的主要内容。

掌握：老年牙周病的病因学特点，老年牙周病的临床特征，老年牙周病的基础治疗，伴全身性疾病的老年牙周病治疗注意事项。

　　牙周病是指发生在牙齿支持组织（牙周组织）的疾病，广义上包括牙龈病和牙周炎。牙龈病是指局限于牙龈组织的一组疾病，不侵犯深部牙周组织，其中以牙龈炎最为多见。牙周炎的病变波及从牙龈到深部牙周组织的牙骨质、牙周膜及牙槽骨，可导致牙齿松动、脱落，丧失咀嚼功能。牙周病发病的始动因子是牙菌斑生物膜，同时还受局部因素和全身因素的影响。老年牙周病患者一般口腔卫生状况较差，牙龈普遍退缩，牙周附着丧失较多，牙槽骨吸收严重，牙齿松动移位明显，常伴有根面暴露或根面龋、食物嵌塞、根分叉病变等，而且常伴发各种全身系统性疾病。因此，在老年牙周病患者的临床诊疗过程中，医生应充分了解患者的全身病情，制订合理的牙周治疗计划。

第一节　老年牙周病的流行病学及病因学特点

一、流行病学

　　第四次全国口腔健康流行病学调查（2015 年）结果显示，35～44 岁年龄组牙周健康率为 9.1%，55～64 岁年龄组牙周健康率为 5.0%，65～74 岁年龄组牙周健康率为 9.3%。牙周病患病率高，但大多数患者缺乏牙周健康意识，以致疾病不断加重，发生牙周脓肿，牙齿松动、移位，最终导致牙齿脱落或被拔除；有些患者虽然就诊，却未获得系统的牙周治疗，病情未控制并继续进展。因此，牙周病已成为成人牙齿缺失的首要原因。随着我国进入老龄化社会，牙周病将成为突出的保健问题并带来严重的社会医疗负担。

　　（一）我国老年人牙周健康状况

　　流行病学调查显示，全国 65～74 岁老年人的牙周健康率很低，牙龈出血率为 82.6%，牙周袋（≥4mm）检出率为 64.6%，附着丧失≥4mm 的检出率为 74.2%；牙石检出率为 90.3%，人均有牙石的牙数为 15.57 颗；全国 49.9% 的老年人至少有一颗牙有浅牙周袋（4～5mm），人均有浅牙周袋的牙数为 3.7 颗，14.7% 的老年人至少有一颗牙有深牙周袋（≥6mm），人均有深牙周袋的牙数为 1.26 颗;牙周附着丧失 4～5mm、6～8mm、9～11mm 及≥12mm 的检出率分别为 32.2%、28.7%、9.2%、4.1%。

2005 年全国口腔健康流行病学调查首次采用了牙周附着丧失指标(该指标能够反映牙周累积破坏的情况,因此更能准确反映牙周健康状况),综合牙龈出血、牙周袋和牙周附着丧失情况,提出了牙周健康率指标,规定将口腔内无牙龈出血、无牙周袋以及无附着丧失或附着丧失不超过 3mm 的状况定义为牙周健康。牙周健康率为口腔内所有牙齿的牙龈出血、牙周袋、附着丧失均记为 0 的人数占调查人数的百分比,其能够对牙周健康状况进行总体评价。在该次调查中,全国 65～74 岁老年人的牙周健康率为 14.1%,说明目前我国老年人牙周健康状况差。

牙周炎的发病率与患者受教育程度及经济水平息息相关,这两种因素直接影响老年人自我口腔卫生保健及就医行为。受教育程度及贫困程度对不同种族人群牙周炎的患病率影响可能存在显著差异。吸烟以及糖尿病等慢性疾病也是牙周炎的重要危险因素。多因素分析显示,我国老年人的牙周健康状况与刷牙频率和吸烟行为相关,每天至少刷牙 2 次的有 4mm 以上牙周袋和附着丧失的风险低,吸烟是老年人有 4mm 以上牙周袋的危险因素。

(二)我国老年人口腔卫生行为

据统计,全国 65～74 岁老年人每天刷牙的为 75%,每天至少刷牙 2 次的为 26%,每天使用牙签的为 26%,使用牙线的几乎为 0。全国有 30% 的老年人从未进行过口腔检查或治疗,近 1 年的口腔就诊率为 19%;大部分老年人对自己的牙龈和口腔卫生状况不满意,评价自己牙龈健康状况和口腔卫生状况为"好"和"很好"的人数百分比分别为 30% 和 33%,提示我国老年人缺乏牙周健康意识。

(三)国外老年人牙周健康情况

2009—2010 年,美国全国健康与营养调查(2009—2010 National Health and Nutrition Examination Survey,NHANES)首次对美国 30 周岁以上的成人进行了全口牙周检查。调查结果显示,2009—2010 年间,美国 30 周岁以上的成人大约有 47.2% 患有牙周炎。在所有人群中,牙周炎的总患病率及中度牙周炎的患病率随年龄增长而增加;而在所有年龄段,轻度和重度牙周炎的患病率都相对稳定地保持在低于 15% 的范围内。

在所有种族人群中,非西班牙裔白种人的牙周炎患病率最低(42.6%),而非西班牙裔黑人(58.6%)及墨西哥裔美国人(59.7%)的患病率相对较高。在所有种族人群中,牙周炎患病率随年龄增长而增加,其中,患病率最高的人群为年龄≥65 周岁的成年人。总体来说,男性患病率(56.4%)显著高于女性(38.4%)。就受教育水平而言,高中学历以下人群的牙周炎患病率最高(66.9%),其中,学历差异对牙周炎患病率影响最明显的人群是墨西哥裔美国人(73.8%),影响最小的是非西班牙裔黑人(28.8%)。牙周炎的患病率随着贫困水平的严重程度而增加,最贫困家庭(<100%FPL)的牙周炎患病率为65.4%,与≥400%FPL 的较富裕家庭相比,患病率高出 85%。吸烟人群的牙周炎患病率(64.2%)明显高于不吸烟者(39.8%)。

由于国内外牙周炎的诊断标准并不一致,导致了流行病学调查结果之间的不可比性,但通过以上数据我们仍然可以看出,美国老年人的牙周健康情况同样不容乐观,受教育程度、经济状况以及吸烟等因素同样影响牙周炎的患病率。

二、牙周微生物

正常情况下,口腔内细菌以错综复杂的共栖(commensalisms)方式,维持着菌群之间的相对平衡以及菌群与宿主间的动态平衡。当菌群失调,或者微生物与宿主间平衡被破坏时,可能导致内源性感染,为外源性感染提供条件或致敏宿主,从而造成牙周组织的破坏。老年人牙周炎的病因与慢性牙周炎基本相同,牙菌斑生物膜仍是发病的始动因子,长期存在的慢性牙龈炎症向深部牙周组织扩展形成牙周炎。

(一)牙菌斑生物膜

牙菌斑生物膜(dental plaque biofilm)是指口腔中不能被水冲去或者漱掉的细菌性斑块,是由基质包裹的互相黏附或黏附于牙面、牙间或者修复体表面的软而未矿化的细菌性群体。细菌借助牙菌斑生物膜黏附生长,紧密附着,难以清除。牙菌斑生物膜的形成是一种菌群的适应过程,使细菌能抵抗表面活性剂、抗生素或宿主的免疫杀灭作用,使各种细菌可以长期在合适的微环境中发挥不同的致病作用。

1. 牙菌斑生物膜的形成

牙菌斑生物膜的形成可分为以下三个阶段。

(1)获得性薄膜的形成:刚清洁过的牙面数分钟内便可形成获得性薄膜,最初由唾液蛋白或糖蛋白吸附至牙面形成,具有选择性吸附细菌至牙面的作用。

(2)细菌黏附和共聚:口腔中少数细菌可以直接黏附于获得性薄膜,如一些革兰氏阳性球菌,随后不同属(种)细菌表面分子间的特异性识别黏附称为共聚。

(3)菌斑生物膜成熟:一般形成12小时的菌斑便可被菌斑显示剂染色。早期菌斑增长较快,成熟时则较慢,9天后便形成各种细菌的复杂生态群体,10～30天后菌斑发育成熟。

2. 牙菌斑生物膜的分类

根据牙菌斑所在部位,以龈缘为界,可将其分为龈上菌斑和龈下菌斑两种。

龈上菌斑指位于龈缘以上的牙菌斑,主要分布在近牙龈的1/3牙冠处和牙齿表面不易清洁的窝沟、点隙、邻接面、龋洞表面等部位,以革兰氏阳性菌为主。龈上菌斑与龋病的发生、龈上牙结石的形成密切相关。

龈下菌斑为位于龈缘以下的牙菌斑,分布在龈沟或者牙周袋内部。其中,龈缘以下、附着于牙根面的龈下菌斑称为附着性龈下菌斑,它与龈下牙石的形成、根面龋、根面吸收及牙周炎的发生有关;龈缘以下、位于附着性龈下菌斑表面或直接与龈沟上皮、袋内上皮接触的龈下菌斑称为非附着性龈下菌斑,以革兰氏阴性菌为主,与牙槽骨的快速破坏有关,被认为是牙周炎的"进展前沿"。

(二)牙周致病菌

病原菌的确定一般要符合经典的 Koch 法则(1884年),其具体内容为:①在同样的疾病中能发现同一种病原菌;②能从该疾病组织中分离出病原菌并纯化培养;③这种纯培养物接种至易感动物能引起相似的疾病;④能从实验动物中重新获得病原菌纯培养。

但是,随着科学的进展,人们发现此法则忽视了机体的防御功能,过于偏重病原菌的致病作用,不适用于机会致病菌。因此,S. S. Socransky 在1979年从另一角度提出牙周病原菌所需满足的条件,并在1992年重新对其进行了修改,具体为:①必须是毒性克隆株;②具有引发疾病的染色体遗传因子；③宿主必须对该致病菌易感；④数量超过宿主阈值；⑤寄居于适当部位；⑥其他菌群必须促进或至少不抑制其致病过程；⑦局部环境有助于毒性因子的表达。

老年人群的牙周病以慢性牙周炎为主，其有关的可疑致病菌包括：伴放线聚集杆菌、牙龈卟啉单胞菌、福赛坦氏菌、直肠弯曲菌、中间普氏菌、具核梭杆菌等。

(三)牙周微生物的致病机制

牙周微生物致病机制包括牙周微生物及其代谢产物的直接作用，以及引发宿主免疫反应导致的间接作用。微生物的直接致病作用包括以下方面。

1. 牙周定植、存活和繁殖

选择性地黏附、定植于宿主适当部位是牙周致病菌发挥作用的前提。早期定植的细菌与牙齿和组织表面有亲和作用、静电作用和疏水作用。亲和作用是来自细菌表面的蛋白黏附素和动物细胞表面的碳水化合物受体间的相互作用，但细菌附着能力的强弱主要取决于静电作用、疏水作用和细胞间作用。

2. 入侵宿主组织

细菌附着后，其抗原成分和(或)毒性产物引发白细胞趋化、吞噬以及炎症过程，从而造成表面组织的损伤。细菌及其代谢产物还可以通过上皮细胞或者细胞间隙入侵到表层下组织中。细菌的入侵方式包括直接侵入和通过媒介侵入两种，直接侵入又分为胞内和细胞旁途径。

3. 抑制或逃避宿主防御功能

牙周微生物的生长繁殖除了需要特定的营养和环境条件，还要能抑制宿主的防御功能。牙周微生物抑制或逃避宿主的非特异性免疫功能，特别是吞噬细胞。白细胞对细菌的杀灭作用包括趋化、黏附、吞噬和细胞内杀灭四个阶段，有毒力的细菌可在其中任何一个阶段抑制白细胞，特别是吞噬细胞的活性。细菌和宿主免疫间的相互作用和抗衡，是导致临床上牙周炎活动期和静止期交替出现的一个重要原因。

4. 损害宿主牙周组织

细菌的表面物质、致病酶及所产生的毒素及代谢产物等，可以直接破坏牙周组织，或者通过牙周组织局部免疫炎症反应造成组织的损伤。主要可分为以下几大类。

(1)菌体表面物质：包括内毒素(endotoxin)、脂磷壁酸(lipoteichoic acids，LTA)、外膜蛋白(outer membrane proteins，OMP)、纤毛蛋白(ciliary protein)、膜泡(vesicles)等。

(2)致病有关的酶：包括胶原酶(collagenase)、蛋白酶(proteinase)和透明质酸酶(hyaluronidase)等。

(3)毒素：包括白细胞介素、细胞致死膨胀毒素(cytolethal distending toxin，CDT)、抗中性粒细胞因子(antineutrophil factor)等。

(4)代谢产物：包括单链有机酸、氧自由基等。

三、局部促进因素

局部促进因素是指影响牙周健康的口腔以及牙、𬌗方面的局部因素，这些因素促进或有利于牙菌斑的堆积,或造成牙周组织的损伤,或加重已经存在的牙周病或者加速对牙周的破坏作用。老年人牙周病的局部促进因素主要包括以下几方面。

（一）牙石

牙石(dental calculus)是沉积在牙面或者修复体表面的、已钙化或正在钙化的菌斑及沉淀物,由唾液或龈沟液中的矿物盐逐渐沉积而成。根据牙石沉积的部位,以龈缘为界,可将其分为龈上牙石和龈下牙石。

龈上牙石(supragingival calculus)沉积在临床牙冠,其矿物质来自于唾液,因此又称唾液性牙石,呈黄或白色,也可因食物或吸烟着色而呈深色,一般体积较大,在与唾液腺导管开口相应处的牙面上沉积更多(图 11-1)。

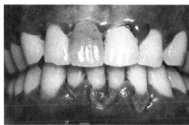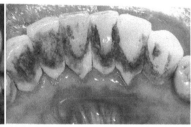

图 11-1 龈上牙石

龈下牙石(subgingival calculus)位于龈缘以下的牙面上,需探针探查才能发现,有时 X 线片上也可见。其矿物质来自血清,因此又称为血清型牙石,较龈上牙石的体积小而硬,呈褐色或黑色(图 11-2)。

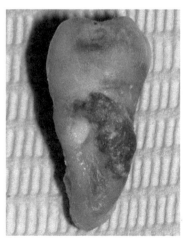

图 11-2 龈下牙石

牙石对牙周组织的破坏包括机械刺激和提供细菌附着两个方面。其中,牙石对牙周组织的主要危害来自其表面堆积的菌斑,牙石使菌斑与组织表面紧密接触,从而引起组织的炎症反应。此外,牙石的多孔结构易吸附大量的细菌毒素,并且妨碍口腔卫生。因此,去除牙石是牙周病治疗及疗效维护的基本原则。

（二）殆创伤

殆创伤（trauma from occlusion）是指不正常的殆接触关系或者过大的殆力造成咀嚼系统各部位的病理性损害或适应性变化。殆创伤是咬合力和牙周支持力之间的不平衡所造成的。若殆力超过牙周支持力，便可造成牙周组织创伤，此过程一般分为损伤期、修复期和改形重建期三个过程。单纯、短期的殆创伤并不会引起牙周袋产生，也不会引起或者加重牙龈的炎症，但长期的殆创伤伴随严重的牙周炎或者明显的局部刺激因素时，会促进牙周袋形成和牙槽骨的吸收。

（三）食物嵌塞

食物嵌塞（food impaction）是指在咀嚼过程中，食物被咬合压力楔入相邻两牙牙间隙内的情况。食物嵌塞多见于老年人，也是老年人就诊的重要原因之一。此外，食物嵌塞是导致局部牙周组织炎症和破坏的常见原因之一，食物嵌塞的机械作用和细菌的定植除了可以引起牙龈组织的炎症和出血之外，还容易引起牙龈退缩、龈乳头炎、邻面龋、牙槽骨吸收和口臭等。

1. 食物嵌塞的分类

（1）垂直型食物嵌塞：食物从与殆面垂直的方向被挤入牙间隙，称为垂直型食物嵌塞。此型食物嵌塞嵌入较紧，不易剔除，常引发牙龈炎、龈脓肿及深层牙周组织的破坏。导致垂直型食物嵌塞的原因主要包括以下几方面。

1）相邻两牙间失去正常的接触关系，出现缝隙，包括：①邻面龋破坏了接触区和边缘嵴；②邻面充填物或全冠等修复体未能恢复良好的接触关系；③牙齿错位或扭转等，导致接触区的大小和位置异常；④牙缺失后未及时修复，邻牙向缺牙间隙倾倒，导致邻牙之间失去接触；⑤牙周病患牙过于松动，与邻牙之间接触不佳。

2）来自对殆牙的楔力或异常的殆力：①牙齿形态异常，某个牙尖过高或者位置异常，导致对殆牙接触点发生瞬间分离，使食物挤入牙间隙，即形成充填式牙尖；②老年人常有不均匀磨耗所形成的尖锐牙尖或边缘嵴，能将食物挤入对殆两牙间；③相邻两牙边缘嵴高度不一，咬合时将食物塞入两牙之间；④上下颌牙咬合时的水平分力可使两牙间出现暂时的缝隙，从而使食物嵌入。

3）邻面和殆面的过度磨耗，使食物的溢出沟消失，食物被挤入牙间隙中。正常牙的接触区周围存在外展隙，殆面的沟裂延长至边缘嵴或颊舌面，形成食物溢出的通道，正常的边缘嵴还有阻止食物滑入牙间隙的作用。老年人的牙齿由于殆面磨损变平，窝沟或边缘嵴消失，或邻面的磨损使接触区过宽，颊舌侧外展隙均变小或者消失，咀嚼食物时，食物无法正常溢出，从而被挤入牙间隙中。

（2）水平型食物嵌塞：指食物从颊面或者舌面被压入牙间隙中。与垂直型相比，水平型食物嵌塞一般嵌入不紧，比较容易剔除，挤压感或胀痛感不明显。在患有牙周炎的老年人群中，由于牙间乳头退缩和支持组织的高度降低，使龈外展隙增大，在进食时，唇、颊和舌的运动可将食物压入牙间隙造成水平型食物嵌塞。

（3）混合型食物嵌塞：临床上，水平型和垂直型食物嵌塞常同时存在，这种类型的嵌塞被称为混合型食物嵌塞。此类型在老年人群中最为常见。

2. 老年人食物嵌塞的特点

(1)普遍性。食物嵌塞是一种非常普遍的临床现象,也是牙周病的重要促进因素之一。临床上引起食物嵌塞的原因多种多样,由于老年人普遍牙齿磨耗及牙龈退缩,所以食物嵌塞在老年人群中相当普遍。

(2)以混合型为主。老年人的食物嵌塞以混合型为主。这是因为老年人多同时存在龋病、牙周病、磨耗等问题,或多或少地有牙间接触关系不良或者对殆楔力及溢出沟消失等造成垂直型食物嵌塞的原因。长期垂直型食物嵌塞可造成龈乳头炎症及邻间牙周组织的破坏,导致龈乳头萎缩,从而导致水平型食物嵌塞。因此,老年人的食物嵌塞多以混合型为主。

(四)不良修复体

1. 充填体悬突

充填体悬突(overhang)是菌斑容易聚集和细菌增殖的场所,因为这些区域难以彻底清洁,悬突还会刺激牙间乳头并引发炎症,甚至导致牙槽骨吸收。

2. 修复体的设计

老年人多有牙缺失的情况存在,且多进行过修复治疗。在可摘式局部义齿的设计与制作中,若卡环位置过低,基托边缘压迫牙龈等,可造成牙龈炎症和退缩。一般认为,金属支架或基托比树脂基托对牙周组织的危害小。在固定修复中,修复体的龈缘位置、密合程度与牙周病变密切相关。大量研究表明,延伸到龈下的修复体边缘对牙龈组织的危害较大。过突的修复体外形对牙龈会产生不利影响,易造成凸处与龈缘之间牙面上菌斑的堆积。若修复体未能恢复适当的接触区、边缘嵴以及外展隙的形态,容易造成食物嵌塞。

3. 修复体的材料

修复体材料的光洁度和性能对牙龈有着不同的影响。修复体材料的表面结构滞留菌斑的能力上存在差异,但光滑的表面更利于患者清洁,修复体也能得到充分的维持。有实验研究表明,高度磨光的陶瓷比牙釉质更不容易滞留牙菌斑。

四、全身性促进因素

(一)遗传因素

越来越多的研究表明,与遗传有关的宿主易感因素或危险因素可能是侵袭性牙周炎和(或)重度牙周炎的主要发病因素。遗传因素可能影响和改变宿主对微生物的反应,并决定疾病的发展速度和严重程度。

目前认为,与慢性牙周炎可能有关的遗传基因包括 IL-1A、IL-1B、IL-RN、IL-10、TNF-α、Fcγ-R、ER-α 等。使牙周炎易感性增加的遗传性疾病包括:周期性或永久性白细胞减少症、白细胞黏附缺陷病、唐氏综合征、掌跖角化-牙周破坏综合征、白细胞异常色素减退综合征(Chediak-Higashi syndrome)等。

(二)吸烟

自 20 世纪中期以来,不同国家和地区的流行病学调查、临床及体外实验研究结果均证明,吸烟是牙周病的危险因素。

早期观点认为,吸烟者牙石和菌斑量明显增多是导致该人群牙周组织破坏加重的原因。

但是随后的研究发现,严重牙周组织破坏的吸烟者并不一定有显著的菌斑堆积,即使通过牙周治疗改善口腔卫生状况之后,吸烟者牙周组织仍然会持续破坏。牙槽骨的吸收程度与吸烟量有关,与局部菌斑多少无关。吸烟不仅造成附着丧失、骨破坏和牙龈退缩,还可影响牙周基础治疗、手术治疗以及牙周维护期治疗的效果。

吸烟导致牙周病发病的机制尚未明了,目前的研究集中在以下几个方面。

1. 影响牙周微生物群

烟草中的一氧化碳及尼古丁等可降低牙龈组织的血氧含量,使龈沟或牙周袋内氧分压下降,造成局部低氧,这种低氧环境有利于牙龈卟啉单胞菌等厌氧菌的生长。

2. 改变牙龈生理状况

研究表明,吸烟可影响牙龈组织对抗微生物的炎症反应。这是由于尼古丁造成血管收缩,导致血流量减少,血氧饱和度降低和血管通透性降低。吸烟还会对牙周组织脉管系统的修复产生慢性的负面影响。此外,吸烟还抑制组织细胞的修复功能,抑制成纤维细胞的生长并使其不易于附着于牙根表面,从而影响伤口愈合;还抑制成骨细胞,导致骨质疏松和骨吸收。

3. 影响宿主免疫反应

吸烟影响体液免疫、细胞免疫和炎症反应过程,尤其会削弱口腔中中性粒细胞的趋化和吞噬功能。吸烟不仅直接抑制中性粒细胞和单核巨噬细胞的防御功能,而且还减少血清中的 IgG、IgM 和 SIgA。吸烟者体内辅助性 T 细胞的数量显著降低,间接影响了 B 细胞功能和抗体的产生。

虽然到目前为止,有关吸烟加重牙周炎的机制尚无统一定论,但可以肯定的是,吸烟是牙周炎的危险因素之一,戒烟应作为牙周预防和治疗的一个重要方面。

(三)糖尿病

目前,牙周炎被公认为是糖尿病的第六大并发症,糖尿病本身并不会导致牙周炎,但是糖尿病患者自身免疫力下降常常容易激发和加重牙周炎症。糖尿病伴发牙周病的病理机制可能是白细胞趋化和吞噬功能缺陷、组织内血管基底膜的改变、胶原合成减少、骨基质形成减少以及免疫调节能力下降,使得患者抗感染能力下降,伤口愈合障碍。

糖尿病患者的糖代谢不平衡,常可导致胶原或脂质等发生糖基化或氧化变性,形成晚期糖基化终末产物(advanced glycosylation end product,AGE),该变化除了影响蛋白作用外,还可通过晚期糖基化终末产物与其细胞表面受体结合来识别宿主靶细胞,影响宿主细胞表达细胞因子及生长因子,从而间接调控内皮通透性、血管收缩、细胞外基质合成与更新、细胞生长、白细胞黏附等过程。

糖尿病引发的高脂血症可导致脂质代谢不平衡,具体表现为血清中低密度脂蛋白、甘油三酯和脂肪酸含量增加。脂质代谢紊乱会影响单核巨噬细胞的功能,造成单核巨噬细胞生长因子表达降低,炎症细胞因子表达增加。高脂血症还可能抑制成骨细胞的再生和胶原的合成,使得新骨形成率降低,新形成骨的机械性能也减弱。

(四)心血管疾病

近年来研究表明,作为常见的口腔感染,牙周炎可能是冠心病的一个重要危险因素。冠状动脉粥样硬化与牙周炎有共同的流行病学关系,这两种疾病都有类似的风险因素。慢性牙周炎在冠心病的发生、发展中起着重要作用。牙周炎可通过牙周致病菌及其产物,以及被感染的牙周组织释放炎症介质,诱导内皮细胞功能障碍从而导致动脉粥样硬化的发生。其共同致病机制可能是:牙周炎所导致的慢性炎症使血管内皮发生变化,同时可使血小板聚集,促使血栓形成,并且改变了血浆脂蛋白的含量,从而增加了动脉粥样硬化的风险。

(五)骨质疏松症

骨质疏松症患者的骨量减少且骨组织细微结构受损,因而骨脆性增加,易发生骨折。雌激素对骨质有保护作用,因此绝经后妇女发生骨质疏松症的概率相对增加。牙周炎与骨质疏松具有一些共同的危险因素,包括患病率随年龄增长而增加,受吸烟、疾病和药物的影响等等。目前对骨质疏松与牙周炎的关系尚缺乏确切研究证据,但老年人骨质疏松症较为普遍,这一危险因素值得进一步研究。

(六)精神因素

随着社会生活节奏的加快,越来越多的人面临着日益加重的精神压力。目前,多数学者认为,精神压力较大或者患抑郁症的个体更容易发生牙周病,精神压力与探诊深度、临床附着丧失水平呈正相关。

精神压力会增加激素(皮质激素、促肾上腺皮质激素、肾上腺素和去甲肾上腺素)以及免疫介质(细胞因子、前列腺素)的释放,从而影响宿主防御系统的功能,导致宿主免疫力降低,这些都可能加剧牙周组织破坏。精神压力较大的患者往往会忽视口腔卫生状况,并且有吸烟酗酒等行为,这些也可能促进牙周病的发生。

此外,年龄、种族、性别、牙周病既往史、社会经济地位等均是牙周病的危险因素。

第二节 老年牙周病的临床特点

一、牙龈炎

牙龈炎(gingivitis)是最常见的牙龈病,炎症一般局限于游离龈和龈乳头,严重时也可波及附着龈。该病的诊断和治疗并不复杂,但因患病率高,治愈后可复发,且一部分牙龈炎可进一步发展成为牙周炎,因此,预防其发生和复发就显得尤为重要。

牙龈炎患者就诊的主要原因是牙龈出血,一般无疼痛,但应与血液系统疾病或其他疾病引起的牙龈出血相鉴别。有些患者自觉口腔异味(口臭),牙龈局部不适、痒、胀等症状。临床检查可见牙齿周围有软垢,牙石堆积,相应部位牙龈颜色鲜红或暗红,牙龈肿胀,点彩消失,牙龈边缘变厚不再紧贴牙面,龈乳头变得圆钝肥大,牙龈质地变得松软脆弱。用钝头探针轻探龈沟可引起出血,即探诊出血(bleeding on probing,BOP)。龈沟加深,探诊深度可达3mm 以上,形成假性牙周袋,即龈袋。此时尚无牙槽骨吸收,无附着丧失,这是与牙周炎相区别的关键指征。

二、药物性牙龈肥大

药物性牙龈肥大(drug-induced gingival enlargements)是指长期全身应用某些药物引起

的牙龈纤维性增生和体积增大。

（一）病因

引起药物性牙龈肥大的常见药物有以下三类。

（1）抗癫痫药物苯妥英钠。研究表明，长期服用此类药的癫痫患者中有40%～50%可发生牙龈增生。

（2）免疫抑制剂环孢素。自身免疫性疾病或器官移植的患者常服用此药，有30%～50%的患者发生牙龈增生。

（3）钙通道阻滞剂（如硝苯地平、维拉帕米等）是常用的降压药，硝苯地平对高血压、冠心病患者具有扩张冠状动脉和周围血管的作用。合并心血管系统疾病的老年患者常服用此类药物。临床上钙通道阻滞剂诱导的牙龈增生已居药物性牙龈肥大的首位。

研究表明，牙龈增生程度与原有口腔卫生状况和牙龈炎症程度密切相关。尽管局部刺激因素并不是药物性牙龈肥大的原发因素，但菌斑、牙石等引起的牙龈炎症能加速和加重药物性牙龈肥大的发展。

（二）临床表现

药物性牙龈肥大常发生于全口牙龈，尤以上、下前牙区为重。牙龈乳头增生呈结节状、球状突起，继续增大而相互靠近或相连并向龈缘扩展，可覆盖大部分或全部牙冠。增生的牙龈一般呈淡粉色，质地坚韧，不易出血（图11-3）；伴发牙周炎时，可呈深红或紫红色，质地松软，牙龈边缘易出血（图11-4）。

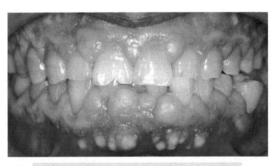

图11-3　硝苯地平引起的牙龈增生

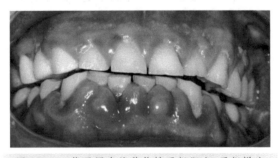

图11-4　伴牙周炎的药物性牙龈肥大、牙龈增生

三、牙周炎

牙周炎(periodontitis)是发生在牙齿支持组织(牙龈、牙周膜、牙槽骨和牙骨质)的慢性炎症性破坏性疾病。牙周炎患病率和严重性随年龄增长而增加,但增龄不是牙周炎的患病原因,而是各种疾病及致病因素累积的结果。研究表明,35岁以后牙周炎患病率明显上升,50~60岁时达高峰,此后患病率有所下降,这可能是部分牙周破坏严重的牙已被拔除的缘故。

(一)临床特点

(1)患病率高。

(2)牙周组织破坏严重。牙周炎造成的牙周组织破坏是不可逆的,并且疾病再次活跃时对同一部位的破坏具有叠加性,因而牙周组织破坏的严重程度表现出随年龄增长而加重的特性。很多老年牙周炎患者就诊时牙周炎已进展到晚期,牙龈退缩,牙槽骨吸收和附着丧失严重,临床牙冠变长,冠根比例发生变化,牙间隙暴露,易发生食物嵌塞、根面龋等。

(3)松动牙多,残冠、残根多。老年人牙周组织破坏严重,牙齿出现松动,加之身体状况和心理状态使其不接受拔牙或不愿拔牙,因而口腔内松动牙数目多,残冠、残根多。

(4)缺失牙数目多,余留牙条件差。牙周炎、龋病等均可造成牙齿丧失,到了老年,缺失牙数目逐渐增多,余留牙也多有不同程度的牙周炎、龋病及继发病变,缺牙时间长、未及时进行修复,可造成邻牙移位和对殆牙伸长,因牙齿缺失时间长短不一,牙槽嵴呈高低不平状,这些情况都给修复治疗带来困难。

(5)机体抵抗力差。老年人自身免疫功能降低,组织再生修复能力下降,加之常伴有系统性疾病,使牙周组织对局部刺激抵抗力降低,容易发生牙周炎。

(6)口腔卫生状况差。由于老年人口腔卫生健康意识差,身体各方面功能减退,且多患有全身性疾病,使他们疏于实施积极的口腔卫生护理,牙周组织丧失造成牙根暴露、根面龋、食物嵌塞以及牙本质敏感等,松动牙以及残冠、残根的存在,有碍于口腔卫生措施的实施,唾液腺萎缩,造成唾液流量减少,口腔自洁作用下降。上述各种因素综合作用,造成细菌容易在老年人口腔中黏附、聚集、增殖,形成牙菌斑,进而矿化形成牙石,使老年人口腔卫生更加难以保持,进一步促进牙周炎的发生并加重牙周组织破坏。

(二)临床表现

老年人牙周炎病程较长,不少患者就诊时患牙牙周支持组织严重丧失而成为重度牙周炎。牙周炎一般累及全口多数牙,但也有少数患者为个别牙或一组牙受累。除了一般慢性牙周炎的临床表现,老年牙周炎还有一些老年人群的特点。

(1)牙龈炎症的表现:游离龈和龈乳头呈鲜红色或暗红色,严重时,炎症可波及附着龈,与牙周袋范围相应。龈缘变厚,龈乳头圆钝,与牙面不紧贴。牙龈质地变得松软脆弱,失去弹性。长期慢性炎症或服用抗癫痫药物、免疫抑制剂、钙通道阻滞剂类等引起牙龈增生,也可使牙龈变得坚韧、肥厚。但多数情况下,老年人牙周炎牙龈常表现为龈退缩,龈乳头变平,牙间隙暴露。

老年人还容易出现牙龈出血症状,多在刷牙或咬硬物时发生,偶尔也可有自发性出血,这是由于老年人缺乏相应的口腔卫生保健知识,口腔卫生状况差,常常忽略早期牙龈出血症状,导致病情加重,有的患者甚至在出现少量自发性出血后,也不愿主动就医。此外,由于夜间迷走神经兴奋,血管扩张,尤其伴有高血压时,夜间也易发生牙龈出血。

(2)牙周袋形成:牙周袋是牙周炎最重要的病理改变和临床特征之一。老年人常表现为全口多个患牙有深牙周袋形成,严重时有溢脓。

(3)附着丧失:由于细菌及其他局部刺激因素的长期作用,老年牙周炎患牙附着丧失较为严重。

(4)牙槽骨吸收:老年牙周炎发生的牙槽骨吸收表现为水平型、垂直型或混合型吸收,特点为牙槽骨大量丧失,且这种破坏吸收很难修复重建。

(5)牙齿松动、移位:由于牙周支持组织大量丧失,牙槽骨吸收严重,患者常表现为口内多个牙松动,松动度达Ⅱ度以上;加上殆力作用,牙齿常发生移位。松动移位的牙齿又容易造成继发性咬合创伤,进一步加重牙周组织破坏。

四、牙周炎的伴发病变

牙周炎病变发展到重度阶段,涉及某些特殊解剖部位时,其临床表现及进程也发生相应变化,视为牙周炎的伴发病变。

(一)牙周脓肿

牙周脓肿(periodontal abscess)是发生在牙周袋壁或深部牙周结缔组织中的局限性化脓性炎症。老年牙周炎一般组织破坏严重,出现深牙周袋,当机体抵抗力下降时,牙周袋内常发生化脓性炎症,若引流不畅,则形成脓肿。一般为急性过程,也可有慢性牙周脓肿。

临床上多发生于单个牙,急性期时发病突然,在患牙的唇颊侧或舌腭侧牙龈形成半球状突起,牙龈红肿、表面光亮。脓肿早期,牙齿有浮出感,剧烈跳痛,叩痛,松动明显。老年人可伴有全身不适,如不同程度的发热,淋巴结肿大等。脓肿后期,病变范围局限,脓肿表面较软,扪诊有波动感,疼痛有所减轻,轻压牙龈可有脓液从牙周袋内溢出,脓肿也可自行破溃。部分患者可转为慢性牙周脓肿,形成窦道,间歇性流脓,此时一般无明显疼痛,偶有咬合不适感。

(二)根分叉病变

老年人的牙周炎病变常可累及多根牙根分叉区,在该处出现牙周袋、附着丧失和牙槽骨吸收,形成根分叉病变(furcation involvement)。

I. Glickman将根分叉病变分为四度。Ⅰ度:病变早期,可从牙周袋内探及根分叉外形,但尚不能水平探入分叉内,X线片上看不到明显改变;Ⅱ度:可探入分叉区内,但尚未与对侧相通,因为根分叉区内尚有部分牙槽骨和牙周膜存在,X线片一般仅显示分叉区有局限的牙周膜间隙增宽,或小范围骨质密度降低;Ⅲ度:"贯通性"病变,探针能水平贯通根分叉区,但有牙周袋软组织覆盖而未直接暴露于口腔,下颌磨牙的Ⅲ度病变在X线片上可见完全透射区,但有时因牙根过于靠近以及下颌外斜线或上颌牙腭侧根的重叠而使病变不明显,需结合临床探诊;Ⅳ度:牙龈退缩,病变的根分叉直接暴露于口腔,X线片所见与Ⅲ度病变相似。

临床上老年人的根分叉病变多表现为牙龈退缩,根分叉完全暴露于口腔,有的则为牙周袋覆盖,由于根分叉区易于存积菌斑,此处牙周袋常有明显的炎症或溢脓。病变早期牙齿尚不松动,晚期可出现牙齿松动。

（三）牙周-牙髓联合病变

牙周或牙髓病变的细菌和毒素可以通过牙周、牙髓间的交通途径互相渗透，从而导致牙周-牙髓联合病变（combined periodontal-endodontic lesions）。牙周-牙髓联合病变是指同一个牙同时存在牙周病变和牙髓病变，且互相融合连通。感染可源于牙髓，也可源于牙周，或两者独立发生，然而是相通的。牙周、牙髓间的交通途径主要是牙齿的根尖孔、根管侧支及牙本质小管等。根据临床表现及病变来源可分为以下三种类型。

1. 牙髓根尖周病变对牙周组织的影响

①牙髓根尖周病变急性发作、形成牙槽脓肿时，脓液向龈沟排脓而形成深牙周袋。若牙槽脓肿反复发作，且长期从牙周排脓而未得到彻底治疗，最终将导致牙周病变，表现为深牙周袋，出血，溢脓，牙槽骨吸收，牙松动，黏膜相应处可有瘘管，叩诊不适等，典型病例的X线片示根尖区阴影与牙槽嵴的吸收相连，形成"烧瓶形"或"日晕圈"状病变。②牙髓治疗过程中，如髓腔或根管内封入烈性药物、髓室底穿通或根管壁侧穿，均可通过根分叉区或根管侧支伤及牙周组织。③根管治疗后或发生于活髓牙的牙根纵裂，可伴发局限的深牙周袋和牙槽骨吸收，甚至发生牙周脓肿，出现窦道。

此类型的临床表现共同特点是：①牙髓活力检测异常或无活力；②牙周袋和根分叉区病变局限于个别牙或牙的局限部位，邻牙牙周组织病变较轻或基本正常；③与根尖病变相连的牙周骨质破坏。

2. 牙周病变对牙髓组织的影响

主要表现在：①牙周袋内细菌、毒素长期对牙髓的慢性、小量刺激，造成牙髓慢性炎症、变性、钙化甚至坏死。老年人一般无明显自觉症状，临床检查可见部分患牙牙髓活力迟钝。②逆行性牙髓炎（retrograde pulpitis）是老年人比较常见的。深牙周袋内的细菌、毒素通过根管侧支或根尖孔进入牙髓，引起牙髓充血和发炎，急性发作时表现为典型的急性牙髓炎症状。临床检查可见患牙有深达根尖区的牙周袋或严重的牙龈退缩，牙齿松动Ⅱ度以上，牙髓有明显的激发痛，但无明显龋坏或龋坏较浅。③某些牙周治疗也会对牙髓组织产生影响。如根面刮治时若将牙根面牙骨质刮去，使牙本质暴露，造成牙髓的反应性改变和根面敏感；牙周袋内或根面的用药也可通过根管侧支或牙本质小管刺激牙髓。但一般情况下，牙髓反应常局限且为慢性，临床无明显症状。

3. 牙周病变与牙髓病变并存

这是指发生于同一牙齿上各自独立的牙周、牙髓病变。患牙表现为深牙周袋，部分牙龈退缩，牙槽骨吸收等；同时患牙有深龋或根面龋，影响到牙髓，出现牙髓炎症。

（四）牙龈退缩

牙龈退缩（gingival recession）是指牙龈边缘向釉牙骨质界的根方退缩，同时伴有牙槽骨吸收致使牙根暴露。此临床现象在老年人中很普遍，严重危害老年人的口腔健康乃至全身健康。过去认为牙龈退缩是一种增龄性变化，但有证据表明一些牙周健康的高龄者并不发生牙龈退缩。现普遍认为牙龈退缩是由于牙周组织炎症，以及各种机械性损伤、刺激而长期累积造成的。常见的病因有：刷牙不当、不良修复体刺激、牙齿解剖因素影响、不正常咬合力以及牙周治疗后炎症消退，牙周袋壁退缩等。

牙龈退缩可发生于个别牙或全口牙齿,表现为临床牙冠变长,根面暴露,牙齿易发生楔状缺损、根面敏感、根面龋以及食物嵌塞等继发症。

第三节 老年牙周病的治疗特点

老年牙周病的治疗疗效及维护受很多因素影响,如老年人认知力和自理能力、机体免疫力、全身性疾病(糖尿病、心脑血管疾病、肾病等)、用药情况、唾液量、心理因素等。因此,治疗时应注意:①详细询问系统性疾病病史、用药史等,进行必要的辅助检查,对牙周炎危险因素进行评估,制订适合个体的治疗计划。对于伴有重度全身性疾病的老年患者,口腔医生需与内科医师协调先积极控制全身系统性疾病,加强口腔卫生宣教。②若患者全身性疾病未得到控制或不稳定,则以缓解症状,对症处理为主,待全身情况稳定后,可以进行常规的牙周基础治疗,并考虑是否预防性使用镇静剂、麻醉剂、抗生素等,必要时与内科医师协商合理用药。③重视对患者的心理疏导,老年牙周病患者往往性格比较固执,容易产生焦虑情绪,诊疗过程中要了解患者的心理状态,加强沟通交流,消除恐惧和顾虑。

治疗原则首先应是清除菌斑、牙石等病原刺激物,并创造有利于患者清洁和自理的牙周组织状况。一般不宜进行过于复杂的治疗,首选牙周非手术治疗。手术治疗并非禁忌,但一般慎选,若有需要则必须考虑并检查患者的全身健康状况。对于牙周脓肿的患者,在脓液尚未形成前,可先局部去除大块牙石,冲洗牙周袋,将防腐抗菌药置入袋内;当脓液形成且局限、出现波动时,应在局麻下切开引流,也可从牙周袋内建立引流,待急性炎症消退后,进行系统的牙周治疗。对于牙周-牙髓联合病变的患者,尽量找出原发病变,彻底消除感染源,若病源不能确定,对于死髓牙先做根管治疗,同时配合牙周治疗;活髓牙则先做牙周治疗和调𬌗,若疗效不佳,再视情况行牙髓治疗。

一、基础治疗

基础治疗是老年牙周病患者必须进行的最基本治疗,目的是消除局部致病因素,将炎症减轻到最低程度,同时也为下一阶段治疗做好准备。治疗内容包括:①个性化口腔卫生宣教及口腔保健技术指导;②彻底清除菌斑、牙石;③去除牙周病的各种促进因素。

(一)菌斑控制

菌斑控制(plaque control)是预防和治疗老年牙周病的必要措施,是牙周病基础治疗的重点。菌斑控制贯穿于老年牙周治疗过程的始终,治疗结束后也要继续实施,这样才能保证并维持牙周治疗疗效。在治疗开始前,应向患者说明菌斑的危害性及菌斑控制的重要性,针对老年患者的具体情况,给予个性化指导,教会其菌斑控制方法,嘱其必须坚持每天清除菌斑。

1. 刷牙

刷牙是最行之有效的自我清除菌斑方法。对于牙周病患者,清除重点为龈沟附近和邻间隙的菌斑,适宜用水平颤动法(Bass 法);牙龈退缩者,适宜用竖转动法(Rolling 法)。教会老年人以上两种刷牙方法,并结合使用牙间隙刷、牙线等,可取得良好的菌斑清除效果。行动不便的患者,可选择电动牙刷、冲牙器等。对于患有多种疾病且生活不能自理的老年人,护理人员要定时给予口腔清洁,用棉签或牙刷蘸化学抗菌剂或盐水擦洗牙面。有活动义齿的老年人,应嘱其饭后将义齿摘下清洗干净,同时清洁口腔内余留牙齿,特别是义齿基托与牙齿接触部位。

2. 邻面清洁措施

单纯刷牙只能清除50%左右的菌斑,牙齿邻面常会有残留菌斑,尤其是牙列不齐、牙间隙增宽或佩戴有各种固定装置时。除刷牙外,还须辅以一些特殊的工具,如牙线、牙间隙刷、冲牙器、牙签等。口腔医生应向患者推荐并教会其各种邻面清洁措施,以便彻底清除菌斑。

3. 化学药物控制菌斑

在机械清除菌斑、牙石的基础上,必要时可给予含漱剂抑制菌斑形成或杀灭牙菌斑中的细菌。目前已知效果最确切的抗菌斑含漱剂是氯己定溶液,使用0.12%~0.2%的氯己定液含漱,可以有效抑制菌斑形成。

(二)龈上洁治术

龈上洁治术(supragingival scaling)是去除龈上菌斑、牙石最有效的方法。洁治术是否彻底完善,直接影响下一步的牙周治疗以及治疗效果,在牙周治疗后的维护期,洁治术也是主要的复治内容。

1. 术前注意事项

①了解患者全身情况,有无系统性疾病,如血液病、心脏病、肝炎、结核病等;②患有肝炎、肺结核等传染病的患者不宜使用超声洁治术,以免血液和病原菌随喷雾播散而污染诊室;③安装老式单电极心脏起搏器的患者禁用超声洁治术,以免引起心律不齐;④口腔内有钛种植体、瓷修复体或者黏附修复体的患者,不能用金属超声器械工作头,以免损伤钛种植体表面结构,发生瓷崩裂或黏附体松脱;⑤炎症较重、牙龈出血范围较广的患者,可先进行口腔卫生指导,局部药物治疗,待炎症减轻后再进行洁治;⑥洁治术开始前必须让患者含漱抗菌液(如0.12%氯己定溶液、3%过氧化氢溶液)1分钟,以减少喷雾中细菌数量,并预防菌血症的发生。

2. 超声龈上洁治术的操作要点

(1)调节功率,功率大小依据牙石厚薄而定,但老年人洁治时不适宜用大功率。

(2)工作头前端与牙面平行或小于15°角。

(3)工作头在牙面上来回移动,切忌停留在一点上震动,以免损伤牙面和局部产热。

(4)不可侧向加压,施用很轻的力量,利用超声振动击碎并震落牙石。

(5)去除大而坚硬的龈上牙石先通过手持器械或超声工作头将大块牙石分割成数块使其碎落,或将工作头置于牙石与牙面结合处边缘震动,从而使牙石与牙面分离碎裂。

(6)洁治完成后应仔细检查有无遗漏。

(7)采用抛光技术去除牙面上细小的牙石碎屑、残留菌斑和色素,使牙面(根面)光洁,减少牙菌斑的再附着速度和程度。

(三)龈下刮治术及根面平整术

龈下刮治术(subgingival scaling)及根面平整术(root planing)的目的是去除龈下牙石、菌斑,适量刮除病变牙骨质,平整牙根粗糙面和不规则形态。对于老年患者,应在身体条件允许的情况下进行,必要时可进行局部麻醉,而且手法要轻,分区刮治,每次治疗时间不宜过长。

1. 手持器械治疗操作要点

(1)探查。刮治前应先探明牙周袋的形态和深度、龈下牙石附着部位和量。

(2)改良握笔式手持器械,支点稳固,分区段按牙位逐个重叠刮治。刮治的动作幅度要小,避免滑脱或损伤软组织。为避免遗漏牙石,应分区段按牙位逐个刮治,每刮一下应与前一下有所重叠。

(3)认清工作刃,以合适角度进行刮治。根据治疗牙位选择相应的刮治器,认清工作刃,工作端平面与牙根面平行(即0°角)进入袋底后,与根面逐渐成45°角,探到牙石根方后,与根面成约80°角,向冠方用力,刮除龈下牙石。操作完成后,工作端平面仍回到与根面平行(0°角)的位置,取出器械。

(4)刮除袋内壁肉芽组织。在刮除深袋内龈下牙石的同时,也应刮除袋内壁的肉芽组织,深袋内操作可能引起不同程度的疼痛,故应在局麻下进行,以达到彻底的治疗。

(5)牙石量多或出血多者可分次进行。龈下牙石不多的轻度牙周炎且身体健康者,分两次完成全口刮治;对于年龄较大、身体虚弱、中重度牙周炎的患者,可分次、分象限完成全口刮治。

(6)检查刮治后冲洗牙周袋。用牙周探针仔细探查是否刮净,根面是否平整、光滑,检查有无遗留碎片、肉芽组织等。

(7)复位刮治。完毕后轻压袋壁使之贴附于牙根面,有利于止血和组织再生修复。

(8)根面平整术后2~4周内不宜探诊袋深,以免破坏组织愈合过程,此时探诊效果并不确切。

2. 超声龈下刮治术

与手持器械治疗相比,超声龈下刮治术的优点是:省时、省力、痛苦小;对于窄而深的牙周袋,邻面、根面凹陷区或根分叉区有优势;牙周维护期患者更易接受超声治疗。超声龈下刮治术的操作基本同超声龈上洁治术,需注意的是:①治疗前应先探明牙周袋深度和形态、根面凹陷或根分叉深度、牙石的量和部位等;②工作头与根面平行,工作功率不宜过大,动作轻柔,忌用暴力,尤其根分叉区应循其曲度进行操作;③刮治动作是水平向、有重叠的迂回动作,应从冠方向根方逐渐移动;④超声刮治一般还要结合手持器械进行根面平整术;⑤刮治完成也需进行牙周袋冲洗,仔细检查根面是否刮净,有无残余牙石碎片和肉芽组织等。

(四)殆治疗

牙周病患者大多存在不同程度的殆创伤,特别是老年人,多有牙齿磨损、牙齿缺失等造成的咬合关系异常。殆治疗(occlusal therapy)是指通过多种手段建立起平衡的功能性咬合关系,从而有利于牙周组织的修复和健康。殆治疗的方法包括调殆法(也称选磨法)、牙周夹板、殆垫、牙体修复、牙列修复、正畸矫治、正颌外科手术以及拔牙等。这里主要介绍以调殆法为主的殆治疗,即通过磨改牙齿的外形以消除创伤性殆和食物嵌塞。由于这种方法是不可逆地、永久地改变牙齿的形态和咬合关系,因此选磨必须慎重,应在牙周组织炎症控制后再进行,而且调殆要少量、多次地进行。

1. 早接触点的选磨原则

首先要准确定位早接触点,全面考虑,兼顾正中𬌗和非正中𬌗的关系。①若正中𬌗有早接触,非正中𬌗时协调,不可磨改牙尖,只能磨改其相对应的舌窝或𬌗窝的早接触区;②若正中𬌗协调,非正中𬌗不协调,则只能磨改与该牙尖相对应的斜面;③正中𬌗和非正中𬌗都存在早接触或不协调时,应磨改早接触的牙尖或下颌前牙的切缘。

2. 𬌗干扰牙的选磨原则

𬌗干扰的选磨部位均位于磨牙的功能性牙尖上,因此磨改应十分小心,避免降低牙尖高度和影响正中𬌗。前伸𬌗时,在前牙保持多个牙接触时,若后牙有接触,则对有接触的后牙进行磨改,磨除上颌磨牙舌尖的远中斜面和下颌磨牙颊尖的近中斜面上的𬌗干扰点。侧向𬌗时,工作侧有多个牙接触时,若非工作侧也有接触,则应对非工作侧有接触的牙进行适当磨改,磨除上牙舌尖和下牙颊尖𬌗斜面上的𬌗干扰点。

3. 食物嵌塞的𬌗治疗

老年患者由于𬌗面过度不均匀磨损,导致边缘嵴或溢出沟消失,充填式牙尖形成以及外展隙变窄等,从而造成垂直型食物嵌塞,此时可以通过选磨法来消除。磨除过陡的牙尖;尽可能磨出边缘嵴并使之斜向𬌗面,或使相邻两牙边缘嵴的高度尽可能一致;磨出发育沟形态,使食物有溢出通道;还可将牙齿邻面和轴面角进行磨改,以加大外展隙,恢复点状接触。

需要注意的是,磨改过度磨损的牙齿易发生牙本质敏感,操作应轻巧,间断或分次磨改,同时进行脱敏治疗。

(五)松牙固定术

松牙固定术主要是用牙周夹板将松动的患牙连接并固定在健康稳固的邻牙上,形成一个咀嚼群体,从而分散𬌗力,减轻患牙负担。常用的牙周夹板可分为暂时性夹板与永久性夹板两类。

1. 暂时性夹板

暂时性夹板包括不锈钢丝联合复合树脂夹板、光敏树脂黏合夹板和纤维夹板等。不锈钢丝联合复合树脂夹板仅适用于前牙,尤其是下前牙,这种夹板比较牢固,维持时间较长,一般可达 1 年左右或更长,因此适用于牙周治疗后牙松动仍较明显者。光敏树脂黏合夹板适用于牙周治疗前的临时性固定,固定数周后即可拆除。纤维夹板适合于下前牙的固定,维持时间可达 0.5～1 年,而且牙面没有明显的附加物,外形美观,易为患者接受。

2. 永久性夹板

永久性夹板是通过固定式或可摘式修复体制成的夹板,较耐用,能长期保持,适用于口内多数牙松动,尤其是前、后牙均有松动的情况,有缺牙者可制作带修复体的永久性夹板。

二、药物治疗

药物治疗是基础治疗的辅助手段,包括全身和局部药物治疗。老年人的用药原则及全身用药详见第七章(老年人口腔常用药物)。牙周局部用药途径很多,包括含漱、局部冲洗、涂布以及使用牙周袋内缓释和控释药物等。

（一）含漱药物

1. 氯己定

氯己定是一种广谱抗菌剂，能吸附于细菌表面，通过改变细胞膜结构，破坏其渗透平衡从而杀灭细菌。一般使用 0.12%～0.2% 的氯己定溶液，每次 10mL，含漱 1 分钟，每日 2～3 次。

2. 过氧化氢

过氧化氢作为一种氧化剂，可以有效抑制厌氧菌生长。超声治疗前常规使用 3% 过氧化氢液含漱 1 分钟，可减少治疗时喷雾中的细菌数。

3. 其他

三氯羟苯醚是一种非离子性的广谱抗菌剂，具有抗炎、抑制菌斑形成的双重作用。西吡氯烷是一种阳离子季铵化合物，通过与细菌细胞壁上带负电荷基团作用而杀灭细菌。氟化亚锡可有效抑制菌斑聚集，可用于牙周病的预防和辅助治疗。

（二）局部冲洗药物

1. 过氧化氢

过氧化氢具有清创、止血、灭菌、除臭等作用，急性牙周感染患者用 3% 过氧化氢溶液局部冲洗，有较好的疗效。龈上洁治术、龈下刮治术和根面平整术后可用 3% 过氧化氢溶液冲洗，有利于止血并清除牙周袋内残余的牙石、肉芽组织等。

2. 氯己定

氯己定是双胍类化合物，可有效杀灭革兰氏阳性菌、革兰氏阴性菌及真菌，但当牙周袋内有脓血时，会影响其杀菌作用。

3. 聚维酮碘

聚维酮碘即碘伏，是碘与表面活性剂的结合物，对病毒、革兰氏阳性菌、革兰氏阴性菌、真菌及螺旋体等均有杀灭作用。

（三）涂布药物

1. 碘甘油

碘甘油含碘、碘化钾、甘油等，刺激性小，有一定的抑菌、消炎收敛作用。

2. 聚维酮碘

聚维酮碘刺激性小、安全、低毒，可用于脓肿引流后的牙周袋内。

（四）缓释、控释药物

1. 缓释抗菌药物

盐酸米诺环素不仅具有抗菌作用，还能抑制胶原酶活性。2% 米诺环素软膏是一种可吸收的软膏状缓释剂。常用的甲硝唑缓释剂有 25% 的甲硝唑凝胶和甲硝唑药棒。

2. 控释抗菌药物

控释药物有两种，一种是不可降解的四环素控释纤维，另一种是可吸收的多西环素凝胶。

三、伴全身性疾病的牙周治疗

(一)糖尿病

糖尿病是一种常见的内分泌代谢疾病,常并发血管、视网膜、肾、神经系统病变及感染,严重影响身体健康。糖尿病也是牙周病的危险因素之一,目前已有学者提出牙周炎是糖尿病的第六并发症。随着生活方式的改变和老龄化进程的加速,我国糖尿病的患病率呈现快速上升趋势。临床研究发现,合并糖尿病的老年患者,其牙周炎病情一般较重,临床常表现为牙龈红肿明显而广泛,急性牙周脓肿反复发生,牙槽骨吸收严重,多个牙齿松动、移位,对常规牙周治疗反应欠佳,创面延迟愈合等(图 11-5)。老年糖尿病患者的牙周治疗宜遵循多次、短时、基础治疗为主的基本原则。初期以应急处理为主,待血糖水平控制较为稳定,或在内科治疗有保障的条件下再进行牙周基础治疗。治疗时需注意以下几点。

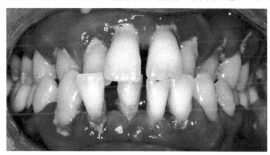

图 11-5 伴糖尿病的老年牙周病

1. 了解病史

了解患者家族史、糖尿病类型、病程长短、血糖控制水平、血糖监控状况、有无并发症、目前治疗情况和效果、治疗依从性等,必要时应咨询患者的内科医师。

2. 控制感染

糖尿病患者抗感染能力差,应加强口腔和全身健康教育。抗生素治疗对于糖尿病患者并非常规,但急性期感染和重度感染时,应给予抗生素控制感染,机械性根面清创的同时,短期应用抗生素有助于牙周组织愈合及控制血糖。

3. 制订周密的治疗计划,以非手术治疗为主

根据患者的血糖控制情况和全身健康状况制订个体化治疗方案,尽可能进行菌斑控制和牙周基础治疗。需要牙周手术治疗时,应在血糖控制、牙周基础治疗后,进行疗效评估再考虑。

牙周治疗前应了解患者的基本餐饮规律和就诊前的餐饮情况,结合用药情况充分评估治疗风险。如果用药后未进餐或进食后已过较长时间,会增加低血糖的发生率,因此,一般尽量安排在上午早饭后或服用降糖药后就诊,治疗时间应短,尽量控制在 2 小时以内。

血糖控制理想的患者[空腹血糖 4.4~6.1mmol/L,糖化血红蛋白(HbA1c)<6.5%],牙周治疗操作与健康者一样;血糖控制良好的患者(空腹血糖 6.1~7.0mmol/L,HbA1c 在

6.5％～7.5％之间），治疗当日按处方服药并合理进食，口腔治疗操作同全身健康者，以非手术治疗为主；血糖控制差的患者（空腹血糖＞7.0mmol/L，HbA1c＞7.5％），伴有并发症或者使用大剂量胰岛素者，选择非手术治疗，同时预防性使用抗生素，若必须进行手术治疗，尽可能控制 HbA1c＜10％时再进行；血糖控制极差的患者（空腹血糖＞11.4mmol/L），建议仅做对症急诊处理，如脓肿切开引流、局部用药、全身应用抗生素、口腔卫生指导等，待血糖控制后，再进行牙周常规治疗。

4. 加强牙周护理

向患者强调牙周日常护理的重要性，并定期（1～3 个月）进行复诊。

（二）心脑血管疾病

心脑血管疾病是老年人的常见病多发病。目前研究表明，牙周病与心脑血管疾病密切相关。如果老年患者牙齿缺失较多，牙周感染较重，尤其是血液 C 反应蛋白或其他炎症因子水平明显升高时，应警惕对心脑血管系统的潜在危害，积极进行牙周检查、评估和治疗，控制菌斑量，消除炎症。牙周治疗有助于降低系统感染程度，降低心脑血管意外的风险。治疗时需注意以下几点。

1. 了解系统病史，仔细检查牙周状况

病史采集尽量全面，包括既往发作、用药情况、有无其他危险因素等。临床牙周检查要细致，积极阻断牙周感染。

2. 与内科医师密切合作，与患者良好沟通

咨询内科医师，必要时与其讨论治疗方案、治疗时机、用药选择等。尤其既往发作过的患者，要考虑可能出现的并发症及应对措施。对于不稳定型心绞痛患者，一般只进行急症处置，在内科医师指导下再择期实施其他治疗。与患者积极沟通，充分解释病情，告知可能的潜在危害及风险，告知治疗计划和目的等，同时舒缓患者的紧张情绪，减轻患者思想负担，使之能积极配合治疗，同时进行有效地自我预防。

3. 预防性使用抗生素

对先天性心脏病、风湿性心脏病和有人工心脏瓣膜者，应预防性使用抗生素以防止感染性心内膜炎的发生；接受牙周检查或治疗的当天应服用抗生素；对牙周手术患者，抗生素应延长使用至拆线后。

4. 治疗时间

牙周治疗宜选在午后，避免清晨（尤其冬季）。有心肌梗死发作史或脑血管意外史的患者，应在病情稳定 6 个月后再考虑进行牙周治疗；缺血性心脏病患者如近期做过心脏搭桥、股动脉搭桥、血管成形术和动脉内膜切除术等，在进行选择性牙周治疗前，应先咨询其内科医师，确定患者心脏受损或动脉阻塞的程度、患者病情稳定性，以及发生感染性心内膜炎或排异反应的可能性。

5. 有效镇痛

治疗中注意有效的镇痛、镇静，局麻药中肾上腺素的浓度不应超过 1∶100 000，避免使用血管收缩剂，注射时控制用量和注射速度，勿使麻醉药入血。诊室需备有急救设备、药物等。

6. 安装心脏起搏器患者的牙周治疗

首先应询问安装的时间、起搏器类型、使用情况等,以判定超声治疗是否会干扰起搏器。老式的起搏器是单电极的,会受到能产生电磁场的牙科器械(如超声洁牙机、电刀等设备)的干扰。新式起搏器为双电极,一般不受牙科器械干扰。此外,与内科医师会诊了解患者目前的心脏状况、起搏器或自动式心脏复律-除颤器的类型,判断是否需采取预防性措施。当发生心律失常时,自动式心脏复律-除颤器会无预兆地自发启动,患者身体可突然移动,此时如果正在进行牙科治疗就可能受到伤害。因此,在牙周治疗时可使用咬合垫或其他设备,避免意外伤害。

7. 高血压患者的牙周治疗

牙周治疗前一定要控制血压,询问患者是否按时服药、本次就诊前是否服药。若患者高血压未控制,则不能进行常规的牙周治疗。牙周治疗中要注意减小患者的精神压力。高血压前期的患者(收缩压 120~139mmHg 或舒张压 80~89mmHg),牙周治疗与健康人相同。一期高血压患者(收缩压 140~159mmHg 或舒张压 90~99mmHg)的牙周治疗与健康人相同,每次就诊时需测量血压,告知患者血压情况,并常规进行内科咨询。二期高血压患者(收缩压≥160mmHg 或舒张压≥100mmHg)应常规咨询内科,每次就诊时测量血压并告知其血压情况,如果收缩压<180mmHg 和舒张压<110mmHg,可选择性地进行牙周治疗,如常规检查、预防性洁治、牙周非手术治疗等;如果收缩压≥180mmHg 或舒张压≥110mmHg,建议立即进行内科治疗,牙周治疗只进行急症处理,以减轻疼痛、减少出血和感染。

总之,对于伴有心脑血管疾病的老年牙周病患者,如果是非急性期或无明显的心脑血管指标异常,其牙周基本治疗原则与单纯牙周病患者相同,如果心脑血管疾病较重,应仔细了解其病情,咨询内科医师,然后制订牙周治疗计划。

(三)凝血功能异常

凝血功能异常可能与血液系统疾病有关,也可能与高血压、心脑血管疾病、严重肝病,或长期服用抗凝剂有关,在牙周诊疗过程中应加以考虑、鉴别并采取应对措施。治疗时需注意以下几点。

1. 仔细询问病史

了解是否有血液系统或肝脏疾病等,既往是否易发生皮肤瘀斑、鼻出血、出血难止等情况,是否应用抗凝药及应用时间等。

2. 与内科医师密切合作

伴有血小板减少性紫癜、血友病等血液病或其他导致异常出血疾病的患者,应与内科医师密切协作,商讨治疗方案及防护措施。

3. 血液检查

对于出血较多,尤其是出血量与局部刺激因素不成比例的牙周炎患者,在进行牙周洁治、龈下刮治或牙周手术治疗前,应进行血液化验检查,如血常规,出、凝血时间和凝血酶原时间等。

4. 牙周治疗要谨慎

牙周专科检查和治疗操作应轻柔,尽量减少创伤,可以分次、分区域实施牙周基础治疗。

治疗结束时轻轻压迫牙龈并仔细检查有无残留的肉芽组织及渗血,必要时应观察30分钟,确认局部无活动性出血时,再让患者离开,手术治疗宜慎重,在全身状况较稳定的条件下再进行。

5. 口腔卫生指导

此类患者常常因恐惧口腔出血而刻意减少或停止刷牙等常规口腔卫生保健措施,应针对性进行口腔卫生宣教,坚持正确的日常口腔保健措施。

(四)传染性疾病

对于有肝炎、结核病、HIV 感染、梅毒等传染性疾病的老年牙周病患者,其牙周临床检查、诊断、治疗的基本原则与单纯牙周病患者相同,但应特别注意消毒、交叉感染和诊疗环境防护等。活动性传染病不做常规牙周治疗,在严格防止交叉感染的条件下,可应急处理。治疗时需注意以下几点。

1. 了解病史,咨询内科医师

了解并判断病情进展程度以及是否处于急性期,必要时向内科医师咨询,以确定牙周治疗的时机和内容。

2. "一致对待"原则

有些患者可能不知道自己患有传染性疾病或不向医师报告,在临床上应按"一致对待(universal precaution)"的原则来处理,即假定每位患者均患有血源性传播的感染性疾病,诊治过程中一律按严格的防交叉感染原则进行,必要时做相关的化验检查,确定恰当的治疗程序、操作技术和治疗场所,并采取相应的防范措施。

3. 肝病患者

经肝脏代谢的药物需注意控制使用,以减少肝脏负担。

4. HIV 患者

HIV 相关的牙龈红斑对洁刮治等菌斑控制治疗效果可能不明显,可含漱 0.12% 的氯己定液以降低感染;患牙周炎的 HIV 患者应用甲硝唑可能有助于减轻急性疼痛,并促进组织愈合,若伴真菌感染,可同时进行抗真菌治疗。

5. 以牙周基础治疗为主,操作尽量采用手工器械

如采用超声器械或高速手机等操作,要注意自我防护和对诊疗设备与环境的防护,操作结束后严格消毒,尽量避免手术治疗。

(五)需放疗的头颈部肿瘤患者

患有头颈部肿瘤的患者,放疗是常规治疗之一,但放疗可能会降低机体抵抗力,导致局部骨组织和软组织损伤,出现一系列的口腔并发症。牙周组织对于高剂量的放射线较敏感,可能会增加患牙周病的风险,影响骨愈合甚至发生骨坏死。因此,应告知患者放疗可能影响牙周病情及导致并发症,而且放疗后不宜进行有创治疗。为改善口腔环境、减少感染机会,建议牙周病患者于放疗前进行常规的牙周洁、刮治术,尤其对于照射部位的患牙,牙周治疗至少应在放疗前1~2周完成。

(六)器官移植者

器官移植者服用免疫抑制剂后机体抵抗力下降,抗免疫排斥药物容易引起药物性牙龈肥大,加上口腔自洁作用下降,牙周感染的可能性高,宜预防性检查和治疗,以降低移植并发症的发生率和严重程度。治疗时需注意以下几方面问题。

(1)与外科医师加强沟通,咨询外科医师,并讨论牙周治疗的时机和内容。

(2)应用抗生素。移植后免疫抑制剂会增加口腔感染的风险,因此,牙周治疗前后宜使用一定的抗生素预防感染。

(3)对于肾移植患者,由于肾代谢功能下降,牙周治疗中所使用药物的半衰期延长,因此,应注意调整药物剂量及使用的间隔时间。

(4)牙周有创治疗应尽量安排在移植完成3个月后,待病情稳定再进行。

四、手术治疗

基础治疗后1~3个月,需对老年患者牙周状况再进行全面评估,包括菌斑控制情况、牙周袋深度、牙齿松动度、牙槽骨形态等,牙周袋深度在5mm以上且探诊出血,或某些部位牙石难以彻底清除,牙龈和骨形态不良、膜龈关系不正常时,在患者全身状况允许的情况下,可以考虑进行牙周手术治疗。

(一)翻瓣术

翻瓣术(flap surgery)是最基本、最常用的牙周手术,通过切除部分牙周袋及袋内壁并翻开黏膜骨膜瓣,可以在直视下彻底刮除根面或根分叉处的牙石及炎性肉芽组织,必要时还可修整牙槽骨,改正牙周软硬组织的外形,使牙周袋变浅或消除牙周袋。

(二)牙龈切除术及牙龈成形术

牙龈切除术(gingivectomy)是通过手术方法切除某些部位中等深度的牙周袋或增生肥大的牙龈组织,重建牙龈的生理外形及正常的龈沟。牙龈成形术(gingivoplasty)与牙龈切除术类似,目的是修整牙龈形态,重建牙龈正常的生理外形。这两者常合并使用。

(三)根分叉病变的手术治疗

对于根分叉病变较轻、牙周袋浅者,可行彻底的龈下刮治及根面平整,并刮除袋壁肉芽组织。对于病变较重且牙周袋深的老年人,如果身体状况能承受手术,可行根向复位瓣手术和骨成形术,重建有利于菌斑控制的生理外形。如果患牙仅有一个牙根病变较重,可考虑根分叉术,术前进行根管治疗,上颌磨牙的颊根适宜截根术(root resection);下颌磨牙适宜牙半切除术(hemisection)、分根术(root bisection)。如果是高龄老人或身体虚弱者,只进行牙周袋的部分切除,暴露根分叉区,便于患者控制菌斑。

(四)植骨术

植骨术是在垂直型骨吸收或根分叉病变处,通过移植自体骨、异体骨或者骨替代品修复牙槽骨缺损。

(五)引导性组织再生术

引导性组织再生术(guided tissue regeneration,GTR)是在牙周手术中通过植入生物屏障膜材料,选择性保证和引导具有形成新附着能力的牙周膜细胞优先贴附于根面,并在原已暴露于牙周袋内的根面上形成新的牙骨质、牙周膜和牙槽骨。

(六)膜龈手术

对于个别牙或少数前牙牙龈退缩而影响义齿修复或固位者,可采用侧向转位瓣术

(laterally positioned flap)、游离龈移植术(free gingival graft)、结缔组织移植术(connective tissue graft)等膜龈手术进行治疗。

五、疗效维护

牙周基础治疗结束后进入维护期,也称牙周支持治疗(supportive periodontal therapy, SPT),它是预防牙周病复发、维持牙周治疗长期疗效的有效手段。牙周支持治疗针对患者既往病情,评估其口腔卫生状况、菌斑控制、各种牙周病危险因素以及临床牙周状况等,因人而异地进行个性化治疗。牙周支持治疗的主要目的有:①通过定期复查,监测患者的牙周状况,采取必要治疗措施预防和减少牙周再感染和牙周炎复发;②及时发现和处理口腔不良状况以及其他疾病;③预防和减少牙齿以及种植体的缺失。其主要内容有以下几个方面。

1. 加强与患者的沟通和菌斑控制

机械性菌斑控制是预防和控制牙周病的基础治疗。自我菌斑控制效果取决于患者的主观意愿、对疾病的认知程度、所获得的口腔卫生指导、使用的口腔洁具类型和操作熟练程度。因此,对于老年牙周病患者,从初诊开始就应告知其目前的口腔卫生状况及相应的治疗计划,提高患者对牙周病的认识,激发其维护口腔卫生的主观能动性,建立良好的口腔卫生习惯,同时进行各种治疗,并辅以口腔卫生指导,纠正不良口腔卫生行为。

在患者自我菌斑控制的基础上,定期进行专业的机械性菌斑控制。针对老年患者无法清洁或易忽视的牙面、区域进行洁治,使牙的各个面都清洁到位,使牙周组织处于一个健康、安全的环境中。

2. 评估病情

了解患者的全身健康状况,如糖尿病、心脑血管疾病的控制情况、用药情况、是否戒烟等。同时,对牙周状况进行评估,包括菌斑指数、探诊深度、炎症情况、牙龈退缩程度、附着水平、牙齿松动度、根分叉病变等,并与上次复查结果进行比较。每隔 6~12 个月对个别重点牙或全口牙拍摄 X 线片监测牙槽骨变化。

多数老年患者在维护期内难以坚持菌斑控制,建议用菌斑显示剂向患者展示其口腔卫生状况,并进行必要的强化指导。菌斑控制指数(plague control record,PCR)20% 以下较为理想,40% 以下为可接受。

探诊出血是简便易行的判断牙龈有无炎症的客观指标,用钝探针探至袋底或在袋内轻轻划过,观察有无出血。一般认为全口探诊出血(+)的位点应控制在 20%~25% 以下,若探诊出血(+)位点>25%,应缩短复查间隔期。

此外,还应检查有无根面龋、牙的功能状态、咬合关系、种植体的稳定性、修复体和基台情况以及其他口腔疾病进展情况等。总之,应及时发现使疾病复发的危险因素。

3. 实施相应的治疗

根据检查所见,给予相应的治疗,其中,口腔卫生指导和全口洁治是必不可少的。对于口腔卫生状况良好的患者,可进行预防性洁治。对于探诊深度≤3mm 的部位,可以不进行龈下刮治。有些牙位尽管探诊深度仍在 4~5mm,但菌斑控制状况良好,探诊出血(-),如果能坚持牙周支持治疗,则不一定会发生新的破坏,故可严密观察,先不采取复杂的牙周治疗。及时发现和治疗促进菌斑滞留的因素,如充填体悬突、不良修复体以及未治疗龋齿等。

若有较广泛的复发或加重,则应及时中断维护期治疗,寻找危险因素(如全身相关疾病、吸烟及营养失衡等),重新制订全面的治疗计划,包括局部或全身使用抗生素以及采取牙周手术等措施控制病情。

4. 确定复查间隔期及治疗时间

老年牙龈炎患者每隔6～12个月应进行一次维护治疗。对于大多数老年牙周炎患者,牙周积极治疗后的第一年为重点时期,应定期复查并在医师指导下强化口腔卫生措施。维护治疗初期,每隔1～3个月复查一次,尤其是依从性差、不重视自我口腔保健者,最好1～2个月复查一次,待疗效稳定后,再按照个人的临床状况及评估结果做相应调整,逐步延长间隔期。

一次维护治疗用时45～60分钟,每个患者的维护治疗时间可根据如下因素确定:①患者的依从性;②全身健康状况、危险因素;③口腔中余留牙数目、种植体数目;④菌斑控制状况;⑤牙周袋的深度及分布情况;⑥牙周并发症的发生情况;⑦机械性治疗的难易程度;⑧以前维护治疗的间隔期。

5. 提高患者的依从性

大量临床研究表明,无论是手术治疗还是非手术治疗,牙周病情改善都发生在第一年,此后只要定期进行牙周支持治疗,病情基本可保持稳定。但很多老年患者在病情明显好转、症状消失后就认为牙周病已彻底治愈,不愿定期复查。因此,牙周专科医师应向患者反复强调牙周支持治疗的必要性和重要性,提高患者的依从性,保持疗效,避免反复治疗。

6. 种植术后支持治疗

目前,种植体修复逐渐成为牙周病患者修复缺失牙的主要方式之一。种植体牙周支持治疗的目的是控制菌斑,消除感染,预防种植体周围炎的发生。牙周病患者种植术后至少每年应复查一次,并根据口腔卫生状况调整复诊次数。牙周检查内容包括余留牙牙周以及种植体周围组织状况的检查。如果发生种植体周围炎,针对种植体周围组织病变的治疗,可根据 A. Mombelli 和 N. P. Lang 提出的建议,国内称之为"渐进式阻截支持疗法"(cumulative interceptive supportive therapy,CIST),即根据临床检查结果、影像学诊断制订相应治疗方案,防止种植体周围组织病变的进一步发展。

 知识拓展

牙周光动力疗法

光动力疗法(photodynamic therapy,PDT)是医学与光化学、光物理学、光生物学等多学科交叉渗透而形成的一种新的疾病治疗手段。它以光敏剂、光源和氧的相互作用为治疗基础。光敏剂是一种化学物质,它能选择性地集中于细菌膜系统上,尤其是细胞壁,在适当波长光的激发下发生光化学反应并把能量传递给周围的氧,从而产生多种活性氧(reactive oxygen species,ROS),ROS 与细菌的多种生物大分子如脂肪酸、氨基酸、核酸等相互作用,产生毒性产物,直接破坏细菌的细胞壁和膜系统,导致细菌死亡。近年来,国内外科学家逐渐将 PDT 应用于牙周病的辅助治疗中。PDT 治疗牙周病的优点主要包括以下几方面。

(1)患者痛苦小。PDT 治疗时间短,不需麻醉,安全性高,可以减轻患者的焦虑感,并减轻牙本质过敏的症状。

（2）对邻近组织损伤小。通过光化学反应产生的 ROS 仅对细菌发挥作用，不会损伤根面邻近组织及牙龈组织等，有助于减少治疗过程中的牙龈出血。

（3）疗效好。牙周 PDT 选择激光作为光源，激光能显著提高 ROS 对牙周袋内细菌的杀灭作用，并能作用于机械治疗难以到达的部位（如根分叉区），同时可以改变龈下菌斑的组成结构，降低感染，促进牙周组织愈合。

（4）避免药物治疗的不良反应。PDT 能有效杀灭各种微生物，避免了应用抗生素导致的耐药菌产生、菌群失调及其他药物不良反应。

 同步练习

一、单项选择题

1. 非附着性龈下菌斑为主的细菌是（　　）
   A. 需氧或兼性厌氧菌　　　　　　　　　B. 革兰氏阴性厌氧菌
   C. 革兰氏阳性兼性厌氧菌及专性厌氧菌　　D. 变异链球菌
   E. 唾液链球菌

2. 老年牙周病的局部促进因素应除外（　　）
   A. 牙石　　　　　　B. 食物嵌塞　　　　　C. 创伤性𬌗力
   D. 细菌　　　　　　E. 不良修复体

3. 下列不属于老年牙周炎的伴发病变的是（　　）
   A. 牙龈退缩　　　　B. 牙周脓肿　　　　　C. 牙周-牙髓联合病变
   D. 牙龈脓肿　　　　E. 根分叉病变

4. 龈下刮治刮除牙石时，工作端与牙面之间的最佳角度是（　　）
   A. 110°　　　　　　B. 60°　　　　　　　C. 80°
   D. 90°　　　　　　E. 45°

5. 老年牙周病患者全身病史的询问应除外（　　）
   A. 传染病史　　　　B. 糖尿病史　　　　　C. 个人史
   D. 药物过敏史　　　E. 心血管疾病史

二、简答题

1. 简述老年牙周病的病因。
2. 简述老年牙周炎的临床特点。
3. 简述老年牙周病的治疗应注意哪些方面。

参考文献

[1] 孟焕新. 牙周病学[M]. 4 版. 北京：人民卫生出版社，2012.

[2] 陈慧美，周学东. 老年口腔医学[M]. 成都：四川大学出版社，2001.

[3] 刘洪臣. 老年口腔医学[M]. 北京：人民军医出版社，2002.

[4] NEWMAN M G，TAKEI H，KLOKKEVOLD P R，et al. Carranza's clinical

periodontology[M]. 12th ed. Philadelphia：WB Saunders，2014.

[5] MICHAEL G. The oral-systemic health connection：A guide to patient care[M]. Berlin：Quintessence Pub Co，2014.

[6] DENTINO A，LEE S，MAILHOT J，et al. Principles of periodontology[J]. Periodontol 2000，2013，61(1)：16－53.

[7] HEITZ-MAYFIELD L J，LANG N P. Surgical and nonsurgical periodontal therapy. Learned and unlearned concepts[J]. Periodontol 2000，2013，62(1)：218－231.

[8] SAMBUNJAK D，NICKERSON J W，POKLEPOVIC T，et al. Flossing for the management of periodontal diseases and dental caries in adults[J]. Cochrane Data base Syst Rev，2011，(12)：CD008829.

[9] BAELUM V，LÓPEZ R. Periodontal disease epidemiology—learned and unlearned[J]. Periodontol ，2000，62(1)：37－58.

[10] KAYE E Kl，VALENCIA A，BABA N，et al. Tooth loss and periodontal disease predict poor cognitive function in older men[J]. J Am Geriatr Soc，2010，58(4)：713－718.

（林崇韬　房付春　孙天语）

老年口腔黏膜病

▶ 学习目标

了解： 老年人常见口腔黏膜疾病的治疗原则。

熟悉： 引起老年常见口腔黏膜疾病的原因；导致白斑癌变的危险因素。

掌握： 各类口腔黏膜疾病的定义、主要临床表现及诊断要点。

第一节　引起口腔表征的老年常见全身疾病

口腔组织除了发生增龄性改变外，伴随着生理功能减退、全身器官衰老和系统性疾病，还可能引起各种口腔表征。

一、贫血

贫血是人体外周血红细胞容量减少，低于正常范围下限的一种临床症状。临床上常以血红蛋白（Hb）浓度作为指标。我国血液病学家认为，在我国海平面地区，成年男性Hb<120g/L，成年女性（非妊娠）Hb<110g/L，妊娠妇女 Hb<100g/L 为贫血。根据临床特点，贫血可有不同分类。按红细胞形态分为大细胞性贫血（如巨幼细胞贫血、骨髓增生异常综合征）、正常细胞性贫血（如再生障碍性贫血、溶血性贫血）和小细胞低色素性贫血；按贫血进展速度分为急性、慢性贫血；按血红蛋白浓度分为轻度、中度、重度和极重度贫血（如缺铁性贫血）；按骨髓红系增生情况，可分为增生性贫血和增生低下性贫血。

老年人的贫血一般为慢性贫血。有的贫血原因不明，有的与造血系统功能退化有关。随着年龄增长，牙齿脱落、味蕾萎缩和胃肠功能减退，影响营养物质的消化吸收，导致造血原料缺乏，红细胞或血红蛋白生成不足。此外，缺铁及慢性疾病如慢性胃炎、动脉硬化、糖尿病、感染性疾病、肿瘤等，也是引起老年人贫血的常见原因。

老年人常见的贫血类型为缺铁性贫血和巨幼细胞贫血。

（一）缺铁性贫血

1. 临床表现

口腔黏膜苍白，舌背丝状乳头及菌状乳头萎缩，导致舌面光滑。患者常有感觉异常、舌灼痛、口干等，可出现口角炎、口炎。口咽部黏膜萎缩严重者可出现吞咽困难。除口腔表现外，常有乏力、易疲倦、头晕、心悸、情绪不稳、注意力差、毛发干枯、指甲扁脆等。

2. 治疗

针对病因治疗,补充铁剂,口腔局部以对症治疗为主。

口服铁剂较注射铁剂方便、有效、不良反应轻,每日以补充 150～200mg 铁为宜,餐后服用胃肠道反应小且易耐受。铁剂应避免与茶、钙盐及镁盐同时服用,否则不易吸收。若口服不耐受或吸收障碍,可用右旋糖酐铁或山梨醇铁肌内注射。饮食方面需注意补充含铁丰富的食物,同时,膳食中也应包括维生素丰富的食物。

(二)巨幼细胞贫血

1. 临床表现

萎缩性舌炎是巨幼细胞性贫血最常见的口腔表现。舌乳头萎缩导致舌面光滑,舌色亮红时,称为牛肉舌。内因子缺乏导致维生素 B_{12} 吸收障碍而引起的萎缩性舌炎又称为默勒舌炎(Moeller glossitis)。通常起病缓慢,患者除具有一般贫血症状外,还有消化系统、神经系统和精神系统症状。

2. 治疗

针对病因治疗,补充叶酸、维生素 B_{12} 等营养物质,口腔局部以对症治疗为主。

知识拓展

贫血的细胞学分类

大细胞性贫血是指 MCV(fL)＞100、MCHC(％)为 32～35,常见于巨幼细胞贫血、骨髓增生异常综合征、肝疾病。正常细胞性贫血是指 MCV(fL)为 80～100、MCHC(％)为 32～35,常见于再生障碍性贫血、溶血性贫血、骨髓病性贫血、急性失血。小细胞低色素性贫血是指 MCV(fL)＜80、MCHC(％)＜32,常见于缺铁性贫血、铁粒幼细胞性贫血、珠蛋白生成障碍性贫血。

二、维生素缺乏

维生素是机体某些辅酶的主要成分,对促进生长发育、延缓衰老和调节人体生理功能有重要作用。随年龄增长,老年人咀嚼、吞咽、消化及吸收效率下降,导致营养状态差;激素和酶生成减少,肠道细胞的衰老变化也影响营养物质在体内的代谢过程。另外,老年人基础能量需求降低,饮食摄入降低,食物质量下降可能导致老年人面临更多疾病风险。社会、经济等因素也可影响营养的摄取。

(一)维生素 B_{12} 缺乏症

随着年龄增长,人体对食物中维生素 B_{12} 的生物利用度下降。据报道,40％～50％ 的 80 岁以上老年人存在严重的维生素 B_{12} 运输和释放障碍。

1. 临床表现

维生素 B_{12} 缺乏者可表现为抑郁、失眠、记忆力下降、幻想、妄想甚至精神错乱等,口腔可有烧灼感、疼痛、味觉改变,黏膜易损伤,出现血疱、红斑样病损、糜烂、溃疡、萎缩性舌炎、吞咽困难等。

2. 治疗

针对病因治疗,补充维生素 B_{12},口腔局部对症治疗。

(二)维生素 C 缺乏症

目前,建议 50 岁以上男性每日摄入维生素 C 90mg、女性每日 75mg。机体维生素 C 的储备与膳食、疾病等相关。积极治疗慢性疾病如肺部疾病、动脉粥样硬化、老年性白内障、癌症、认知功能下降和器官退行性疾病有益于提高机体对维生素 C 的摄取。

1. 临床表现

牙龈炎、牙龈出血是常见的早期表现。牙龈充血水肿,呈暗红色,表面可有糜烂、溃疡,常伴有疼痛和血腥样口臭。有些患者舌缘、腭部、颊部黏膜可见瘀点、瘀斑。患者全身乏力,精神抑郁,厌食,皮肤苍白,可有瘀点、瘀斑,也可出现血尿、便血、月经过多、关节肌肉痛。

2. 治疗

去除病因。每日口服维生素 C 200～500mg。保持口腔卫生,预防继发感染。多进食富含维生素 C 的食物。

三、糖尿病

随着衰老,糖尿病发病率增加,糖尿病改变药物的药代动力学和药效学,而饮食限制也影响了老年人的生理功能。与非糖尿病老年患者相比,糖尿病老年患者认知功能可能下降,导致患者自我管理及治疗依从性下降。抑郁症也常见于糖尿病人群,未控制的抑郁症可能影响口腔病损和糖尿病的全面管理。此外,糖尿病患者常多重用药,药物间相互作用也增加了口腔病损治疗的难度。

1. 临床表现

糖尿病与牙周病(包括牙龈炎和牙周炎)之间的强关联值得引起口腔医生注意。糖尿病可使牙周情况恶化,糟糕的牙周状况可以使糖尿病难以控制。糖尿病患者常见牙周病、口腔黏膜干燥、唾液少而黏稠、唾液腺肿大、舌丝状乳头萎缩、菌状乳头充血和伤口愈合延迟,且易伴发细菌和真菌感染。患者常感黏膜疼痛,口干和味觉异常。糖尿病引起的代谢紊乱表现为多尿、多饮、多食和体重("三多一少"症状),可见视力模糊、皮肤瘙痒等其他并发症和伴发病。

2. 治疗

糖尿病的治疗应从卫生宣教、营养治疗、体育锻炼、药物治疗和监测血糖等方面进行。口腔病损的治疗包括局部保守治疗和血糖控制后的手术治疗。

第二节　老年口腔黏膜常见病损

随着年龄的增加,口腔黏膜也出现一系列增龄性变化,生活习惯、系统性疾病和药物治疗等的累积效应,使得老年人的口腔黏膜生理和病理呈现独特改变,认识这些改变对有效防治老年口腔黏膜病更具重要意义。

一、萎缩

萎缩(atrophy)是组织细胞体积变小,但数量不减少。萎缩的原因包括营养不良、血液循环障碍、激素撤退、靶器官神经支持丧失、细胞凋亡过量、缺乏运动或失用性萎缩。萎缩性舌炎时,舌乳头萎缩使舌背表面呈光滑状,患者可有疼痛感。

二、溃疡与糜烂

溃疡(ulcer)是黏膜上皮的完整性发生持续性缺损或破坏,其表层坏死脱落而形成凹陷。浅表的溃疡只破坏上皮层,愈后无疤痕。溃疡若深达黏膜下层,愈合后会遗留疤痕。老年人体重减轻、营养不良时易激发溃疡形成。

糜烂(erosion)是黏膜的浅表性缺损,即上皮部分缺损,但不损及基底细胞层。其大小形状不定,边界不清,呈红色。糜烂常见于天疱疮上皮内疱溃破后、不当义齿造成的浅表机械创伤。

三、斑疹与斑片

斑疹(macule)与斑片(patch)一般指不高出皮肤表面的局限性皮肤颜色改变。直径小于2cm的病损称为斑疹,大于2cm的称为斑片。口腔白斑是一种潜在恶性口腔黏膜病,表现为不可拭去的白色斑或斑片状病损。老年人义齿使用不当会造成局部黏膜呈白色的过角化。

四、疱

疱(vesicle)是指黏膜或皮肤内贮存液体成腔,通常呈圆形,突起,直径小于1cm。若疱位于上皮内层,则称为上皮内疱;若位于上皮下层,则称为上皮下疱。老年人患疱多与病毒感染、药物过敏、烫伤等有关。

五、皲裂

皲裂(rhagades)是黏膜表面的线状开裂,易发生于转折或活动度较大的黏膜区域,如核黄素缺乏引起的口角炎。

六、结节

结节(nodule)是可触及的局限性圆形、椭圆形或不规则形病损,大小不一。

第三节 老年常见口腔黏膜病

一、口腔白斑

口腔白斑(oral leukoplakia)是发生于口腔黏膜的、以白色为主的损害,不能擦去,也不能以临床和组织病理学的方法诊断为其他可定义的损害。本病属于潜在恶性疾患范畴,不包括去除吸烟、局部摩擦等因素后可以消退的单纯过度角化病。口腔白斑的患病率为

0.5%～3.46%,好发于中老年男性,病因不明,可能与吸烟相关。

1. 临床表现

口腔白斑可发生于口腔的任何部位。患者可无症状或仅有局部粗糙感,溃疡或癌变时可有刺激痛或自发痛。临床上分为均质型与非均质型两大类。均质型呈白色或灰白色平坦斑块状损害或皱褶状损害,其癌变风险相对较低;非均质型可呈红白相间病损(红白斑),也可以是颗粒状、结节状或疣状,癌变风险较高。

增殖性疣状白斑是疣状白斑(verrucous leukoplakia)的一个亚型,多见于老年女性,呈多病灶,易复发,并且持续进展,癌变风险高。

2. 病理表现

口腔白斑的病理表现为上皮过度正角化或过度不全角化,粒层明显和(或)棘层增厚,上皮钉突伸长或变粗,伴或不伴有固有层和黏膜下层炎细胞浸润。在上述非特异性上皮增生的情况下,可无上皮异常增生或有上皮异常增生。WHO 建议在口腔白斑的病理诊断报告中必须注明是否伴有上皮异常增生。

3. 诊断

口腔白斑的诊断需依据临床和病理表现。口腔白斑具有恶变可能,评估恶变风险是诊断和制订治疗方案的首要。光镜检查下有无异常增生及异常增生程度对预测癌变最有价值,是目前预测白斑癌变风险的金标准。具有以下特征者癌变风险较大:①上皮异常增生者;②非均质型;③白斑位于舌缘、舌腹、口底、口角;④伴有白色念珠菌、HPV 感染者;⑤口腔白斑病程较长;⑥不吸烟女性患者(特发性口腔白斑);⑦白斑面积大于 200mm² 。

4. 治疗

口腔白斑是上皮鳞癌的重要来源,发病机制不明,目前尚无根治的方法。加强卫生宣教,消除局部刺激因素,监测和预防恶变是本病的诊疗原则;去角化药物治疗、组织病理活检和定期随访是本病的主要治疗手段。

 知识拓展

白斑的 OLEP 分级体系

WHO 和中华医学会口腔黏膜病学专业委员会根据口腔白斑病损大小及组织病理特征,推荐采用 OLEP 分级系统对口腔白斑治疗与处理统一报告和记录。

损害的大小(lesion size,L):L1,单个或多发白斑总直径<2cm;L2,单个或多个损害的最大径或其和介于 2～4cm;L3,单个或多个损害的最大径或其和>4cm;LX,损害大小不确定。

组织病理学特点(pathology,P):P0,没有上皮异常增生(包括没有或可能轻微的上皮异常增生);P1,轻或中度上皮异常增生;P2,重度上皮异常增生;PX,缺乏或存在上皮异常增生但病理报告中未具体说明。

OLEP 分级:Ⅰ,L1P0;Ⅱ,L2P0;Ⅲ,L3P0 或 L1L2P1;Ⅳ,L3P1,L(任意)P2。

二、扁平苔藓

扁平苔藓(lichen planus)是一种慢性炎症性黏膜皮肤病。本病被认为是 T 细胞介导的免疫性疾病,其病因尚不清楚。口腔扁平苔藓的患病率为 0.5% 到 4%,常见于女性。

1. 临床表现

口腔扁平苔藓可表现为网状、树枝状、环状或半环状等多种形状的白色、灰白色花纹,萎缩,丘疹,糜烂,疱或红斑病损。有别于接触性口腔黏膜扁平苔藓反应,本病病损通常双侧对称,病损可以发生在口腔黏膜的任何部位,受累较多的是颊部黏膜、牙龈、舌背黏膜、唇黏膜和唇红。颊黏膜扁平苔藓通常表现为树枝状、花纹状病损。牙龈黏膜受损表现为慢性剥脱性牙龈炎。舌背黏膜扁平苔藓更倾向于斑块状。可有不同程度疼痛,影响患者的生活质量。除口腔病损外,扁平苔藓可以涉及头皮、指甲、结膜、食管、喉、尿道、外阴、阴道及肛周区。目前认为口腔扁平苔藓是一种潜在恶性疾病,癌变率为 1%~3%。

2. 病理表现

本病组织病理学表现为上皮过角化,基底层液化变性,固有层淋巴细胞呈带状浸润,棘层、基底层或固有层可见大量的嗜酸性胶样小体。

3. 诊断

一般根据病史和临床检查即可做出诊断,必要时结合组织病理学检查,排除其他白色病损可确诊或评估恶变风险。

4. 治疗

本病病因不明,目前尚无根治方法。治疗以缓解症状,提高生活质量为主。无症状患者无须治疗。糜烂性病变可局部和口服药物治疗,糖皮质激素为一线用药。保持口腔卫生和良好的生活习惯,进行专业的牙周护理,对口腔扁平苔藓患者,尤其是老年患者很重要。

重度糜烂型口腔扁平苔藓患者若无糖皮质激素禁忌证,应考虑全身使用糖皮质激素。泼尼松剂量不超过 1mg/(kg·d),临床上多采用小剂量治疗,一般 15~30mg/d,同时配合局部应用糖皮质激素。长期使用应注意糖皮质激素的不良反应,如满月脸、水牛背、高血压、血糖升高等。

糖皮质激素应用禁忌或使用无效者,可选用免疫抑制剂如硫唑嘌呤、羟氯喹、沙利度胺等。需长期用药治疗者,可改服雷公藤或昆明山海棠,用药时须密切观察药物不良反应。此外,可根据临床情况采用物理疗法或中医药治疗。病情顽固或发展者,须活检,定期随访以防癌变。

三、盘状红斑狼疮

盘状红斑狼疮(discoid lupus erythematosus,DLE)是一种慢性皮肤黏膜结缔组织疾病。盘状红斑狼疮患者 5%~10% 可能发展为系统性红斑狼疮。口腔盘状红斑狼疮好发于中年妇女,与慢性皮肤红斑狼疮亚型相比,其病程表现为良性。局限性口腔盘状红斑狼疮通常波及到头部和颈部,尤其是头皮和耳朵。全身性盘状红斑狼疮通常出现在颈部以上或以下,并可能涉及前臂和手。

1. 临床表现

盘状红斑狼疮可发生在黏膜表面,如嘴唇、口腔、鼻腔与生殖器黏膜。口腔盘状红斑狼疮呈边界清晰、中央凹陷的红斑,呈盘状,可有色素沉着。暴露于太阳下或外伤时,可能加剧病情。口腔盘状红斑狼疮可能发生癌变,属于口腔潜在恶性疾患范畴。颊黏膜盘状红斑狼疮与扁平苔藓有类似表现,前者在中央萎缩状的红斑周围有放射状排列的白纹。

2. 病理表现和实验室检查

盘状红斑狼疮组织学检查显示上皮过度角化,粒层明显,棘层萎缩,基底角质形成细胞空泡变性,固有层毛细血管扩张,血管内可见玻璃样血栓。直接免疫荧光检查发现约90%的盘状红斑狼疮病损处可显示上皮基底膜区有狼疮带,为补体 C3 与 IgM 的免疫复合物。

3. 诊断

一般根据皮肤黏膜病损特点和实验室检查即可做出诊断。

4. 治疗

盘状红斑狼疮的治疗建议结合防晒、局部疗法和系统性用药。抗疟药(如羟氯喹)目前被认为是一线治疗药物。

羟氯喹有稳定溶酶体膜、光滤、抗血小板聚集以及黏附作用,对盘状红斑狼疮的治疗有效率可达80%以上。羟氯喹成人口服量为每日200~400mg,氯喹成人口服量为每日125~250mg。用药期间需注意眼部不良反应,每3~6个月进行眼科检查。对于顽固的盘状红斑狼疮,可使用沙利度胺治疗。另外,可酌情选用糖皮质激素、硫唑嘌呤或甲氨蝶呤等免疫抑制剂辅助治疗。非药物治疗包括光动力学疗法、激光疗法、冷冻疗法等,对盘状红斑狼疮有一定疗效。

四、口干燥症

口干燥症(xerostomia)是一种口腔内干燥的主观感受,不是独立的疾病,而是一种口腔症状。30%~50%的中老年人患有不同程度的口干燥症。其中,40~70岁人群发病率最高,最多见于更年期女性。常表现为口腔黏膜干燥感、异物感、烧灼感,严重时可出现嘴唇干裂、咽喉灼痛等。口干燥症常伴有眼干燥症、皮肤干燥、贫血、糖尿病和内分泌失调等。

1. 病因

口干燥症的病因主要有生理、病理、药物等因素。

(1)生理性口干:指生理功能改变而出现的口干。唾液由唾液腺分泌,正常成人每日分泌量为1000~1500mL。中午和傍晚是唾液分泌的两个高峰,早晨和上午分泌少,晚间睡眠后接近无分泌。由于老年人新陈代谢缓慢,唾液腺功能减退,腺导管变性,腺细胞萎缩,唾液分泌量减少,唾液成分也发生变化。所以老年人常有口干,且夜间症状加重。

(2)病理性口干:炎症、肿瘤等对唾液腺的破坏可造成口干。其他疾病,如舍格伦综合征、甲亢、糖尿病、维生素 B_2 缺乏症、贫血等也可出现不同程度的口干。老年人患舍格伦综合征、糖尿病和贫血等疾病较多,故病理性口干在老年患者占相当比例。

(3)药源性口干:有些药物具有抗副交感神经作用,抑制唾液分泌而导致药源性口干。老年人群患某些慢性疾病(如失眠、哮喘、高血压等)的比例较高,而抗精神疾病药、抗抑郁症药、降压药、镇静安眠药、利尿剂、止咳平喘药等影响唾液分泌。所以,老年患者常有药源性口干。

2. 危害

(1)增加口腔炎症。唾液有润滑口腔,软化食物,协助消化的作用,也可以抑菌,防止龋齿发生。唾液分泌量减少,导致牙齿和口腔黏膜的自洁作用减弱,龋齿、口腔溃疡、口腔念珠菌病、口角炎等疾病的发病率增加。

(2)影响食欲。口干燥症会引起口腔黏膜疼痛、味觉减退、咀嚼及吞咽食物困难。长此以往导致食欲减退,甚至引发消化道疾病。

(3)影响睡眠。口干燥症老年患者夜晚症状加重,影响睡眠质量,甚至导致难以入眠。安眠药物更会加重口干燥症状,导致恶性循环。

(4)掩盖其他疾病。老年性口干燥症常伴有其他疾病,如眼干燥症、舍格伦综合征、糖尿病和贫血等,而口干易作为表象掩盖一些其他的疾病。如果误诊为单纯口干燥症,不仅治疗效果差,还易延误疾病的诊治。

3. 治疗

本病的治疗原则为缓解症状,预防感染。

(1)改变饮食与行为习惯。首先,建议患者常漱口,少量多次饮水可以湿润口腔,缓解干燥症状。其次,应注意饮食平衡,食物干稀搭配,忌过咸、过甜、过辛辣、含咖啡因等刺激性食物,以清淡为宜。富含粗纤维的食物能刺激唾液腺分泌,宜多进食。患者应戒烟戒酒,以免引起呼吸道黏膜充血或发炎。养成按时入睡、不熬夜的良好生活习惯。积极参加体育活动,改正张口呼吸等不良习惯,应注意保持适宜的家居环境,注意居室的温度和湿度。

唾液替代物能替代天然唾液的黏附、润滑和保护作用,减轻患者口干、言语困难、吞咽困难等不适,并可预防口腔黏膜感染、龋齿等口腔疾病。常见替代物有人工唾液、凝胶剂、喷雾剂,以及含合成洗涤剂和渗透保护剂的特制牙膏。这些替代物旨在延长黏膜的湿润时间。人工唾液无矿物离子及溶菌酶成分,对口腔黏膜无刺激,但仍不能取代唾液作用。

(2)促进唾液分泌。常用药物有匹鲁卡品、西维美林、环戊硫酮等。匹鲁卡品是毒蕈碱 M_3 受体激动剂,有轻度的 β 肾上腺素能活性,对口干燥症的治疗作用明显,但可引起出汗、皮肤潮红、排尿次数增加等不良反应。西维美林作用持续时间比匹鲁卡品长,不良反应比匹鲁卡品小。环戊硫酮可增加毒蕈碱受体数量作用,起到增加腺体(如唾液腺、泪腺)分泌量,促进唾液分泌的作用。环戊硫酮对于原发性舍格伦综合征有显著疗效,可明显改善口干、眼干、鼻干及阴道黏膜干燥等症状,可拮抗由阿托品等 M 受体拮抗剂所致的唾液腺分泌抑制,纠正服用某些抗高血压药、利尿剂、抗抑郁药、镇静剂、抗帕金森病药等导致的药源性口干及口咽区放疗后引起的口干。

(3)中药治疗。中医学认为本病为脏腑功能紊乱,在治疗原发病症的同时采用辨证施治、标本兼治,可有效缓和或消除症状。

(4)非药物治疗:包括电刺激疗法和针灸治疗,但治疗效果尚有争议。

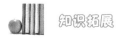 知识拓展

引起口干的常见药物及疾病

常见的可引起口干的药物包括阿托品、卡托普利、硝苯地平、氢氯噻嗪、呋塞米、多潘立酮、西沙比利、特非拉丁、西咪替丁、阿米替林、多塞平、曲唑酮、帕罗西汀、文拉法辛、奋乃静、氟哌啶醇、舒必利、可乐定、三唑氯安定、阿普唑仑、苯海索、东莨菪碱、金刚烷胺、异丙嗪等。有口干症状的病症包括神经病变、眼病变、糖尿病。

五、干燥综合征

舍格伦综合征(Sjögren syndrome,SS)又称干燥综合征,是一种自身免疫性疾病,其特征表现为外分泌腺的进行性破坏,导致口腔黏膜及结膜干燥,并伴有各种自身免疫性疾病特征。病变仅限于外分泌腺本身者称为原发性舍格伦综合征;而伴发类风湿关节炎、系统性硬皮病、系统性红斑狼疮等其他自身免疫病者称为继发性舍格伦综合征。

1. 临床表现

本病眼部临床症状可表现为眼睛干燥、瘙痒、沙砾感和酸痛,可能有光敏性/畏光、红斑、眼睛疲劳和视力下降等。渐进性角膜炎可能导致视力丧失。眼部并发症包括角膜溃疡、血管化、混浊和穿孔。另一个突出的症状是口干,该症状常与味觉障碍、进干食困难、长时间发言不适、口腔烧灼感、戴义齿不适、龋齿风险增加和口腔感染有关,特别是念珠菌病。同时,患者可有唾液减少或呈泡沫状、口腔黏膜柔弱和干燥、舌裂隙及乳头萎缩。舍格伦综合征患者腮腺和颌下腺肿大也很常见,通常表现为双侧腺体肿胀,无痛或轻微触痛。如果继发感染导致进一步肿胀,也能形成持久性单侧腺体肿大。约 7.5% 患者可恶变致淋巴瘤。持续性腺体扩大、紫癜、血管炎、肾功能改变和周围神经病变是淋巴瘤危险因素,特别当合并单克隆丙种球蛋白病,补体 C4 水平降低,$CD4^+$ T 淋巴细胞减少,IgG 抗体水平急剧增加或冷球蛋白血症应警惕淋巴瘤发生。

2. 实验室检查

70% 的患者血清抗 Ro/SSA 抗体阳性,50% 的患者血清抗 La/SSB 抗体阳性,高滴度的抗 La/SSB 反映疾病的活动水平,但是抗 Ro/SSA 和抗 La/SSB 对干燥综合征无特异性。

3. 诊断

本病的诊断需结合唾液腺和眼的主观症状和客观体征、组织病理学和血清学结果。

4. 治疗

目前,以循证医学为基础的治疗是有限的。本病尚无根治方法,治疗以改善症状,控制及延缓组织器官的损害及预防继发性感染为主。

对于口干、眼干局部治疗有一定效果,如人工泪液增加润滑,用催涎剂药物(毛果芸香碱)刺激唾液分泌,用漱口水缓解口干。匹鲁卡品(即毛果芸香碱)可刺激胆碱能受体,建议每日 3 次,每次 5mg,可增加唾液流量,但有抑制出汗、尿频、肠激惹等不良反应,禁忌证包括消化性溃疡、哮喘和闭角型青光眼。唾液减少易导致口腔白色念珠菌感染,需要抗真菌治疗。病情进展迅速时,可联合使用免疫抑制剂,如环磷酰胺、硫唑嘌呤等。若出现系统损害,则应根据受损器官及严重程度进行相应治疗。出现恶性淋巴瘤者,宜及时进行联合化疗。

六、灼口综合征

灼口综合征(burning mouth syndrome)是口腔的一种慢性疼痛性疾病,以烧灼感、刺痛或瘙痒为特点,而无任何器质性病变。这种感觉持续至少 4~6 个月,经常涉及舌,可能扩展到嘴唇和口腔其他部位黏膜,可伴随味觉障碍和口干感。本病有明确的性别和年龄倾向。女性发病率是男性的 2.5~7 倍。该病可影响任何年龄组,但平均年龄为 61 岁。

1. 病因

本病病因仍不明确,可能与多因素,如神经、内分泌、免疫、营养、传染病和医源性因素有关。50%灼口综合征患者有抑郁或焦虑,86%患者有人格障碍。本病最常见于围绝经期妇女,可能与雌、孕激素水平降低有关。更年期肾上腺皮质激素下降,神经活性甾体减少,导致口腔黏膜小神经纤维退行性变,这些变化导致烧灼痛。本病与糖尿病和甲状腺功能减退相关。灼口综合征患者对饮食中某些成分过敏,如山梨酸、肉桂、烟酸、丙二醇和苯甲酸。牙膏成分十二烷基硫酸钠导致口腔干燥,也可能与本病发展有关。自身免疫性疾病如舍格伦综合征、系统性红斑狼疮,也与本病相关。本病还被认为与营养缺乏有关,如维生素 B_1、维生素 B_2、维生素 B_6、维生素 B_{12} 以及叶酸缺乏。某些口腔感染,尤其是念珠菌病也被认为与本病有关。此外,有报告血管紧张素转化酶抑制剂(ACEI)和血管紧张素受体阻滞剂可能会触发灼口综合征。

2. 临床表现

典型临床表现为持续性味觉障碍、口干、口腔黏膜烧灼痛。临床表现存在个体差异,一些患者可表现为疼痛和味觉障碍或口干燥症,而一些患者可能只有疼痛。63%患者有口干,35%有苦/金属味,60%有味觉改变。烧、烫、刺痛或麻木的强度是中至重度,进食可缓解症状。通常涉及双侧舌部和下唇,颊黏膜和口腔底都很少受影响。

本病多为自发性,也有继发于牙科手术、药物治疗或其他疾病。唾液的质和量可有改变,有主观口干。患者常有头痛、慢性疲劳、胃肠道和泌尿生殖道症状,失眠、情绪变化、易怒、焦虑和抑郁。患者可能伴有其他疾病,如胃食管反流病、高血压、血液系统疾病、营养不良、糖尿病、甲状腺疾病、帕金森病、舍格伦综合征和其他自身免疫性疾病。

3. 诊断

本病目前无统一的诊断标准。一般根据临床症状与体征不符合的特征可以做出诊断。

4. 治疗

本病尚缺乏有效疗法。目前以去除可疑致病因素,对症处理和心理疗法为主要措施。

七、带状疱疹

带状疱疹由水痘带状疱疹病毒(varicella-herpes zoster virus,VZV)引起。水痘带状疱疹病毒会导致两种疾病。初次水痘带状疱疹病毒感染称为水痘,通常发生在童年时期。水痘带状疱疹病毒感染后在神经节潜伏,之后各种诱因导致水痘带状疱疹病毒激活,则发生带状疱疹。

1. 临床表现

疱疹沿单侧周围神经分布,呈簇集性小水疱。带状疱疹病损内含有高浓度的病毒,与病损直接接触,可传染易感人群。局部带状疱疹在疱壁溃破到结痂这段时间具有传染性。

感染前驱期,患者可能有急性畏光、不适、疼痛、头痛等症状,之后出现皮疹。带状疱疹皮疹一般为单侧,不越过身体中线。皮疹可能伴随难以忍受的瘙痒、敏感、触痛。有些情况下,患者可能无皮疹而仅表现为异常疼痛或瘙痒。皮疹最初是红斑、斑丘疹,随着进展,出现囊泡,内含高浓度的水痘带状疱疹病毒。皮疹通常会持续 7～10 日,2～4 周内可完全治愈,某些情况下可能留下永久疤痕和蚀变色素沉着。急性期如不及时处理,可能导致带状疱疹后神经痛。

2. 诊断

一般根据临床特征易于诊断。

3. 治疗

带状疱疹的治疗以抗病毒、止痛、营养神经为主,辅以全身支持疗法和局部预防感染为原则。

系统性抗病毒治疗应尽早着手,即尽可能在皮肤症状出现后的48～72小时内开始。须迅速达到并维持抗病毒药的有效浓度,才能产生最佳的治疗效果。有3种系统性抗病毒药可用于带状疱疹的治疗:阿昔洛韦、伐昔洛韦和泛昔洛韦。这3种药为鸟嘌呤腺苷类似物,对病毒有特殊的亲和力,但对哺乳动物宿主细胞毒性低。伐昔洛韦生物利用度高于阿昔洛韦,药代动力学更优于阿昔洛韦,服用方法为每日2次,每次0.3g,连用7日。相较于阿昔洛韦,伐昔洛韦能明显减少带状疱疹急性疼痛和带状疱疹后神经痛的发生率及持续时间。对老年且较健康的患者,若带状疱疹相对局限,可在发作早期采用抗病毒和糖皮质激素联合治疗,能改善患者的生活质量。

八、口腔念珠菌病

口腔念珠菌病是念珠菌属感染引起的口腔黏膜疾病。白色念珠菌是正常口腔菌群的组成部分,随年龄增长携带率增加。一般情况下,30％～50％人携带白色念珠菌。

1. 病因

念珠菌病的发病与三个因素有关:宿主、口腔微环境变化和病原菌。宿主易感因素包括内分泌变化、免疫抑制、获得性免疫缺陷综合征、血液或免疫性疾病。其他易感因素包括恶性肿瘤、再生障碍性贫血、长期药物治疗、口干燥症和晚期全身系统性疾病。影响口腔微环境的因素包括义齿、垂直距离、使用防腐剂、口腔卫生、吸烟和酗酒。白色念珠菌是口腔中最常见的真菌类型,比其他属的念珠菌有更强的致病力。

2. 临床表现

目前,念珠菌病常分为伪膜型念珠菌病、红斑型念珠菌病和增殖型念珠菌病。

伪膜型念珠菌病通常发生在免疫抑制个体、放疗患者、哺乳期婴儿、老年人、口干燥症患者和糖尿病患者。表现为乳白色假膜,以口咽部、颊黏膜或舌侧表面多见,无症状或口腔烧灼感、瘙痒、口干等,可有吞咽困难。

急性红斑型念珠菌病是免疫抑制或免疫功能正常个体中最常见类型,表现为红斑和舌乳头萎缩,可以发生在口腔任意部位,但以上腭及舌多见。由于丝状乳头消失,舌背呈平滑状。患者通常无症状,或伴有轻度灼热和瘙痒感。

慢性红斑型念珠菌病又称义齿性口炎,和高龄老人可摘义齿不密合、口腔卫生差和持续创伤有关。

增殖型念珠菌病可表现为结节性或白色斑块,通常位于上颊黏膜、舌和双侧口角处。

3. 诊断

依靠病史、临床特点和真菌检查可做出诊断。

4. 治疗

去除诱因,积极治疗基础病,可辅以全身支持疗法。药物治疗包括局部湿敷或含漱碳酸氢钠溶液、氯己定溶液等,口服氟康唑、制霉菌素等。

氟康唑口服每次 100～200mg,每日 1 次,疗程 7～14 日。其常见的不良反应有消化道反应、过敏反应、肝毒性等。若治疗后复发,可给予伊曲康唑(200mg/d,口服 28 日)或泊沙康唑(400mg,每日 2 次,连续 3 日,随后每日 1 次,疗程为 28 日)治疗。在其他抗真菌药物治疗均失败后,可考虑口服伏立康唑或者静脉给予抗真菌药。

九、义齿性口炎

义齿性口炎(denture stomatitis)是义齿佩戴者常患的一种非特异性炎症,表现为义齿承托区黏膜呈亮红色水肿,黄白色条索、斑点状假膜、针尖状充血或红斑等改变。损害部位多见于上颌义齿覆盖的腭、龈黏膜。老年患者居多,其患病率高达 15%～70%。目前认为该疾病是多因素综合作用导致,其中,真菌和细菌等病原微生物在病程中起着重要作用,尤其白色念珠菌与义齿性口炎有着密切的关系。此外,义齿使用不当,宿主免疫力降低,患系统性疾病或免疫功能相关性疾病,如糖尿病、叶酸和铁缺乏、口干燥症、放疗术后及免疫功能低下等,都增大义齿性口炎的患病率。长期不适当的抗生素治疗、不良口腔卫生习惯、不良的义齿修复及义齿材料的不正确使用等也会增加患病概率。

1. 临床表现

义齿性口炎常无明显的症状,仅有少量患者出现黏膜疼痛、痒或灼烧感、肿胀等主观症状,伴有口臭、味觉异常及口干等不适感。该病多在做口腔检查时发现,据临床症状的轻重程度,目前多把义齿性口炎分为三型。

一型:为义齿性口炎中最轻的一种,表现为义齿覆盖区黏膜局限的、小范围的针尖状充血。

二型:是义齿性口炎中最常见的一种类型,表现为义齿覆盖区,以上颌义齿边缘为界线内腭部黏膜为主,广泛弥散性水肿、红疹,患者常无明显疼痛或不适,往往伴发口角炎或念珠菌性唇炎。

三型:若上两型义齿性口炎长期未得到正确的治疗,常演变为三型,表现为义齿覆盖区黏膜颗粒状增生或乳头状增生,主要为腭部中央区黏膜增生伴增生区周边黏膜萎缩。

这三种类型的表现可单独出现于义齿性口炎患者口腔黏膜,也可以多种形式同时出现。

2. 病理表现

义齿性口炎病理表现分为萎缩型和增生型。前者黏膜表面光滑,黏膜上皮萎缩,后者上皮增生。

3. 诊断

明确诊断主要靠病史及临床表现。另外,需要完善相应的实验室检查,如念珠菌实验室检测、组织病理学检查,抗真菌治疗性诊断等。

4. 预防与治疗

义齿性口炎作为多种因素综合作用的疾病,在防治上应针对病因综合治疗,可从以下几个方面入手:①增强机体免疫力;②保持口腔及义齿的清洁;③选择合适的义齿材料,制作合适的义齿,及时更换义齿;④严重患者必要时须全身使用抗菌药物,制霉菌素及两性霉素 B 常作为首选药,但全身使用抗菌药常会有许多严重的不良反应,如肝肾功能损害。

 同步练习

一、单项选择题

1. 患者,男性,70 岁,舌痛 3 个月。检查:舌背光滑,舌亮红,舌乳头萎缩。血常规:白细胞 6.3×10^9/L,红细胞 3.12×10^{12}/L,血红蛋白 87g/L,MCV 107fL。最可能的诊断是( )
   A. 口腔念珠菌病   B. 地图舌   C. 灼口综合征
   D. 萎缩性舌炎   E. 舌乳头炎

2. 对于第 1 题病例最可能的全身系统疾病是( )
   A. 糖尿病   B. 缺铁性贫血   C. 巨幼细胞性贫血
   D. 白血病   E. 再生障碍性贫血

3. 对于第 1 题病例合理的治疗是补充( )
   A. 铁剂   B. 维生素 A   C. 维生素 D
   D. 维生素 C   E. 维生素 B_{12}、叶酸

4. 黏膜上皮的完整性发生持续性缺损或破坏,称为( )
   A. 萎缩   B. 坏死   C. 溃疡
   D. 糜烂   E. 结节

5. 糜烂是( )
   A. 黏膜上皮的浅表性缺损   B. 黏膜上皮的完整性发生持续性缺损或破坏
   C. 黏膜表面的线状开裂   D. 突起于口腔黏膜的一种实体病损
   E. 黏膜或皮肤内贮存液体成腔

6. 白斑的临床分型有( )
   A. 萎缩型、肥厚型   B. 皱襞状、海绵状、鳞片状
   C. 斑块状、颗粒状、皱纸状、疣状   D. 光滑型、结节型
   E. 寻常型、增殖型、叶型、红斑型

7. 治疗白斑的首要措施是( )
   A. 手术切除   B. 增强机体免疫能力   C. 除去刺激因素
   D. 维生素 A 口服   E. 0.2%维 A 酸溶液局部涂布

8. 口腔扁平苔藓的病理改变有( )
   A. 上皮过角化   B. 基底层液化变性
   C. 固有层淋巴细胞呈带状浸润   D. 棘层、基底层或固有层见大量的嗜酸性胶样小体
   E. 以上都是

9. 患者,65 岁,舌背见白色斑块状损害,舌乳头消失而平伏,两侧基本对称,应考虑( )
   A. 白色过角化   B. 口腔扁平苔藓   C. 地图舌
   D. 口腔白斑   E. 萎缩性舌炎

10. 口腔黏膜盘状红斑狼疮的好发部位是( )

A. 硬腭黏膜   B. 颊黏膜   C. 牙龈黏膜

D. 舌背黏膜   E. 唇红黏膜

11. 氯化喹啉常用来治疗（ ）

A. 盘状红斑狼疮   B. 单纯疱疹   C. 天疱疮

D. 白斑   E. 白色角化病

12. 确诊白色念珠菌病的辅助检查是（ ）

A. 血清铁测定   B. 血清 T 细胞及其亚群测定

C. 血常规检查   D. 直接涂片检查

E. 培养鉴定

13. 带状疱疹多见于（ ）

A. 婴儿   B. 幼儿   C. 青少年

D. 中青年   E. 老年人

14. 灼口综合征是口腔的一种慢性疼痛性疾病,这种疼痛会（ ）

A. 进食过热或辛辣等刺激性食物后疼痛加重   B. 影响言语及进食

C. 舌体活动受限   D. 对进食、言语均无影响

E. 对舌颜色、质地有改变

15. 关于带状疱疹的临床表现,下列错误的是（ ）

A. 在红斑上发生水疱,沿单侧神经分布

B. 青少年患者疼痛剧烈,老年患者疼痛较轻

C. 愈合后很少复发

D. 皮肤黏膜均可发生水疱

E. 发病前常会有低热、乏力症状

二、简答题

1. 简述老年全身疾病的口腔临床表现。

2. 口腔黏膜溃疡、皲裂、糜烂的病理特征有何区别?

3. 试述口腔白斑的临床表现、病理改变及治疗原则。

4. 如何鉴别口腔扁平苔藓和盘状红斑狼疮?

5. 简述口腔白色念珠菌病的临床分型和表现。

参考文献

[1] 陈谦明. 口腔黏膜病学[M]. 3 版. 北京:人民卫生出版社,2000.

[2] 华红,刘宏伟. 口腔黏膜病学[M]. 北京:北京大学医学出版社,2014.

[3] 陈谦明,曾昕. 案析口腔黏膜病学[M]. 北京:人民卫生出版社,2014.

[4] STOOPLER E T, SOLLECITO T P. Oral mucosal diseases:evaluation and management[J]. Med Clin North Am, 2014,98(6):1323 - 1352.

[5] SHEIKH S, GUPTA D, PALLAGATTI S, et al. Role of topical drugs in treatment of oral mucosal diseases[J]. N Y State Dent J, 2013,79(6):58 - 64.

（蒋伟文）

第十三章 老年人口腔修复

▶ 学习目标

了解：老年人可摘局部义齿的修复特点；老年人固定义齿的修复特点；老年人覆盖义齿的修复特点；老年人全口义齿的修复特点；与老年人口腔修复有关的口腔疾病。

熟悉：老年人口腔修复治疗前的口腔准备；老年人可摘局部义齿修复的设计原则；老年人固定义齿修复的设计原则；老年人覆盖义齿修复的设计原则；老年人全口义齿修复的设计原则；义齿的清洁与维护。

掌握：与口腔修复相关的口腔增龄性变化；老年人口腔修复的原则。

牙列缺损和牙列缺失是老年人口腔常见病、多发病。口腔疾病是积累性的，随着年龄的增长，缺牙增多，余留牙状况复杂。根据《第四次全国口腔健康流行病学调查报告》，65～74岁老年人无牙颌率为4.5%，平均存留牙数为22.5颗，而义齿修复率仅为52.3%，在所有戴义齿的受检者中，有13.1%的老年人至少有1个非正规固定义齿。随着生活水平和健康意识的提高、口腔疾病预防保健工作的开展，老年人失牙数量有所降低，但总体状况仍然比较严重。

牙列缺损与牙列缺失很大程度上影响老年人的生活质量，影响其社交能力和心理状态，导致患者不自信、焦虑、紧张、睡眠障碍等，最主要影响咀嚼功能。前牙缺失影响食物的切割，后牙缺失降低咀嚼效能。虽然牙列缺损并不意味着咀嚼功能的降低和食物摄入的削弱，但牙齿是咀嚼的主要工具，缺牙会改变老年人的食物选择，他们常常会选择软烂的、易于咀嚼的食物，这些食物通常纤维含量少、低营养，义齿修复有助于改善食物的摄入。

除降低咀嚼效能，影响消化系统功能外，前牙缺失可影响发音，并对患者外貌产生影响。老年人多数后牙缺失，缺乏咬合支持，使面下1/3距离缩短，鼻唇沟加深，面部皱纹增加，面容衰老。牙列缺损与牙列缺失还可导致剩余牙齿的丧失，牙槽骨吸收，引起现有义齿效能下降与口腔黏膜疾病等。

老年口腔修复（geriatric prosthodontics）是基于老年人的全身状况和口腔局部状况，充分考虑老年人的特殊需求，利用人工修复体（义齿）恢复或部分恢复老年患者的口腔功能。良好的义齿修复可改善口腔卫生，改善外观，增强自尊，增进营养摄入和口腔的舒适性，提高老年人的生活质量。

第一节　老年人口腔修复的原则

老年人的口腔修复既应基于老年人的全身健康状况，又要适应老年人的口腔解剖生理特点;既要符合生物学原理,也要遵循机械力学和工程学的基本规律,使其建立在生物力学的基础上。老年患者的适应能力较差,理想的口腔修复应尽量使修复体适应机体组织的要求,而不能依赖于组织的适应能力。

一、义齿设计应适合老年人的口腔解剖生理特点

随着年龄增长,口腔软硬组织不可避免地发生一系列的变化,即年龄相关性改变。其中许多变化与老年人的口腔修复设计、修复效果密切相关。

（一）与口腔修复相关的口腔增龄性变化

1. 牙周组织

随着年龄的增长,牙龈组织变薄、萎缩。牙龈及附着上皮向根尖方向退缩,致牙根暴露;增龄使牙周膜细胞及纤维数量减少,纤维间隙变宽;牙槽骨的增生减缓,吸收增加,骨皮质变薄,多孔性结构增加,骨胶质减少,骨密度降低。牙槽嵴的高度随年龄增长而降低,当老年缺牙后,常由于牙槽嵴的失用性萎缩而引起骨量减少。

2. 口腔黏膜

老年人的口腔黏膜变薄,弹性降低,原有的形态和结构可能丧失。上皮层出现一定程度的萎缩,角化程度增高,分层不明,上皮钉突变短且不明显,基底层细胞无明显改变,但细胞核变小,核浆比降低。黏膜血供减少,动脉变性伴毛细血管网减少。

3. 唾液腺

随着年龄增长,唾液腺分泌量减少。唾液的一个重要功能就是润滑食物使之成团以利于吞咽,如果唾液分泌减少,则会影响吞咽。除了增龄性变化,唾液分泌量的减少还可能与老年患者服用药物的不良反应有关。

4. 咀嚼肌

随年龄增长,咀嚼肌,颊肌、唇等颌面肌肉发生进行性萎缩,嚼肌和翼内肌的断面面积减小、肌肉密度降低。这些改变可能导致老年人主诉的饮食缓慢和饮食困难。颌面肌肉萎缩可影响患者对义齿的控制和适应能力,咀嚼肌萎缩可引起咀嚼效率明显下降,且这种下降不能通过修复治疗而获得明显改善。

5. 颞颌关节

年龄增长可直接引起颞颌关节形态和功能的改变。髁状突表面覆盖的纤维软骨各层均逐渐变薄,软骨基质中的胶原纤维总量不变,但蛋白多糖含量降低,软骨细胞发生退行性改变,细胞数目减少;关节盘后区成纤维细胞和血管数目明显减少;滑膜内层细胞层数减少,细胞部分萎缩,滑膜下层血管数目减少。增龄对关节软骨的再生和修复能力产生不利影响,使颞颌关节退行性关节病的发生率增高。

（二）义齿设计应适合老年人的口腔解剖生理特点

老年人口腔软硬组织的增龄性变化可明显影响口腔修复设计。义齿设计只有符合老年人的口腔解剖生理特点,方能取得良好的修复效果。

牙周组织萎缩,牙槽骨吸收,致牙周支持潜力下降,容易导致继发性咬合创伤,加重对牙周支持组织的破坏。义齿设计时应考虑到基牙的牙周支持潜力,必要时可增加基牙数量以

分担殆力,减轻基牙负担。

牙周组织萎缩致临床冠变长,牙齿倒凹增大,虽有利于可摘局部义齿卡环固位体的固位,但固位力过大不利于行动不便的老年患者取戴,也易损伤基牙。同时,临床牙冠变长使卡环、小连接体的长度增加,增加义齿折裂、误咽的风险,这些均是设计可摘局部义齿时需要考虑的问题。如果临床冠变长的牙设计为固定义齿的基牙,其固位体的边缘应置于龈上,以免过多磨除牙体组织,损伤牙髓。

牙周组织萎缩使牙间隙暴露,易发生食物嵌塞。食物嵌塞是牙周病的重要促进因素,由于嵌塞的机械作用和细菌定植,可加剧牙周组织的破坏和炎症,并形成恶性循环。义齿的设计应考虑防止食物嵌塞,方便义齿与口内剩余牙齿的清洁。

口腔黏膜与可摘局部义齿、全口义齿修复关系密切。义齿与义齿承托区牙槽嵴上的黏膜直接接触,义齿承受的殆力通过义齿基托传递到黏膜,再通过黏膜传递至牙槽嵴或颌骨。老年人口腔黏膜萎缩,黏膜及黏膜下层变薄,黏膜再生能力降低,易受创伤、压力的损害,这些改变可影响老年人对义齿的适应能力,并可能引起义齿相关黏膜损害。在设计可摘局部义齿时,应尽可能设计混合支持式义齿,采用减数、减径等减轻殆力的方法,减少牙槽嵴黏膜压力。

由于唾液腺的增龄性变化、药物作用或某些全身性疾病的影响,老年人常有唾液分泌减少或口干燥症,易发生义齿基牙的猖獗龋,影响义齿的固位,并造成口腔黏膜的创伤和感染。如有可能,应尽量设计固定义齿修复,少用或不用可摘局部义齿。

颌面肌肉的进行性萎缩可直接影响老年人对义齿的控制和适应能力。颊肌萎缩可造成食物滞留,尤其在义齿的颊侧缘。为了改善这种情况,可将义齿的人工牙向牙槽嵴的颊侧排列,使义齿边缘与颊部建立接触,然而此方法可能会影响义齿的稳定性。颌面肌肉萎缩可致老年人咬颊、咬舌的风险增加,因而在排列人工牙时,应增大覆殆、超殆。

由于颞颌关节对于压力所致的损伤修复能力差,适应能力有限,在老年人口腔修复时,既应正确恢复垂直距离,也要参考其旧义齿的垂直距离,避免垂直距离过大使患者对义齿适应困难,或损伤颞颌关节。

二、适当恢复口腔功能

基于全身健康状况,老年人通常可分为二类:健康的老年人和衰弱的老年人。

健康的老年人是指身体、心理处于良好状态的老年人,其心理、生理状态较好,在社会领域活跃,能很快适应年龄的变化。

衰弱的老年人是指一个或多个功能(生理的、心理的或社会的)受损的老年人,有时也被描述为残疾的、有生理缺陷的、有系统疾病的、失能的、体弱的、真正的老年人。

对于健康的老年人,修复治疗的目的和设计与常规修复基本一致。而对于衰弱的老年人,口腔修复则应根据患者的全身健康、局部状况和患者的意愿进行,避免采用理想的、常规的修复治疗方法,如复杂的固定义齿修复、种植义齿修复。

对于牙列缺损或缺失的老年患者,其最主要的主诉顺序是:不舒适、功能差、欠美观。这类患者修复治疗的重点应是在恢复适当咀嚼功能、舒适性和美观的同时,不带来额外的疾病风险或干预治疗需求。如果以一对双尖牙咬合为一个咬合单位,一对磨牙咬合为两个咬合单位,通常包含4～5个咬合单位的牙列即可获得适当的咀嚼功能、殆稳定性和口腔舒适性,且便于老年患者维护口腔卫生,而不引起颞颌关节功能紊乱。因此,对于老年患者,不必追求完整牙列的修复。

对于衰弱的老年人,更应关注患者紧急的、必要的需求,如黏膜压痛、义齿折断等。如果患者无明显疼痛、感染或紧急的修复治疗需求,"不修复"可能是一个适当的处理方式,特别是对于不合作的老年患者。

三、义齿设计应与牙周组织的支持潜力相适应

基牙牙周组织的支持潜力是义齿修复的基础。老年人牙周支持潜力下降,在设计固定义齿修复时,可适当增加基牙数量以分担𬌗力,减轻基牙负担,避免基牙的继发性咬合创伤而影响固定义齿修复的远期效果。对于混合支持式可摘局部义齿,可适当增加基托面积以减轻基牙负担。如果基牙牙周状况特别差,也可设计为黏膜支持式可摘局部义齿。

四、重视老年人修复的特殊要求

对于老年人的口腔修复,应重视老年人的特殊需求。制订修复治疗计划和评估预后时,应综合考虑患者全身和局部因素。

(一)全身因素

在老年人的口腔修复治疗中,应特别重视其全身健康状况、对修复治疗的耐受力等,针对具体情况制订综合治疗方案。

评估老年人的全身健康状况时,除患者本人外,还可以询问其家属、看护者、内科医生,重点关注与老年患者修复治疗风险有关的疾病,如阿尔茨海默病、帕金森病、重症肌无力、肢体运动障碍等。对于老年人口腔健康影响最大的可能是药物不良反应,这些不良反应包括:口干燥症、牙龈出血、组织增生、口腔扁平苔藓、过敏等。

部分老年患者由于全口牙齿缺失而忽略了口腔病史记录和口腔软、硬组织;患者、患者家属、看护者,甚至患者的内科医生也不清楚患者的全身健康、服药状况与口腔修复治疗的相关性,口腔医师应耐心解释、询问,以全面评估患者的全身健康状况。

1. 全身及系统疾病

患有充血性心力衰竭、慢性支气管炎、肺气肿的老年患者,在牙椅调整至仰卧位时,常常呼吸困难,甚至不能呼吸,因此会影响口腔修复治疗,特别是固定义齿修复。

脑卒中的患者面部肌肉偏瘫,对于全口义齿的控制带来困难,特别是下颌全口义齿患者,滞留在颊沟内的食物常难以清洁。

糖尿病患者牙周健康状况差,直接影响修复治疗的设计和修复治疗的远期效果。糖尿病患者易感染念珠菌,发生灼口症、口干燥症,影响黏膜支持式活动义齿和全口义齿的修复效果。

骨质疏松症除与义齿承托区牙槽嵴的吸收有关,还可出现伏首前倾的姿势(驼背),在进行长时间的修复治疗时,需要确保患者保持坐姿,头颈部有适当的支持。

如果骨关节炎、风湿性关节炎影响到手部,将导致患者清洁义齿困难,应推荐患者使用义齿清洁剂。严重骨关节炎、风湿性关节炎的患者有时甚至不能接受口腔治疗操作。

严重生理衰老的患者有时难以耐受复杂的治疗过程,如果修复治疗不能明显改善其生

活质量,可以不进行口腔修复治疗。

2. 机体各项功能与能力

许多原因可以造成老年患者能力受限,如肌肉骨骼系统异常、神经系统失常、心血管疾病、肺部疾病、药物使用和心理问题等。老年患者生理和认知的失能,降低了其自理能力及控制、维护口腔修复体的能力,同时也削弱了患者承受侵入性治疗、长时间诊疗、多次复诊的能力。阿尔茨海默病、帕金森病、重症肌无力、肢体运动障碍的老年患者,难以甚或无法取戴可摘局部义齿,使口腔卫生维护受限。

阿尔茨海默病早期主要表现为记忆力减退、重复性行为、语言功能逐步受损,逐步出现认知障碍、定向力障碍、生活不能自理、语言功能障碍;晚期逐渐丧失判断力、认知力、自我约束力和日常生活能力。随着病情进展,患者对义齿的控制和适应能力降低。

帕金森病的临床特征是震颤、肌肉强直和运动减少,其头部的运动障碍包括张闭口、嘴唇震颤、颈部侧向弯曲。舌与嘴唇的震颤可影响咀嚼与吞咽,帕金森病的治疗药物可引起口干燥症、灼口症和黏膜炎症。由于运动功能障碍,自觉咀嚼困难、义齿不适、吞咽困难,口内缺牙数目多,难以实施口腔卫生措施。

由于帕金森病及其他震颤病患者对于下颌的精确控制困难,给临床牙体预备、印模、颌位关系记录、调𬌗等带来困难。因此对于帕金森病患者的修复治疗需要特别小心,有时需要修改治疗计划以适应患者的身体状况。最好嘱患者在就诊前 60～90 分钟服用美左旋多巴,以便在治疗时血药浓度达到峰值。可以建议患者使用电动牙刷及其他用于口干燥症患者的产品。

特发性震颤最常影响手部,影响精细动作,紧张时加重,可严重影响口腔卫生措施的实施和义齿的清洁。

口面部迟发性运动障碍主要表现为颊、舌部快速的重复运动,患者在治疗时难以保持稳定,影响医师的临床操作及患者对义齿的适应性。

老年患者的平衡能力受损,体位性震颤导致不能精确地控制咀嚼肌肉的收缩,因此需要较长的时间和努力方能控制新义齿。

3. 营养

牙列缺损或缺失可直接影响患者的咀嚼功能,并引起饮食习惯的改变,造成患者营养不足,口腔组织耐受力降低,口腔疾病发生率增加,义齿适应困难,如此恶性循环,最终造成患者衰弱的免疫状态。

老年患者常常缺乏一种或几种营养物质或矿物质。维生素 B_1、维生素 B_2 或叶酸缺乏可导致黏膜的病损,引起广泛的口腔黏膜不适或烧灼感,使老年患者对可摘局部义齿和全口义齿的耐受力下降。饮食补充蛋白质与矿物质可使机体对义齿的耐受力增加。因此,在对老年患者进行修复治疗之前,首先应对其饮食营养状况做出评估,并给予必要的指导。

4. 心理上的改变

由于缺牙,老年患者会避免某些社会活动,因为他们不愿意在外人面前说话、微笑、吃饭,脑功能的衰退、心理上的改变,可能对老年患者义齿修复产生负面影响。一些老年患者对修复治疗缺乏足够的信心,以为年纪大了缺牙不可避免,而在修复过程中或戴牙后拒绝合作;也有一些老年患者对修复治疗抱有过高的期待,修复治疗后不免对修复效果产生怀疑。

因此,对老年患者进行修复治疗前,应采取必要的心理治疗与护理,帮助他们客观地认识修复治疗效果,树立保持口腔健康的信心。

5. 神经生理学上的改变

口腔修复不可避免地会改变患者现存的口腔环境和神经肌肉控制模式。随着年龄的增长,中枢神经系统退化,大脑皮质中神经元和突触逐步丧失,中枢处理能力减缓,对感觉刺激的反应时间延长;同时,老年人的行动能力、学习、记忆能力受损,这些皆限制了老年患者适应新的肌肉活动形式的能力,因而对于修复治疗的适应更加缓慢、更加困难,某些老年患者可能根本无法适应新的肌肉活动形式。在进行口腔修复治疗时,义齿应尽可能少地改变患者现有的口腔环境,新义齿的设计应参考患者原有的义齿设计,以便于患者对于新义齿的适应。

6. 老年患者用药与口干燥症

随着年龄的增长,唾液腺流量降低,这可能与老年患者服用药物的不良反应有关系。所有的抗癌药、抗帕金森病药、肌肉松弛剂均可引起口干燥症,其他可引起口干燥症的药物包括:抗组胺药、降压药、抗反流药、抗焦虑药、精神心理治疗药物等。除了药物不良反应可引起口干燥症外,焦虑、情绪状态、唾液腺感染、舍格伦综合征、口腔颌面部恶性肿瘤的化疗、放疗或手术治疗等,也可引起严重口干燥症。

口干燥症患者常常诉口腔疼痛、烧灼感、舌痛,常继发细菌或真菌感染。口干燥症减弱唾液的缓冲作用,牙齿更易受酸蚀,导致义齿基牙的猖獗龋,进而影响义齿的固位,并易引起口腔黏膜的创伤和感染。

对于口干燥症患者,首先应该让患者了解唾液流量减少与药物间的关系,及唾液减少对义齿戴用的影响。由于水的摄入与唾液分泌量有明确的关系,应鼓励患者多饮水;咀嚼和高强度的锻炼可以改善腺体的血液循环而改善唾液流量;告诫患者不要长期使用商品化漱口水漱口,这类漱口水中常含有酒精,易造成口腔组织的脱水;使用无糖的薄荷糖、口香糖或抗坏血酸有助于增加唾液腺的分泌水平;必要时可以使用唾液代用品或义齿稳固剂。

(二)局部因素

影响老年患者咀嚼系统功能的局部因素很多,如:牙和牙周的健康状况、牙槽嵴的高低和形状、颌间距离和咬合情况、咀嚼肌和颞颌关节的功能、口腔黏膜的健康状况、唾液的质和量、口腔卫生状况、现有义齿的合适度和伸展范围等。

1. 余留牙状况

由于老年人的全身健康状况及心理状态造成不能拔牙或不愿拔牙,致使老年人口腔内松动牙多,残冠、残根多。常可见余留牙根面龋、继发龋、大面积充填物、牙根暴露、牙本质过敏、牙髓病变、根尖病变、牙周病、牙周支持组织的丧失、个别牙伸长、严重的磨损磨耗、尖锐的牙尖等。同时,老年患者口内经常出现缺牙、活动义齿、固定义齿并存的状况(图13-1)。

在制订修复治疗计划时应考虑:①哪些牙齿或牙根可以治疗,应当保留;②哪些牙齿或牙根预后不佳,应当拔除;③哪些牙齿或牙根虽可治疗,但影响修复治疗设计或修复治疗的效果,需要拔除。老年患者口内经常发现反复充填、修复、修补的牙齿,是否需要保留,或是否可以作为修复治疗的基牙,应综合患者全身健康状况及修复设计考虑。

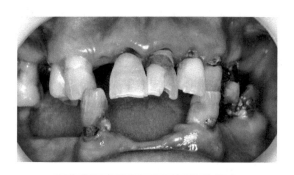

图 13-1 老年患者口内余留牙

2. 牙周组织状况

老年患者除了牙周组织增龄性萎缩外,由于唾液流量减少,口腔自洁作用降低,细菌容易黏附和聚集;同时,老年患者免疫功能降低,组织再生修复能力下降,糖尿病、心血管疾病增多,使牙周组织对局部刺激的抵抗力降低,牙周病的发病率增高。患牙周病的牙是否可选作可摘局部义齿、固定义齿的基牙,如果选择牙周病患牙作为基牙,如何进行修复设计以免基牙的进一步损伤,义齿设计中应考虑使义齿与牙周组织的支持能力相适应。

3. 牙槽嵴萎缩

牙槽嵴萎缩是一个慢性进行性的不可逆过程。不适合的义齿可加重老年患者剩余牙槽嵴的吸收,无功能的牙槽嵴可因缺乏生理性刺激而产生失用性萎缩。牙槽嵴明显萎缩,既影响可摘局部义齿或全口义齿的固位、支持和稳定,又影响固定义齿修复的美学效果。目前,尚无减缓牙槽嵴吸收的有效方法,防止牙槽嵴吸收的最好方法是保存牙齿或牙根。

4. 颌间距离和咬合情况

虽然老年患者口内可能有较多余留牙,但部分余留牙为交错咬合,甚至无咬合接触;或患者多数后牙缺失,缺乏后牙支持,致余留牙不能维持正常的垂直距离。老年患者常见的重度牙列磨耗可使垂直距离变短,垂直距离变短的患者面容苍老。重度牙列磨耗者常表现为前后牙齿均磨耗变低平,牙本质暴露,磨耗形成的尖锐边缘可致咬腮、咬舌,长期不愈的口腔溃疡。

缺损区域的对颌牙是自然牙、固定义齿、可摘局部义齿或全口义齿时,对于修复治疗设计有一定的参考价值,如果对颌牙是可摘局部义齿或全口义齿,行固定义齿修复的远期效果好。

5. 口腔卫生状况

肢体运动障碍或全身性疾病,如阿尔茨海默病、帕金森病、重症肌无力等,使老年患者难以或不能维护口腔卫生;牙周组织萎缩造成的牙根暴露、牙本质过敏、根面龋、食物嵌塞,残冠残根及松动牙的存在等,也会影响老年患者实施口腔卫生措施。同时,唾液流量减少,口腔的自洁作用下降等因素的共同作用,增加了龋病、牙周病的发病风险。

修复治疗后龋病、牙周病的控制直接影响修复治疗的远期效果,因而对老年患者既往龋病、牙周病病史的修复前评估是非常重要的。失能或部分失能的老年患者由于难以甚或无法取戴可摘局部义齿,口腔卫生维护受限,如其看护者不能有效地协助患者维护口腔卫生,应避免进行义齿修复。

6. 现有的义齿

随着年龄增长,中枢神经系统退化,限制了老年患者适应新的肌肉活动形式的能力,即使口腔内形态学上的微小改变,他们也难以适应。因此,对于老年患者,理想的口腔修复应尽量使修复体适应机体组织的要求,而不能依赖于组织的适应能力。

老年患者旧义齿的基托伸展范围、垂直距离、咬合关系及人工牙的排列位置等应根据患者的主诉及对旧义齿设计的评价。新义齿必须改正旧义齿的错误,但为了使老年患者易于适应新义齿,设计时还应参考旧义齿。

对于虚弱的老年患者,在完成修复治疗前的口腔准备后,可针对旧义齿存在的问题进行临时处理:如义齿不贴合,可清洁后重衬;如存在黏膜压痛,可在基托组织面缓冲或软衬。旧义齿经临时处理后,可作为诊断性的、过渡性的义齿戴入以评估口腔组织的恢复及评估新义齿修复的预期疗效。

戴用活动义齿或全口义齿的老年患者多倾向于对旧义齿进行少量甚或大量的修改以改善功能,而不愿意重新制作新义齿。压痛点的磨除、义齿软衬或重衬是最常用的改善措施。

(三)修复体的选择

基于固位方式的不同,修复体可分为固定义齿和活动义齿两种。固定义齿利用自然牙和/或种植体作为支持,通过固位体固定于自然牙和/或种植体,患者不能自行摘戴;活动义齿利用天然牙和/或黏膜作为支持,患者可以自行摘戴。固定义齿所受的𬌗力全部通过基牙传导至牙周支持组织,义齿在行使咀嚼功能时固位、稳定、支持作用好,咀嚼效率高。同时,固定义齿的体积小、舒适、不影响发音和舌的活动,对于适应能力差的老年患者有一定的优点。然而,固定义齿修复对基牙要求高、切割牙体组织较多、临床操作时间长,患者不能摘下进行清洁,如口腔卫生状况欠佳时易发生龋病和牙周病。

对于老年人,临床上我们常推荐拔除远期疗效欠佳的牙齿,较多推荐活动义齿修复,很少采用固定义齿修复或其他较复杂的修复方法,因为这是针对老年人的较合理的修复方案。对于患有全身性疾病或有功能障碍的老年人,需要采取不同的设计以达到预期的效果。

在选择修复体类型时,应考虑下列几个因素:全身健康状况、牙列缺损情况、基牙健康状况、𬌗关系与对颌牙状况和口腔卫生的维持等。

1. 全身健康状况

一般情况下,患者的全身健康状况对修复体种类的选择影响不大。但是,当患者有消化不良或长期慢性消化道疾病时,应尽可能考虑采用固定义齿修复。固定义齿有利于恢复咀嚼功能,直接或间接地促进消化功能的恢复。此外,脑卒中、关节炎、帕金森病或其他肢体功能障碍,手、肘、手臂活动受限制时,难以取戴可摘局部义齿,维持口腔卫生,亦应优先考虑采用固定义齿修复。如患者患有癫痫等病,为了防止患者发病时误咽修复体,应优先考虑固定义齿修复。当患有严重的全身性疾病,身体虚弱,不能坚持长时间手术者,不宜采用固定义齿修复。当然,如果可以选择,多数牙列缺损的老年患者会选择固定义齿修复,而非戴用可摘局部义齿。然而,固定义齿通常临床操作时间长,且需多次复诊,患者易疲劳且不合作,对于虚弱的老年患者应慎重选择。活动义齿的治疗时间短,侵入性操作少。

2. 牙列缺损情况

固定义齿适宜修复上、下颌切牙缺失或 1~2 个后牙缺失。如果缺牙数目多,则应考虑采用种植体作为基牙。任何类型的牙列缺损均可以采用可摘局部义齿的修复。对于单个牙缺失的修复,由于活动义齿较小,对于衰弱的、肢体功能障碍的、动作笨拙的老年患者,或存在认知障碍的老年患者,为避免活动义齿的误咽,优先选择固定义齿修复。

3. 基牙健康状况

由于老年患者牙周组织的增龄性改变及可能存在的牙周病,临床冠长、冠根比改变、牙齿常有松动、牙周组织承担𬌗力的能力减退,采用固定义齿修复有可能造成牙周组织的创伤,导致修复失败。如果义齿的设计不能适应老年患者牙周组织的变化,则不宜采用固定义齿修复。由于继发性牙本质的产生,老年患者牙齿髓腔逐渐退缩,在进行固定义齿修复的牙体预备时相对安全,损伤牙髓的风险较小;由于临床冠长、固位体的边缘须置于龈上,加之剩余牙槽嵴的严重吸收,固定义齿修复一定程度上影响美观效果。

4. 𬌗关系与对颌牙状况

对于短牙弓、牙齿磨耗、垂直距离降低的修复治疗,可能需要复杂的冠修复、固定义齿修复。采用相对不复杂的治疗方法,如活动义齿𬌗垫和前牙的复合树脂修复,也可获得患者可接受的效果。对颌牙是自然牙或是活动义齿时,可直接影响修复体类型的选择。如果对颌是活动义齿,固定义齿修复成功的可能性大。

5. 口腔卫生的维持

不管是活动义齿修复还是固定义齿修复,口腔卫生是关系到修复成败的关键因素,因此修复前应仔细评估患者卫生状况。与活动义齿相比,固定义齿对于口腔卫生的保持更为有利,戴用固定义齿的老年患者其龋病、失牙的风险低于戴用活动义齿者,因此对于肢体功能障碍、活动受限、难以取戴可摘局部义齿、维持口腔卫生的老年患者,宜采用固定义齿修复。口干燥症患者由于影响活动义齿的固位与稳定、易造成口腔黏膜的损害,如有可能,应尽量采用固定义齿修复,少用或不用活动义齿修复。

(四)修复治疗计划

老年患者的修复治疗计划应基于患者的要求和愿望、对患者全身健康状况的评估和对修复治疗预期效果的评估。设计治疗计划应避免不利的生物学和美学干扰,避免改变口腔环境可能产生的风险。一个完整的修复治疗计划通常包括四个阶段:全身治疗阶段、维护口腔卫生阶段、修复阶段和维护阶段。

1. 全身治疗阶段

在全身治疗阶段,应获得患者的全面病史,完善口腔检查,系统评估患者全身与局部的健康状况;与患者的内科医生讨论并评价患者对治疗的承受力与生理功能,必要时,可请内科医师会诊并采取必要的药物治疗。

2. 维护口腔卫生阶段

此阶段的目的是建立良好的口腔卫生,内容包括口腔卫生宣教,彻底的牙体、牙髓治疗和牙周治疗,拔除预后无望的牙齿或牙根。应特别关注患者维持口腔卫生的能力。如果患者不能实施刷牙或牙线清洁等口腔卫生措施,则需评价患者家属或看护者帮助其维护口腔卫生的能力。应询问患者看护者或家属的意见与建议,因为他们与患者具有更为紧密的、更有影响力的关系。

3. 修复阶段

此阶段需要再次评估口腔卫生状况与剩余牙列状况,从而确定需修复多少对牙齿接触可以恢复患者的咀嚼功能、达成患者的美观需求、如何在义齿设计中保持剩余牙列的健康。修复阶段的治疗包括进一步的牙体、牙髓、牙周治疗,牙体缺损的修复、固定或活动义齿修复,并保持口腔卫生。对于复杂的病例,应采用诊断蜡型,以确定颌间距离和人工牙排列的位置。

4. 维护阶段

每隔 3～6 月定期复诊,以了解基牙的健康状况及义齿的使用情况,并给予必要的口腔卫生指导,使余留牙、口腔黏膜、牙槽骨以及修复体均达到最佳的预后。

第二节　老年人修复治疗前的口腔准备

老年人修复治疗前的口腔准备通常包括一般处理、余留牙的处理和外科处理。

一、一般处理

老年患者修复治疗前的一般处理包括处理患者的全身健康问题与心理问题、拆除不良修复体、治疗和控制龋病与牙周病、建立和维持良好的口腔卫生等。

修复治疗前应全面了解患者病史,通过仔细的口腔检查,系统评估患者的全身与局部健康状况;与患者的内科医生讨论,评价患者一般功能和认知能力;必要时,可请内科医师会诊并采取必要的营养和药物治疗。

如果患者口内原有的固定修复体存在基牙继发龋或牙周病、修复体破损折裂,失去功能且无法修复者,应拆除。根据修复治疗计划,对口内余留牙进行彻底的牙体牙髓和牙周治疗。对患者的家属或其看护者进行必要的口腔卫生指导。

二、余留牙的处理

余留牙的处理包括拔除无用牙、治疗牙体牙髓或修复牙体等。

(一)余留牙是否拔除

余留牙是否需要拔除,应从牙齿及牙周组织状况、牙齿位置、患者年龄、全身健康状况和患者意愿等方面综合考虑。

1. 牙齿及牙周组织状况

如果通过适当的治疗,预期可以治疗的余留牙牙体、牙髓、牙周病,或患者能够保持良好的口腔卫生,则可以保留该余留牙。

牙体缺损面积较大的余留牙作为可摘局部义齿基牙,如果在短期内缺损或折裂,进行冠修复以适应现有的义齿是比较困难的。如果该牙牙周状况较好时,可以保留,但在义齿修复前应进行冠修复或核桩冠修复。牙周健康状况欠佳的牙齿作为可摘局部义齿基牙,如果预期基牙可能需要拔除,义齿设计应易于添加人工牙进行修理,否则应拔除该牙。

过度伸长的余留牙如减少了对颌牙的修复空间、影响咬合、有碍美观则应拔除;如果余留牙位置适当、牙周状况较好,可以进行根管治疗、截冠后修复,或作为覆盖义齿的基牙。

2. 牙齿的位置

尖牙、第一磨牙、第二磨牙的存留与否,直接关系到修复设计,如前牙缺失较多,拔除尖牙将使前牙无法行固定义齿修复。拔除最后一个磨牙,将使 Kennedy Ⅲ 类缺损变成 Kennedy Ⅰ类或Ⅱ类缺损,使非游离端义齿变为游离端义齿。因此,保持牙弓上最后一个牙齿非常重要,保存此牙可避免产生远中游离缺失。有时牙周健康状况欠佳的下颌第二磨牙仍然可以保留,虽然不能起到固位和支持作用,但有助于义齿的稳定和帮助老年患者对义齿适应。由于下颌的义齿承托区较小,下牙弓上最后一个自然牙应尽可能保留,以维持义齿的稳定。即使作为覆盖义齿的基牙,也可以改善剩余牙槽嵴上的载荷。

3. 年龄和全身健康状况

对于高龄老人,拔牙应在有绝对指征的情况下方可实施。任何可用的牙齿均应保留,它们或有助于局部义齿的稳定,或可作为覆盖义齿的基牙。

如果预期牙齿存留时间不长,但却延期至不可避免需要拔除时方拔除,将拖延患者首次戴用义齿的经历,而此时患者的适应能力已严重降低,其结果是患者戴用义齿非常困难或根本不能戴用。

提前拔除预期存留时间不长的余留牙可以减轻老年患者对义齿的适应困难,但必须考虑到牙齿拔除后患者咀嚼功能和舒适度的下降,有时患者对其口内仅存的几个余留牙或许包括旧义齿的咀嚼功能和舒适度是满意的。

4. 患者的意愿

如果患者的意愿与医生的治疗决定一致,余留牙的拔除不存在分歧。如果患者希望保留,应向患者解释保留该牙可能对剩余组织造成的损伤,以及给修复治疗带来的困难。如果患者希望拔除健康的或可以保留的牙齿,则更应耐心解释,获得患者理解。

(二)余留牙的处理

如果余留牙可以保留,应进行彻底的牙体、牙髓和牙周治疗。

对于因不均匀磨耗产生的尖锐牙尖或边缘嵴,应进行调磨。如果个别牙伸长,可以在根管治疗后磨短,冠修复,以重建𬌗平面。对于大面积充填或反复使用银汞、复合树脂充填的余留牙,如果其牙尖缺乏边缘嵴的支持,应采用覆盖𬌗面的修复体修复,如高嵌体、全冠等。

对于老年患者,余留牙存在以下情况之一者,需行全冠修复:①冠修复是改善美观的唯一方法;②牙齿有大面积充填物,且需作为活动义齿基牙;③牙齿有大面积充填物,且对颌牙为自然牙,余留牙所在侧牙弓上无其他牙可提供垂直支持;④需采用冠修复以改正𬌗平面;⑤根管治疗的多根牙,对颌牙为自然牙,𬌗力较大。

对于远中游离端义齿而言,核桩冠修复的牙齿作为基牙存在一定的风险,因为义齿产生的扭力易使桩或冠脱位,造成误咽。如将牙齿磨短,减小冠根比,银汞、复合树脂或玻璃离子充填后作为覆盖义齿基牙,可减少其承受的𬌗力,且易于清洁(图 13-2)。

三、外科处理

对于有尖锐骨尖、明显骨突形成的过大组织倒凹、软组织增生、松软的牙槽嵴等,如果影

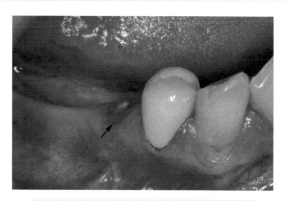

图 13-2 末端残根作为覆盖义齿基牙

响修复治疗或预期对修复不利,若患者全身状况允许,均应在修复治疗前进行手术修整。

(一)骨尖、骨突

在牙槽嵴上尖锐的骨尖、骨突、骨嵴,或形成较大的倒凹,如预期不能通过义齿组织面的缓冲加以解决,为了便于义齿的就位,使牙槽嵴受力均匀并避免压痛和黏膜损害,可采用牙槽骨修整术(alveoloplasty)。

骨性组织倒凹可以增加义齿的固位,并不都需要切除。只有当骨性组织倒凹妨碍义齿就位且不能通过缓冲义齿基托组织面的方法解决者,方可采用手术切除。上颌结节倒凹常为双侧,如果对义齿就位无影响,只需去除过大一侧的倒凹即可。腭与舌隆突如果妨碍义齿的就位和稳定则需切除。

(二)牙槽嵴软组织

一般来说,牙槽嵴软组织仅在影响义齿固位和稳定时才可手术切除,如刃状的、狭窄的牙槽嵴上的软组织常引起咀嚼疼痛,可手术切除。

系带(prominent frena)的附丽如接近牙槽嵴顶,为了缓冲必须在义齿基托上磨出一个深沟,深沟底部的应力集中沿深沟扩散,可造成义齿的折裂。系带附丽过高可影响义齿边缘的有效封闭,可以手术切除。

义齿刺激性增生(denture hyperplasia)是与义齿边缘有关的一个或多个纤维组织瓣,去除义齿创伤后,增生的组织可缩小。如果义齿调整后,病损未见缩小,且病损的大小已影响义齿边缘的适当延伸,可以手术切除。

(三)牙槽嵴高度

无牙颌牙槽骨的进行性吸收可导致严重的牙槽嵴萎缩,严重时可使下颌全口义齿固位困难;有时牙槽嵴呈刀刃状,不能承受咀嚼时义齿所施加的压力。如果不能通过义齿的设计解决义齿的固位问题和牙槽嵴的承力问题,在患者全身状况允许的条件下,可通过手术增加牙槽嵴高度。手术增高萎缩的牙槽嵴通常可采用两种方法:相对增高(软组织延伸)和绝对增高(骨性增高)。软组织延伸(如唇颊沟加深术)是针对有适当的牙槽嵴高度,以及缺乏附着性黏膜者;骨性增高(如牙槽嵴增高术、人工骨植入术)则是针对有严重的骨吸收者。

第三节　老年人可摘局部义齿修复

可摘局部义齿(removable partial denture,RPD)利用余留天然牙和义齿基托所覆盖的黏膜、骨组织作为支持,通过义齿的固位体和基托固位,患者可自行取戴摘戴的一种修复体,可修复各种类型的牙列缺损。

一、老年人可摘局部义齿的设计原则

可摘局部义齿修复的治疗时间短、侵入性操作少,特别适合于老年患者牙列缺损的修复。但老年患者对义齿的适应能力差,心理和神经生理因素会显著影响其对义齿的适应能力,因此,老年患者可摘局部义齿的设计应考虑患者全身和局部的状况。

(一)老年人可摘局部义齿修复的适应证与非适应证

可摘局部义齿适用于各种类型牙列缺损的修复,但对于老年患者,不是所有的牙列缺损都必须修复。如果患者在功能上已逐渐适应并代偿牙列缺损的状态,此时其咀嚼系统的功能可能是良好的。

老年患者修复治疗的主要目的是改善咀嚼功能,提高口腔舒适性和美观。保证足够功能与美观的最少牙齿数目取决于全身和局部因素。前牙和前磨牙区8~10对咬合牙齿通常可以满足老年患者对功能和美观的需求。失去磨牙支持的老年患者,颞颌关节功能紊乱的发生率并不增加。同时,可摘局部义齿修复可能带来的美观和口腔舒适性受损,在一定程度上也是患者决定不戴义齿的原因。自然牙进一步缺失将对患者的食物选择产生负面影响,并可增加颞颌关节功能紊乱的风险。因此,对于后牙咬合接触少于3~4个殆单位的老年患者,可考虑采用可摘局部义齿修复治疗。

无明显咀嚼功能障碍,全身状况不能耐受修复操作,有口腔黏膜疾病、肿瘤未治疗者,均不宜进行可摘局部义齿修复。

老年患者咀嚼功能的降低可能缘于缺牙,也可能缘于年老、全身健康状况差、生活孤独等。可摘局部义齿修复是一种侵入性治疗,可引起不利的口腔生态学改变,即使是最简单的义齿设计也可能因为菌斑控制、义齿本身问题造成组织损伤。避免使用可摘局部义齿对于许多失能的、虚弱的老年患者常常是较好的选择。

(二)老年人可摘局部义齿的设计原则

可摘局部义齿的设计,应考虑到老年患者的全身健康状况,也要考虑老年人的口腔解剖生理特点。随着年龄的增长,老年患者适应能力降低,口腔局部状况复杂,在进行修复治疗时,应充分考虑患者自身特点。

1. 保护口腔软、硬组织

天然牙的存在对义齿的固位与稳定、正常颌位关系及牙槽嵴高度的维持有重要意义。可摘局部义齿的设计不应妨碍口腔自洁作用。在满足义齿固位与稳定的前提下,应尽量减少义齿基托、卡环等部件对基牙的覆盖,以降低基牙患龋的风险。基托的设计应尽可能简单,以利于口腔卫生的维护。

如果患者余留牙较多,牙周组织状况较好,义齿应尽可能设计为主要由牙齿支持,以提高咀嚼效率,并减小基托面积,减少对口腔黏膜的损害。如果余留牙较少,或余留牙姑息保留仅为了义齿的稳定和患者适应,则宜设计为黏膜支持式可摘局部义齿,避免对基牙的损伤。

游离端的可摘局部义齿,𬌗支托的放置应不使基牙承受扭力,并在支点线对侧放置适当的间接固位体,以保证义齿的平衡和稳定。各类连接杆、连接体、卡环、𬌗支托应刚硬,以利于承受和分布𬌗力。

如果余留牙有不同程度的牙周支持组织丧失,应设计牙周夹板,同时修复缺失牙,以防止义齿产生的扭力损伤组织和基牙。

2. 义齿的设计应尽可能简单

可摘局部义齿增加了基牙患龋病和牙周病的风险。基牙被卡环环抱,易引起菌斑聚集而发生龋损。可摘局部义齿干扰了唇、舌的活动,使口腔自洁能力下降,食物残渣及细菌易滞留;卡环可将过大咬合力传至基牙,引起基牙牙周组织受损,导致牙周病。可摘局部义齿的设计不应妨碍口腔组织的自洁作用,应尽可能使义齿结构简单,尽可能多暴露牙面,以降低基牙发生龋病的风险。基托的设计应尽可能简单,以利于口腔卫生的维护,各类连接体应避免同游离龈接触,与牙槽嵴和腭部的接触区应距余留牙约 3mm。

3. 义齿必须易于取戴

许多老年人存在神经肌肉协调上的缺陷(如关节病、脑卒中、帕金森病、重症肌无力、阿尔茨海默病等),造成义齿取戴困难,甚至有些患者义齿戴入口腔后就不曾取出,影响口腔卫生的维持,导致基牙继发龋、牙周病。在设计可摘局部义齿时,在保证固位的情况下,卡环数量设计应尽可能减少,如:设计成两个固位体即可达到适当的固位力,也便于患者取戴。义齿的就位道、摘出方向应简单直接,避免旋转就位等老年患者不易掌握的就位方式。卡环应坚固耐用,不会因摘戴不当而弯曲、变形。

4. 允许某些义齿部件可能的失效或失败

可摘局部义齿的设计应保护余留牙以获得远期疗效,如果余留牙需要拔除,可以通过增加人工牙或固位卡环臂以恢复丧失的牙齿和降低的固位力。在使用一段时间后,由于牙槽嵴的吸收,义齿与组织面不贴合,因此,可摘局部义齿的设计应方便实施义齿软衬或重衬。

可摘局部义齿的基托材料选择方面,高强度树脂材料易于修理、调改、价格相对便宜,适于老年患者的义齿修复,但采用树脂作为基托材料会降低患者的舒适度,还会因口腔卫生而影响余留牙的预后。如采用铸造支架活动义齿,支架的设计应考虑到将来余留牙拔除后的修理,如采用金属网状支架和树脂基托。

二、老年人可摘局部义齿的修复特点

（一）老年人可摘局部义齿制作特点

老年人可摘局部义齿应便于使用和维护,制作时,应特别注意卡环、基托与铸造支架的制作。

1. 卡环

卡环应方便调节和取戴。钢丝弯制卡环的弹性好,抗疲劳,与基牙接触面积小,特别适合于老年人的可摘局部义齿修复。铸造卡环固位力强,但与基牙接触面积大,不利于防龋;同时,铸造缺陷或材料疲劳可导致卡环臂折断而造成误咽。

肢体功能障碍或取戴铸造Ⅰ杆型卡义齿有困难者,口腔后部基牙的固位臂尽量不要采用铸造Ⅰ杆型卡,但对于前牙,如果必须放置卡环的话,铸造Ⅰ杆型卡相对美观些。

当基牙存在楔状缺损时,卡环臂应放在缺损部位以上,不可进入缺损区,即使楔状缺损已行充填治疗(图13-3)。临床上常可见到可摘局部义齿因基牙楔状缺损的充填物脱落而无法取出。

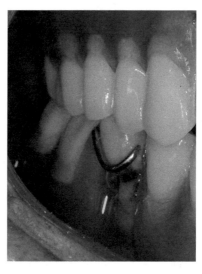

图13-3 卡环位于楔状缺损上方

2. 基托与铸造支架

基托应坚固耐用,以便均匀传导和分散𬌗力。同时,基托的制作应考虑到余留牙拔除后,便于通过增加人工牙、卡环进行修理;当义齿组织面不贴合时,应便于义齿软衬或重衬。

残冠、残根及孤立牙舌侧基托易折断,制作时应增加抗力结构。为了强度的需要,不宜制作金属基托,因为其无法通过增加人工牙、卡环进行修理,也无法进行义齿的软衬或重衬。此时,可制作金属网状支架和树脂基托。

铸造支架的各类连接体应避免与游离龈接触,与牙槽嵴和腭部的接触区应远离余留牙,以减少基牙、牙龈区域的菌斑集聚,降低患龋病、牙周病风险(图13-4)。

个别牙缺失的可摘局部义齿修复,可适当增加基托面积或铸造支架的覆盖范围,增加卡环固位体,以免误咽义齿。

(二)双侧游离端可摘局部义齿

双侧游离端缺失是老年患者最常见的一种牙列缺损类型。如果仅是磨牙缺失,只要患者咀嚼功能无显著下降,可以不修复,因为双侧游离端可摘局部义齿修复并不能显著改善患者的咀嚼功能,反而降低患者的舒适度。应记住,义齿修复不仅仅是为了增加牙齿的数目。

双侧游离端缺失的修复只能采用混合支持式或黏膜支持式义齿。如果可能,应尽量采用混合支持式义齿修复,黏膜支持式义齿的支持功能差,咀嚼功能的恢复很不理想。如果余留牙牙周状况尚可,设计为混合支持式义齿时,应采取保护基牙的措施,如采用RPI、RPA等

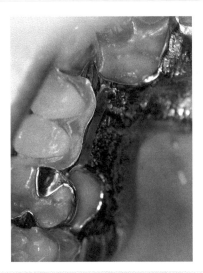

图 13-4 连接体避免与游离龈接触

卡环组设计,并增用间接固位体以降低义齿对基牙的扭力。双侧游离端可摘局部义齿两侧均有游离端鞍基,需有坚固的大连接体连接,以平衡、传递和分散𬌗力。余留牙牙周状况差,有不同程度的松动时,若患者能维持适当的口腔卫生,可用固定式牙周夹板固定后再行可摘局部义齿修复;或直接采用夹板式可摘局部义齿修复。余留牙牙周状况极差,姑息保留仅是为了义齿的稳定和老年患者对义齿的适应时,也可以采用黏膜支持式义齿,但义齿的设计应便于将来余留牙拔除后添加人工牙进行修理,同时参照全口义齿的基托外形要求进行设计,便于人工牙逐步取代所有余留牙而向全口义齿过渡。

(三)虚弱老年人的义齿修改

虚弱的老年人可能已戴用可摘局部义齿,但在咀嚼、舒适性和美观等方面存在问题,而他们的全身健康状况又不允许大范围的修复重建。对现有义齿修改以改善咀嚼功能和舒适性是一个可选择的、适当的治疗方法。具体有以下可修改的操作。

磨除不必要的、过厚的树脂基托,对引起黏膜压痛的组织面基托进行缓冲;如果是义齿的体积或重量引起患者的不适,特别是某些义齿部件影响患者舌或软组织的运动时,可以选择性磨除过多的材料和金属部件,包括固位体、卡环臂等;调𬌗以获得舒适的平衡𬌗接触,使义齿或余留牙在各方向的功能运动中无𬌗干扰;如果患者有垂直距离降低,可以在义齿人工牙表面添加白色自凝塑料或复合树脂材料,以增加并维持适当的垂直距离;有严重损坏、磨损的义齿人工牙,可用新的人工牙替换;重衬或软衬义齿组织面可以改善义齿固位与美观,也可以恢复舒适、美观的垂直距离。

第四节　老年人固定义齿修复

固定义齿(fixed partial denture,FPD)利用自然牙和/或种植体作为支持,通过固位体固定于自然牙和/或种植体,患者不能自行摘戴。固定义齿体积小,舒适,不影响发音和舌的活动,因此对于适应能力差的老年患者有一定的优点。

一、老年人固定义齿修复的设计原则

老年患者牙周组织有增龄性改变,可能存在牙周病、冠根比改变以及牙周支持力下降等问题,固定义齿修复有可能进一步损害其牙周组织而致修复失败,应注重防范与规避此种风险。

(一)恢复适当的功能

固定义齿作为一种人工修复体,它应能恢复缺失牙的形态、咀嚼、发音等功能。对于老年患者,特别是衰弱的老年患者,应根据其全身和局部状况及患者意愿,进行切合实际的修复治疗,适合于年轻人的、理想化的修复治疗计划不一定适用于此类人群,如过长的固定义齿修复。老年人固定义齿修复的主要目的是帮助其恢复适当的咀嚼功能,增加舒适度与美观,不必追求完整牙列的修复。

一侧牙弓磨牙全部缺失时,通常采用游离端义齿修复或种植义齿修复。如果以两侧双尖牙作为基牙,以单端桥修复第一磨牙,则既可以适当恢复患者的咀嚼功能,又可避免游离端义齿给患者带来的不适。

(二)固定义齿设计应与老年人的牙周状况相适应

基牙(abutment)牙周组织的支持潜力是义齿修复的基础。老年患者多有牙周组织萎缩,牙槽骨吸收,牙周支持潜力下降,固定义齿修复恢复𬌗力较大,易导致基牙的继发性咬合创伤,造成修复失败。因此,牙列缺损的老年患者进行固定义齿修复时,应根据患者余留牙的牙周状况,特别是余留牙的牙周储备力来设计义齿,确定基牙。

选择固定义齿的基牙时,应考虑基牙能否承担额外的𬌗力,正常状态下不致引起创伤性损害。基牙的牙槽骨吸收不应超过根长的1/3,必要时适当增加基牙数量以分担𬌗力,减轻基牙负担。

L. H. Ante主张,固定义齿中基牙牙周膜面积的总和应大于或等于缺失牙牙周膜面积的总和,否则将给基牙带来创伤,导致固定义齿修复失败。这一理论目前尚无科学的证据支持。基于该理论的固定义齿修复可能会导致过度治疗,使用过多的健康牙作为固定义齿的基牙,然而多个牙齿被固定在一起并无必要,反而会对口腔卫生造成不良影响。

因此,对于老年患者,既不能因为牙周组织萎缩,牙周支持潜力下降而拒绝考虑固定义齿修复,也不能在设计固定义齿修复时不考虑基牙的牙周状况。老年患者的固定义齿修复设计应根据患者的全身健康状况、基牙的健康状况、缺牙部位、缺牙间隙大小、牙弓形态、患者的咀嚼习惯、固定义齿的类型以及对颌牙情况等方面考虑。

(三)保护口腔软、硬组织

老年患者,特别是肢体运动障碍、衰弱的老年患者常因口腔卫生维护欠佳导致基牙患龋、牙周组织破坏,造成固定义齿修复失败。修复前须指导患者维护口腔卫生的方法。固位体的设计应尽可能包括龋的好发部位,修复后应对患者或其看护者进行必要的口腔卫生指导。

固定义齿功能的正常行使依赖于基牙的健康,保护并维持基牙健康是固定义齿设计必须遵循的原则。设计固位体时,在不影响固位的前提下,应尽量少磨除牙体组织,避免损伤牙髓组织。老年患者牙髓腔退缩,牙体预备相对安全,损伤牙髓的风险较小。但对于牙列严重磨耗、牙本质暴露、冠根比增大的老年患者,因其牙髓修复能力较差,牙体预备时应尽可能少切割牙体组织,并采取适当的措施保护牙髓组织。

基牙牙周组织的健康对固定义齿修复的远期疗效非常重要。基牙的选择、数量及固定义齿的设计应遵循生物力学原则,以保证基牙在功能活动中不受损害。固定义齿的外形应有利于自洁,对牙龈组织有生理性按摩作用,以促进基牙的牙龈和牙周健康。

固定义齿的形态、材料不应妨碍患者对于菌斑的有效清除,不应对口腔软组织产生机械的或化学不良刺激。

二、老年患者固定义齿修复的特点

(一)老年患者固定义齿制作特点

1. 固位体

老年患者固定义齿最常用的固位体包括核桩冠和全冠。

(1)核桩冠:老年患者由于根管内继发性牙本质增多、根管内钙化致根管细或闭锁;牙周退缩,冠根比增大致临床冠长,造成桩长度和直径不足,影响桩的固位,并易发生根折。制作桩固位体时,应尽量保留冠部牙体组织,在牙颈部形成牙本质箍,以增加牙体强度及桩的固位。

(2)全冠:应注意全冠的颊舌侧外形突度,以便于牙菌斑的清除和口腔卫生的维护。对于牙龈退缩、根分叉暴露的老年患者,冠边缘应复制根分叉外形,充分暴露根分叉,以利于口腔卫生的维护。全冠的邻面接触应恢复成面的接触,邻面颊舌侧外展隙充分开放,以便于自洁和牙菌斑的清除。如果𬌗面严重磨耗致临床冠短、全冠固位差时,可增设针道、沟等固位型。

2. 牙体预备

老年患者,特别是衰弱的老年患者,常有牙龈慢性炎症,给固定义齿修复带来各方面困难,如牙体预备、排龈、印模采取、固定义齿粘接等。因此,在固定义齿修复前应控制牙龈炎症,指导患者建立和保持良好的口腔卫生。氯己定溶液漱口可显著改善牙龈健康,建议老年患者在修复治疗前至少提前2周使用氯己定漱口直到修复完成。

由于老年患者牙周退缩,临床冠长,预备体的边缘应置于龈上,以利于菌斑清除和牙周健康,同时还可以避免牙体组织磨除过多,损伤牙髓。如基牙有楔状缺损,预备体的边缘可适当向牙颈部延伸,以覆盖缺损。

患有严重心血管疾病的老年患者,宜使用不含肾上腺素的局麻药和不含肾上腺素的排龈线。帕金森病及其他震颤病患者对于下颌的精确控制困难,造成牙体预备、印模采取等困难,此类患者的治疗时间最好安排在患者日常服药后血药浓度达到峰值、患者自觉状态较好时。对于不能配合临床操作或不能长时间配合临床操作的老年患者,则不考虑固定义齿修复。

3. 印模制取

牙周退缩导致临床冠长、牙间楔状间隙大,牙周病导致余留牙松动,在制取固定义齿印模时,印模材料有将余留牙拔出的风险。对于牙间楔状间隙较大、余留牙松动的老年患者,在采印模前,宜用烤软的红蜡填入余留牙的颈部和邻间隙,以免印模材料嵌塞在倒凹区。对于独立的牙齿,可以采用铜圈覆盖,必要时可用复合树脂将余留牙临时夹板固定(图13-5)。

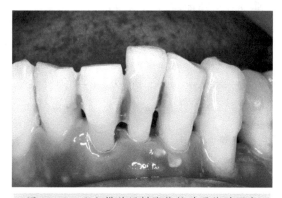

图13-5 取印模前用树脂将松动牙临时固定

4. 材料的选择

老年患者多重视自己的身体健康,医生应向患者解释修复材料对全身健康的影响。由于固定义齿不能取出,制作固定义齿常用的金属材料或陶瓷材料是否会影响CT、磁共振成像等影像学检查,也需要向老年患者做出解释。

 知识拓展

短牙弓修复

如果牙齿缓慢缺失、咀嚼系统逐渐适应,后磨牙全部缺失、仅存前牙和双尖牙时,通常仍有60%以上的咀嚼功能,这足以满足正常的咀嚼需求。然而,牙齿进一步缺失则可引起咀嚼功能显著下降。短牙弓(shortened dental arch)是保留或通过固定义齿修复获得10对咬合牙或咬合接触的功能牙列而避免活义齿修复,患者可获得欠理想但可接受的口腔功能。

短牙弓是适用于老年人,特别是衰弱的老年人的一种牙列缺损修复理念(图13-6)。该理念强调功能的恢复而不强求完整牙列的重建,短牙弓患者可获得适当的咀嚼功能、美观和舒适性,同时可以避免可摘局部义齿修复及其带来的风险,对于口腔清洁困难的老年患者也

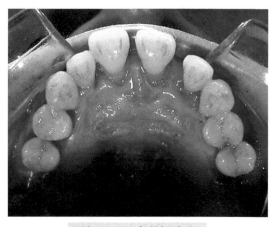

图13-6 上颌短牙弓

是非常有益的。短牙弓患者余留牙的预后较好,不会引起颞颌关节功能紊乱。短牙弓修复治疗合理、经济,有利于口腔整体功能的恢复和保持。

有些老年患者会觉得短牙弓的咀嚼功能不足或磨牙缺失影响美观。如短牙弓患者主诉咀嚼功能低下,可考虑采用可摘局部义齿修复缺失的后磨牙。但对于老年患者,短牙弓上的可摘局部义齿修复并不能显著改善咀嚼功能。

（二）单端固定桥修复

老年患者由于增龄性变化或牙周炎,牙周组织支持潜力下降,如果采用单端固定桥修复,过大的扭力易导致基牙咬合创伤,造成固定义齿修复失败。然而,如果缺牙间隙小,或对颌牙为可摘局部义齿/全口义齿,采用单端固定桥修复仍有较高的可行性和成功率。

戴用活动义齿者患龋病、牙周病的风险增加,单端固定桥比可摘局部义齿维护要容易,且有利于口腔卫生,特别适用于脑卒中、关节炎、帕金森病及其他肢体运动障碍的患者。

单端固定桥修复也常用于短牙弓的修复。上颌为无牙颌、下颌存留不足 10 个自然牙的老年患者采用单端固定桥修复可以恢复前磨牙殆接触的短牙弓,使患者获得适当的咀嚼功能并稳定上颌总义齿。单端固定桥设计为开放的邻间隙,桥体组织面、桥体及基牙邻面较易清洁。

第五节 老年人覆盖义齿修复

覆盖义齿（overdenture）是一种覆盖并支持在健康或已做治疗的牙齿或牙根上的可摘局部义齿或全口义齿。

一、老年人覆盖义齿的设计原则

老年患者口内常存在较多的残冠、残根,由于全身健康状况较差或系统疾病的影响,患者不愿或不能拔牙,保留残冠、残根,进行覆盖义齿修复是老年患者常用的一种修复方法。

（一）覆盖义齿的优缺点和适应证

1. 覆盖义齿的优点

和常规义齿相比,覆盖义齿的优点有以下几方面。

（1）保存牙槽骨。保留基牙的牙根和牙周组织可以减少牙槽骨的吸收,这是覆盖义齿最重要的优点。保存牙槽骨对于义齿支持和稳定具有重要意义。如果剩余牙根在前牙区,牙槽骨的保存尚有助于唇部的支持,有利于面部外观。

（2）牙周膜本体感受器的保存使患者能精细辨别食物质地,感受牙齿接触和载荷,与无牙颌戴用全口义齿相比,患者鉴别食物能力更好,能更精细地控制下颌运动。

（3）义齿固位与咀嚼功能。如患者有严重的牙槽嵴吸收,在剩余牙根顶部安装各种附着体,可以增强义齿的固位与稳定,并可减小树脂基托覆盖的范围,提高患者戴用义齿的舒适度。由于自然牙根为义齿提供了支持,在咬合与咀嚼时,有利于义齿的稳定。戴用覆盖义齿患者的咀嚼效率较戴用全口义齿的患者要好得多。对于前牙,去除冠部,用覆盖义齿覆盖牙根尚有利于人工牙的排列以及改善外观。

（4）减小基牙所承受的水平力。基牙牙冠长度的降低及圆滑的形态,可以减小基牙承受不利的侧向力和扭力,延长基牙的寿命,治疗前非常松动的基牙,在修复治疗后可以变得稳固。

(5)增强患者心理安全。全部拔除牙齿对于多数患者来说无法接受。覆盖义齿可保留自然牙根,缓和患者的心理压力,并允许患者在无牙颌前有一段心理调适期。自然牙的存在对于患者有正向作用,有利于患者获得更好的咬合感受、更好的咬合力和神经肌肉控制。与过渡性局部义齿一样,覆盖义齿允许患者在剩余牙齿的支持和稳定下适应并控制义齿。

2. 覆盖义齿的缺点

和常规全口义齿相比,覆盖义齿存在以下问题:①需做根管治疗;②需采取适当的龋病、牙周病预防措施;③由于覆盖基牙周围牙槽骨常存在倒凹,义齿局部需要缓冲,甚至需要缩短基托翼。

(1)根管治疗。由于年龄增长或牙体组织缺损、继发性牙本质的沉积,患者根管部分堵塞,根管治疗较困难。

(2)龋病。覆盖义齿覆盖牙根表面,增加了牙根表面患龋的风险,应加强对患者口腔和义齿卫生指导,对患者进行饮食指导,使用含氟牙膏,牙根表面光滑抛光以去除菌斑,用可释放氟的玻璃离子充填根管口,定期局部涂氟泡沫等。

(3)牙周病。覆盖义齿覆盖基牙的牙龈边缘有可能产生或加重原有的牙周病。严格的菌斑控制是必需的,可以减少患者患牙周病风险。

3. 覆盖义齿的适应证

覆盖义齿适用于口内尚有少数牙齿存留的老年患者,且这些牙齿不适宜作为固定义齿修复的基牙,如剩余牙齿在牙弓上分布不佳,预期预后差,严重的牙周附着丧失;或剩余牙齿伸长、移位,牙合面磨耗,功能异常或影响美观。覆盖义齿修复改善了冠根比,基牙受力更为轴向,如果基牙需要拔除,也易于修理。严重牙齿磨耗或磨牙症但无明显颌垂直距离降低或预期难以适应常规全口义齿的老年患者,可优先考虑覆盖义齿修复。

(二)老年人覆盖义齿的设计原则

覆盖义齿的设计首先应考虑基牙的保护。基牙丧失意味着覆盖义齿转变为组织面不贴合的常规活动义齿或全口义齿。

1. 保护覆盖义齿基牙

覆盖义齿基牙(图13-7)的保护可以从以下三个方面进行。

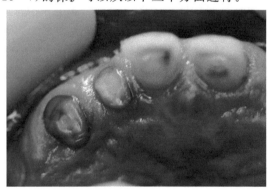

图13-7 覆盖义齿基牙

（1）覆盖义齿基牙的选择。基牙的牙周组织健康或牙周病已经彻底治疗、具有适当的牙周支持，并经完善的根管治疗。基牙数量一般 2～4 个，位于牙弓上承受𬌗力较大或牙槽嵴易吸收的区域。与上颌牙槽嵴相比，下颌牙槽嵴小，因此保留下颌牙齿作为覆盖义齿的基牙更有意义。基于老年患者的全身健康状况，治疗、操作相对简单的单根牙更适合，如尖牙、下颌第一前磨牙、上颌中切牙等。下颌切牙与上颌侧切牙因牙周膜面积较小，不是理想的基牙。

（2）覆盖义齿基牙的根面处理。基牙临床冠部越短，越有利于基牙的健康，同时，基牙冠部的降低也有利于覆盖义齿的排牙。通常基牙应预备为 2～3mm 的高度，基牙表面应光滑，呈圆顶形轮廓，以减少菌斑积聚，利于菌斑的清除；根面可使用银汞充填或树脂修复，如需获得额外的固位作用且基牙有足够的牙根长度时，可设置各种附着体。

（3）覆盖义齿基牙的维护。基牙应定期局部涂氟，如果局部涂氟仍然发生根面龋，可以制作铸造金属顶帽。

2. 适当的固位力

附着体可使覆盖义齿有更好的固位与稳定。然而，固位力过强可能会增加老年患者义齿使用难度，特别是对于肢体功能障碍、动作笨拙的老年患者。同时，附着体增加了基牙患龋病和牙周病的风险，使得基牙的应力与扭力集中。如果附着体提供的固位过强，将限制老年患者的颌面部神经肌肉对全口义齿的控制。

3. 便于修理和重衬

由于剩余牙槽嵴的持续吸收，覆盖义齿的基牙可能需要拔除，因此，覆盖义齿的设计应便于修理和重衬，以维持患者的咀嚼功能和口腔舒适度，并逐步向全口义齿过渡。

二、老年人覆盖义齿修复特点

牙周病引起牙齿松动的老年患者，可以考虑保留几个牙周状况相对较好的牙作为覆盖义齿的基牙。如果基牙丧失，可以进行重衬处理。即使覆盖义齿基牙提供的支持与稳定时间不长，也能使患者更容易地从可摘局部义齿过渡到全口义齿。

进行覆盖义齿修复前患者的口腔卫生有时并不能提示基牙的预后。修复前口腔卫生和牙周状况差者，在完成覆盖义齿修复后，也可以保持良好的口腔卫生。

临床上常见衰弱的老年患者口内有多个残冠、残根，既不能接受残冠残根的拔除手术，也不能坚持覆盖义齿根面处理的临床治疗操作。对于未经处理的残冠、残根，仅做简单的牙尖、边缘调磨，也可进行覆盖义齿修复。制作覆盖义齿时，应在残根区域的基托组织面做适当缓冲，或与牙根脱离接触。

如患者有严重的牙槽嵴吸收，覆盖义齿基牙牙周状况尚可，颌垂直距离无明显降低时，可以在基牙表面使用附着体以增强义齿的固位与稳定。附着体的固位力取决于附着体的类型。按钮型附着体比磁性附着体具有更强的固位力和稳定性，但磁性附着体作用于基牙上的扭力小，可用于牙周状况欠佳的基牙。对于老年患者而言，套筒冠义齿更易取戴（图 13-8）。

作为过渡性义齿修复时，覆盖义齿可能在有限的时间内转变为全口义齿，因此应避免使用杆附着体或精密附着体，因其价格相对昂贵，对基牙的扭力较大，用于预期疗效不佳的基牙将加速基牙的丧失。

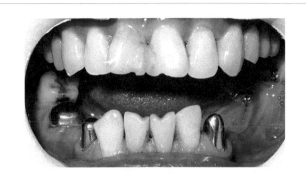

图 13-8 套筒冠义齿修复

由于唾液、黏膜微生物的存在,义齿组织面及基牙表面的菌斑集聚增加,即使采取了口腔卫生措施,基牙也存在患龋病、牙周病的风险。同时,糖的摄入、黏膜感染、连续戴用义齿、较差的口腔卫生,均可增加菌斑。覆盖义齿基牙宜日常使用 0.4% NaF 凝胶清洁,义齿本身就是一个方便而有效的携带氟凝胶的介质,借此可达到保护基牙的目的。

第六节　老年人全口义齿修复

无牙颌患者进行全口义齿(complete denture)修复治疗的主要目的是恢复𬌗垂直距离,提供稳定的𬌗关系,增强口腔舒适性,改善患者外观。

一、全口义齿修复的设计原则

全口义齿修复的设计首先应考虑老年人的适应能力,同时应结合老年人的口腔解剖生理特点,正确恢复正中关系和垂直距离。

(一)正确恢复患者的正中关系和垂直距离

由于老年患者对下颌的控制力减弱,难以记录可重复的位置,不准确的正中关系记录在老年患者中并不少见。不准确的正中关系记录,常常可出现下颌侧向偏移或前伸,影响全口义齿的固位与稳定。

由于自然牙或义齿人工牙的严重磨耗,或以往全口义齿的不良修复,老年患者常见垂直距离降低,表现为面下 1/3 距离减小,口角下垂,颏唇沟变浅,颏部前突,咀嚼肌紧张度降低,咀嚼效能较低。

当老年患者已适应了降低的垂直距离,对其垂直距离的恢复应逐步进行,避免一次恢复垂直距离过大,导致患者不适应。患帕金森病、癫痫等疾病的老年患者对下颌的精确控制困难,使获得正确垂直距离的难度增加,此类患者最好安排在患者自觉一天中状态最好时就诊。中、晚期阿尔茨海默病患者多不能理解修复医师的指示,也不能配合临床操作,因而难以获得正确的正中关系和垂直距离,执意修复可能会给患者带来额外的伤害,不考虑全口义齿修复。

(二)采用适当形式的过渡修复并尽可能利用旧义齿

全口义齿修复不可避免地会改变患者现有口腔环境和神经肌肉控制模式,而老年患者适应能力显著下降。采用适当形式的过渡修复,有利于患者对义齿的适应。这种过渡修复包括：由可摘局部义齿向全口义齿的过渡，包括覆盖义齿、即刻全口义齿等。在牙齿全部拔除前，允许患者有一段时间的训练以更好地控制和耐受义齿。

已戴用全口义齿的患者寻求全口义齿修复通常是现有义齿折断、义齿人工牙过度磨耗、美观问题等原因。尽管旧义齿可能存在适合性差、不贴合、垂直距离降低或者拾关系不稳定等问题，但多数情况下患者对旧义齿是满意的。新义齿相较于旧义齿有较大改变时，患者不适应风险增加。为了减少对新义齿的不适应，旧义齿设计可作为新义齿设计的参考。

老年全口义齿修复患者通常可分为三类：对旧义齿适应良好的患者、对旧义齿不能适应的患者、无戴用义齿经验的无牙颌患者。

1. 对旧义齿适应良好的患者

如果患者对旧义齿适应良好、垂直距离正确、拾关系稳定，对现有义齿软衬或重衬是一个治疗选择。如果垂直距离降低、适合性不好、拾关系不稳定，可对现有义齿诊断性地软衬、戴入，以确定修复的垂直距离、拾关系、适应性等。如果患者戴用义齿 1～2 周后可以接受诊断性修改的义齿，则可将旧义齿重衬或将其作为个别托盘进行功能性印模，为确定垂直距离提供参考。

也可以采用义齿复制技术，将现有义齿的设计特征尽可能复制到新义齿上，仅对旧义齿存在的问题加以修正。此时，旧义齿作为个别托盘和拾堤，为新义齿人工牙排列时提供参考。

2. 对旧义齿不能适应的患者

如果患者有多次不成功的全口义齿修复治疗经历，必须仔细询问修复治疗失败的原因，并对旧义齿仔细检查。如果旧义齿无较大问题或患者可能存在心理障碍，可以暂缓全口义齿的修复治疗，进行必要的心理疏导和心理治疗。

3. 无戴用义齿经验的无牙颌患者

无戴用义齿经验的无牙颌患者，其全口义齿修复治疗的预期效果不确定。如果患者没有全身健康方面的问题，应用种植体支持的全口义齿修复可以克服或减少常规全口义齿修复带来的问题和风险。

（三）义齿设计应适合老年人的口腔解剖生理特点

最常见的影响老年无牙颌患者全口义齿修复的是牙槽嵴严重萎缩和习惯性下颌前伸。

1. 牙槽嵴严重萎缩

牙列缺失时间长，牙周炎导致牙列缺失，以往不当的全口义齿修复和全身性疾病等导致老年患者牙槽嵴严重萎缩，制作全口义齿时难以获得固位、支持和稳定，义齿松动、压痛，黏膜炎症影响咀嚼功能，造成患者义齿适应困难。对这类患者，功能性印模、线性拾总义齿、种植义齿修复等是较好的选择，可以有效地恢复患者的咀嚼功能并增加口腔舒适度。

2. 习惯性下颌前伸

牙列缺失长期未修复，咀嚼时下颌向前向上，上、下牙槽嵴前端接触以代偿前牙切咬功能，使肌纤维的方向和紧张度改变，形成习惯性下颌前伸。如果咀嚼肌、颞颌关节已适应下颌前伸，在正常的正中关系位制作全口义齿会使患者对义齿的适应困难，无法咀嚼。

二、老年人全口义齿制作特点

(一)老年人全口义齿的制作要点

对于牙槽嵴严重萎缩的老年患者,取印模时宜采用功能印模法,记录功能状态下义齿承托区组织和颊肌、舌、系带等组织的状态,以保证义齿组织面的密合和有效的边缘封闭。与无尖牙相比,线性𬌗总义齿是一个较好的选择,可以改善患者的咀嚼效能,提供自由、无干扰的双侧平衡𬌗。对于严重的牙槽嵴萎缩,如果患者全身状况允许,采用种植义齿修复可有效地恢复患者的咀嚼功能,提高口腔舒适度。

习惯性下颌前伸难以获得正确的正中关系位,可以先对患者的旧义齿进行调𬌗,或采用恒基托让患者诊断性、适应性地戴用,待下颌逐步恢复到正中关系位后再开始制作新义齿。如果下颌前伸是因上颌牙槽嵴严重萎缩引起,排牙时要排成切𬌗或反𬌗,以保证咀嚼功能的恢复,若为了美观勉强排成正常𬌗,将影响全口义齿的固位和咀嚼功能,加速上颌牙槽嵴的萎缩。若咀嚼肌、颞颌关节已适应这种下颌前伸,不能回复到正中关系位,则只能在下颌前伸位制作全口义齿。

全口义齿修复后,义齿占据了口腔内的大部分空间,患者必须适应义齿,才能自如使用并获得适当的咀嚼功能。无论是初次戴用还是有戴用全口义齿经历但难以适应的患者,进行修复时都不能忽视患者的心理状况。

(二)即刻全口义齿

一般情况下,即刻全口义齿是让老年患者从局部义齿过渡到全口义齿最有效的途径。

1. 即刻全口义齿的优点

(1)有利于患者对义齿的适应。患者自然牙的形态和排列可以复制到即刻全口义齿上,原有的垂直距离和正中关系可以转移到即刻全口义齿上。即刻全口义齿允许患者有时间更好地控制和耐受义齿,因此有利于患者对义齿的适应。如果患者在无牙颌数月后方戴入全口义齿,舌和颊可能侵入义齿间隙,导致患者对义齿适应困难。

(2)满足患者的生理和心理需求。即刻全口义齿减少了对患者咀嚼功能和语言的影响,保持了牙齿外观和面部外形。如果患者对其外观满意,自然牙的形态和排列可以复制到即刻全口义齿上;如果自然牙外观不佳或其排列可能影响义齿的稳定性,可在即刻全口义齿上改善牙齿形态和排列。

(3)减少牙槽嵴吸收。如果即刻全口义齿的适合度高,拔牙后牙槽骨的吸收速度慢。

(4)有利于止血。即刻全口义齿覆盖拔牙窝有助于止血,同时可以支持和保护拔牙创,减少食物残渣等机械损伤。

(5)有利于𬌗关系的转移。如果由余留牙确定的垂直距离和正中关系是合适的,可以比较精确地转移到即刻全口义齿上,而无牙颌时则需要估计息止颌位和息止颌间隙。

2. 即刻全口义齿的缺点

即刻全口义齿使用时间短,在经过 6～12 个月左右的戴用、调整后,即刻义全口齿通常需要更换为全口义齿。即刻全口义齿修复后的维护工作较多,需要定期复诊、重衬、调𬌗。如果维护不当,将会损伤义齿承托区组织。拔牙、手术和戴牙在同一时间内完成,诊疗操作时间较长,对于年龄较大和体弱的患者,必须慎重考虑是否适宜。如果患者有严重的牙周病,余留牙特别松动,即刻全口义齿采模存在将松动牙拔出的风险。

3. 即刻全口义齿的禁忌证

即刻全口义齿的移动可能会干扰拔牙创引起菌血症,对于伴心脏损害的风湿热或心脏瓣膜病患者、有人工髋关节的患者,不宜采用即刻全口义齿修复。有拔牙后出血史的患者也不宜采用即刻全口义齿修复,可以在拔牙后进行缝合止血,或在拔牙创初步愈合后戴入。

4. 即刻全口义齿的制作

即刻全口义齿通常在患者拔除最后一颗牙齿后即可戴用。在后牙拔除前3～4周开始制作义齿,保留1～2个前磨牙区𬌗接触以维持垂直距离。采取初印模,制备个别托盘并采取终印模,记录正中关系和垂直距离,上𬌗架。修整模型以补偿余留牙拔除后软硬组织的改变。

排列人工牙,前牙的排列应参考患者自然牙的排列。在拔牙和对牙槽嵴进行修整之后,戴入即刻全口义齿,调整咬合,预约复诊。

(三)老年患者全口义齿修复可能出现的问题

影响全口义齿修复效果的主要危险因素包括患者的适应能力、咀嚼问题、局部疼痛、黏膜烧灼与口干等。

1. 患者的适应能力

患者的适应能力是全口义齿修复能否成功的关键。体积较大的全口义齿常需要患者较大的努力去适应。对义齿适应困难时,患者常从口腔内取出义齿,甚至丢弃义齿。如果患者完全不能适应义齿,修复治疗将面临失败。老年患者如牙齿全部缺失不可避免,应设计过渡性义齿使患者从牙列缺损过渡到牙列缺失。

患者如果不能适应制作良好的义齿或诊断性修改的义齿,或者无法接受戴用全口义齿,在不清楚患者心理状态、没有完成诊断性义齿评估前,不应考虑修复前手术及修复治疗。修复前手术仅适用于有不利解剖状态,而不适用于有潜在心理问题的患者。对存在不利解剖结构或不能适应全口义齿的老年患者,全口义齿修复是一个较好的选择。

2. 咀嚼问题

戴用全口义齿的老年患者常出现咀嚼问题,咀嚼功能低下将使患者改变食物选择,重新制作新义齿有时并不能改善咀嚼功能。如果义齿无明显的设计或制作问题,应鼓励患者选择健康食谱,而不是仅仅提供新义齿。

3. 局部疼痛

局部疼痛通常由牙槽嵴严重吸收引起。为了减轻疼痛,减少牙槽嵴的进一步吸收,采用种植体以减轻义齿对黏膜及黏膜下组织的压力,并不建议施行各类修复前手术治疗。

4. 黏膜烧灼与口干

戴用全口义齿的老年患者常主诉黏膜烧灼、发痒,此问题并不完全与戴用全口义齿有关,应考虑老年患者的心理障碍原因。如果怀疑患者存在心理问题,在修复治疗前应进行必要的心理治疗。

唾液流量对于全口义齿的固位、口腔黏膜的润滑和保护具有重要意义。药物、长期紧张、脱水、张口呼吸、舍格伦综合征、头颈部放疗、糖尿病等均可引起口干。对于唾液流量降低的患者,全口义齿的固位依赖于患者颌面部肌肉对义齿的控制能力,此类患者义齿创伤与疼痛的风险增加。如果是口干引起的义齿固位不足,可以使用义齿粘接剂(denture adhesive)改善固位,增强义齿功能。

义齿粘接剂又称义齿稳固剂,对于难以控制全口义齿的老年患者,义齿粘接剂有助于提高咀嚼功能和舒适度。义齿粘接剂虽不能解决义齿组织面的不贴合,但它可以部分补偿患者的神经和心理障碍。但义齿粘接剂也可掩盖义齿不贴合产生的问题而增加黏膜创伤、感染的风险。

三、老年人全口义齿的更换与复制

全口义齿的更换与复制是临床上经常遇到的问题,特别是长期戴用全口义齿的老年患者。更换还是复制,通常取决于患者对于现有义齿的适应情况。

(一)老年人全口义齿的更换

需要更换全口义齿的患者可分为三类:戴用即刻全口义齿的患者、旧义齿使用时间过长、旧义齿存在难以解决的问题。

戴用即刻全口义齿的患者由于牙槽骨持续吸收,影响义齿的固位与稳定,因而需要更换义齿。除了希望新义齿更加贴合,患者还期望旧义齿的外观得以保留,在制作新义齿时应特别注意患者已很好接受和适应的义齿设计。

由于基托树脂、义齿人工牙磨损或剩余牙槽嵴吸收而致义齿折裂、不密合、影响美观等需要重新制作义齿的患者,在进行新义齿修复时,与旧义齿修复成功的相关修复设计应在新义齿上得以体现。否则,患者很难适应新义齿。

对于长期存在义齿戴用问题的患者,准确的诊断非常重要。应请患者将其所有义齿带来诊室,仔细检查,以分析以往的义齿设计和存在的问题。

1. 修复前的口腔处理

需要更换全口义齿的患者,修复前应特别注意义齿承托区黏膜的炎症以及旧义齿的咬合关系。

(1)治疗义齿承托区黏膜的炎症。黏膜创伤、黏膜炎症可能是由于义齿不适合,缺乏平衡殆关系或存在殆干扰,垂直距离过大或缺乏息止殆间隙等。在采新义齿终印模前,必须治疗黏膜的炎症。未治疗的黏膜炎症可能影响新义齿的修复效果(图13-9)。

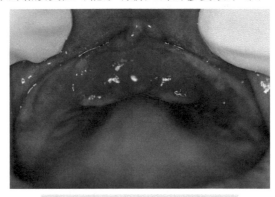

图13-9 义齿承托区黏膜的炎症

黏膜炎症最简单的治疗方法就是嘱患者暂时不要戴用旧义齿,但有时患者不能接受。此时应对旧义齿做适当的修改,增加缓冲,以促进黏膜炎症的愈合,可以用临时软衬材料重衬义齿改善义齿的贴合性。

(2)修正𬌗关系。长期戴用全口义齿,由于树脂牙𬌗面的磨耗、牙槽骨的吸收,垂直距离通常会有一定程度的降低,息止𬌗间隙随之增加,但患者时常不会注意到这些问题。

可以对旧义齿修改以修正𬌗关系。在旧义齿的𬌗面增加一层自凝塑料可以增加垂直距离,新的垂直距离和咬合状态可以逐渐减轻患者的习惯性下颌前伸,并可以评价患者对于垂直距离增加的适应能力。如果患者可以接受垂直距离的增加、下颌前伸消失,则可以开始制作新义齿。

2. 印模

在某些情况下,以旧义齿作为托盘采取印模可以获得三种主印模:功能性印模、二次印模和旧义齿组织面的复制。

(1)功能性印模:在旧义齿组织面使用可以保持数小时可塑性的印模材料可获得功能性印模。在此时段内,患者戴用义齿,在咀嚼过程中义齿承受功能载荷,印模材料则可以记录功能状态下义齿承托区组织的形态和边缘伸展状况。

(2)二次印模:多数情况下,旧义齿可以作为个别托盘采取印模,以减少患者的就诊次数。但是,在采取印模前应修正旧义齿存在的过度伸展或伸展不足。

(3)旧义齿组织面的复制:如果患者已耐受和适应旧义齿的组织面,为避免造成黏膜损害,也可以考虑直接在旧义齿的组织面灌制石膏模型制作新义齿,将旧义齿舒适的组织面复制到新义齿上。

3. 𬌗关系记录

𬌗关系应参考旧义齿,如果旧义齿的𬌗关系正确,可以复制旧义齿的𬌗关系;如果旧义齿的𬌗关系不正确,则应修正。

(1)垂直距离的评估:仅参考休息位和息止𬌗间隙是不准确的。对于垂直距离的评估还可以参考面部外形、面下 1/3 高度、语言和患者戴用旧义齿的经验等。如果息止𬌗间隙过大,最好在旧义齿上用自凝塑料加高垂直距离进行评估。

(2)修整上颌蜡堤:如果新义齿是用于替代满意戴用多年的上颌义齿,应修整上颌蜡堤使之与旧义齿的上颌牙弓尽量一致。牙弓的形态与宽度决定了上颌义齿范围内舌空间的大小。由于舌已习惯于在一限定的空间内活动,如新义齿减小了此空间,将引起患者适应困难。

(3)𬌗平面:𬌗平面的高度与方向对于义齿的外观与功能非常重要。患者对于旧义齿的体验应作为确定𬌗平面的参考。如果旧义齿的𬌗平面正确,可以复制旧义齿的𬌗平面;如果旧义齿的𬌗平面不正确,则应修改旧义齿错误的𬌗平面。

(4)修整下颌蜡堤:在下颌义齿范围内必须提供适当的舌活动空间,舌的功能才不会受影响,舌方能有助于义齿的稳定而不是妨碍义齿的稳定。如果下颌旧义齿提供的舌活动空间已为患者适应和耐受,在修整下颌蜡堤时,应复制下颌旧义齿的设计。

(二) 老年人全口义齿的复制

新义齿与旧义齿形态上完全不同时,会造成老年患者对新义齿的控制困难。因此,在新义齿制作过程中,全口义齿复制技术的应用就显得尤为重要。

1. 全口义齿复制的适应证

临床上很少有需要精确复制旧义齿全部设计的病例。通常,义齿复制技术用于复制已被患者耐受和适应的、对于新义齿修复成功所必需的旧义齿设计,同时改正其不满意的设计。如旧义齿合适的牙弓形态和磨光面可以复制,密合性差的组织面、磨损的𬌗面需要改正。义齿复制技术的正确使用基于准确的诊断,对旧义齿𬌗面、磨光面和组织面三个面的仔细评价。

如果旧义齿三个面均满意,通常患者对旧义齿也非常满意,仅希望有一个额外的义齿备用时,可以采用义齿复制技术制作备用义齿,但通常并不建议患者制作备用义齿。

如果𬌗面存在小的缺陷,可以通过调𬌗解决。如果是后牙整体磨耗,最好避免制作新义齿,特别是对于衰弱的老年患者。此时可以记录𬌗关系,义齿上𬌗架,用新的人工牙替换磨耗的人工牙。而旧义齿仅组织面有缺陷者,最好采用义齿软衬或重衬的方法处理;仅磨光面有缺陷,义齿不在中性区,一般不宜采用义齿复制技术。

与上颌义齿相比,下颌义齿更依赖于肌肉控制,因此下颌义齿更适合复制。复制下颌义齿有助于修整上颌蜡堤,以便制作患者易于适应或耐受的上颌义齿。

通常,患者的年龄越大,进行义齿复制越有必要。对于适应能力较差的老年患者,义齿复制有时是修复成功的唯一途径。

2. 全口义齿复制技术

全口义齿复制有许多技术,但都需要将旧义齿包埋在弹性印模材料中以复制模板,模板上含有树脂基托和蜡牙。

(1)复制模板的预备:首先,将旧义齿的𬌗面与磨光面包埋在上颌托盘的硅橡胶内,然后再用另一个托盘中的硅橡胶包埋其余部分,待材料硬固后,分离两个印模托盘,取出旧义齿。在两个印模间刻出溢出道或灌注道,复制义齿。也可以采用藻酸盐印模材料包埋、复制义齿,但其尺寸稳定性较低。目前,还可以对旧义齿进行光学扫描,结合 3D 打印技术复制。

(2)复制义齿的步骤:首先,应明确旧义齿需要复制的部分和需要修改部分,然后采用硅橡胶或藻酸盐印模材料包埋旧义齿;𬌗面部分灌蜡,基托部分灌注树脂材料制作复制模板。

如果印模面有缺陷,致复制模板戴入口内时不稳定,在记录𬌗关系前应修改边缘,用低黏稠度的硅橡胶材料采取印模;灌制石膏模型、复制模板上𬌗架、制作试验性义齿;在排牙时,一次仅去除 1~2 个蜡牙,以便其他蜡牙可以作为准确排牙的参考。

评估试验性义齿需在包埋试验性义齿前,去除上颌试验性义齿腭部的基托,换铺厚度适当的蜡基托。其余的树脂材料和印模材料部分在装胶时丢弃,完成义齿后进行义齿试戴,并预约复诊。

第七节　老年人口腔修复后的维护

老年患者戴用义齿后最常出现的问题是义齿适应问题,其他如黏膜压痛和炎症、基牙疼痛、基牙龋病与牙周病、义齿损坏或丢失等,应针对具体问题做相应处理。有的老年患者不能准确指出疼痛或不适的部位,或有些患者完全不知晓疼痛、炎症等异常状态,如阿尔茨海默病患者。因此,义齿戴用后应定期复查,基于口腔黏膜状况的客观检查结果进行相应的处理,即使患者未诉任何疼痛或不适。

一、维护口腔卫生

建立和保持良好的口腔卫生对于维持修复效果十分重要。老年患者的视觉、运动能力下降,肩部、手臂的疾患或失能造成牙齿和口腔清洁困难或不能,对义齿的清洁也困难。有些失能的老年患者自己不能刷牙,也不考虑请他人帮助刷牙,而是宁愿选择放弃刷牙,造成口腔卫生状况欠佳。

许多因素可增加老年患者患龋病、牙周病的风险,如牙周组织萎缩、口腔干燥、大量充填修复体的存在、戴用局部义齿(图 13 - 10)、认知力下降、全身用药、动作笨拙、不能理解口腔卫生指导等,但最主要的仍然是口腔卫生状况。

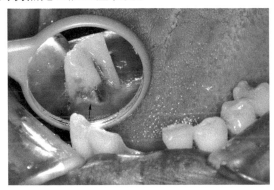

图 13 - 10 可摘局部义齿基牙的继发龋

为了控制牙齿和义齿表面菌斑,控制咬合改变可能产生的咀嚼功能紊乱,防止义齿机械损伤,戴用义齿的老年患者每隔 3~6 个月应常规复诊,以密切观察基牙及其牙周组织的健康状况,了解患者口腔软、硬组织的变化及义齿的使用情况,并进行相应处理及涂氟防龋治疗,同时应加强对患者的口腔卫生指导。建议患者使用含氟牙膏,夜间不能戴用活动义齿。

对于无法自我维护口腔卫生的患者,应教导患者家属或其看护者帮助患者维护口腔卫生。含氟漱口水含 0.5% NaF,不需要在漱口后再用清水漱口;氯己定为抗菌剂,可抑制革兰氏阳性菌、革兰氏阴性菌、兼性厌氧菌和酵母菌,0.2%氯己定漱口水也可用于失能的老年患者的口腔卫生维护,但长期使用可能导致口腔内的菌群失调。如果患者能够定期复诊,可以使用氟凝胶(fluoride gel)或氟保护漆(fluoride varnishes)。

二、义齿的清洁与维护

戴用活动义齿的患者,每次餐后均应清洁义齿,定期使用软毛牙刷和肥皂水清洗。夜间取出义齿,用水或义齿清洁剂浸泡。对于失能、部分失能的患者,应告知其家属或看护帮助患者进行义齿的清洁与维护。

活动义齿可定期使用义齿清洁剂浸泡,但义齿清洁剂效果不确定且不能取代机械性清洁。过氧化物清洁剂对清除义齿的菌斑有效;次氯酸类虽然有效,但可能引起漂白和变色,且味道不好;氯己定溶液浸泡义齿可有效控制义齿菌斑,但长期使用可使义齿变色。

许多义齿清洁剂可能会损伤软衬材料,进而削弱口腔卫生。在软衬后1～2周用软浮石抛光软衬表面,可延长软衬材料的耐用性,改善其卫生状况。对于免疫功能低下的老年患者,可将抗真菌软膏掺入软衬材料,可抑制白色念珠菌和其他真菌的生长。

三、与老年人口腔修复有关的口腔疾病

与老年人口腔修复有关的口腔疾病主要包括义齿性口腔黏膜病损和颞颌关节功能紊乱,这些口腔疾病多与义齿的设计有关。

(一)义齿性口腔黏膜病损

活动性义齿引起的口腔黏膜病损可表现为:义齿菌斑引起的急慢性反应、义齿基托材料引起的反应和义齿造成的机械性损伤。黏膜病损的形式常常是混合型的,如义齿性口炎,口角唇炎,创伤性溃疡,义齿刺激性增生,松弛性牙槽嵴和口腔癌等。多数病损由慢性感染或机械性创伤引起,患者很少有自觉症状。

1. 义齿性口炎

老年患者义齿性口炎(denture stomatitis)为义齿下黏膜的慢性炎症,可以是局部性的,也可以是弥散性的,其患病率为10%～45%。一般认为,义齿性口炎由义齿不良或功能异常导致。主要临床表现为红斑样改变,常无自觉症状,少数患者可有腭侧或舌侧黏膜的烧灼感和瘙痒感。义齿性口炎可分为三型:Ⅰ型为局限性炎症,有针尖样充血表现;Ⅱ型为较弥散的红斑样改变;Ⅲ型为不同程度的炎性乳头状增生。Ⅰ型义齿性口炎是由于不良修复体创伤造成,而Ⅱ型与Ⅲ型义齿性口炎则与白色念珠菌感染有关。

建立和维持良好的口腔和义齿卫生,暂停戴用义齿2周,义齿性口炎产生的损害通常可以消失。局部治疗可用4%碳酸氢钠液、氯己定含漱液交替含漱;制霉菌素软膏或聚维酮碘喷剂喷涂患处或将喷涂于义齿组织面上再戴入口内;用4%碳酸氢钠液浸泡义齿。增生明显的Ⅲ型义齿性口炎可手术切除治疗。手术切除前应先进行抗真菌治疗,以减轻增生的程度,缩小手术范围。

2. 口角唇炎(念珠菌口角炎)

口角唇炎(angular cheilitis)的患病率为10%～20%,常与垂直距离缩短及碳水化合物摄入量增多有关。由于老年人口腔垂直距离缩短,口角区皮肤塌陷呈沟槽状,导致唾液长期蓄积于皮肤塌陷区,因此,口角区常呈潮湿状态,有利于念珠菌生长繁殖。此外,患者全身免疫因素,义齿局部刺激、义齿性溃疡的感染与其发生也有较密切关系。口角唇炎常发生于双侧口角,表现为口角区皮肤与黏膜发生皲裂,皲裂处常有糜烂、渗出或结有薄痂,张口时疼痛或溢血。

口角唇炎的治疗包括:调整义齿过短的垂直距离,纠正夜间戴用义齿的习惯;4%碳酸氢钠液含漱,局部使用制霉菌素软膏;定期用4%碳酸氢钠液清洗、浸泡义齿。

3. 义齿刺激性增生

超过10%的义齿戴用者可有义齿刺激性增生,临床常见假性上皮增生(pseudoepitheliomatous hyperplasia)和乳头状增生(papillary hyperplasia)。

义齿刺激性增生是义齿机械接触造成的组织慢性创伤,表现为义齿不良边缘的一个或多个增生的纤维组织瓣。引起增生的主要原因是义齿边缘过度延伸,对颊沟组织造成慢性

刺激。随着牙槽骨逐渐吸收,导致义齿下沉,边缘陷入黏膜,病损缓慢发展。由于病损发展缓慢,患者常无明显不适而仍然长期戴用义齿,直到增生达到一定程度,患者方觉得有治疗的必要。

如果不戴用义齿或磨短义齿边缘不再刺激病损区域,增生的组织可以缩小。暂停戴用义齿2周后复查,如果病损未见缩小或病损的大小已影响义齿边缘的伸展,可以手术切除。

(二)颞颌关节功能紊乱

义齿在恢复垂直距离时过高或过低,都会改变原有咀嚼肌的张力,使颞颌关节前移或后移,患者出现颞颌关节功能紊乱症状。除垂直距离不正确外,颞颌关节症状还与老年患者关节退变,骨质疏松等因素有关。

治疗首先应调整垂直距离,使咬合合适,使咀嚼肌张力恢复正常。但老年患者耐受能力不足,或仅间断性地戴用义齿,调整垂直距离有时并不能改善关节症状。

 同步练习

一、单项选择题

1. 老年患者经常服用的药物中,下列一般不会引起口干燥症的是( )
   A. 抗癌药   B. 抗帕金森病药   C. 抗组胺药
   D. 抗凝药   E. 肌肉松弛剂

2. 下列全身性疾病中,可影响患者口腔卫生的保持的是( )
   A. 冠心病   B. 高血压   C. 帕金森病
   D. 糖尿病   E. 骨质疏松症

3. 牙弓中( )的存留与否直接关系到修复设计
   A. 中切牙   B. 第二磨牙   C. 第一前磨牙
   D. 侧切牙   E. 第二前磨牙

4. 最适合保留作为覆盖义齿基牙的是( )
   A. 下颌切牙   B. 上颌侧切牙   C. 下颌第二磨牙
   D. 下颌尖牙   E. 上颌第二磨牙

5. 全口义齿修复中,旧义齿仅存在( )缺陷者最适合采用义齿复制技术
   A. 磨光面   B. 组织面和𬌗面   C. 𬌗面
   D. 磨光面和𬌗面   E. 组织面和磨光面

二、简答题

1. 试述与口腔修复相关的口腔增龄性变化。
2. 简述覆盖义齿基牙的根面处理方法。
3. 全口义齿修复中如何减少老年人对义齿的适应困难?

参考文献

[1] HAHNEL S, SCHWARZ S, ZEMAN F, et al. Prevalence of xerostomia and hyposalivation and their association with quality of life in elderly patients in

dependence on dental status and prosthetic rehabilitation: A pilot study[J]. J Dent, 2014, 42:664 – 670.

[2] SLADE G D,SANDERS A E. The paradox of better subjective oral health in older age [J]. J Dent Res, 2011, 90(11):1279 – 1285.

[3] AL-QURAN F A, AL-GHALAYINI R F, AL-ZUBI B N, et al. Single-tooth replacement: factors affecting different prosthetic treatment modalities[J]. BMC Oral Health, 2011,11(1):34 – 40.

[4] STEGELMANN K, DIRHEIMER M, Ludwig E, et al. Case-control study on the survival of abutment teeth of partially dentate patients[J]. Clin Oral Invest, 2011, 16:1685 – 1691.

[5] KOSSIONI A E. The prevalence of denture stomatitis and its predisposing conditions in an older Greek population[J]. Gerodont, 2011, 28:85 – 90.

（陆支越）

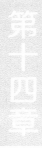

老年人的种植修复

第十四章

▶ 学习目标

了解：种植体的类型及选择。
熟悉：老年口腔种植病例的选择和评价；老年失牙种植修复的设计。
掌握：老年患者种植修复的口腔特点；老年患者种植修复的应用解剖。

老年失牙患者牙槽骨吸收造成传统义齿固位困难，修复体难以发挥正常功能，尽管这一问题可以通过牙槽嵴增高术暂时解决，但往往数年后患者又面临相同问题，种植义齿的出现为患者提供了一个安全有效的治疗手段。种植义齿是将种植材料植入组织或颌骨内，以提供固位装置安装义齿，目前，这一手段在口腔修复学中已得到广泛应用。种植学理论的发展，种植材料和种植体设计的改进，外科手术技巧的提高，使得以前难以用种植义齿修复的病例，如失牙区骨组织量不足、美观要求较高的上颌前牙区失牙等，都可以采取种植义齿修复。青春期或青春期前青少年使用种植义齿的报道，已大大地超出了 P. I. Brånemark 最初关于种植体设计、材料和外科技巧方面的规程，扩大了种植义齿的适应证。如今，龋病、牙周病或外伤造成失牙的老年患者都可以选择种植义齿以恢复功能和最大程度的改善美观。

第一节　老年患者的口腔特点和种植修复的应用解剖

一、老年患者的口腔特点

（一）牙列不全或无牙

老年患者往往牙列不全或无牙，余留牙磨耗严重，使面部高度减小，息止𬌗间隙增大。牙齿磨耗程度和饮食习惯、牙齿硬度和夜磨牙等有关。年龄增加导致牙本质发生变化，包括继发性牙本质形成和透明牙本质（硬化性牙本质）增多，使牙齿变脆，拔除牙齿时容易断根。由于继发性牙本质的沉积，牙釉质色泽变暗，牙面有色素沉着或纵行的沟裂。老年患者髓腔体积缩小，根管治疗较为困难，牙髓中的纤维成分增多，牙髓活力下降，对于外界刺激反应迟钝。

（二）牙周膜

牙周膜的增龄性变化表现在两个方面。一方面，患者口腔卫生不良时，牙菌斑沉积使得牙周组织发生改变，如牙槽骨吸收，牙根外露，牙齿松动。另一方面，在严重磨耗的牙齿可以观察到牙周间隙减小,牙周膜牢牢附着于牙齿上。

牙龈退缩在老年人中很常见,不一定是病理性的,不同种族之间表现也不同。

（三）牙槽骨

失牙后,支持该牙的牙槽骨常发生吸收,吸收速率受许多因素影响,如单个牙缺失时,牙槽骨吸收速度比多个相邻牙同时缺失时的吸收速度慢。牙槽骨的吸收还与拔牙创面的大小、牙槽窝的位点保存有关。牙周病患者的牙槽骨吸收速度快于非牙周病患者。年纪越大的患者,牙槽骨吸收现象越明显,这和老年人成骨能力减弱有关。

老年失牙患者的牙槽骨吸收明显,下颌骨常常呈刃状,颏孔位置变得浅表,下颌骨体高度减小,下颌升支相对变长,这些改变往往影响义齿的固位和稳定。

（四）口腔黏膜

除增龄性变化之外,吸烟、戴用义齿和口腔卫生对口腔黏膜也有影响。增龄性变化表现为口腔黏膜萎缩,上皮层变薄,皮下组织胶原含量增加,牙龈和腭部黏膜角化程度降低,唇颊部黏膜角化程度增加,舌背部舌乳头萎缩,舌表面变得平滑。局部可摘义齿对于覆盖的黏膜有保护作用,能够延缓黏膜的增龄性变化。

（五）颞下颌关节

颞下颌关节退行性改变表现为髁突变小,髁突关节面变平,关节囊松弛,因而使得制作义齿时难以确定正中位。颞下颌关节的功能运动依赖于关节、肌肉、韧带、牙周膜和口腔黏膜的本体感觉的信号,老年人的本体感觉功能降低,对下颌关节活动的控制力也降低。

二、老年患者种植修复的应用解剖

（一）上颌骨的结构及年龄改变

1. 上颌骨牙槽突

上颌骨牙槽突为牙根提供的空间较小,上牙槽嵴切牙及尖牙的牙根向外突起,这些突起向后渐变平,在颧下嵴后几乎看不到。

颧下嵴在颞下窝把上颌骨体前面分开,此嵴在活体可清楚扪到,它起自上颌骨颧突和第一磨牙附近的颊侧牙槽骨壁。颧下嵴构成了最重要的支持支柱（颧柱）,可分散上颌牙齿的咀嚼力。

上颌牙槽骨终于上颌结节,后者是翼上颌窝的腹侧界限。上颌结节终生都在发生改变,并因个体而异。7岁以前,上颌结节只以原始的形式存在,后牙槽神经所通过的牙槽突小管在上颌结节处只以牙槽沟形式存在,20岁以后,上颌结节才充分分化,牙槽孔形成并作为牙槽小管的出口,50岁以后,磨牙后结节不断退化,牙槽小管再次成为牙槽嵴小沟。因此,磨牙后结节不适作为种植体的植入位点。

2. 牙轴

以颅骨垂直轴作为参照,上颌牙轴向外倾斜,这使得其牙根较牙冠部间距更为紧凑。按牙轴和垂直轴的关系,切牙牙轴向外侧偏斜 $3°$,磨牙牙轴向外侧偏斜 $1.5°\sim2°$。就牙槽骨壁而言,前庭牙槽骨的厚度几乎是腭部骨板的2倍。

3. 牙槽骨壁的结构

牙槽间隔厚 0.7～1.4mm，和其他部分的牙槽骨壁一样，由松质骨和密质骨组成。密质骨厚度为 100～800μm，其结构和其他部位的骨骼不同，因为它具有向内呈放射状的牙骨质-牙槽骨(cemental alveolar)纤维束。牙周韧带使牙齿悬吊在牙槽窝中，咀嚼时的负荷通过牙周韧带传递到周围松质骨中，并使松质骨骨小梁沿应力轨迹排列。由于颧下嵴参与分散上颌牙的咀嚼负荷，松质骨骨小梁沿应力轨迹排列现象在第一磨牙处最为明显。垂直呈放射状排列的骨小梁自根尖部松质骨开始向上颌窦壁的密质骨或鼻底呈扇状散开。这一现象体现了骨组织对于咀嚼时压力和张力的反应，在双尖牙和磨牙之间的区域比切牙区更明显，这一现象一方面抵消了施加在牙周韧带上的应力，另一方面也是咀嚼过程中由倾斜的牙齿产生不同的负荷的结果。牙齿围绕其长轴运动是否存在尚不清楚，即使真的存在，也是通过对牙骨质-牙槽骨纤维束的牵引而影响牙槽嵴骨小梁结构。

4. 上颌牙齿与上颌窦及鼻腔的关系

在切牙区，牙槽骨壁的松质骨延续至鼻底的薄层密质骨。尖牙的长牙根常延至鼻侧壁的眶下孔，牙槽骨的松质骨自上颌窦薄层密质骨的前磨牙和磨牙边界向外伸展。70%的人上颌窦底部低于鼻底水平，通常向内凹陷，并有平滑的内壁。第一磨牙的根尖、一些第二磨牙牙根距离上颌窦的距离最短。在后牙区，不仅牙槽骨壁发生萎缩，而且上颌窦底壁向下沉降，以至后牙区仅有一薄层骨板将牙槽骨顶部和上颌窦分隔开。

(二)下颌骨的结构及年龄改变

下颌骨包括下颌支和下颌骨体部，和种植学关系密切的是下颌骨体部及其上的牙槽骨，其表面标志以颏隆突(jugum mentale)较为重要。颏隆突位于颏孔前面，三岁以后在尖牙区可以触到，颏孔位于颏隆突后面第二双尖牙水平。

1. 磨牙后三角

磨牙后三角位于下颌第三磨牙的后方，该三角的底朝前，为下颌第三磨牙远中面的颈缘，其尖朝向后方，位置与上颌结节相对应。下颌磨牙后三角舌侧边界为颞嵴、斜线，常作为成年人种植体植入部位。下牙槽神经管在下颌后下角中后部 8mm。两侧磨牙后三角的距离为 60～65mm，较上颌磨牙后三角结节间距离大(约 50mm)，因而，上颌牙弓比上颌牙颌窄。如果用下颌第二磨牙远中颊突间的距离和每个牙冠中部表面相应位置进行比较，牙弓大约为 55mm。由于牙冠倾斜以及彼此不同的接触点，牙弓间的差异得以补偿。如果以磨牙后三角作为种植体植入部位，应考虑这些因素。

2. 牙轴

以颌骨垂直轴作为参照，下颌牙轴向内倾斜，这使得牙冠较牙根部间距更为紧凑。就牙槽骨壁而言，颊侧皮质骨较舌侧厚。但总体而言，下颌牙槽骨结构和上颌有很大的不同。

3. 牙槽骨的结构

下颌骨和上颌骨相似，牙槽骨松质骨的骨小梁按一定方向排列，但其围绕单个牙齿与骨皮质垂直的特性更加明显，这可能是由于下颌骨不像上颌骨有颧下嵴等作为支柱，分散咀嚼应力的缘故。

4. 下牙槽神经管的走向

下牙槽神经管始于下颌孔,该孔位于下颌支前、后缘的中间部位,第三磨牙牙冠后方 2cm 处,下牙槽神经管斜向前下通过下颌支松质骨达下颌骨体,位于颊舌侧皮质骨的中间。下牙槽神经管水平部在第三磨牙区距牙槽嵴 3～4mm,在第一磨牙区为 8mm。牙槽骨的牙槽小管每隔一定距离即垂直于下牙槽神经管分出分支通向牙槽嵴。在第一和第二双尖牙之间,牙槽小管大幅度向颊侧偏斜,形成颏管,向外侧开口形成颏孔。在此开口附近,位于松质骨中央的弧形的牙槽小管向前外侧分支形成切牙管,内有支配尖牙和切牙的血管和神经走行。

5. 下颌骨不同年龄阶段的形状改变

初生时,下颌骨牙槽骨高度是基底部的两倍。到青春期时,基底部高度增加四倍,牙槽骨高度增加了两倍。失牙后,牙槽骨严重萎缩,在老年人,基底部发生退行性变,且舌侧改变较颊侧或者前庭部更为明显。不良修复体可以引发和促进舌侧密质骨的吸收。临床报道一例 65 岁的戴全口义齿的患者,下牙槽神经管在一段较长的距离内向舌侧敞开,以至于下牙槽神经和其伴行血管的行径几乎就在舌侧黏膜下。另有报道一例 62 岁的老人,切牙(下前牙槽神经)神经就在口底黏膜下,这种感觉神经的解剖位置提示两个患者可能都有佩戴义齿疼痛,并为临床所证实。

下牙槽神经在失牙或者老龄时发生萎缩,导致下颌角的改变。下颌角在新生儿期为 150°,成人为 120°,到老年时下颌角又恢复至新生儿水平,甚至扩大达 160°,伴随着下颌骨萎缩所发生的这种下颌角的改变也影响到磨牙后三角,这使骨面降低而靠近下颌齿槽神经管的倾斜部,因而,在老年性萎缩病例中,磨牙后三角不能作为种植体植入部位。

6. 牙周韧带

牙槽骨骨壁牙槽窝面被覆骨膜结缔组织,该结缔组织由交织排列成网梁状的胶原纤维组成,在此网梁结构中呈牙骨质-牙槽骨纤维束,进入牙槽骨骨壁的密质骨。

对牙体的扫描电镜研究表明,至少在牙根中 1/3 近远中面,沙比纤维(Sharpey's fiber)并非如以前认为的那样紧密相互交织。胶原纤维束互相平行穿入牙骨质表面,在一定范围内构成形态功能单位。在人的牙周韧带根区的基底部可以看到牙周静脉丛。实际上,随着动物的进化,这一系统有退化的趋势。

沙比纤维通常是指连接牙槽骨-牙体的韧带,其穿入到牙槽骨壁骨膜后和皮质骨牢牢结合。青春期时,沙比纤维和皮质骨结合部位的宽度为 $100\mu m$,随着年龄增长,该结合部位的宽度可增加 10 倍,使得牙槽骨壁更像是松质骨而非皮质骨,也可能正是这样的变化促进了患边缘性牙周炎牙齿的松动。

综上所述,口腔种植体同时受解剖颌生理条件限制,在设计种植体时,种植医师必须考虑这些因素:①骨组织的布局;②骨组织的结构;③颌骨不同区域的血供和神经支配;④上颌牙与鼻腔及上颌窦的关系。

根据以上原则,从解剖学的角度考虑,可以考虑的潜在种植部位有:

(1)下颌骨前部,即两颏孔之间的部位。

(2)靠近后牙的下颌区域,尽量靠近天然牙列(如果全口失牙多年,下颌骨后部通常不作为种植体植入部位)。

（3）上颌种植最适区为上颌前部直至第二双尖牙。不适种植区域为上颌骨后份，包括磨牙后三角。从解剖学角度考虑，颌骨上所覆盖的黏膜也起着重要作用，紧张、附着良好、角化良好的黏膜最为适宜，因附着差而活动的黏膜最不适宜。

第二节　口腔种植病例的选择和评价

种植手术以及种植义齿的目的是恢复正常的解剖外形和功能，让患者舒适、美观和利于维护口腔健康。种植手术的效果并不能维持终生，因而手术首先应不影响患者的全身健康和安全，在不同治疗阶段应制订适当的治疗计划，最大限度的延长种植系统（包括位于其上的义齿）的寿命。

部分术后并发症发生的原因在于术前未进行充分的全身检查，缺乏对全身状况的了解，仅将种植禁忌证局限于胰、肝或血液系统功能异常，忽视吸烟或不良饮食习惯对于种植牙的长期影响，这是不合适的。事实上，许多全身性疾病会对种植牙产生不利的影响。随着新的非卧床全身麻醉以及静脉镇静技术的应用，种植医师可以使患者在不同程度的意识清醒状态和不同深度的镇静状态下实施手术操作，术前检查应当考虑麻醉及镇静技术的可能影响。

一、口腔评价

（一）口腔病史

口腔病史是评价病例的环节。牙周病导致的失牙，很可能由于同样的原因造成种植体失败。对于部分失牙的患者，医生很容易了解到失牙的原因并对患者口腔状况做出准确的评价。无牙颌患者往往很难找出失牙的原因，因为龋病、牙周病、外伤、肿瘤等都可以造成失牙。对患者的口腔检查包括种植环境、义齿、牙周情况，必要的其他治疗如牙髓、牙周、拔牙、口腔手术、牙体治疗都应该在种植治疗之前完成。

如果患者病史不清，口腔卫生较差，除了进行前期治疗，还应该进行半年到一年的口腔卫生控制，之后再评估患者口腔情况和种植治疗的预后情况。前期治疗效果满意时，可以进行种植义齿修复，否则，义齿种植往往失败。

（二）术前检查

除了了解详细病史，尚须进行详细的口腔检查。口腔检查应对口腔软、硬组织的质和量评价。X线检查有助于了解有无病理性骨缺损和拔牙创愈合的情况，理想的愈合应是拔牙创被完整的骨小梁所代替。

检查种植部位及其周围是否有骨隆凸，如果有，应该进行修整。检查种植区域的软组织是否有不利于种植的系带和肌肉附着，是否存在附着龈，如果所选区域没有质量足够的角化组织，应考虑行软组织瓣移植手术。两段式（two-stage procedure）骨融合种植体的广泛应用，使得软组织瓣移植手术可以在二期手术时进行，这既减少了患者的痛苦，也能保证种植体种植位置精确，避免了计算误差。

术前应获得患者准确的颌关系，特别是安氏Ⅰ类和Ⅱ类错𬌗患者，如有可能，这类患者应进行正畸治疗或者正颌外科治疗。全面评价对颌以及相邻牙列的数量和健康情况，特别是这些牙单位（dental unit）的长期预后情况。在很多情况下，可疑的牙单位往往危及整个修复体,所以最好拔除。

开始治疗以前,还应该了解颌骨各个方向的运动,影响颌骨运动的因素会影响种植后期修复。了解患者有无不良习惯,并尽可能纠正。其他非正常拾及病理情况也应该加以了解。

总之,口腔的各项检查对于患者的诊断和治疗都有意义,只有在全面检查的基础之上,才能对于种植的长期预后有一个准确的判断。

(三)X线检查

口腔X线检查仍然是最有价值的工具之一。口腔医师必须清楚了解口腔周围的重要解剖结构,如鼻底、上颌窦底、下齿槽神经管和颏孔。咬合片和牙片可帮助医生了解种植部位牙槽骨的质量,包括牙槽嵴的高度和宽度,骨组织密度等。全景X线片能够很好地反映颌骨的解剖结构。若全景X线片存在不均匀放大等问题,可以用印模膏把已知尺寸的放射阻射物质固定于无牙区。新型的曲面体层X线机尚可以进行颌骨横断体层检查,可以做上颌骨、下颌骨以及颌面部任何部位的横断体层拍摄。对于无牙颌患者,下颌侧位片能够反映联合角和下颌骨高度。

CT扫描由20~30个1.5~2mm厚的颌骨断层组成,可以对种植部位颌骨的质量和三维解剖特点做出准确的评价。此外,利用CT软件可以进行颌骨三维重建,但由于患者受到较大剂量的X射线,花费较高,所以其使用仅限于复杂的病例。

(四)研究模型

所有病例,无论是无牙颌还是单个牙缺失的患者,都应当取研究模,研究模可以帮助医生了解患者的正中关系、对拾以及相邻牙情况,同时,借助于诊断蜡型医生可以对种植体的数目和位置进行评价。

(五)照相

种植术前照相可以避免术后因患者对预期治疗效果与实际差异所造成的医疗纠纷,特别是对于某些比较挑剔的患者以及心理不稳定患者。

二、内科检查

内科检查的目的在于了解患者有无一般手术禁忌证。检查内容包括患者既往病史和相关实验室检查,如血常规、肝功能等。心绞痛、心肌梗死、心律不齐等心脏疾病患者在压力环境下容易复发,应了解患者的病情程度等。

三、病例的选择

从适应证来看,老年失牙患者和年轻人并没有明显区别。20世纪80年代以前,多数种植体是在Brånnemark的工作基础上应用于无牙颌的患者。之后的文献报道了无牙颌、部分失牙颌、异常拾、Bolton指数缺陷、上颌第一磨牙缺失和下牙槽嵴严重吸收患者的种植修复。目前,许多患各种全身性疾病或者口腔情况各异的失牙患者顺利进行了种植义齿的修复。

一般来说,牙缺失部位临近重要结构、骨量较少和骨质量较差被认为不利于种植,未控制的糖尿病、恶病质、骨质疏松、酗酒、有精神症状、大剂量头颈部放射治疗后以及一般外科手术禁忌证可能降低种植的成功率。没有证据表明控制良好的糖尿病对于种植体有影响,但是,有证据表明酗酒、吸烟和ASA麻醉分级指数较高不利于种植成功,经过放射治疗的颌骨种植体成功率也低于正常的颌骨。对于夜磨牙和骨内种植体的关系则缺乏研究。

四、某些特殊老年患者的种植治疗考虑

骨质疏松、口干燥症、糖尿病和放射治疗是植入种植体前应该重点考虑的问题。

骨质疏松影响全身骨组织,且和多种类型的口腔骨吸收有关。许多研究表明,全身性的骨代谢引起牙槽骨的吸收。老龄化和雌激素分泌不足可能是骨质疏松的始发因素,其他影响因素包括吸烟、使用类固醇药物、钙摄入不足、遗传等。对于这类患者,应该延长愈合时间,口服药物,推荐患者进行适当的锻炼,保持饮食平衡。

由于唾液腺退行性变,老年患者唾液分泌量明显减少,唾液中淀粉酶含量减少,黏蛋白含量增加,唾液黏稠,利于致龋菌生长和菌斑形成。口干燥症同时也引起其他不适,如味觉异常、灼口症、唇皲裂、沟纹舌、舌苔增厚等。义齿基托和口腔黏膜之间的唾液是义齿获得固位的主要依赖之一,且唾液能减少义齿和软组织的摩擦。唾液减少除影响义齿固位外,还减少对义齿的保护和影响吞咽。

头颈部放射治疗往往影响组织愈合力,影响味觉和唾液的分泌等,对于修复重建有不利的影响。老年口干燥症患者使用种植义齿能够避免传统义齿的基托对组织的影响,唾液分泌减少的患者往往患龋率升高,种植义齿因致龋菌无法对其产生作用而成为一种有效的治疗措施。

糖尿病患者通常不作为种植义齿的治疗对象,因这类患者愈合时间延长且易于感染,但对于血糖控制良好的 2 型糖尿病患者,临床治疗发现,这类患者采用根型种植体一期植入后一年成功率 92.7%,表明这类患者可根据实际情况施行种植手术。

上颌恶性肿瘤经手术和放射治疗后,常常遗留很大的组织缺损,放疗后组织愈合往往很困难,为了改善种植体的成功率,往往采用高压氧治疗。高压氧促进血管增生和胶原合成,激活成骨细胞和破骨细胞,减少软骨骨痂形成,改善了种植体的骨整合率。文献报道,上颌恶性肿瘤患者在种植体植入前、后分别进行高压氧治疗,种植体成功率可达 92.3%。

第三节　种植体的类型及选择

临床应用最多的种植体是纯钛或钛合金根型种植体,这类种植体有多种设计,但多为螺纹状或圆柱形。种植体表面可以是光滑或者粗糙的,粗糙表面可以是纯钛、钛合金或者羟基磷灰石涂层。按照种植体的穿黏膜设计可将其分为一体式种植体(one-piece implant)和分体式种植体(two-piece implant)。分体式种植体在一期手术中将种植体植入牙槽骨,术后完全为黏膜覆盖,种植体周围骨组织愈合在受保护的无菌环境下进行,经过一段时间的愈合期后,需进行二期手术使种植体的埋入部分通过穿过黏膜的基台伸入口腔环境,基台和植入部分可以以螺丝或水门汀连接。一体式种植体只需一次手术植入,种植体牙冠部分伸入到口腔,故须避免咀嚼刺激干扰愈合,术后需要仔细维护口腔卫生。尽管现有资料表明二者的成功率接近,但临床应用较多的为分体式种植体。

一、种植体的类型

按照种植体的形态可以将种植体分成以下几类。

（一）根型种植体

如果患者种植部位有足够的骨量,根型种植体(两阶段式、一阶段式、一段式)是首选类型。常见根型种植体见表 14-1。

表 14-1　根型种植体种类

制造商	种植系统	特点	适应证
Noble Biocare	Brånnemark system	HA 和 TPS 涂层以及纯钛种植体	单个牙、无牙颌、牙列缺失
Cacitek	Threadloc system Spline system Omniloc system	推压就位型种植体	单个牙、无牙颌、牙列缺失
Steri-Oss	Replace Hex lock system IMZ Standard system	直径较粗,HA 涂层 同 Brånnemark	即刻种植以及需要种植体有一定锥度
Friatec	Friatec Frialit(two step)	梯度螺纹型 推压就位 TPS 涂层	即刻种植以及需要种植体有一定锥度
Paragon	Bio-Vent Screw-Vent Taper-Lock Screw-Vent Micro-Vent	推压就位柱状种植体 内六角形抗旋转设计 基台直接连接种植体 基台直接连接种植体 基台直接连接种植体	即刻种植以及需要种植体有一定锥度 即刻种植以及需要种植体有一定锥度
3i	Standard system Osteotite Microminiplant Miniplant	种植体基台为外六角形且相互通用 从根尖到冠向第四道螺纹为 TPS 涂层,冠部的四道螺纹为机制	即刻种植以及需要种植体有一定锥度
Bicon	Morse Taper	螺纹有四种密度,种植体有锥度	单个牙及牙列缺失
Life Core	Restore Sustain		单个牙及牙列缺失
BioHorizons	Maestro system	改变螺纹的密度和种植体表面的涂层来适应不同密度的骨组织	单个牙及牙列缺失

推压就位型(press fit)种植体表面无螺纹并有粗糙的羟基磷灰石(hydroxyapatite)涂层或等离子喷涂的钛涂层(TPS)。自攻型(self-tapping)和预攻型(pre-tapping)种植体表面为螺纹状。

修复时,义齿可以设计成固定义齿、固定可拆卸义齿、覆盖义齿。对于单个牙缺失的种植牙修复,要求种植体必须有抗旋转设计。

根型种植体要求种植部位骨组织:①垂直方向骨组织高度大于 8mm;②骨组织颊舌向宽度大于5.25mm;③骨组织近远中径不小于 6.5mm。

(二)窄嵴式种植体

窄嵴式种植体是自攻型螺旋形纯钛种植体,表面有螺纹。这类种植体常用于支持固定义齿桥体以增加固位力,也可以用于支持暂时义齿或置于牙齿和种植体之间的狭窄区域,为上部结构提供附加的支持力。

(三)叶状种植体

叶状种植体有埋入式、两阶段式、一阶段式、一段式等,也可以分成预制式、个别铸造和可调节式(可以在手术过程中切割、调节曲度或者成型)。

叶状种植体可有单个或多个基桩,可以和天然牙共同构成固定桥或者用于多个牙缺失乃至全牙列缺失的重建。如果牙槽骨高度尚可但是宽度不足,不能行牙槽骨修整术时,可以选用叶状种植体。叶状种植体的设计应当遵循锚理论(anchor philosophy),即肩部和颈部之间应呈半弧形外观而不能呈直角。叶状种植体适用于上、下颌部分失牙或者无牙颌。

叶状种植体种植部位骨组织要求:①垂直方向骨组织高度大于 8mm;②骨组织颊舌向宽度大于 3mm;③骨组织近远中径不小于 10mm(单个牙缺失可以适当减少)。

(四)下颌支刃状种植体和下颌支支架种植体

下颌支刃状种植体是用于下颌骨后份的一段式种植体,适用于下颌骨体部骨组织量不足时。下颌支支架种植体是三叶一体式种植体,适用于相对萎缩的下颌骨,由于价格因素或手术不愿意选择骨膜下种植体的患者。

这类种植体适用于:①覆盖义齿修复;②下颌无牙颌;③垂直向骨组织高度大于 6mm(下颌联合,下颌支),颊舌向骨组织宽度大于 3mm。

(五)穿下颌骨种植体

穿下颌骨种植体为一段式穿下颌骨的复合种植体或有单独的基台。植入种植体时需做颏下皮肤切口。穿下颌骨种植体的一个优点是长期预后很好,有数种设计可供选择,如单部件种植体或多部件种植体,肘钉设计等。

穿下颌骨种植体常用来支持覆盖义齿,偶尔作为固定桥基牙,适用于:①下颌骨前区,无牙颌或者部分失牙患者;②垂直向骨组织高度大于 6mm,唇舌向骨组织宽度大于 5mm。

(六)骨膜下种植体

当骨组织量不足而不能使用骨内种植体时,使用骨膜下种植体通常可以获得很好的效果,但是,萎缩严重的下颌骨常常需要进行牙槽嵴增高术以改善预后。

骨膜下种植体一般为个别制作。种植体制作既可以直接取骨组织印模,也可以通过三维重建技术制作。骨膜下种植体可以用于颌骨的任何部位,作为各类义齿修复的基桩,但在应用时以覆盖义齿最为常见。

这类种植体适用于:①覆盖义齿或固定桥修复;②上颌或下颌,部分失牙或无牙颌;③骨组织量大于 5mm,否则需行下颌骨增高术。

（七）根管内种植体

根管内种植体（endodontic stabilizer）是成功率很高的牙根延长种植体。其成功率高的原因之一在于，该类种植体直接通过天然牙的根尖直接植入骨组织，不穿过黏膜部位。

对于冠-根比例失调的松动牙，这类种植体一次植入后即可以起到稳定牙齿的作用。在经过充分牙周治疗的情况下，其成功率接近传统的根管治疗。

其适用于：①作为全冠或固定桥基牙；②上颌或下颌任何牙齿；③紧邻根尖处沿根管的长轴无病变骨组织量大于8mm。

（八）黏膜内植入体

黏膜内植入体（intramucosal insert）是纽扣样、非植入固位的装置，用于稳定上、下颌全口或局部可摘义齿。由于植入过程简单和相对无创性，特别适用于全身情况不佳的患者。

其适用于：①全口义齿或可摘局部义齿修复；②上颌无牙颌或局部无牙颌，下颌局部失牙；③所需黏膜厚度为2.2mm，在非鼻窦区黏膜很薄时可以做加深术。对骨组织量无特殊要求。

二、根据修复的要求选择种植体

在确定种植体的类型、数目和位置之前，要先确定最终修复的设计形式。

种植学是以修复为目的的，种植医师应明白种植的部位、设计和种植体数目都是以修复为目的，种植前应与患者进行交流和探讨，经患者同意。一旦决定进行种植修复，则必须按照种植修复的要求和一系列程序严格进行。修复从制作透明丙烯酸酯模板开始，这一装置可以作为X光片的导板、外科模板、种植体定位器或暂时义齿。种植医师应保持患者的舒适、尊严和自尊，尽量确保患者在整个治疗期都有义齿。暂时义齿制作并不困难，如果设计正确，在治疗不同阶段可以进行调整以适应不同要求，直至最后完成修复。

种植治疗开始前，应注意以下几个问题：①聆听患者的要求，就治疗过程和治疗结果与患者进行沟通，在患者充分了解治疗程序和结果后再做治疗决定。②对患者的要求不可妄加怀疑，对患者的疑虑应予以澄清或解释。③医师的理念决定治疗计划，但患者的愿望仍不可忽视。④当治疗出现问题或治疗计划改变时，应向患者说明并获得患者合作。⑤不可忽视术前诊断和评估。患者健康状况、骨组织的数量和质量、口腔卫生和经济状况及术者技巧都是影响种植体成功和患者满意度的关键因素。

部分失牙或无牙颌患者可以选用可摘式、固定-可拆卸式或者粘接式固定义齿修复，这些义齿可以位于种植体上或种植体内，或者附着于连接在种植体的杆上。种植体支持的义齿一般由中间结构和上部结构两个部件组成。上部结构为种植义齿的最终义齿部分或者牙齿支持部分，可以是单冠、覆盖义齿，或者介于二者之间的各种变异形式，如固定桥、固定-可拆卸桥以及二者的混合体。对于覆盖义齿而言，义齿一般附着于夹板样的杆状或帽状结构之上，这些夹板样结构又叫中间结构，可以附着于种植体或天然牙。进行修复设计时，要考虑义齿是用来取代牙齿、牙齿和软组织或者牙齿、软组织和骨组织，要修复的软组织和骨组织越多，修复体的高度越高。应根据所修复的软、硬组织和组织量的多少以及要修复的失牙数目决定用多少种植体修复，单纯用种植体支持的义齿比黏膜-种植体混合支持式义齿需要更多的种植体。种植治疗所允许的修复选择将在后文讲解。

第四节　老年失牙种植修复的设计

一、功能考虑

修复体的设计和制作往往决定了种植体能否正常行使功能。修复设计时除了考虑如何使义齿附着于种植体，还应当考虑到种植体在骨组织中的稳定。一般认为，种植体根部和周围骨组织的间隙越小，长期成功率越高。为了保持种植体和骨组织之间的间隙，咀嚼时，骨组织需要适当的生理刺激以维持恒定的改建。如果种植体负荷过大或者承受力的方向变化，种植体-骨组织界面的性质就会发生改变而为纤维组织所包绕。种植体-骨组织界面的维持依赖于骨组织、种植体和义齿之间的相互作用。

对于单个牙缺失的种植修复，由于基牙完全由种植体承担，有人认为，为了缓冲咀嚼力，种植体下部材料的弹性模量应较低。I. Naert 等人的临床研究表明，局部失牙采用种植体支持的固定义齿修复患者，义齿上部结构采用复合树脂、陶瓷或金材料对于边缘骨高度没有明显影响。统计分析表明，在义齿行使功能的起初两年，种植体上部结构采用陶瓷和复合树脂修复对骨组织吸收没有明显的影响。M. Hurzeler 的研究表明，采用金属附熔烤瓷修复和金塑修复的种植体，其 X 线片、临床表现和组织学特点没有明显差异，可以认为这两种修复材料对种植体周围软组织、骨组织反应性没有明显差异。

二、老年失牙种植修复的设计

(一)单个牙缺失的种植修复

单个牙缺失的种植修复可以采用两种形式。种植体支持的冠可以不依赖邻近的牙，可以仅与种植体相连，这类种植体必须有抗旋转设计(如六角形、制转楔、冷焊)。当无法评判种植体支持力是否足够时，可以将种植体支持的冠通过半精密附着体与一个或多个相邻牙相连。除了基牙采用套筒冠外，一般不采用固定的无弹性附着体，当采用这种修复形式时，特别在使用暂时性粘接剂时，医师必须对于天然牙根的向内长入这一现象有所认识。

单个牙缺失时的种植体修复应当考虑的两个重点是如何使义齿正常行使功能和尽量减少种植义齿菌斑的附着。从功能角度考虑，正中接触(centric contact)时种植义齿应和其余牙承受的𬌗力相等，在非正中运动时种植义齿不是唯一有接触的牙，特别是尖牙缺失用种植义齿修复时，非正中𬌗不应是尖牙保护𬌗而应是组牙功能𬌗，这样可以减少种植义齿所受的侧向力。多数种植体唇舌向和近远中向的周围黏膜比天然牙根少，种植体牙冠应该是锥形且高于组织面 1mm，显然这在前牙是很不美观的。以往常将义齿牙冠设计成盖嵴式(ridge lap design)，在新型种植系统中则利用愈合帽(healing cap)将种植部位牙龈塑造成类似天然牙的外形，大大地改善了义齿的美观度。老年人口腔自洁能力减弱，义齿通常应采用金属附熔烤瓷全冠修复，以确保患者的口腔卫生。

(二)种植修复的固定桥设计

固定桥可以设计成种植体单独支持(单一系统)或种植体与天然基牙混合支持(复合系统)，由临床医师确定以最方便的方式放入穿上皮基台(通过栓道、摩擦吻合或者螺纹)。

对于单一系统,义齿的支撑结构全部由种植体承担,二者的弹性模量相同。在复合系统中,天然牙和种植体的弹性模量不同,二者由义齿连接。天然牙的殆力有牙周韧带缓冲,种植体则直接和骨组织接触,因此,种植体传递至骨组织的力矩远大于天然牙。复合系统固定桥桥体通常由铸造合金制成,在功能负荷下产生杠杆作用,其一侧连接于天然牙,使天然牙发生侧向和下沉(intrusive)运动,另一侧连接于几乎不动的种植体,当天然牙受垂直力时,向下运动,种植体受垂直力时,由于缺乏各个方向的动度,而呈弯曲的趋势。也有人认为,施于种植体颈部的(连接部)扭力会造成骨种植体界面的破坏,为了避免应力对骨组织的破坏,金属的下部结构上所覆盖的连接体应当是低弹性模量,或者植入的种植体能够吸收一部分应力或能部分活动。在种植体和天然基牙之间可选择不同的附着形式或者内部锁扣(例如DE hinges,Dablo,Chrismani,Mini Rest,Tube and Screw)相连,这些装置可中断应力。总之,应当牢记,过量的应力导致破骨活性和骨吸收。越来越多的临床研究表明,目前可获得的种植系统采用复合设计往往会造成天然基牙向根方长入,导致修复体失败,所以应当避免采用复合系统的修复体。

颌间关系作为参考位对于控制施于种植体上的咬合力是很重要的,牙尖交错位应该是使咀嚼肌和颞下颌关节功能协调的颌间位置。了解患者的咬合关系,有无殆平面不规则、功能或非功能性干扰、殆接触偏斜以及是否需要改变殆的垂直距离等问题。如果需要减少殆力,这些情况都应当加以考虑。术前应取研究模和正确颌间关系,并确定正确的殆平面与殆曲线,可以用诊断蜡型确证所求关系的准确性,双侧后牙在非正中运动时应该是组牙功能殆,并在正中殆位时都有接触。

(三)种植修复的覆盖义齿设计

种植修复的覆盖义齿设计在老年失牙修复设计中是最为常见的形式。目前大多数种植系统都可以采用覆盖义齿修复。覆盖义齿可以分成软组织-种植体混合支持式、黏膜支持式以及种植体支持式等类型。软组织-种植体混合支持式是由种植体和软组织共同提供支持,由种植体提供固位。种植体支持式覆盖义齿固位以及支持作用都由杆承担,这些杆应该由至少四个长度在10mm以上的根型种植体、穿下颌骨种植体或者骨膜下种植体支持。

覆盖义齿最常用的两种附着体为杆附着体和磁性附着体。从工程学观点来看,一旦有可能,种植体应该尽量用杆或者帽状夹板结构相连,这比单个种植体更为有利。根据种植体的位置、长度、植入的数量、骨组织包绕的量(骨整合率)和固位形式的不同(杆卡式,O-rings,Zest,Ceka,ERA),中间杆状结构(mesostructure)可以选用不同形状的杆。

在下颌联合区,固位体(牙齿或种植体)位置应该允许制作直杆。这种设计可以允许杆卡围绕杆进行旋转运动,并使覆盖义齿后部的软组织支持的鞍基分担种植体或牙齿负荷的咬合力。由于种植体位于前牙区而使杆不得不设计在前牙区弯曲来适应牙弓的形状,覆盖义齿就难以围绕杆进行旋转运动,后牙区鞍基会像杠杆一样施力于固位螺丝、粘接剂、基台或种植体本身。

1. 杆附着体

中间杆状结构作为种植复合体(下部结构)和上部结构之间的连接体,也叫杆附着体。中间杆状结构有多种形式和多种变异形状以便采用内部卡(internal clips)、O-rings或可退缩的针形(withdrawable pins,如 Lew 附着体)附着体。

按照结构,杆附着体可以分为连续杆与非连续杆。连续杆可以是圆形、椭圆形、长方形或正方形。种植体的数目、种植体在牙弓中的位置以及固位装置的类型决定了杆的形状。如果所要求的形状无商品化产品,则需要个别铸造。上部结构可以:①简单的位于杆上(sloppy fit,往往需要不时用丙烯酸酯进行重衬);②通过不同的附着装置附着于杆上,这些装置可以个别制造或用商品化产品;③通过额外的附着体固定于杆上(例如 O-rings,ERAs,或 Zest 附着体);④与固定-可拆卸或粘接式上部结构合并使用,这往往由于种植体角度无法满足修复要求或无法使用固定式上部结构,这种情况下,可以采用双重杆技术。如采用该种修复形式,应该个别铸造形态和直径适合的中间杆状结构并通过固位螺丝或粘接剂固定于位置不良的基台或种植体。第一重杆根据其长度至少要有三个内含螺纹的螺栓焊接在其上,其突出的角度应该有利于修复。第二重金属或丙烯酸酯杆用来排列人工牙,并用螺丝固定于第一重杆上。

下颌连续杆可能造成患者张口疼痛,这时可以考虑截除其前面部分以形成双侧杆,也有些临床医师从开始就采用这种设计。很多情况下,由于解剖限制、费用以及医师的喜好等原因,种植体往往位于尖牙区,这时只需要前部杆。根据种植体的位置、上部结构固位,是否需要中断应力等情况。同样,对于单侧种植体(原先设计为单侧或由于种植体脱落所致),出于夹板作用的考虑,可以用单侧杆作为覆盖义齿固位装置修复。这类单侧杆可以选用任何形式的附着体并容易为临床医师所接受。

采用杆附着体修复时,桥体下黏膜支持覆盖义齿部分,除了附着体提供的固位和稳定以外,应适当扩展覆盖义齿的边缘以获得足够的固位和稳定。杆附着体是为覆盖义齿提供固位以抵抗垂直向的脱位力,在行使功能时,黏膜和杆关节共同承担殆力,袖部能围绕杆旋转,覆盖义齿可以做额状面和矢状面的旋转运动,这种运动由杆关节系统引导,后者能够消除不利于口腔黏膜的过度运动。多数情况下,杆通常置于前牙区牙槽嵴顶或者略偏向舌侧,形态为直线水平状。在前牙区,杆垂直于两侧后牙槽嵴连线交角的角平分线。虽然杆关节系统依赖于余留牙的位置,并受牙弓形态限制,但种植体植入部位灵活,可以较好地设计和排列杆关节。一般认为,杆的下表面和牙槽嵴的龈黏膜之间应至少保留 2mm 的间隙,但如患者能够保持口腔卫生,连接杆和黏膜保持无压力接触也未尝不可。某些杆关节系统(如 Dolder 系统),有不同长度的预制金合金杆,并焊接至基桩顶盖。大多数杆关节系统杆提供有弹性的杆,可以很容易调节到适当的形状并用蜡固定于顶盖上,整个系统可以铸造成一个单元,这样就可以无须焊接。在杆关节系统中可以使用金属或者尼龙袖,金属袖可以灵活控制固位力的大小,但难于修理和替换,尼龙袖难调整但易于替换。

在几乎所有的骨膜下种植体或下颌升支种植体,杆都作为种植体铸件的一部分。在骨膜下种植体,杆的设计、直径和位置都应该事先确定,并在植入前选定附着体。对于骨内种植体,杆可以经典固定-可拆卸方式或者简单的粘接方式固定于种植体。

2. 磁性附着体

磁性固位的覆盖义齿在各个种植系统中都很常见,在传统覆盖义齿中使用了多年,由于其有很强的吸引力,能很好地对抗垂直向的脱位力。但是,对于侧向力缺乏对抗作用,很容易从水平向摘下,而水平力不会传递到基牙,所以其本身是一种应力消除体系,主要应力施于基牙长轴。由于系统组件的应力阻尼(stress-braking)作用,可以用于种植牙、天然牙或者两种基牙的联合应用。与其他附着系统相比,其技术操作更为容易,义齿也易于修理。

系统的基本组成为磁体和衔铁(keeper)。稀土单位体积的磁力是氧化铁磁体和阿尔尼克合金磁体的 20~50 倍。早期使用的氧化铁磁体和阿尔尼克合金磁体已为钐-钴合金

(samarium-cobalt)和钕铁硼(neodymium-iron-boron)磁体所替代,后者可以加工成小尺寸但强度却不受影响,可用于各种开放或闭合的系统。衔铁通常由磁性铁合金制成,附着在基牙,用以和磁体发生作用。铁磁合金种类包括不锈钢和钯-钴合金等。

3. 穿上皮基台

无论根型种植体或叶状种植体,一段式或者两段式骨内种植体都有穿上皮基台(TEA)结构。穿上皮基台也叫穿黏膜基台,通过螺丝直接旋入种植体,通常穿过软组织伸入位于口腔的连接杆或解剖上部结构。一段式根型、叶状、穿骨或骨膜下种植体自带穿上皮基台。根据植入种植体的修复形式,穿上皮基台可以通过以下形式连于种植体。

(1)通过螺丝固定于种植体,可以有或者无抗旋转的内、外六角形结构或制转楔。

(2)推压或摩擦就位,用冷焊接技术或 Morse-taper 设计暴露于口腔中的穿上皮基台可以有多种形状:

1)传统的冠预备形-直线形。

2)传统的冠预备形-成一定角度(通常为 $15°\sim25°$,最大可达 $30°$)。

3)平台样肩部。

4)平台样肩部,并含有附着体阴性插槽(如 Zest 附着体)。

5)平台样肩部,并含有附着体阳性部分(如 O-rings)。

6)三个部件,包括领圈和固位螺丝(如 Paragon)。

每种附着体的穿上皮基台由其制造商提供,但是,某些基台系统可以个别制造。另外,许多公司提供了多种带有或不带适应性的变异性基台,利用制造商提供的成品蜡型可以铸造适应多种种植体的多种形态的附着体。由于附着体和基台设计繁多,建议临床医师最好选用几种适应性较好的、种类较多的系统。

4. 常用附着体的类型

当多个种植体植入后,可用杆以夹板相连,覆盖义齿可以采用多种固位形式,如采用磁性固位、常规杆卡固位、Hader 金卡或塑料卡,Dolder 卡、Ceka 附着体、Zest、Zag、anhor、Octalinks、O-rings、ERA、pin lock 和 Lew 附着体。

制备附着体的准确弹性印模,不同附着体系统有所不同,种植修复技术室将所选的附着体铸造入铸造杆中,下表列出了几种常见附着体系统的优缺点(表 14 - 2)。

表 14 - 2　附着体类型及特点

附着体	优点	缺点
磁性附着体	使用及修理容易,应力消除作用	固位力可疑,侧向稳定性不佳,易腐蚀,易松动,价格昂贵
Ceka,Octa-link	使用及修理容易,固位力好,有应力缓冲	价格昂贵,须经常维护,螺丝易松动
ERA	固位力可调整,易更换,价格适中	需频繁更换
Zest,O-rings	价廉,固位力好,有应力缓冲,使用方便	附着体必须相互平行,刚性不如金属,且较金属易磨损
Hader,Dolder	使用及修理容易,有应力缓冲	价贵
Pinlock,Lew	易于使用和维护	价贵

（四）固定可摘义齿

固定可摘义齿是指可以由牙医拆下而患者自己不能拆下的修复体。最初的设计是由瑞士的研究者提出的,使用 Brånnemark 种植系统,义齿的金合金支架附着在种植体的顶盖（coping）上,丙烯酸酯人工牙排列并固定在支架上,后续改进包括用非贵金属代替金合金,并可以使用其他种植系统。该修复形式的桥体通过固位螺丝固定于种植体、种植体基台或者二者间的中间杆状结构上。这类义齿完全由种植体提供固位力和支持力,义齿通过半精密附着体或者套筒冠的形式借助于螺纹钉固定于种植体,并且义齿边缘无伸展。多数情况下,种植体位于前牙区,义齿的后牙部分向种植基牙的远中呈悬臂伸出,在义齿和牙槽嵴组织之间无接触。

有限元分析表明,此种设计的最大 Von Mises 应力位于承载侧最远中的种植体/骨组织界面,并随悬臂长度的增加而显著增加,但应力大小和种植体长度无关。由于种植体位于前牙区,支架的后牙部分从支架的前牙区呈悬臂伸出,悬臂的形变量和臂长成正比,和臂高、臂宽成反比,形变量和𬌗力以及材料的弹性模量的关系如下:

$$D = F \times L^3 \times constant / E \times W \times H^3$$

D 代表形变量,F 代表𬌗力,E 代表材料的弹性模量。

可见悬臂的长度应尽量减小,宽度和高度可以适当增加。在使用 5 个或更多种植体时,其悬臂的长度下颌不应超过 20mm,上颌不超过 12mm,使用 4 个种植体时,不超过 15mm。另有研究发现,悬臂应当限于前牙区,且其在上颌长度应当比下颌短。一般而言,固定可摘义齿设计的种植体数目不少于 4 个,悬臂的高度和宽度应当和顶盖的直径相适应,悬臂与远中基桩的连接处有足够的宽度和高度以避免折断。

完全由种植体支持的单颌固定义齿需要至少 5～6 个种植基牙,这些基牙分布应较为均匀,双侧游离端悬臂的长度保持在 10～15mm 范围内,天然牙也可以作为基牙。固定可摘义齿可以用复合树脂或者烤瓷制作,桥体和基台的设计应该有利于保持口腔卫生,并利于拆下。

支架的铸造可以选用Ⅳ型金合金或银钯合金等,选择何种金属取决于顶盖的组成。对于使用预制塑料顶盖的种植体,则可用任何适当的铸造合金来铸造整个支架,所用材料的抗屈强度（yield strength）大于 300MPa,弹性模量大于 80 000MPa 以避免形变和折断。支架可以整铸,或分段铸造口内试戴后再焊接成整体。口内试戴时,应当稳定无晃动,患者无不适感。支架不需要像基牙桩（abutment post）一样用螺丝固定于基牙,顶盖和基牙桩之间应该密合,否则,应该分段就位后再进行焊接。支架就位后可以在悬臂处加载𬌗力,可以用咬木棒的方法判断悬臂长度是否适当,并进行调整。体外排列人工牙一般使用丙烯酸酯人工牙,人工牙的牙尖斜度尽量小,以减少侧向力。

悬臂设计成Ⅰ杆（I-beam）可以增加其刚性,悬臂内表面和牙槽嵴间应当有 1～2mm 的间隙以利于保持口腔卫生,间隙过大会影响发音,前牙区应当有不连续的终止线。

固定-可拆卸桥是目前最为复杂的修复形式,出错概率较高,其可拆卸、可修补的优点几乎为其制作困难、费用、戴用后的并发症以及修复医师所面临的一系列问题等所抵消。

第五节　口腔种植的基本过程和新技术的应用

种植系统种类繁多，每种都有其独特的义齿制作特点和技术。各个种植体口腔种植的基本手术操作相似，但后期修复体制作各有特点。老年种植修复常涉及多个牙缺失和全口失牙，种植体支持的全口义齿治疗国内开展的还不多，本节主要以 Noble Biocare 种植系统的后期制作为例进行阐述。

一、种植体植入手术

（一）手术原则

种植体植入手术的首要原则是尽量减少手术创伤。术中避免过度剥离骨膜以减少骨祖细胞的损伤，减轻术后反应，以利于愈合。种植窝预备过程中产生的热量会导致种植窝骨组织坏死，骨组织坏死程度和产热量成指数关系，同时还和局部血液循环有关。血供丰富的松质骨散发热量很快，修复也较快，而皮质骨则修复缓慢。坏死的骨组织往往影响种植体/骨组织界面的稳定形成。组织形态测量实验表明，种植体植入后，骨组织改建发生在种植体周围 0.5～1mm 范围内，故坏死的骨组织还影响种植体/骨组织界面的改建。因此，种植窝预备过程中应当逐渐增加钻针的直径，并使用间歇低速，同时一定要用生理盐水内灌注和/或外灌注冷却装置，手术过程中局部温度不能超过 42 ℃。

种植体和种植窝的吻合程度也影响最终的种植体/骨组织接触。对于纯钛种植体，这一间隙应尽量减小，一般不应超过 0.25mm，否则不会产生直接骨接触。HA 涂层种植体和种植窝的间隙不超过 1mm 时不会影响愈合过程。

多数口腔种植体由纯钛或者钛合金制成，植入时避免接触其他金属以免发生金属传递（metal transfer），在准备器械时，钛尖（titanium-tipped）器械不可接触消毒盘或其他器械。

（二）种植体的植入

各个种植系统都有和种植体相配套的手术器械，手术应当遵循无菌操作原则，按照操作规程进行。以下以 Noble Biocare 系统为例对手术过程加以简述。

1. 下颌的种植

手术常采用局麻，下颌多个种植体应行双下颌阻滞麻醉和双侧颏孔区浸润麻醉，选用长效麻醉剂，切口可以位于牙槽嵴或者采用颊侧切口，根据局部解剖和修复计划选择种植部位。用固定义齿修复时，根据治疗计划选定 4～6 个种植部位，种植体之间间隔 3.5mm，相邻两种植体中心距离不少于 7mm。采用覆盖义齿修复时，需根据修复计划选定 2～4 个种植体。

在种植部位首先用球钻或 700 号裂钻和高速手机（最大 2000rpm）进行定位和穿透骨皮质，大量生理盐水冲洗，种植窝边缘的扩大常先用先锋钻（pilot drill）低速（500～1000rpm）进行，其上的刻度使手术者能了解种植窝预备的深度，术中应注意种植窝的角度，如果须植入多个种植体，应使用就位针（paralleling pin）判断先锋钻的角度是否合适，并加以调整，然后用麻花钻或铲形钻将种植窝预备至最终深度。有的种植体还需用锥形钻扩大种植窝入口处以利于安放顶盖螺丝（cover screw，cap screw），用钛制刻纹器和低速手机（15～20rpm）在种植窝制备沟纹,最后旋入种植体和顶盖螺丝,关闭切口。

2. 上颌的种植

上颌的种植常用两侧第一磨牙之间颊沟水平切口,选定种植部位时要特别注意梨状边缘、上颌窦的前下缘和切牙管侧方膨大。固定义齿修复时,至少选 4 个种植体,种植体长度依据解剖结构而定。在尖牙处可以选用尖牙支柱所允许的最长的种植体,种植体较短较粗时,为了使种植体更加稳定,种植体可以穿透鼻底或上颌窦底的骨皮质,但是不能穿过鼻底或上颌窦底的黏骨膜。应避免将种植窝制备成锥形,这样种植体植入后有较好的初期稳定性。上颌种植体植入后至少 6 个月才能连接基桩。

3. 基桩的连接

浸润麻醉种植体上方的黏膜,口腔消毒后用探针或触诊确定顶盖螺丝的位置,在其上方做 0.5cm 切口并加宽以暴露顶盖螺丝,用组织打孔器去除覆盖的软组织,用螺丝刀拆下顶盖螺丝,螺丝与种植体之间的软组织必须去除干净。用基桩刻度探针测量种植体顶部距离周围软组织的高度,选定基桩领圈(abutment collar)的长度,基桩顶部高于周围软组织的距离,上颌为 1mm,下颌为 2mm,下颌颏孔区的基桩可以稍长,然后安放基桩,关闭切口,安放愈合帽,切口周围用牙周塞治剂(periodontal pack),1 周后移除。近年来,某些种植系统为了获得较好的美观效果,常常先用愈合帽(healing cap)将种植体周围的牙龈组织压迫成型,愈合帽高度和牙龈平齐或略低于牙龈,然后再用印模针(impression pin)取模,义齿完成以后再安放基桩和义齿。

二、义齿的制作

(一)暂时义齿

种植体植入后常需等待 3～6 个月,在此期间,多数患者需戴暂时性修复体以满足功能和美观需求,可以对原有的义齿进行调整和加弹性衬垫或者重新制作义齿。暂时性义齿一般在术后 1 周后使用,患者戴暂时性义齿后应当定期复诊。义齿的边缘应尽量短和圆钝,避免压迫组织瓣。义齿内表面可以磨去 2～3mm 并以柔软的衬垫材料衬垫,如登士柏公司的Lynal,衬垫材料应根据患者情况定期更换。

(二)取模

通常在基桩连接 1 周后常规取初印模,X 线片检查基桩是否完全就位,此时还应让患者准备牙刷、缝隙刷、牙线等,教会患者自我维护口腔卫生,必要时可用氯己定含漱液等作为辅助清洁措施。

用蜡条在初模型的基桩上留出转移盖的空间,用自凝塑料制作个别托盘,在蜡条处开窗。选择适当的转移顶盖(transfer coping,impression coping)安放在基桩上,拧入长就位针,就位盖常用牙线和印模石膏连接成整体,石膏不能接触牙龈,托盘应完全就位,托盘开窗处用蜡封闭,印模材料凝固以后,拆下就位针,确认转移盖未移位,在印模中放入基桩的拟似物和长印模针,翻制人造石模型。

(三)上下颌关系的记录

在主模型上安放短就位针或者合金圆柱体以利于暂基托的稳定和准确记录殆关系,制作暂基托和殆堤,常规求正中关系和垂直距离,并上殆架。

(四)试排

由 4～6 个种植体支持的固定全口义齿,必须先经过试排后再铸造支架。夹杆式覆盖全口义齿在铸造杆完成前可以不试排。

人工牙常选用丙烯酸酯或者复合树脂,因为易于调改,且弹性模量较瓷牙小,人工牙的排列同全口义齿。如果暂基托上的导向钉使人工牙不能排在理想的位置,可以磨改人工牙以取得最好的美观效果。可以减小牙尖高度颌切导角,使后牙排列成双侧平衡殆,切导斜度稍小,同时确定垂直距离、美观效果以及咬合情况等是否合适。

(五)技工制作

通过在模型上用人造石或者硅氧烷保存人工牙的位置,可以准确定位试排结果,特别是在铸造支架完成后排牙过程中。移除暂基托,在基桩的替代物上安放基台,借助于所保存的排牙记录用自凝塑料形成连接各个种植体的杆,用嵌体蜡在树脂表面制作支架的完整蜡型。制作蜡型时应考虑支架强度、支架和组织间的间隙、边缘线和美观,蜡型完成以后根据试排结果做最后的修改,然后在蜡型上加铸道、包埋和铸造。铸件完成后应让患者口内试戴,如果不能完全就位,应当分段使其完全就位后再焊接。

借助排牙记录完成带支架的义齿蜡型,口内试戴满意后常规完成义齿制作。

三、骨替代材料以及新技术在种植中的应用

颌骨质量影响修复治疗,例如,牙槽骨的质量对于全口义齿的固位和稳定有重要作用,即使是个别牙缺失,残余牙槽骨也会影响活动义齿或者固定桥的美观设计。骨组织必须有足够的密度以分散种植体所承受的负荷。根据颌骨皮质骨和松质骨的比例可以将骨质量由低到高分为四级,骨皮质和种植体所形成的骨整合界面面积越大,则负荷所造成的损伤越小。种植于 4 级骨组织的种植体的成功率远远低于 1～3 级骨组织。种植部位以及相邻解剖部位的骨组织应该有足够的量,这样种植体早期才能获得足够的稳定性和血供。对于 Brånnemark 种植体而言,选用直径为 3.75mm 的种植体,种植部位牙槽嵴的颊舌(腭)宽度不小于 6mm,该宽度可以使种植体周围骨组织的厚度维持在 1mm 以上;两种植体轴心之间的距离应大于 8mm;种植体长度应不少于 10mm,虽然可以使用较短的种植体,但是对于骨密度较低的患者,10mm 的种植体长度是承受正常的咬合力所必须的。

骨组织骨量,特别是牙槽嵴宽度不足时往往造成种植失败,这时,可以将种植体植入正确位置同时修复骨组织缺陷,也可以分期手术,选择何种方式取决于骨组织吸收程度。有广泛性骨吸收的常常选用分期手术,先行牙槽嵴增高术,增加垂直向和颊舌向的牙槽骨骨量。分期手术延长了治疗时间,但保证了种植体种植于正确的解剖位置。常用的骨修复材料包括自体骨、冻干异体骨、玻璃陶瓷和可吸收的 HA 陶瓷等。

(一)自体骨

自体骨取骨部位包括髂嵴、下颌升支或联合处、颏隆突、骨或胫骨坪、颅骨等。自体骨优点在于容易获得、成骨能力强,但存在着第二手术野,手术往往需要全麻,且术后恢复缓慢等缺点。

（二）异体骨

异体骨来源于骨库，有脱钙冻干骨（DFDB）、冻干骨基质、放射处理后的骨块、新鲜冷冻骨、人骨灰（骨碎片）等类型。

脱钙冻干骨和冻干骨基质容易获得，具有骨诱导/骨引导作用和良好的生物相容性，缺点在于费用高，患者难以接受。

放射处理后的骨容易获得，具有骨诱导/骨引导作用和良好的生物相容性，缺点在于费用高，处理步骤少，易传播疾病。

新鲜冷冻骨容易获得，具有骨诱导/骨引导作用和良好的生物相容性等优点，缺点在于费用高，有传播疾病和发生移植物抗宿主反应的风险。

（三）异体移植

异体移植是移植人类以外的矿化骨基质，其主要来源为牛骨，类型有 Bio-Oss 和骨移植物 N。异体移植容易获得，生物相容性好，主要缺点为费用较高。

（四）人工合成骨材料

人工合成骨材料包括 HA 陶瓷、聚合物、磷酸三钙（TCP）陶瓷、生物活性玻璃等类型，其特点介绍如下。

（1）HA 陶瓷（如 Calcitite, Osteograft D, Interpore）：材料容易获得，具有骨引导作用，生物相容性好，患者易接受，费用高，（HA 成分）不可吸收。

（2）TCP 陶瓷（如 Augmen, Synthograf）：材料易获得，具有骨传导作用，患者易接受，生物相容性好，费用高。

（3）生物活性玻璃（如 Bigran, Perioglas）：材料易获得，具有可吸收性和骨传导作用，生物相容性好，患者容易接受，费用较高。

（五）可吸收和不可吸收组织引导再生膜的应用

目前组织引导再生膜种类很多，但只有在初期软组织闭合有问题、骨手术部位有空隙、需要黏膜蒂、移植材料本身不稳固或者要求有额外的骨高度和宽度时，才使用膜。

组织引导再生膜和骨移植物可同时或分开使用，一般用于下列情况：皮质骨穿孔、碟形凹陷、牙槽嵴薄、暴露的种植体颈部区域、种植体植于牙齿刚刚拔除后的牙槽窝内所遗留的空腔，或者拔牙后同时使用人造移植物来保持拔牙窝的牙槽嵴高度等。

组织引导再生膜分为两类：可吸收膜和不可吸收膜。可吸收膜一般是聚合物，可被降解吸收，平均降解时间 40 天左右，不需要二次手术取出。一些起屏障作用的同种可吸收膜是板层骨，它们是从自体骨中回收并经脱钙和消毒处理过的。不可吸收膜是人工合成的，大多是由以聚四氟乙烯为主的无孔或微孔的物质组成，在人体内不能降解吸收，术后 6～8 周需二次手术取出。此外，需注意一些膜有粗大的孔，一些膜是微孔或无孔的，一些膜含有结晶状和颗粒状成分，而一些膜需要再水化。外科医生必须熟悉产品，从易用性、费用、患者意愿和避免二次或取出手术等方面考虑并做选择。

膜需要可靠的固定，在绝大多数病例中，潜行分离周围的黏膜并将膜周围牢固地塞在黏膜下以获得满意的固位。如果此项技术不可行，则可加用固位钉和微型螺钉。一般来说，这些放置物（膜、半流体稀薄混合物或板层骨）都应当准确地修整，使其严密地适合于手术部位，以有助于阻止上皮组织长入。在放置移植物前，将膜打褶或修整以确保组织瓣能初期关闭。如果不能预先做到这些,膜的调整和瓣的潜行分离会影响颗粒状移植物的稳固。手术操作完成和移植物放置后,迅速将预先设计好外形的膜置于此位置,系紧,必要时用钉钉好,并完成创口的初期关闭。

为了使组织引导再生膜充分发挥作用,即刺激骨再生并长入缺损处,必须在膜下方保留一个与缺损等大的待填充空间。碟形凹陷和类似的形状能自然地形成这一空间,因为该缺损周围骨的边缘使膜呈帐篷形状。此外,对于皮质层穿孔,种植体尖端或体部突出,以及刃状牙槽嵴,须在膜下方使用块状和颗粒状的移植物。

使用任何移植材料前都要根除邻近感染,恰当地处理种植体,确保有足够合适的组织能够采用褥式缝合关闭创口。

为了保证组织瓣的血供,切口应当同牙槽嵴一致,而不应是"S"形或帽舌形。

充分暴露手术部位后(在缺损的各个方向上暴露出正常骨4～5mm),选择一个最接近所需尺寸的膜,用剪刀将其修整成适于覆盖整个区域,避免有锐角并应形成3mm的反折以覆盖邻近的皮质。如果手术区域附近有一天然牙,应设法避开其牙周间隙。如果膜下的空间达到了要求,将选好的骨移植物置入并将其拍实,然后将膜固位。如果需要凹状构形,可用一个或数个夹子和钉子制成其他形状。可以介入纤维蛋白以便在关闭前使移植物维持新的形状。

组织引导再生膜的固定对骨生成手术的成功非常重要。可将膜四周边缘轻柔塞于骨膜下,或将可吸收性材料缝于骨膜上,在重要部位可使用小的固定钉。在绝大多数患者,仅用手指的压力就能使Steri-Oss固位钉穿入上颌骨中。这些锐利的钛钉有配套工具,能将其送至需要将膜固定的位置。下颌骨皮质较密实,钉子不容易钉入,应事先钻孔以形成进入的通道,然后用锤轻轻拍打钉子底部固定。

移植的目的是为了修复、增高、骨合成,或通过自体或异质骨、异体移植、可吸收和不可吸收的骨引导生物材料合成物(颗粒或多孔固体、块形式),来达到修整形态的目的。除操作特性部分不同外,所有移植物的应用技术都具有同样的重要性。有些人工合成骨材料(如TCP陶瓷)的使用指征不同,临床医生可使用骨替代材料改善患者骨的数量和质量。

四、上颌骨和下颌骨后牙区严重萎缩的种植修复

(一)上颌窦底抬高术

根据残留牙槽骨的高度,上颌窦底抬高术可以采用一期或者二期手术。一次手术需要4～5mm的牙槽骨高度,手术同时完成种植体的植入。用球钻直手机(2000rpm)在上颌窦的侧壁开窗,然后大量生理盐水冲洗,注意避免穿透上颌窦黏膜,用上颌窦刮治器钝性向内、向上分离上颌窦黏膜,以便为种植体和移植材料提供足够的空间。

确定种植部位,并根据种植系统的操作规程预备种植窝,移植材料通常采用50%自体骨和50%的冻干骨粉。

一般选用13～15mm的羟基磷灰石涂层种植体植入一半左右,移植材料植入种植部位已分离的上颌窦窦腔中,然后将种植体充分植入到移植物中,并保持种植体之间的平行,同时种植体颊腭向应当保持一定的角度,用剩余移植材料完全包埋种植体。每次放入移植材料后及时压紧。种植体除有一定的旋转外,各方向都应保持稳定,若稳定性不足,可以通过填压移植材料加以解决。

上颌窦颊侧的窗口用可吸收的膜材料覆盖,无须额外固定,褥式间断缝合以关闭切口,术后2周不得使用义齿。种植体植入9个月后可行二期手术,术前常规拍X光片了解新生骨及其与种植体的关系,同时检查种植体在各个方向的活动度、牙槽骨吸收情况等。

（二）下颌神经移位术

该手术由于术后并发症发生率较高,故不作为常规手术介绍。

第六节　种植义齿病例的管理和后期处理

一、种植义齿的临床评价

种植义齿最初不被大多数医师接受的一个重要原因就是缺乏足够的临床指标来评价治疗效果,牙科医师需要简明有效的方法评价种植体情况,一般而言,临床评价基于三个方面:种植体周围牙龈的健康、种植体周围骨组织和患者主诉。评价手段见表14-3。

表14-3　种植体评价的一般原则和评价手段

要求	评价方法
种植体周围牙龈组织	
牙龈炎症	牙龈出血指数(gingival index,gingival bleeding index)
龈沟深度	牙周探诊指数(periodontal probe index)
龈沟液的量	龈沟液体积指数(sulcular fluid volume index)
口腔卫生	菌斑和结石指数(plaque and calculus index)
种植体周围骨组织的评价	
骨组织的生理健康	影像相关指数(radiographic index)
种植体的稳定性	活动度指数(mobility index)
舒适程度和功能	
患者的舒适程度	患者舒适指数(patient comfort index)
生理功能	医师主观评价指数
	影像相关指数(radiographic index)

（一）牙龈指数

游离龈和附着龈的炎症可以用牙龈指数加以描述。牙龈指数根据牙周探诊的反应分成四级,牙龈出血是牙龈炎症的最终结果,能够直接反应牙龈的健康情况,检查时使用牙周探针或钝头探针(表14-4)。

表14-4　牙龈指数与牙龈炎症

指数	临床表现
0	牙龈色泽、点彩正常,探诊无出血
1	牙龈色泽正常,点彩轻度充血,探诊无出血
2	牙龈色红,水肿光亮,探诊出血
3	牙龈明显红肿,有自发出血或者手指压之出血

（二）牙周探诊指数

龈沟深度应当用标准 0.7mm 厚的牙周探针进行测量，测量使用很小的力量（17～30g 的力量），种植体的四个面都应尽可能测量，特别是颊面和舌面。许多研究者和临床医师认为探诊可能对种植体封闭的边缘造成损伤，所以不赞成进行龈沟测量。我们推荐探诊不早于术后 3 个月。

（三）龈沟液的量和质指数

龈沟液的量和质与牙周健康密切相关，龈沟液的量和蛋白组成测定常作为牙周病的辅助诊断措施。龈沟液体积用龈沟液测量仪（Periotron）测量，常规隔湿并吹干牙龈，将标准大小的滤纸条放入龈沟 10 秒后置于仪器的检测电极上，可以读出 Periotron 指数（表14 -5）。Periotron 指数表示龈沟液的量。

表 14 - 5　龈沟液量指数

	Periotron 指数	牙周健康状况
双纸条法	0～10	无炎症，组织基本正常
（60 秒）	11～20	轻度炎症
	21～40	中度炎症
	大于 40	重度炎症
单纸条法	0～5	无炎症
（10 秒）	6～10	轻度炎症
	11～25	中度炎症
	大于 25	重度炎症

牙周病患者龈沟口腔菌群也存在于种植体周围的环境中，如怀疑种植部位存在碟形或其他形式的骨吸收，再排除了创伤性𬌗、夜磨牙、冠边缘和桥组织面设计不当等原因，可以使用 Steri-Oss 公司的袖珍检测试纸（pocket watch），该产品由经化学处理的试纸、试剂和测试托盘组成，可以检测龈沟液（gingival cervical fluid）中的天冬氨酸氨基转移酶的量。检测时，将试纸放入被检测的种植体或牙齿的龈沟中 30 秒，然后将试纸浸入四种试剂中反应，将反应后的颜色与标准比色板对比，从而获知天冬氨酸氨基转移酶的含量。

（四）种植体的菌斑和牙石指数

菌斑和牙石指数常用来一起定性评价种植体和牙齿表面口腔沉积物的量（表 14 - 6）。二者都是针对龈上 2mm 至龈下软垢或矿物质的沉积，而不是整个种植义齿表面，这样所得结果与牙龈健康状况相关度较高。

表 14 - 6　种植体的菌斑和牙石指数

指数	临床表现
0	无牙结石和可以擦掉的菌斑
1	龈上结石不超过游离龈缘下 1mm，菌斑不可见但可以擦掉
2	龈缘和牙面或者龈沟有可见菌斑，龈上结石深入龈沟 1mm；中度的龈上结石和龈下结石
3	重度的龈上结石，龈沟或者牙面与龈缘大量菌斑堆积

（五）活动度指数

活动度指数（the mobility index）是根据 Miller 指数修改而成，分级标准见表 14-7。

表 14-7 种植体活动度指数

指数	临床印象
0	不活动
1	轻度颊舌侧移动，≤0.5mm
2	轻度颊舌侧移动，>0.5mm 但是<1mm
3	颊舌向活动度>0.5mm
4	有垂直向活动

牙动度测试仪（Periotest）是电子动度测定仪，利用超声振动探针来测定动度，测定结果重复性好，能够测定临床无法察觉的动度。可以测定根型种植体的活动度，读数范围从−7到＋18，当读数高于＋9时，对种植体最好拍 X 线片检查并加以治疗。牙动度测试仪为诊断种植体状态提供了一种更为可靠的方法。自 1983 年问世以来，该仪器就被用来检查天然牙牙周状态，从二期手术到修复完成以及后续过程中，该仪器都是评价种植体稳定性的有效工具。体外测试表明，不同操作者的测定结果无统计学差异，不同仪器之间测定结果具有很好的可重复性。

牙动度测定仪无法测定骨组织的碟形吸收（除非骨组织吸收），也无法检测种植体的渐进性骨吸收，除非骨组织吸收已很严重，否则，也无法检查骨组织的吸收程度。因此，由牙动度测试仪获得的资料应该结合其他临床资料（例如尖周 X 线片）来判断种植体的真实状态。

（六）X 线片

X 线片常用来了解种植体周围颌骨的情况，由于投射角度等因素的影响，很难根据 X 线片对其进行分级，所以仅用正负来表示。对于种植体而言有四个重要的区域：①种植体颈部；②种植体根区；③邻近的天然基牙牙周间隙；④是否存在骨下袋。任何一个种植体超过两个区域的指数为负，则 X 光片总体指数为失败。评定时，将所拍 X 线片与基准 X 线片比较，具体评价方法如下。

（1）种植体颈部：将颈部牙槽骨水平与基准 X 线片比较，如果骨组织根向有吸收或边缘不清，记录为负，如果骨组织边缘无明显改变，边缘清楚，记录为正。

（2）种植体根区：如果基准片根区有透射区，复诊时透射区扩大或者边缘不清，这一区域记录为负。如果种植体周围骨组织边缘清楚，透射区减小、无改变或者消失，这一区域记录为正。

（3）邻近的天然基牙牙周间隙：如果种植体所支持固定义齿，距离其最近的天然基牙的牙周间隙较基准片宽，则种植体非正确的基牙，该区域记录为负。如果天然基牙牙周间隙无改变，则记录为正，单个种植体则可以不比较。

（4）骨下袋形成：与基准片比较，如果 X 线片表明有骨下袋形成，则记录为负，无改变则记录为正。

（七）患者舒适指数

患者舒适指数（patient comfot index）指患者对于种植义齿的感觉，包括义齿功能，是否感觉疼痛,义齿是否松动或者有其他不适等。如果患者感觉舒适,义齿功能良好,则患者舒适度为正,否则为负。

(八)成功种植体的标准

Brånnemark 将骨融合(osseointegration)定义为:在承受负荷的种植体表面和结构有序的骨组织之间的直接结合和功能连接。发生骨融合的种植体,其种植体/骨组织界面长期预后比较好。但是,骨融合是组织学概念,指光镜下功能负荷的种植体和骨组织直接接触。如何从临床判断种植体是否发生骨融合是很困难的。

种植医师都希望植入的种植体能够使用较长时间,文献报道种植体的成功率差异较大,其中一个重要的原因就是对种植体成功的标准存在很多争议。以下为文献所采用的部分标准。

(1)种植体的设计能进行满意的后期制作。

(2)种植体任何方向的活动度小于 1mm。

(3)X 线片示种植体周围无透射区。

(4)骨吸收不超过种植体的 1/3。

(5)75% 的病例的种植体能够工作 5 年。

(6)不存在持续不可逆的症状,如疼痛、感染、神经病变。

(7)种植义齿使用过程中每年骨吸收不超过 0.2mm。

(8)种植义齿 5 年成功率大于 85%,10 年成功率大于 80%。

一般认为,种植体临床成功的最低标准包括:①种植体不活动;②临床无不可逆的症状,如疼痛、感染和神经病变等;③X 线片示种植体周围无透射区;④无不可逆的机械故障(如种植体折断)、功能性修复体的支撑和固位;⑤除生理性改建外,无渐进性骨吸收。

临床经验表明,一个功能良好的种植体应该满足以下指标(表 14-8)中的 5 项,这些指标利于回顾性研究、统计分析和预测种植体的长期效果。

表 14-8　种植体成功的临床评价尺度

临床评价指标	可以接受的标准
牙龈出血指数	小于 1,或者 >1 但 <2,但是种植牙和对照组之间的差异小于 0.5
龈沟液体积	双条法小于 10 单位,单条法小于 5 单位
龈沟深度	种植体和对照牙之间差异小于 3mm
活动度	粘接型义齿动度小于 2
菌斑和牙结石	种植体和对照之间差异小于 0.5
X 线片	++
患者舒适度	+

二、种植义齿的日常护理

种植患者必须认真遵守种植手术后的规程。需要种植手术的患者多因龋齿或牙周病而失牙,这些患者往往缺乏口腔卫生意识,医师在手术前应该强化患者自我保健和保持口腔卫生的意识。种植体的组织及骨丧失速度较天然牙快,进行种植修复的患者必须自愿改变其口腔卫生习惯。种植患者应该密切随访,有问题及时就诊。

种植手术后和义齿修复后密切随访,通常在1、2、4、12、24周复诊(可视患者卫生习惯等做调整)。复诊时应了解患者义齿以及附着体的功能、美观和稳定性,必要时可以取下或替换。如果是活动-可拆卸式义齿,无论采用内部杆结构或全上部结构义齿,应取下种植体进行检查,可用仪器夹紧每个种植体基台的颊舌侧表面,然后轻轻晃动取下。

(一)检查

检查并记录盲袋的深度,用塑料探针轻轻进行探诊,触压种植体周围组织,看有无渗出或疼痛,并把结果记录在随访表中。如果X线片发现有碟形或其他形式的骨吸收,可以考虑采用骨替代材料和组织引导再生膜修复,甚至取出种植体或更换义齿。

使用菌斑显示剂观察菌斑的数和量,详细记录种植体、基台、杆、内部结构或上部结构的各个面的菌斑附着。为了便于比较,可以以患者的天然牙作为参照。这些资料可以作为是否有必要进行治疗的参考。

(二)复诊

每次患者复诊时,应用塑料刮治器、刮匙、木尖磨光器或自动仪器清洁种植体基台,可用手动或机用喙端带有聚四氟乙烯(Teflon)涂层的刮治器或手动镀金和硬塑料刮治器,操作时应特别注意保护种植体颈部的上皮附着。

(三)家庭保健

医师应教会患者种植体的家庭保健,可使用牙刷、塑料间隙刷、橡皮尖、刺激器、旋转刷清洁种植体,每天2～3次。另外,根据义齿的位置、形状大小可以选用牙线、清洁条或纱布条。如果义齿为覆盖义齿,应摘下清洁,以便彻底清洁上部结构和基台,每天清洁3次。如果有可能,夜间应摘下义齿(至少4小时)放入冷水中,以便支持组织恢复。患者2周后复诊,并进行必要的调整。对于种植体周围炎的患者,如果单纯改善口腔卫生无效,可用氯己定漱口液每日2次含漱。

如果患者因各种原因无法执行上述口腔卫生措施时,可将操作过程简化。如果患者自己无法有效维护口腔卫生时,可以定期复诊维护口腔卫生。

复诊的意义在于可以发现任何功能或形式的异常并及时修正。如果某个种植体有拔除的指征,应及时拔除,以免进一步破坏骨组织和危及邻近的种植体。种植体及其支持的义齿的寿命和健康需要医师和患者双方共同维护。

三、种植体失败的原因

多数种植体失败发生在种植体植入后和二期手术之间,或者加载后不久。早期失败可能由于手术创伤、种植部位骨质量不足、种植体不够稳定、种植窝细菌感染、加载时间过早等。种植体发生骨融合后,一部分行使功能的种植体可能发生渐进性牙槽骨吸收而使种植体失败,其发生原因还不清楚,多数人认为这种骨吸收往往与细菌感染和/或生物力学过载有关。

四、种植义齿的并发症以及治疗

(一)机械故障

机械故障多因种植体或者其部件折断所致,包括种植体折断,固位螺丝折断以及固位螺丝松动导致的牙冠松动等,机械故障往往造成种植体失败。这些机械故障多与手术操作及种植体的设计有关。近年来,随着新型种植体的出现和外科手术技巧的完善,这类并发症已经比较少见。

(二)种植体周围炎

种植体周围炎指种植体周围形成较深的黏膜盲袋,并有炎症的存在,种植体周围骨组织持续吸收。炎症反应和破骨细胞活跃造成骨破坏,导致与种植体接触的骨组织发生吸收。失去骨组织支持的种植体活动度增大,口腔细菌、毒素等进入种植体隐窝(crypt)引起急性化脓性炎症和咀嚼疼痛。种植体活动度过大,使附着于种植体上的义齿无法行使功能。此时需拔除种植体,清除组织碎片,使炎症消退,组织愈合。如果患者骨质破坏较重,甚至会危及其他种植体。

牙齿最突出的特点在于它横穿上皮的特殊位置,牙冠暴露于口腔外环境中,而牙根部分包埋在口腔组织中,这种牙-牙龈附着通常能提供足够的封闭,但仍然是容易发生炎症和组织破坏的地方,并和牙周炎密切相关。通常,天然牙列的牙龈上皮可以分成连接上皮、口腔牙龈龈沟上皮和口腔牙龈上皮。其中,口腔牙龈龈沟上皮和口腔牙龈上皮分别类似于非角化、角化的口腔上皮。连接上皮缺乏其他口腔上皮明显的成熟特性,其借助基底层(basal lamina)和半桥粒(hemi-desmosome)钙化的牙齿表面相连。在天然牙列,龈沟底部的连接上皮提供了良好的生物封闭作用,当封闭作用被破坏或主纤维束的龈牙组织松解破坏,上皮向根方移行,软组织从牙齿根面脱落,形成牙周袋。

口腔翻瓣术暴露骨组织,使龈组织和牙槽骨受破坏,外科创伤后,龈组织重新附着于骨组织,并且围绕种植体位置愈合,在愈合过程中形成新的游离龈边缘,包括龈沟和游离龈沟。扫描电镜观察证实再生上皮重新形成了层状的角化上皮层及龈沟,但具体机制还不清楚,这种重建发生在失牙的颌骨区域。用高分辨率的扫描电镜对龈沟扫描发现,重建的龈沟上皮由单个上皮细胞组成,这些上皮细胞胞体在龈沟底部伸出指样突起与种植体面接触。牙龈细胞围绕种植体所发生的反应、组织修复和牙周手术后天然牙的反应类似,与种植体接触的上皮细胞和连接上皮相近,也含有细胞器张力丝(tonofilment)、黑色物质(dark material),从胞体伸出的指样突起中含有半桥粒结构,与生物相容性种植体材料相接触的牙龈细胞中存在上皮细胞半桥粒这种现象最初由 M. A. Listgarten 和 C. H. Lai 报道。研究发现,体外培养的牙龈上皮能在生物材料表面形成附着斑,很明显这种结构对于上皮细胞附着于种植体是必需的。由于种植体没有牙骨质,也没有纤维长入,所以黏膜的封闭作用更为重要,如果该封闭作用破坏,则牙周袋向骨内结构延伸。

种植体和天然牙的支持组织有很大区别,种植体周围组织对种植体的反应性决定了界面的特性。口腔种植体周围组织包括牙龈、骨组织和结缔组织,种植体周围的牙龈组织再生并且包绕种植体形成保护性生物屏障,把种植体所处的颌骨内环境与口腔环境分隔开。种植体及周围组织的健康依赖于良好的生物封闭作用和适宜的口腔卫生维护。生物封闭是决定骨内或骨膜下种植体寿命的关键因素。细菌毒素、菌斑、口腔内食物碎屑或酒精、烟草刺激是损伤组织或细胞的始发因素,生物封闭可以阻止毒物或破坏性物质侵入种植体支持区。使用低速不产热的器械进行植入术、对种植体表面进行处理以改善其物理性能,可以延长种植体的寿命,但如果生物封闭作用被破坏,这些努力都将失去意义。

种植体-组织生物封闭结构包括Ⅳ型胶原纤维形成的基底层,将上皮细胞附着于基底层的半桥粒,以及糖萼(glycocalyx 或称为线样体)和层粘连蛋白。层粘连蛋白作为分子连接剂(bonding agent)将上皮细胞和基底层相连。多糖蛋白复合物的胶原成分可与天然牙的牙骨质发生生理性的结合,但在种植体却非生理性的结合。种植体表面被覆的糖萼有足够的黏性,在龈沟形成有生物活性并对创伤有一定抵抗力的附着界面(attachment interface),用牙周探针可以探测到重建的龈沟。总之,种植体周围的生物封闭是一个明确的生物实体,从而作为一个有效的屏障在种植体周围的环境中使两个不同的环境分隔开。牙医们应当采取有效的预防手段和措施,教会患者如何保持生物封闭结构的健康,从而,保持口腔和颌骨内环境这一区域的结构完整。

此外,种植体周围炎与牙周痛也有一定联系。牙周病最基本的致病因素是牙菌斑,菌斑中的细菌和其他成分可引起连接上皮病变并释放出多种炎性因子引发牙周炎症,龈炎的发生和牙菌斑沉积有直接的关系,菌斑在龈缘沉积和种植体周围炎尚未发现有直接关系,但是多数人认为种植体周围炎和菌斑有密切的关系。

(三)诊断方法

种植体失败表现为种植体活动,种植体周围牙龈红肿,探诊有出血或脓液渗出,龈沟加深,种植体周围有透射区,牙槽骨高度降低。M．R．Meffert 将失败的种植体失败分成以下三类。

(1)有病变的种植体(ailing implant):存在骨吸收和牙周袋,种植体保持稳固。

(2)有失败趋势的种植体(failing implant):经过治疗以后仍然存在骨吸收,探诊有出血,有脓液渗出。

(3)失败的种植体(failed implant):种植体活动,叩诊音浊,种植体周围 X 线片有透射影像。

前两类可以进行治疗,失败的种植体必须拔除。

(四)治疗

中度的边缘性牙龈炎,可以通过洁治处理和自我维护口腔卫生得以改善,所使用的器械应当避免损害种植体表面,早期处理预后比较好。

骨组织损伤常需要翻瓣手术以暴露种植体和周围骨组织,清除种植体周围软组织和种植体上的含钙沉积物,彻底清洁和冲洗种植体表面,所遗留的间隙可以用可吸收羟基磷灰石、磷酸三钙、冻干脱钙骨或者胶原等填塞,表面覆盖不可吸收的聚四氟乙烯(PTEF)薄膜或者可吸收膜以分隔牙龈组织和骨组织,术后 6～8 周取出薄膜。

在外科治疗的同时,应检查是否有咬合创伤、义齿机械部分功能是否正常。种植体常使用连接杆,连接杆下方和种植体周围组织常增生肥大,需要修整以恢复健康的种植体周围环境。咬合时的侧向力易造成口腔种植体病变,如义齿设计时忽略这一点往往导致种植体失败。

在积极进行局部处理的同时,有明显炎症的患者,可以全身使用抗生素治疗。

种植体的短期成功依赖于医师的外科技巧、种植体的设计和选择以及修复治疗设计等,但长期成功率则取决于患者本身,即患者是否能够有效维护口腔卫生。

五、牙菌斑的控制

有效控制菌斑需要患者自觉遵从医师制订的治疗计划。种植体的唇面可以用普通的保健牙刷,刷毛最好是三排,刷毛顶端应该呈圆形,舌面可以用锥形的簇状刷清洁,邻面和黏膜面的清洁可以使用牙间隙刷或牙线。局部抗生素制剂可以作为辅助措施,常用0.12%的氯己定溶液。

去除种植体表面结石时一般使用非金属仪器,以免损伤种植体表面,超声波洁牙机的工作端虽然是钛制的,但会使种植体表面变得粗糙,菌斑更容易沉积。

根据多数医师治疗牙周病的经验,种植体患者应该定期复诊,一般建议每3个月复诊一次。

 同步练习

一、单项选择题

1. 种植手术时( )
   A. 上前牙区种植体唇侧侧穿的可能性较大
   B. 上颌窦下壁骨板可穿通,但窦黏膜不能穿通
   C. 确定种植体的位置及方向时仅考虑骨的情况即可
   D. 种植体与基台之间不可以有任何软组织间隔
   E. 多个种植体植入时,种植体必须平行以取得共同就位道

2. 解决种植区域骨量不足的方法有( )
   A. 上颌窦提升术　　　B. 牙槽嵴增高术　　　C. 牙槽嵴牵张成骨术
   D. 引导骨组织再生术　E. 下牙槽神经血管束游离术

3. 下列不是骨内种植体的是( )
   A. 穿下颌骨种植体　　B. 二段式种植体　　　C. 骨膜下种植体
   D. 螺旋种植体　　　　E. 叶状种植体

4. 目前应用最广泛的种植材料是( )
   A. 生物降解陶瓷　　　B. 生物活性陶瓷　　　C. 钛及钛合金
   D. 复合材料　　　　　E. 高分子材料

二、简答题

1. 试述老年患者种植修复的口腔特点。
2. 在为老年患者设计种植体修复方案时,种植医师必须考虑的解剖因素有哪些?
3. 从解剖学的角度考虑,老年患者口内潜在的种植部位有哪些?
4. 老年患者种植修复的适应证与禁忌证有哪些?

参考文献

[1] 沈恩龙,戴永雨.老年人种植手术与相关研究[J].中国实用口腔科杂志,2010,3(2):73-76.

[2] 刘宝林.口腔种植学[M].北京:人民卫生出版社,2011.

[3] 刘洪臣.老年患者特定情况的人工种植牙修复[J].中华老年口腔医学杂志,2012,10(2):65-67.

［4］BARTOLD P M，IVANOVSKI S，DARBY I. Implants for the aged patient：biological，clinical and sociological considerations［J］. Periodontology，2016，72（1）：120－134.

［5］SCHIMMEL M，MÜLLER F，SUTER V，et al. Implants for elderly patients［J］. Periodontology，2017，73（1）：228－240.

［6］刘洪臣，王培欢. 上颌骨结构变化对老年人种植修复的影响［J］. 中华老年口腔医学杂志，2018（1）：1－5.

（刘洪臣　宁江海　吴靖漪）

老年人的正畸治疗

▶ 学习目标

了解：老年人错殆畸形形成的原因；老年人正畸治疗技术的发展。

熟悉：老年人错殆畸形矫治的注意事项、基本步骤。

掌握：老年人正畸治疗的适应证；老年人正畸矫治特点，与成人矫治的主要区别。

第一节　老年人错殆畸形的病因

老年人错殆畸形的病因学是老年口腔正畸学的重要内容之一，它对错殆畸形的预防、诊断和设计都具有非常重要的意义。错殆畸形的形成原因和机制是错综复杂的，可能是单一因素或单一机制作用的结果，也可能是多因素或多种机制共同作用的结果。从形成时间上，错殆畸形的病因可分为先天性因素和后天性因素。从发生机制来看，错殆畸形的病因可分为遗传因素和环境因素。遗传因素来源于种族演化和个体发育两个方面。环境因素可分为先天因素和后天因素。老年人错殆畸形常是多因素造成的，较常见的有先天发育畸形、牙周病所致的牙齿移位和个别牙移位三类。其中以牙周病所致的牙齿移位最为常见。先天发育畸形和个别牙移位造成的错殆畸形一般在青少年期或成人期已经得到矫正，临床上十分少见。

一、先天发育畸形

导致先天发育畸形的原因包括遗传因素和环境因素。遗传因素是指精子和卵细胞结合后由遗传基因决定的性状，主要取决于种族演化和个体发育。环境因素是指从受孕后直到胎儿出生前任何可以导致错殆畸形的各种发育、营养、疾病、损伤等因素，包括母体因素和胎儿因素。

常见的先天性发育异常包括多生牙、先天性缺牙、牙齿大小和形态异常、舌形态异常以及唇系带异常等。

1. 多生牙

在正常牙列应有牙数目之外，过多发育的牙齿即为多生牙（supernumerary tooth），亦称额外牙。多因牙胚发育起源和增殖阶段异常所致，与发育缺陷或遗传有关。多生牙最常见于上颌两个中切牙之间，其次为各牙列区段的远端，如尖牙的远中、第二前磨牙的远中、第三磨牙的远中。文献报道正中多生牙有常染色体显性遗传性，但有时不外显。

2. 先天性缺失牙

先天性缺失牙(congenitally missing tooth)依次好发于上下颌第三恒磨牙、下颌切牙、上颌第二前磨牙、下颌第二前磨牙及上颌侧切牙。其中,功能相对较弱的第三恒磨牙及上颌侧切牙除了容易发生先天性缺失外,其形态、大小的变异率也较高。

3. 牙齿大小和形态异常

牙齿大小异常以上颌侧切牙和第二前磨牙多见。过大牙多见于上颌中切牙和侧切牙,因牙量大于骨量,导致上颌前牙前突或上牙列拥挤等畸形;过小牙多见于上颌侧切牙,因牙量小于骨量,造成上牙列间隙。

牙齿大小异常必然伴随形态异常,最常见的是呈圆锥形的切牙和尖牙。此外,一些发育缺陷也可造成牙齿形态异常,如釉质缺损、牙瘤、融合牙等。

4. 舌形态异常

舌形态异常分为巨舌症和小舌症。

(1)巨舌症:过大的舌体使牙弓内部压力增加,牙列向唇颊侧倾斜并开大,使牙弓内出现散在的间隙。过大的舌体常于息止颌位时处于上下牙齿之间,久之形成局部或广泛性开𬌗。

(2)小舌症:指舌体积过小,临床上少见,因舌体不能对牙弓施以正常的压力,可出现牙弓狭窄、牙列拥挤等错𬌗畸形。

5. 唇系带异常

唇系带异常以上唇系带附丽过低较为常见,会导致上中切牙之间出现间隙。

二、牙周病所致的牙齿移位

牙齿完全萌出达到咬合平面,本已建立稳定的咬合关系及邻面接触关系,但由于牙周支持组织的破坏,或外力、咬合力等因素导致牙齿位置的改变,称为牙齿移位。正常情况下,牙齿有一定的生理动度,水平方向不超过 0.02mm。由于牙周病导致的牙齿移位称为病理性移位。病理性移位容易形成创伤性咬合,加重牙周组织的负担,使牙周病恶化。

(一)发病机制

牙齿在牙弓中维持正常位置有赖于正常的牙周支持组织,包括牙龈、牙槽骨、牙周膜。老年牙周病患者患牙牙龈萎缩,牙根部周围牙槽骨吸收,牙周支持组织减少,该牙的咬合力失衡,导致牙齿向受力方向移动。根尖周炎患者的牙周肉芽组织可使患牙伸长或移动。牙齿移位后,上下牙列正常的咬合关系发生改变,形成创伤性咬合,加重牙周组织的负担,进一步促进了牙周病进展,最终导致牙齿松动和脱落。牙周炎是造成老年人缺失牙的主要原因,绝大多数正畸的老年患者首先就诊于牙周科。

(二)临床表现

牙周病导致的牙齿移位主要表现为患牙伸长,邻牙向缺牙间隙倾斜等。上、下前牙唇向移位,出现较大的牙间隙称为扇形间隙。牙齿移位造成创伤性咬合,患者进食时可出现咬颊黏膜现象,患牙根尖周炎、颞下颌关节紊乱病。晚期牙齿松动脱落,这是老年患者就诊于修复科或正畸科的主要原因。

随着口腔正畸学的发展及与口腔各个学科的交融,错𬌗畸形和牙周病互为因果关系也已经得到了广大正畸医师和牙周医师的认可。牙周病治疗的目的不单是正畸治疗前的简单牙周维护和治疗过程中患者口腔卫生的维护。正畸治疗使牙列排齐、整平的同时,也有利于牙周病的治疗。

三、个别牙移位

由局部变化所造成的个别牙齿移位,不代表牙、颌、面的发育情况,也没有牙量和骨量的不调。临床上较常见的是根尖炎引起的牙齿移位。急性化脓性根尖周炎根尖脓肿时,患牙出现自发性、剧烈、持续的跳痛,伸长感加重,咬合时患牙出现接触痛。患牙松动度Ⅱ度～Ⅲ度,咬合力量大时可使患牙移位。慢性根尖周囊肿较大时,可见患牙根尖部的黏膜呈半球状隆起,不红,扪之有乒乓球感,有弹性。囊肿过度增大时,周围骨质吸收并压迫邻牙,可造成邻牙移位或使邻牙牙根吸收。

个别牙移位时,受累牙出现舌向、唇(颊)向、近中、远中、高位、低位、转位、异位、斜轴等情况,有时几种情况同时出现,例如:唇向—低位—转位等。根尖炎患者患牙牙根部可有隆起,并伴有不同程度疼痛、牙齿松动。个别牙的移位破坏咬合平衡,形成创伤性咬合,患者常常因进食时疼痛前来就诊。

第二节　老年人错𬌗治疗的适应证

一、牙周病导致的牙齿移位

老年患者是牙周病高发人群。牙周病最初表现为牙龈炎,患者在刷牙或者咀嚼硬物时牙龈出血,伴有口腔异味。由于菌斑刺激牙龈增生,菌斑和软垢矿化形成牙石,牙龈发生萎缩,形成三角形的牙间隙。牙周炎症继续进展,牙齿支持组织破坏,造成牙齿松动、患牙伸长、邻牙向缺牙间隙倾斜等。上、下前牙唇向移位,导致出现较大的牙间隙。牙周病继续进展,晚期出现牙齿移位甚至脱落。

慢性牙周炎时,牙槽骨呈水平型吸收,形成骨上袋,中晚期出现牙齿松动移位(图15-1)。

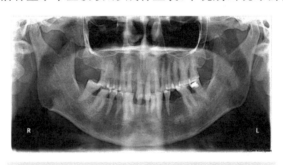

图15-1　全口牙齿的牙槽骨广泛性水平型吸收

局限型侵袭性牙周炎所致的牙齿松动、移位出现早,主要为切牙和第一磨牙松动,患者自觉咀嚼无力,切牙向唇侧远中移位,呈扇形散开(飘移)(图15-2)。后牙移位较少,可出现不同程度的食物嵌塞。

广泛型侵袭性牙周炎所致的牙齿移位表现为广泛的邻面附着丧失,侵犯第一磨牙和切

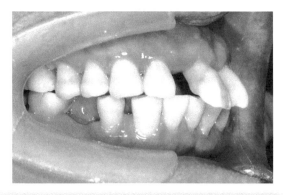

图 15-2 局限型侵袭性牙周炎所致上中切牙唇侧移位

牙以外的牙数在 3 颗以上,有严重而快速的附着丧失和骨吸收,呈明显的阵发性(图 15-3)。

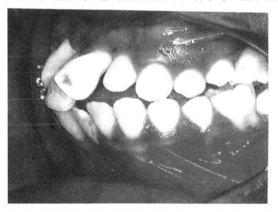

图 15-3 广泛型侵袭性牙周炎所致的牙齿移位

老年牙周病患者进行正畸治疗需遵循以下原则:①正畸治疗前进行完善的牙周治疗,消除局部和全身刺激因素,患者能够熟练掌握自我口腔保健的方法,确保牙周健康处于稳定状态。②牙周病患者的正畸治疗装置应尽量简单,矫治力大小合适。若发现牙齿松动、深牙周袋、牙周脓肿等时,应及时中止正畸治疗,发现问题原因并处理。待牙周病进入静止期时方可继续进行矫正治疗。③老年牙周病患者的正畸治疗是正畸治疗与牙周治疗联合的过程,为保证矫正效果及牙周健康,需进行定期复查和牙周维护。

二、牙弓形态和牙齿排列异常

牙弓形态和牙齿排列异常表现为:①牙弓狭窄、腭盖高拱。②牙列拥挤。③牙列间隙。

老年人组织器官几乎没有生长潜力,对于牙弓狭窄和牙列拥挤,通过扩大牙弓解除狭窄和拥挤显然不实际。若患者全身状况允许,可以采取减数拔牙解除牙列拥挤,不能接受拔牙的患者可通过邻面去釉获得排牙间隙。

三、牙齿错位

(一)形成原因

(1)遗传因素。牙列拥挤具有明显的遗传特征,亲代和子代可以有相同的表现。这种遗传特征是客观存在的,但是其发生的遗传学机制至今还不十分清楚。

(2)不良口腔习惯。①吐舌习惯可导致前牙部分开𬌗;舔舌习惯可使前牙向唇侧倾斜,并出现间隙;伸舌习惯易造成前牙开𬌗与下颌前突畸形。②吮指习惯导致开𬌗畸形以及牙弓狭窄、腭盖高拱、上前牙前突、开唇露齿及远中错𬌗等畸形,手指可出现胼胝及指弯曲。③咬下唇习惯可造成上前牙唇向倾斜,并出现牙间间隙,下前牙舌侧倾斜且拥挤,表现为开唇露齿、上前牙前突和下前牙后缩等;咬上唇习惯易导致下颌前突,前牙反𬌗、地包天等畸形。④张口呼吸习惯可造成上前牙唇向倾斜并出现牙间间隙,下前牙舌侧倾斜且拥挤,开唇露齿、上前牙前突和下前牙后缩等。

(3)颌骨发育不足,造成骨量不调,牙齿不能整齐排列在齿槽内而拥挤错位。

(4)牙齿过大。牙齿近远中宽度过大,可造成牙齿排列拥挤错位。

(二)临床表现

牙齿错位可向牙齿的唇向、颊向、舌向、腭向、近中、远中、高位、低位、转位、异位、斜轴等。表现为牙齿排列不齐,上下牙弓的𬌗关系异常,颌骨大小、形态、位置异常等。在牙错位的老年患者,长期咬合创伤可能引起该部位牙龈坏死,牙齿变色,若不及时治疗,可形成慢性根尖周炎而出现瘘管。80%以上的牙错位患者有不同程度的牙龈炎,牙龈出血,牙结石形成,牙面色素沉着,口臭、龋齿等。牙齿错位不仅影响功能和美观,还给患者带来很大的心理负担。患者大多在儿童时期或青年时期就已主动寻求矫治,因错位牙前来就诊的老年人并不多见。

(三)矫治原则

根据具体情况设计矫治方案。老年人高血压、心脏病、糖尿病等慢性疾病,拔牙时的应激可能诱发脑梗死、心肌梗死,危及生命,所以原则上尽量采取不拔牙矫治方法。

四、牙颌面畸形的正畸-正颌外科联合治疗

(一)牙颌面畸形的临床表现

(1)前牙反𬌗。

(2)前牙反𬌗,近中错𬌗,骨性下颌前突。

(3)前牙深覆盖,远中错𬌗,上颌前突。

(4)上下牙弓前突,双颌前突。

(5)一侧反𬌗,颜面不对称。

(6)前牙深覆𬌗,面下1/3高度不足。

(7)前牙为刃𬌗,面下1/3高度增大。

(二)牙颌面畸形的危害

牙颌面畸形不仅影响容貌,给患者带来心理和精神上的压力,还影响牙颌面的发育、口

腔的健康和功能,患者咀嚼功能降低可导致消化不良及胃肠疾病。

（三）牙颌面畸形的正畸-正颌外科联合治疗程序

（1）全身疾病的治疗。对于有全身性系统性疾病,如高血压、糖尿病的患者,其正颌外科治疗应与内科治疗密切配合,从药物和饮食上对患者进行长期治疗,以利于正颌外科手术的实施。

某些药物,主要是前列腺素抑制剂,会妨碍正畸治疗时牙齿的移动,因而使用前列腺素抑制剂的患者不宜进行正畸-正颌联合治疗。

（2）口腔综合治疗。在正畸治疗前,应对所有牙周、牙体疾病进行系统而严格的治疗。

（3）术前正畸治疗。目的是去除牙齿的代偿作用,以利于正颌手术骨块的移动,为正颌术后建立良好的咬合关系提供保障。

（4）正颌手术治疗。①上颌前突主要采用上颌 Le Fort Ⅰ型截骨,后移上颌骨,减小前突。②上颌后缩较轻时,一般采用高位 Le Fort Ⅱ型截骨;上颌后缩较重时,采用 Le Fort Ⅱ型截骨术;上颌后缩伴眼眶畸形时,需采用 Le Fort Ⅲ型截骨术治疗。③双颌前突可在拔除4个第一前磨牙后,上、下颌骨前部截骨,后退上、下颌骨前部骨段。④下颌前突可采用下颌升支部位截骨术使下颌后移,一般采用下颌升支矢状劈开截骨术（sagittal splint ramus osteotomy,SSRO）以便于坚固内固定（rigid international fixation，RIF）来固定截开的骨段。⑤下颌后缩可采用下颌升支矢状劈开截骨术使下颌前移。必要时,配合下颌颏部成形术使后缩的颏部前移。⑥开𬌗的正颌手术根据不同机制,在颌骨或牙槽进行截骨矫治。

严重牙颌面畸形的形成机制往往是错综复杂的,有上下颌骨的异常,也有牙槽骨的异常,有时还合并颏部的异常,需要合并几种手术治疗,最后取得牙颌颅面的协调及正常𬌗关系的建立。

（5）术后正畸治疗。术前正畸的目的是消除𬌗干扰,以利于手术进行,不要求牙列的精细调整。术后正畸治疗的目的是𬌗的精细调整。术后正畸治疗主要包括上下颌间弹力牵引、术后牙列排齐、术后剩余间隙关闭、术后牙列整平、术后上下前牙位置关系的调整、术后上下颌牙弓宽度的调整等。

第三节　老年人正畸治疗的适应证及矫治方法

一、老年人正畸治疗的特点

（一）老年人正畸治疗与青少年正畸治疗的生理、病理差异

1. 老年人无增龄性反应,组织反应慢,复发概率大

老年人机体组织器官在生长发育基本完成后,其生长潜力有限。老年人在正畸过程中无法经过面部生长的代偿过程,无增龄性反应,因此无法得到更好的保持,复发概率较大。

2. 老年人全身健康状况的复杂性

大多数老年人的全身状况较差,常常合并高血压、心脏病、糖尿病等慢性疾病。因此对全身状况较差的老年人尽量采取不拔牙矫治,正畸加力时要轻柔,但高血压、心脏病并非拔牙的绝对禁忌证。一般来讲,高血压患者如果血压稳定,又无心、脑、肾器质性损害者一般可

以拔牙。其血压的安全界限应该在150/90mmHg以内,血压的危险界限是180/100mmHg。如果血压高于180/100mmHg,应先控制高血压,再考虑拔牙。心脏病患者,如果有下列情况者不宜拔牙:6个月内发生过心肌梗死;最近才发作过心绞痛;充血性心力衰竭;严重的、尚未控制住的心脏病;心律失常。对糖尿病患者来说,拔牙前应将血糖控制在8.88mmol/L以内再进行,并在拔牙前后应用抗生素预防感染。肝炎、肝硬化患者和肝功能明显损害者,因其凝血机制受疾病影响,应先保肝治疗,待肝功能基本正常后才可拔牙。全身状况不好又急需拔牙的老人,应在全面检查后,尽量在心电监护下拔牙。这样一旦有问题可及时采取相应的急救措施,同时可以减缓患者的紧张和恐惧心理,增加老年人拔牙的安全系数。有全身系统性疾病的老年患者,拔牙前应由相关科室的医生进行诊治,将疾病控制在可以拔牙的范围内。

3. 老年人口腔健康状况呈多样性变化趋势

随着年龄的增长,老年人口腔发生增龄性改变,如牙齿出现磨耗,釉质脱落,牙本质暴露,牙根外露,特别是牙周病、颞下颌关节病在老年人中更为常见。老年人患牙周病后易发生骨丧失,咬合有较大的改变时可加速牙周炎症的恶化。老年人正畸治疗牙移动有可能使牙槽骨吸收加快。这些增龄性和病理性改变常常是老年人错𬌗畸形形成的主要因素之一。

4. 老年正畸患者矫治方案的特殊化

老年患者在正畸治疗过程中尽量选择不拔牙矫治。需要拔牙矫治的老年患者在拔牙方案上亦不同于其他患者,常采用不对称拔牙和优先拔除口内病患牙的原则从而达到排齐牙列和内收前牙的治疗目的。对于有全身系统性疾病又急需拔牙矫治的老年患者,拔牙前应由相关科室的医生进行诊治,将疾病控制在可以拔牙的范围内。

(二)牙周病老年患者正畸治疗的特点

1. 充分认识正畸治疗中牙周维护的重要性

由于正畸矫治器戴入口内以后对口腔健康维护的要求更高,因此要指导患者掌握托槽粘接后的刷牙方法及避免进食时过大的咬合力对正在受力移动的牙齿造成创伤。这一点对老年患者尤为重要,否则不但没有解除病理性移位造成的咬𬌗创伤,反而加剧了牙周组织的破坏。每次复诊时除了观察患牙的移动和咬合关系外,还要重视患者的牙周状况,通过临床检查判断有无炎症,如发现菌斑、软垢和牙石,要及时处理,并对患者提出改进意见,必要时停止正畸加力,严重者请牙周科医师会诊。

2. 牙齿松动度的大小并不直接反映牙周病的严重程度

老年牙周病晚期患者经常会伴有牙齿松动,但是绝不能单凭松动度这一项指标来决定是否需要进行正畸治疗,要了解患者牙齿松动的原因。若牙槽骨水平吸收较多,牙周支持组织所剩很少,阻力中心向根尖方向移动,对于这类患者的正畸治疗是高风险的。若发现患者牙松动度很大但牙槽骨水平吸收少,伴有楔形吸收或根周膜增宽时,应检查患者是否有咬合创伤。这种情况下,虽然牙齿松动度很大,但通过正畸治疗消除咬合创伤,去除了牙周病的协同破坏因素,往往会有比较好的预后。所以说并不是所有松动的牙齿都不能进行正畸治疗,对于咬合创伤,无论是原发性还是继发性创伤造成的牙齿松动,使用正畸治疗的方法都可以解决,而且因恢复了正常的咀嚼功能刺激,又可进一步促进创伤的牙周组织恢复和改建。

3. 矫治器的选择

选择简单小巧易清洁的矫治器并设计简单的矫治方法,有利于菌斑的控制和口腔清洁。粘接托槽时应去除多余溢出的粘接剂,以减少对牙龈的刺激。带环的边缘使得牙周维护的难度增加,对于老年牙周病患者应使用粘接式颊面管。同样,对于这类患者采用固定矫治弓丝时多选择金属结扎丝或使用自锁托槽,而不选择橡胶结扎圈;牵引时尽量少用链状橡胶链,因为橡胶结扎圈引起患者牙龈菌斑的微生物产生水平较高。

4. 力的控制

通常老年牙周病患者牙槽骨已有吸收,冠根比改变,正畸力也要相应调整。正畸力的大小取决于牙齿牙周膜面积的大小,要根据患者剩余牙槽骨的量来计算牙周膜面积,使用测力计测量牵张力,牵引力宜小而柔和,施力周期可适当延长,但不应认为加大力就可以加快牙齿移动,缩短疗程。一般认为牵引力可从 10g 开始,然后根据矫治中患者的反应和剩余牙周支持组织的情况,再逐渐调整至 30～100g。不当用力对牙周组织的损害严重,可造成附着龈丧失、牙槽嵴顶骨开裂、根尖骨壁穿孔、牙齿松动甚至脱落的不良后果。

二、老年人正畸治疗的适应证

老年人正畸治疗适用于老年人各种类型的错𬌗畸形。应当注意的是,牙周炎并不是正畸治疗的禁忌证。当牙槽骨吸收不超过 1/2,且牙周病处于静止期,牙周炎症得到控制时,可以进行正畸治疗。但对于有牙周严重损害表现的,如三度松动牙,牙周破坏累及根尖 1/3 或根分叉暴露、牙根唇面或舌面牙槽骨薄弱,则不能进行正畸治疗。此外,有精神疾病、内分泌疾病及认知障碍的老年患者也不可进行正畸治疗。

三、老年人正畸治疗的特殊考虑

(一)尽量不拔牙,不对称拔牙和优先拔除病患牙

老年人常常合并高血压、心脏病、糖尿病等慢性疾病,拔牙矫治风险较高,但这些慢性疾病并非老年人拔牙的绝对禁忌证。一般来讲,老年患者尽量不拔牙矫治。若采用拔牙治疗,应根据患者口内情况,遵循不对称拔牙和优先拔除病患牙的原则,为后续的修复治疗创造条件。

(二)正畸力要适当

由于各种畸形存在时间较长,老年患者生长潜力有限,在正畸过程中无代偿性反应,牙槽骨对矫治力和正畸治疗的顺应性下降,导致牙移动阻力增加,故正畸力要适当。有关研究发现,老年患者牙齿的移动速度较其他成人患者要更慢一些。考虑到老年人的生理特点,正畸力要轻而柔和,可间断用力或延长复诊时间来弥补不足,给予牙周组织细胞充分的反应和改建时间,防止牙槽骨被进一步吸收。

(三)做好口腔护理工作,防止牙周病进展

初戴矫治器时可能有疼痛或不适感,但随时间延长可减轻或消失,必要时可服用镇痛药物缓解症状。告知佩戴矫治器患者勿随意调节或移动矫治器。选择合适的牙膏、牙刷、牙

线,牙间隙较大的患者可以使用牙间隙刷。教会患者掌握正确的刷牙方法(Bass 刷牙法),刷牙要及时到位,尤其是牙龈位置要刷干净,及时清理牙缝中的食物残渣,保持口腔清洁,以免影响治疗效果。

(四)正畸治疗保持时间较长,有时需终生佩戴

老年人面部生长的代偿较少,无增龄性反应,无法较好地保持正畸效果,复发概率较大。另外,老年人牙周状况较差,治疗后保持阶段相应较长,甚至有的患者需要终生佩戴保持器。

四、老年人正畸治疗的基本步骤

老年人正畸治疗强调多学科的联合治疗,基本步骤为:
(1)完善口腔检查及全身检查,必需时请相关科室会诊。
(2)设计矫治方案。
(3)正畸治疗过程。
(4)矫治结束,佩戴保持器保持。

五、老年人正畸治疗方法

根据患者是否有牙周病,分为牙周病患者的矫治方法和一般患者的矫治方法。

(一)牙周病患者的矫治方法

1. 固定矫治器

目前临床应用较广泛的固定矫治器包括:直丝弓矫治器、方丝弓矫治器和 Tip-Edge Plus 矫治系统。直丝弓矫治器较少弯制弓丝,能有效控制牙齿且矫治程序简洁,因而优于方丝弓矫治器。Tip-Edge Plus 矫治系统因其用轻力倾斜移动牙齿,对牙周组织刺激小,并可早期矫正深覆𬌗深覆盖,支抗消耗少,疗程短、疗效高,因而优于直丝弓矫治器。

2. 片段弓技术

片段弓技术结合活动矫治器治疗成人牙周病,利用活动矫治𬌗垫解除咬合干扰,片段弓技术矫治力轻,控制精确,有利于牙周维护,短时间内既满足患者的美观需求,又解除了咬合干扰,改善了牙周状况。

对后牙咬合关系稳定较好、不需改变后牙咬合,仅需排齐前牙和解除咬合创伤的患者,可只采用前牙片段弓。

用于打开前牙咬合时,多采用前、后牙区局部弓加辅弓的方法,即将多个后牙用局部弓连在一起形成抗基以增加支抗,将打开咬合的辅弓在侧切牙及尖牙间与前牙局部弓结扎,使压入力通过前牙局部弓阻力中心,以避免压入时造成后牙升高及前牙唇倾。

3. 种植体支抗

牙周病晚期的老年患者除了前牙唇向移位、散开,出现扇形间隙外,还经常伴有多个牙齿的缺失,为正畸治疗带来困难。种植体支抗利用钛的生物相容性,将其植入牙槽骨内,形成部分或全部的骨融合,以承受咬合力,达到加强支抗的目的。由于种植体与骨组织紧密结合,不存在成骨及破骨活动,即使在长时间应力作用下,种植体也不会在骨组织内移动。与其他支抗手段相比,不需要患者配合。这些特点让种植体支抗在临床上得到大力推广和迅

速发展。目前临床应用最广泛的种植体支抗为微螺钉种植体,对老年牙周病导致前牙移位的患者而言,其最大的优势在于可最大限度回收前牙。T. Fukunaga 等治疗一位 Angle Ⅱ类上颌前突伴有严重牙周病的 50 岁患者,关闭切牙间隙并减小覆盖,获得了满意的效果。

4. 舌侧矫治技术

对美观要求强烈的老年患者可以选择舌侧矫治技术。舌侧矫治技术具有隐形、不影响美观等优点,可以满足这些患者的特殊需要,进一步扩大了老年人正畸治疗的适应证。

5. 无托槽矫正器

无托槽矫正器作用力轻微而持续,每副矫正器大约可移动牙齿 0.25mm。与固定矫治器相比,无托槽矫正器在进食和刷牙时可取下,更有利于患者维护口腔卫生。同时,由于其隐蔽性、美观舒适也更易被患者接受。舌侧矫治器虽然隐蔽性好,但不利于口腔卫生的维护。研究表明,采用无托槽矫治器矫治的患者口内牙周指数明显低于采用舌侧矫治器的患者,所以在选用矫治器时要非常慎重。

6. 随行弓

老年牙周病患者采用整体弓丝矫治时,弓丝的应用要灵活。对于后牙咬合关系好不需移动的支抗牙,可将后牙区弓丝随牙弓形态做弯曲调整,使弓丝放入托槽后不对牙齿产生移动力。当然,也可调整后牙托槽角度使槽沟成一线,可避免弓丝置入后对支抗牙产生力。

7. 多学科联合治疗

牙周病晚期的老年患者除了前牙唇向移位、散开,出现扇形间隙,形成创伤外,还经常伴有牙齿的松动甚至缺失,这决定了中老年牙周病的治疗需要多学科联合治疗。除与牙周科密切配合外,还需与修复科、种植科、牙槽外科等科室配合。X. Feng 等报道了 1 例 56 岁上颌前牙间隙,左上第二前磨牙缺失伴牙槽骨中度吸收的女性牙周病患者,对其采用正畸、牙周、种植、修复多学科联合治疗,使患者恢复了较好的咀嚼功能并改善了美观和咬合,增进牙周组织的健康。

8. 正畸与骨再生领域最新进展

P. Cortellini 等对有骨缺损的牙周病病例进行了临床及试验研究得出,引导性组织再生技术结合应用脱钙骨基质是有效获得骨再生的最佳治疗方法之一。骨再生技术在获得成骨效果的同时还可以改善牙周附着水平,减少牙周袋的深度。因此,正畸医师在治疗严重骨吸收的牙周病病例时,可以考虑应用牙周手术结合骨再生技术获得新生的牙周组织,即正畸牙周联合治疗严重骨缺损的牙周病病例。A. B. M. Rabie 等证实对于中老年严重牙周病患者,采取联合治疗和正畸治疗改善病损的形态,再结合牙周手术以及骨再生技术可获得牙周组织的再生。

(二)一般患者的矫治方法

1. 标准直丝弓矫治

(1)矫治要求:①精确的粘接托槽。②整个矫治过程中使用弱而持续的矫治力(先从 10g 开始,逐渐调整到 30~100g)。③高弹性弓丝的广泛应用。④三种弓形,尖圆形、卵圆形和方圆形的使用。⑤不要求牙弓全整平。

(2)矫治过程:第一阶段排齐整平牙弓,为防止前牙唇倾和覆𬌗加深,采用尖牙向后结扎和末端弓丝回弯。第二阶段使用滑动法关闭拔牙间隙。滑动法（sliding mechanic）是指牙弓整平后,使用 0.019cm×0.025cm 不锈钢方丝,在尖牙托槽近中弓丝上设置牵引钩,以弹性牵引的方式、用 50～150g 颌内牵引力,一次完成 6 个前牙的后移和控根。

对于直丝弓矫治器,当第一根弓丝结扎入托槽后,牙齿便开始向最终位置移动,整个治疗过程是一个缓慢向完成阶段过渡的过程。若前两个阶段处理良好、治疗过程平稳,完成阶段只需要小量工作。完成阶段的工作主要包括以下几个方面:①矫治过程中因托槽位置、转矩与支抗控制不当等产生的问题。②必要时的过矫治。③去托槽之前,用细圆丝配合垂直三角形牵引,使上下牙尖窝关系定位更好。

2. 微螺钉种植体支抗技术

支抗的控制是口腔正畸治疗过程中的关键问题,支抗控制成功与否决定着正畸治疗成败。与传统支抗相比,微螺钉种植体支抗具有支抗强,矫治效果确切,舒适、美观等特点。微螺钉种植体支抗技术采用种植体支抗配合传统矫治技术的方法进行治疗,其主要方法步骤如下。

(1)种植体植入:局麻下,于双侧上颌第二前磨牙和第一磨牙颊侧牙根之间的膜龈交界处植入微螺钉种植体。

(2)矫治方法:配合上下牙列直丝弓矫治技术,在牙齿排齐阶段,按上述方法植入微螺钉种植体,植入后立即拍摄根尖片观察种植体与牙根的关系。种植体植入 2 周后即可加力。支抗任务完成后,种植体在局部消毒后用专用螺丝刀套住种植体头部与植入相反方向直接旋出即可。取出时不需要麻醉,患者几乎感觉不到疼痛,植入床几天后即可得到良好愈合。

第四节　老年人错𬌗畸形治疗时应注意的问题

一、心理因素

接受正畸治疗老年患者相对较少。人们对于正畸治疗的认识更多停留在改善美观的层面上。因此,老年患者可能无法充分理解正畸治疗的必要性,甚至因年龄问题而羞于进行正畸治疗。

有些患者勉强了解并接受正畸治疗后,因治疗过程漫长且给日常生活带来诸多不便,可能会产生抵触心理,因而中止治疗。

因此,在老年患者错颌畸形矫正治疗前,应与深切交流,了解其诉求,消除患者的抵触心理以提高依从性。

二、全身状况

多数老年人全身状况较差,多伴有全身性或系统性疾病。正畸治疗的疗程较长(1～2年),需要定期复诊,治疗结束后需要保持较长时间,甚至需要终身佩戴保持器,因而老年患者的全身状况是正畸医师制订治疗计划前需要考虑的一个重要因素。正畸医师需要权衡患者全身状况与其正畸需求,必要时可请其他科医师会诊,若全身状况较差,应在正畸治疗前先行全身疾病的治疗。

三、口腔卫生状况

由于生理增龄性变化,老年人易发生各种口腔疾病,且老年患者口腔卫生状况常较差,正畸治疗中应注意维护口腔卫生以取得良好的治疗效果。

(一)牙周病

老年患者牙周病发病率较高且病情较严重。这是由于老年人牙齿、牙周组织、牙槽骨退行性变,食物容易嵌塞,发生咬合创伤,局部卫生不易保持。全身性疾病如糖尿病及血管硬化等,可导致牙周溢脓及炎症发作,以至牙齿松动脱落。

(二)龋齿

老年人口腔卫生不易维护,口内易残留食物,加上牙体磨损及牙根暴露等原因,导致龋患率较高,有时牙颈部及暴露的牙根处也较多见龋。颊面的龋坏将影响托槽的粘接,固定矫治技术不利于老年人口腔的清洁,会促进龋病进展,因此,在正畸矫治前,有龋病的患者应建议其先进行牙体治疗。

(三)牙本质敏感

牙本质敏感主要是对冷、热、酸、甜等刺激敏感、牙齿酸痛难受。这种过敏有两个来源,一是牙的咬合面,即后牙的殆面,前牙的切缘磨损过重,釉质大部分或全部磨损,牙髓暴露,因而对温度和化学刺激敏感。二是牙龈萎缩后使牙颈部暴露,牙颈部及下方的牙根没有牙本质包绕,故对刺激敏感。刷牙力度过大和不正确的刷牙方法,如横刷法,更易造成牙颈部牙本质缺损,形成临床上所称的楔状缺损,使牙髓暴露,过敏情况就会更为严重。牙本质敏感妨碍正畸托槽的粘接,应在正畸治疗前请修复科医师会诊。

(四)牙体磨耗

老年人牙体磨耗较严重,除可导致牙本质过敏外,还可引发牙髓炎。牙体磨耗可破坏牙齿邻接关系,导致食物嵌塞、咬合创伤,进而引起牙周炎,甚至颞颌关节疾病。磨损后的尖锐边缘刺激损伤舌和颊黏膜,可诱发白斑。

(五)食物嵌塞

牙面磨耗破坏了牙齿正常的尖、嵴和窝沟形态,甚至破坏牙齿间的邻接关系。食物不能通过窝沟排出而嵌塞到两牙间的缝隙。根据嵌塞方式的不同,可分为垂直性嵌塞和水平性嵌塞。

垂直性嵌塞(vertical food impacted)指食物从咬合面垂直方向嵌入牙齿间隙内。造成垂直性嵌塞的原因有:①正畸矫治牙齿移动的过程中,相邻牙之间失去正常的接触关系,出现暂时性的牙间隙。②来自对殆牙齿的楔力或异常咬合力将食物压向两牙间隙。

水平性嵌塞(horizontal food impacted)指唇、颊和舌的压力将食物水平压向牙间隙。正畸过程中会出现不可避免的牙龈萎缩,造成食物水平性嵌塞,应与牙周病牙龈萎缩造成的食物水平性嵌塞区分。

(六)牙列缺损与缺失

老年人常有不同程度的牙列缺损与缺失。缺牙直接导致咀嚼功能减退,发音功能障碍,影响面容及口腔组织的功能,并影响颞下颌关节功能等。缺牙后长期戴义齿,如果不注意口腔卫生,有发生义齿性口炎的可能。

(七)口腔黏膜白斑

长期抽烟、饮酒、进烫食,牙颌关系改变与不良修复物等机械刺激损伤,老年人口腔黏膜白斑的发病率也比较高。

(八)口腔肿瘤

老年人常见的口腔肿瘤主要是鳞状上皮细胞癌,如舌癌、龈癌、唇癌及发生在上颌窦、颊、腭的肿瘤等。正畸矫治前应仔细检查患者口腔状况,以免移动牙齿过程中压迫肿瘤使肿瘤扩散转移。

四、余留牙的健康状况

余留牙的健康状况是影响老年人正畸矫治效果的重要因素之一,正畸医师在矫治前应仔细检查患者余留牙的状况,包括牙体牙髓状况和牙周状况。

(一)氟斑牙

氟斑牙影响正畸托槽的粘接。

(二)龋齿

粘接正畸托槽后不利于牙齿的自洁,会加重龋病的发展,余留牙中有龋齿的老年患者在正畸治疗前应先到口腔内科进行牙体治疗。

(三)残根、残冠

对于口内有残根或残冠的老年患者,应先拔除或行修复治疗。因残根、残冠会影响患者的咀嚼功能,也不利于形成良好的尖窝相对的咬合关系。

(四)牙周炎

余留牙牙周状况较差的老年患者,在正畸治疗前应先行牙周治疗,待牙周状况稳定后再根据具体情况制订正畸治疗计划。

五、经济状况

老年正畸患者的正畸诉求与其经济状况有很大关系,正畸治疗花费较大,很多老年人无力负担。正畸医师应全面了解老年患者的经济状况,制订的矫治方案要符合患者的经济能力,避免加重患者的经济负担。

六、家庭状况

据资料显示,大部分老年正畸患者的受教育水平较高,家庭条件较优越,经常参加社交活动,对美观需求高,对正畸治疗有很高的诉求。而一部分患者家庭状况较差,文化水平低,生活环境比较闭塞,无法了解正畸治疗的意义,因此拒绝矫治。家庭状况从某种程度上来说是影响老年人正畸治疗的因素之一。因此医师在问诊时应了解患者的家庭状况以制订适合个体的最佳治疗方案。

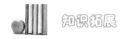 知识拓展

"隐形"矫治器——舌侧矫治技术

1. 舌侧矫治技术的发展简史

20世纪70年代,在方丝弓技术垄断了半个世纪后,学者们开始探索更科学、更美观的矫治技术,日本正畸专家藤田健一(Kinya Fujitaz)最早对舌侧矫治技术进行了系列报道,包括牙齿的舌侧解剖外形、舌侧托槽的设计与改进、弓丝弯制等,并提出舌侧矫治的标准弓形为蘑菇形。随后,舌侧矫治技术的应用在美国出现了一次高峰,但当时该项技术尚不成熟,临床上遇到许多问题。经过二十多年的发展,舌侧矫治技术不断被完善,临床操作简化,疗程缩短,矫治效果提高,人们逐渐认识到其优点。

2. 舌侧矫治技术的力学原理

阻抗中心(center of resistance)是正畸治疗生物力学中的一个重要概念。与唇侧矫治不同,舌侧托槽的位置等更接近阻抗中心,受同样的力作用时,产生的生物学效应也不尽相同。舌侧矫治在整体内收时,更易发生前牙的舌倾,应减小内收力值,增加压低和唇向转矩的力值。垂直方向上,压低前牙时,若前牙倾斜度正常或唇倾,唇侧矫治较舌侧矫治产生更大的唇倾力值;若前牙舌倾,舌侧矫治更容易加重前牙舌倾。水平方向上,舌侧托槽间距较唇侧小,弓丝的相对刚性增加,矫治扭转牙的难度增加。

3. 舌侧矫治技术的不足

实验室操作复杂,价格昂贵,对医生技术要求高,对舌体有刺激以及对发音和口腔卫生的影响,仍在一定程度上妨碍着舌侧矫治技术的进一步推广应用。此外,舌侧矫治在选择患者时应慎重,拔除四个前磨牙、开𬌗、后牙反𬌗、高角患者的矫治较困难。

4. 舌侧矫治技术应用前景

近年来,计算机技术CAD/CAM被引入舌侧矫治,D. Wiechmann将患者的原始模型扫描到计算机上,在三维方向上灵活设计个性化托槽和带环,开发了一种新型的舌侧矫治器。该矫治器体积小,能准确预成第二、三序列弯曲,使基底与𬌗面更贴合,减少了对舌体的刺激和对发音的影响,增加了粘接强度,缩短了疗程。托槽和带环的基底根据每个牙齿的舌侧外形设计成球形,基底与牙面基本一致,因此可以在口内进行直接粘接,简化了临床操作。

 同步练习

一、单项选择题

1. 关于错𬌗畸形的定义说法不正确的是( )
   A. 错𬌗畸形可以由先天因素引起
   B. 错𬌗畸形可以由后天因素引起
   C. 近代错𬌗畸形概念只是指牙齿错位和排列不齐
   D. 错𬌗畸形的机制是牙量与骨量、牙齿与颌骨、上下牙弓、上下颌骨、颌骨与颅面之间的不协调
   E. WHO把错𬌗畸形定义为"牙面异常",不但影响外貌也影响功能

2. 下列说法正确的是( )

A. 由于老年人全身状况和口腔状况的复杂性,老年人正畸矫治一定不能拔牙

B. 死髓牙不能进行正畸治疗

C. 对于牙周状况较好的老年人,可以使用较大的矫治力使牙齿迅速移动

D. 老年人的生长潜力较小,矫治完成后可能需要终身佩戴保持器

E. 正畸矫治前没有必要对老年人的其他口腔疾病进行治疗

3. 下列属于老年人错𬌗畸形的病因的是( )

A. 牙列缺失   B. 遗传因素   C. 楔状缺损

D. 四环素   E. 氟斑牙

4. 在老年人错𬌗畸形的检查诊断中,下列不符合的是( )

A. 无须询问有无全身心性疾病及鼻咽部疾病

B. 对牙弓检查时要进行牙拥挤度测定

C. 要检查上下中切牙间的中线关系

D. 询问幼年时有无口腔不良习惯

E. 需要进行牙、颌、面的一般检查

5. 下列牙周病的老年患者可以进行正畸治疗的是( )

A. 任何时候牙周病患者都不能进行正畸治疗

B. 只要控制牙周病后就可以进行

C. 只要牙槽骨吸收不超过 1/2 时就可以进行正畸治疗

D. 牙周病患者牙槽骨吸收不到 1/2 时,控制了牙周病后方可进行正畸治疗

E. 牙周病患者任何时候都可以进行正畸治疗

6. 关于正畸疼痛的影响因素,下列不正确的是( )

A. 年龄   B. 个体差异   C. 矫治力大小

D. 牙周膜受压出血,出现炎症反应   E. 急性根尖炎

7. 下列不属于矫治器的根本要求的是( )

A. 容易洗刷,便于清洁,不影响口腔卫生

B. 矫治器对口腔软硬组织及颌面部无损害

C. 恢复缺损部位的外形,改善面容

D. 不与唾液起化学反应,不影响牙颌面的正常生长发育和功能

E. 结构简单,牢固,发挥弹力好,力量易于控制,效果好

8. 下列属于固定矫治器缺点的是( )

A. 固定良好

B. 能控制矫治牙的移动方向

C. 能矫治较复杂的错𬌗畸形

D. 固定矫治技术相对复杂,临床上椅旁操作时间较长

E. 体积小

二、简答题

1. 老年人错𬌗畸形的有哪些临床表现?

2. 简述牙周病老年患者正畸治疗的特点。

3. 老年人正畸治疗需要考虑哪些全身因素?

4. 老年人错𬌗畸形的矫治与成年人相比有什么不同？

5. 老年人正畸矫治过程中需要注意什么问题？

参考文献

［1］傅民魁. 口腔正畸学［M］. 6 版. 北京：人民卫生出版社，2012.

［2］FUKUNAGA T，KURODA S，KUROSAKA H，et al. Skeletal anchorage for orthodontic correction of maxillary protrusion with adult periodontitis［J］. Angle Orthod，2006，76（1）：148－155.

［3］TURATTI G，WOMACK R，BRACCO P. Incisor intrusion with invisalign treatment of an adult periodontal patient［J］. J Clin Orthod，2006，40（3）：171－174.

［4］FENG X M，OBA T，OBA Y，et al. An interdiscipinary approach for improved functional and esthetic results in a periodontally compromisesd adult patient［J］. Angle Orthod，2005，75（6）：1061－1070.

［5］CORTELLINI P，LABRIOLA A，TONETTI M S. Regenerative periodontal therapy in intrabony defects：state of the art ［J］. Minerva Stomatol，2007，56（10）：519－539.

（徐璐璐）

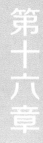

老年常见口腔颌面外科疾病

▶ 学习目标

了解：老年人颞颌关节疾病的诊断、鉴别诊断和治疗；老年人颌面部骨折的诊断和处置。

熟悉：老年人颌面组织器官的增龄性变化；老年人唾液腺疾病的诊断与治疗；老年人颌面部感染的特点与处置。

掌握：老年人全身并发症的处置；老年人口腔颌面部肿瘤的综合治疗原则；老年人颌面部疼痛的诊断与治疗。

随着年龄增长，老年人颌面部组织器官也发生相应的退行性改变。患者脏器功能减退，储备能力降低，代偿能力不足，机体对麻醉和手术耐受力下降。老年患者来口腔颌面外科就诊时常常有多种全身并发症且服用多种药物，这些直接影响到口腔颌面外科的诊断和处置，甚至会造成一些潜在的风险。所以面对老年口腔颌面外科患者时，应该充分考虑老年人的特点及全身健康状况，根据症状、体征和必要的辅助检查，做出正确的诊断和处理。

第一节　口腔颌面外科治疗前准备

治疗前了解患者的全身情况，仔细询问病史，进行全面细致的体格检查，做必要的常规化验检查。评估患者对手术的耐受力，必要时可请相关科室会诊，以判断患者能否承受手术风险。

一、详细询问病史

1. 询问全身状况

老年患者，特别是高龄患者常患有一种或多种全身疾病，老年患者有时会有意无意隐瞒疾病情况和程度，这会使得口腔颌面外科的治疗风险增加。临床问诊应仔细认真，必要时可询问家属或查询过往治疗记录。

2. 询问用药情况

老年人用药情况复杂，不少药物直接影响外科手术和治疗，如抗凝药、化疗药、免疫调节剂、骨质疏松治疗药物等等。一般情况下建议咨询相关治疗医生，不宜草率停药，以免造成不良后果。

二、全面系统检查

老年患者多有心脑血管异常、糖代谢异常和呼吸功能异常等。入院后应常规测量血压，如有空腹血糖异常时，应做糖耐量试验。完善心电图检查及胸肺 X 线片，必要时应做超声心动图或肺功能检查。对于有明确全身疾病的老年患者，需请相关专科会诊，对心脑血管及全身情况全面分析评价，判断患者能否耐受全身麻醉和手术，并做好术前准备，预防术中及术后可能发生的并发症。

第二节　老年人口腔颌面部肿瘤

口腔颌面部是肿瘤好发部位之一。口腔颌面肿瘤多发生于舌、牙龈、口腔黏膜、颌骨与颜面部。口腔癌指发生于舌、口底、腭、颊和牙槽黏膜的恶性肿瘤。按国际疾病和相关健康问题统计分析数据库（ICD9）报告，口腔癌和咽部癌的发病率排在肺癌、胃癌、乳腺癌、结直肠癌和宫颈癌之后，居第六位。

一、发病概况

（一）发病率和患病率

近年来，由于环境、饮水等多种致癌因素的影响，我国恶性肿瘤的发病率呈逐年上升趋势。据报告，上海市 1999 年头颈部恶性肿瘤男女发病率分别为 11.80/10 万及 8.40/10 万，其中，口腔及咽部恶性肿瘤男女发病率分别为 2.20/10 万及 1.80/10 万。新疆（1991）、江苏（1985）等地的调查发现，口腔颌面部良性肿瘤男女患病率分别为 264.03/10 万、123.7/10万，恶性肿瘤男女患病率分别为 41.23/10 万、8.10/10 万。全国约有 10 万口腔癌患者，每年有 1 万人死于口腔癌。

（二）构成比

全身肿瘤的良性与恶性比例接近 1∶1，而口腔颌面肿瘤一般良性比恶性多。但是，老年人口腔颌面恶性肿瘤多于良性。国内统计资料表明：口腔颌面部恶性肿瘤占全身恶性肿瘤的 8.2%～9.87%，其死亡率为 5.74%；口腔癌占全身恶性肿瘤的 1.75%～5.6%，占头颈部恶性肿瘤的 4.7%～33.7%，居头颈部恶性肿瘤的第二位，占口腔恶性肿瘤的第一位。上海第二医科大学统计 925 例老年人口腔颌面肿瘤，其中恶性肿瘤占 65.6%（607/925），良性肿瘤 34.4%（318/925），良恶性构成比为 1∶1.9。另据华西医科大学的病例资料，恶性肿瘤占76.4%（453/592），老年人口腔颌面部恶性肿瘤占同期口腔颌面部恶性肿瘤的 17.4%（453/2 606）。据上海市 1999 年统计资料，头颈部恶性肿瘤占全身恶性恶性肿瘤的比例，男性为6.7%，女性为 6.6%，男性稍高于女性。

（三）性别和年龄

口腔癌可发生于所有人群，成年人好发，约 90% 的口腔癌患者发病年龄超过 40 岁。国内口腔癌发病高峰期为 40～60 岁，西方国家在 60 岁以上。但近年来研究表明，东西方口腔癌发病年龄都有后移趋势，50% 以上的口腔癌发生在 65 岁以上的老年人，这可能与世界人口平均寿命延长有关。与多数癌症一样，口腔癌发病率与年龄增长呈正相关关系。江苏扬州 1981—1982 年口腔恶性肿瘤普查结果显示：30 岁时恶性肿瘤患病率为 0.038%，60 岁时为 0.34%，患病率上升了近 10 倍。据新疆(1991)、江苏(1985)等地的调查，口腔癌多发生于 40~50 岁之间的中年人，男性多于女性。邱蔚六的统计资料表明，60 岁以上老年患者人数占患者总数的 26.4%。陈慧美统计华西医科大学的病例资料发现，老年人口腔颌面部恶性肿瘤占同期口腔颌面部恶性肿瘤的 17.4%（453/2606），男女之比为 3：1。

二、组织来源

口腔颌面部恶性肿瘤以上皮组织来源最多，尤其以鳞状上皮细胞癌最为常见，其次为腺癌和未分化癌。口腔颌面部肉瘤较少见，主要为纤维肉瘤、骨肉瘤等。间叶组织来源的恶性肿瘤，如恶性淋巴瘤、白血病等也可首发于口腔颌面部。老年人口腔颌面部恶性肿瘤主要的组织来源为鳞状上皮细胞。据陈慧美统计华西医科大学的病例资料，老年人口腔颌面部恶性肿瘤中癌瘤多见(89.4%)，鳞状细胞癌最多(68.9%)。据戴永雨统计，日本九州大学医学部口腔颌面外科(1987 年—1995 年)60 岁以上患恶性肿瘤(148 例)患者中 89.2% 为鳞状细胞癌，唾液腺恶性肿瘤仅占 7.4%。

三、好发部位

我国口腔颌面部恶性肿瘤以舌癌、颊黏膜癌、牙龈癌、腭癌最常见。近年来，舌癌发病率呈明显上升趋势，占口腔肿瘤的 41.8%；其次是颊癌，占口腔肿瘤的 30.2%。牙龈癌近年有下降的趋势，占口腔癌的 22.5%。其他如腭癌和口底癌也占一定比例。据四川大学华西口腔医院分析 5 年中 60 岁以上老年人口腔颌面外科疾病，以面颊为好发部位，依次为舌、龈、腭等。戴永雨统计日本九州大学医学部口腔颌面外科(1987 年—1995 年)60 岁以上恶性肿瘤(148 例)，其中牙龈癌占 35.6%，其次是舌、口底、颊等。

四、致病因素

一般认为，肿瘤的发生是在一种或多种因素的综合作用下，机体细胞"突变"，即染色体、基因、脱氧核糖核酸(DNA)的畸变，或细胞质、细胞膜的结构和生化组成的变异。目前认为，癌基因是导致恶性肿瘤的根本原因。吸烟、饮酒，口腔黏膜长期不良刺激是重要诱发因素。

(一)老年人生活习惯与癌前病变

1. 吸烟与饮酒

吸烟与饮酒是口腔癌的重要危险因素。据美国的相关资料提示，约 75% 的口腔癌与这两个因素有关。吸烟与饮酒可使口腔癌发生的可能性成倍增加：使男性发生口腔癌的危险增加约 38 倍，女性则超过 100 倍。患口腔癌的危险随着每天吸烟的支数和吸烟的年数增加，口腔癌的发生率与酒精消耗量成正比。日本男性的酒精消耗量比女性多 60%，男性口腔癌死亡率明显高于女性。Feldman 证明，不饮酒只吸烟的人比无烟酒嗜好的人发生口腔癌的风险高 2~4 倍。吸烟者不仅易患口腔癌，如癌肿治愈后继续吸烟，其发生第二原发癌的概率高达 40%，而停止吸烟者仅为 6% 左右。我国湖南等地的居民有咀嚼槟榔的习惯，口腔黏膜下纤维性变较多，口腔癌的发生率也明显高于其他地区。

2. 慢性刺激因素

长期口腔慢性刺激，如不良修复体、牙列不齐、尖锐牙尖、热、辛辣食物、物理因素（如过量的紫外线、X线辐射等)也被认为是致癌因素。据戴永雨统计日本九州大学齿学部(1989年—1997年)60岁以上口腔恶性肿瘤(148例)资料,其中67.5%的患者戴有各种类型的义齿。有义齿者和无义齿者恶性肿瘤的发生率存在显著性差异,提示各种义齿边缘造成的创伤以及其他对口腔软组织的刺激有可能引起口腔癌(图16-1、图16-2)。

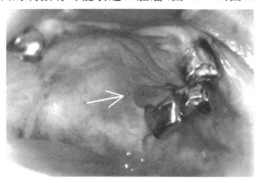

图16-1 固定修复体边缘的癌性病损

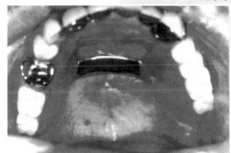 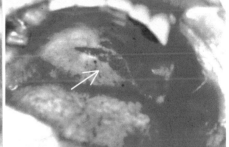

图16-2 活动义齿金属边缘的癌性病损

(二)癌前病变

1. 白斑

白斑(leukoplakia)被认为是最常见的口腔癌前病损。临床医师有时也将含有角化成分的黏膜变异称为白斑或白色病变。已证明早期癌也常表现为白色病损。然而在白色病损中有2%～4%为真正的浸润癌或原位癌,经过长期观察只有0.13%～6%的白斑可发展成癌。

2. 红斑

红斑(erythroplakia)为红色、天鹅绒样,伴或不伴有白色病损,表面光滑或颗粒状,略高于黏膜,多见于吸烟、饮酒人群。红斑的癌变危险性比白斑更甚,下面两种红斑常提示为癌。

(1)颗粒型红斑:在病变内或周围有散在点状或斑块状白色角化区,黏膜表面不平,呈不规则颗粒状。

(2)平滑型红斑:轻度或无角化,表面光滑,略微高出黏膜表面呈均质性;黏膜萎缩或缺如,平滑无颗粒,病变表面光而薄。

红斑可发生于口腔黏膜的任何部位,但以口底、舌腹缘和软腭腭咽弓为高发区。直径小于1cm的红斑界清、柔软、无疼痛、无自觉不适,常在体检中被发现。病变进一步发展可出现出血、硬结、溃疡等一系列浸润的表现。

另外,口腔扁平苔藓、黏膜下纤维性变、盘状红斑狼疮、上皮过角化、先天性角化不良以及梅毒、着色性干皮病等被认为是口腔颌面部常见的癌前状态,应提高警惕。

五、检查、诊断和鉴别诊断

(一)详细了解主诉及病史

询问病史时,应当询问患者症状出现的最初时间、部位、生长速度以及最近有无突然加速生长,这在临床上区分良性肿瘤与恶性肿瘤,以及确定晚期恶性肿瘤的原发部位大有帮助。还应了解患者的年龄、职业和生活习惯,有无烟酒嗜好,过去有无损伤史、炎症史、家族史以及接受过何种治疗等。老年人理解力和反应力不如年轻人,主诉不多,有时甚至出现神志淡漠,询问病史时要有足够耐心,用通俗易懂的语言解释和交流。

对于老年患者,应详细了解其全身情况,如是否伴有慢性疾病(特别是应注意心血管系统疾病,肝、肾功能及出血倾向),是否进行特殊治疗或服用药物。如有严重全身疾病,应先请有关科室会诊处理。

(二)临床检查

口腔颌面肿瘤一般多发生于表浅部位,通过望诊、触诊可以了解肿瘤颜色、形态、部位、质地、边界、体积大小、活动度、与邻近组织的关系以及有无功能障碍等,还应检查区域淋巴结有无转移。听诊对血管源性肿瘤的诊断有一定帮助。然而对早期原发于深部,如上颌窦、翼腭窝、颞下窝、颌骨内等部位肿瘤的诊断,还有一定的困难。

全身检查应注意老年患者的精神和营养状态,有无远处转移、恶病质及其他器质性疾病,特别是肝、肾、心、肺等重要器官的功能状况,这对诊断和手术治疗均有重要参考价值。

(三)组织活检

确诊肿瘤最常用方法是切取或切除病变组织做病理检查,尽管活检创伤非常小,但对于老年患者仍要谨慎操作。避免活检手术造成肿瘤细胞的播散,也应避免手术刺激导致患者发生脑血管意外的严重并发症。

(四)其他辅助检查

其他辅助检查包括 X 线、CT、超声、核磁共振、放射性核素显像检查等(图 16-3)。

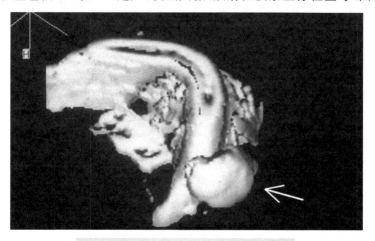

图 16-3　右颊部肿瘤的三维 CT 成像

（五）鉴别诊断

良性肿瘤一般生长缓慢，有的可呈间断性生长。良性肿瘤多为膨胀性生长，体积不断增大，并渐压迫邻近组织。良性肿瘤外形多为球形或椭圆形，有包膜，与正常组织分界清楚，一般能移动，质地中等，液化、坏死后质地变软。早期一般无自觉症状，但如压迫邻近组织、继发感染或恶变时，则可有疼痛。继发感染可引起区域淋巴结肿大。

恶性肿瘤大都生长较快，起初局限于黏膜内或表层中，称原位癌（carcinoma in situ）；继之肿瘤突破基底膜侵入周围组织，成一小硬块。恶性肿瘤一般无包膜，边界不清，位置固定，与周围组织粘连而不能移动，在临床上可表现为溃疡型、外生型及浸润型三种。恶性肿瘤破坏性较大，表面常发生坏死，溃烂出血，并有恶臭、疼痛。当向周围组织浸润生长时，可以破坏邻近组织器官引起功能障碍。口腔颌面部癌肿由于发音、咀嚼、吞咽活动，常促使癌细胞早期向颌下、颏下及颈深淋巴结转移。除晚期病例外，一般口腔颌面部恶性肿瘤发生远处转移的概率不高。

由于肿瘤迅速生长破坏而产生的毒性物质，可引起代谢紊乱，加上出血、感染、疼痛等使机体不断消耗，因此，恶性肿瘤发展到晚期，患者多出现恶病质。

六、老年人口腔颌面肿瘤的治疗

（一）治疗原则

1. 良性肿瘤

良性肿瘤一般以手术治疗为主。临界瘤应切除肿瘤周围部分正常组织，将切除的肿瘤组织做冰冻切片病理检查，如病理结果是恶性，则还应扩大切除范围（图16-4）。

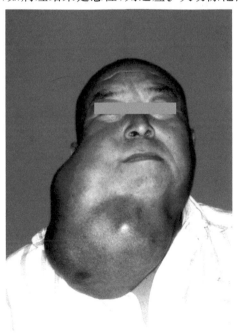

图16-4 右颌下纤维瘤恶变

2. 恶性肿瘤

老年人群口腔颌面恶性肿瘤应以外科手术治疗为主,或术前放疗、化疗,外科手术切除,辅以免疫治疗以及中医中药治疗。要综合考虑老年人群的特点,减少不必要的手术创伤,提倡"与瘤共存"的思维,重视患者生存质量,以治愈疾病、减少疼痛、延长生命为目的(图16-5、图16-6)。

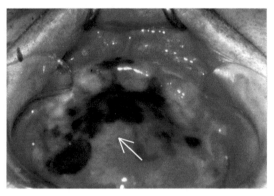

图 16-5 上腭恶性黑色素瘤

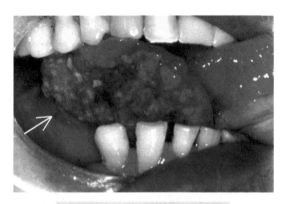

图 16-6 舌根部鳞状上皮癌

(二)老年肿瘤患者的手术治疗

手术治疗仍是老年口腔颌面部肿瘤的首选方法,早期癌肿手术切除可根治。其他期除手术切除外,结合放疗、化疗等进行综合治疗,仍可彻底治愈或提高存活率。老年人的肿瘤多为高分化型,恶性程度较低,应尽量缩小手术范围,减少手术创伤,避免围手术期并发症。恶性肿瘤患者,特别是较晚期患者,一般全身情况较差,常有贫血和低蛋白血症,可行"根治性切除"手术,以缩短手术时间、切除肿瘤、减少痛苦为原则。不应一味追求同期修复,忽视患者的承受能力,增加手术风险。

老年患者,特别是高龄患者口腔颌面肿瘤根治术后的缺损,多考虑采用赝复体治疗而不是手术整复。一般认为,恶性肿瘤切除后不宜行一期修复,因为有可能掩盖肿瘤复发的早期征象,一般主张术后 2 年无复发方可行修复术。此外,老年人身体素质较差,一期修复会延长手术时间,增加手术创伤以及失血量,增加手术危险性,影响功能恢复。老年人血管硬化,血液黏稠度增加,微循环毛细血管脆性增加等病理生理变化容易造成血管吻合失败。另外,老年人术后卧床时间越长,发生术后并发症的风险高,甚至会因此危及生命。建议老年人术后一期修复使用羟基磷灰石、钛板和同种异体皮等代用品,可以减少创伤,降低术后并发症的风险,必要时,二期修复对老年人更为有利。

（三）老年肿瘤患者的综合治疗

老年颌面部恶性肿瘤患者的治疗除早期单纯手术切除外,建议采用"术前放化疗＋手术＋术后放化疗"的综合治疗方法。手术前放射治疗3000～5000Gy,同时应用化疗药物,放疗结束后2周内行肿瘤切除手术,术后2周根据需要进一步放疗至总量6000～7000Gy。术前放、化疗可有效缩小瘤体组织,方便手术,并降低术中和术后肿瘤细胞转移的可能性。术后放、化疗能巩固疗效,杀灭残留肿瘤细胞,有效提高患者五年生存率和治愈率(图16-7)。

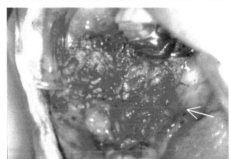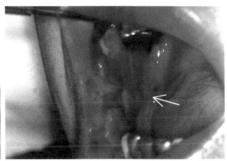

图16-7 颊部鳞状上皮癌放疗前后

七、口腔肿瘤的预防

口腔颌面部肿瘤好发于老年人群,严重威胁老年人群的健康。早期发现、及时诊断并合理治疗,大多数口腔颌面部癌肿是可根治的。癌症预防可分为三级:Ⅰ级预防为病因学预防,是降低发病率的最根本措施;Ⅱ级预防即早发现、早诊断、早治疗,提高治愈率;Ⅲ级预防系以处理和治疗患者为主,目标是根治肿瘤,延长寿命,减轻病痛以及防止复发等。

（一）养成健康生活习惯,去除致癌因素

口腔颌面部肿瘤的预防应着重于消除外来慢性刺激因素,如及时处理残根、残冠、错位牙,磨平锐利的牙尖,去除不良修复体和不良的局部或全口义齿等。

注意口腔卫生,养成良好的饮食习惯,忌过烫和过刺激的食物,戒除烟酒。注意防晒,接触有害工业物质时应加强防护措施。避免精神过度紧张和抑郁,保持乐观,对预防口腔肿瘤也有一定的意义。

（二）正确认识和处理癌前病变

及时处理癌前病变是预防和阻断口腔颌面恶性肿瘤的重要环节。口腔颌面部最常见的癌前病变有白斑和红斑。常见的癌前状态有口腔扁平苔藓、口腔黏膜下纤维性变、盘状红斑狼疮、上皮过角化、先天性角化不良、梅毒、着色性干皮病等。上述病变除积极用药治疗外,最重要的是定期随访,严密观察。口腔溃疡经2周以上治疗仍不愈者,需进一步行活检检查。

(三)加强防癌宣传,正确面对疾病

卫生部门既应宣传癌症是可治的,消除恐惧心理,也应让群众了解恶性肿瘤的危害性,提高对恶性肿瘤的警惕,具体包括以下两方面:第一,使群众了解一些基本防癌知识,提倡戒烟及体育锻炼,加强自我保健能力。第二,鼓励定期进行健康检查,及时排查口腔颌面部的异常变化,如无痛性包块、鼻出血伴牙松动、溃疡长期不愈等,对肿瘤早期发现和防治具有重要意义。

(四)定期口腔健康检查

老年患者多反应迟钝,自觉能力减弱,主观症状不明显,可能延误诊断和治疗。因此更需要定期进行口腔健康检查,早发现,早诊断,早期有效治疗。

建议 60 岁以上的中老年人增加口腔颌面部检查,重点检查有无口腔癌前病变或癌前状态,及时去除可能导致病变的不良因素。

八、老年人常见口腔颌面部肿瘤

老年人口腔颌面部恶性肿瘤以鳞癌多见,其次是腺性上皮癌、未分化癌,基底细胞癌少见。好发部位以舌部最多,其次为颊、唇、腭、口底、唾液腺、皮肤和颌骨。口腔颌面部癌可表现为溃疡型、外生型及浸润型 3 种,其中以溃疡型较多见。早期为浅表溃疡或表面增生,形如菜花样或火山口样,后可坏死、溃烂、出血,并有恶臭、疼痛,发展迅速,可发生区域淋巴结转移。腺性上皮癌(特别是腺样囊性癌)、未分化癌多经血液转移至肺部。良性肿瘤以腺淋巴瘤多见。

(一)囊性病变

牙源性角化囊性瘤(keratocystic odontogenic tumor)是与牙齿发育相关的颌骨囊性病变,以前多称为牙源性角化囊肿。角化囊性瘤囊壁上皮和纤维包膜均较薄,内层上皮角化或不完全角化,上皮厚度一致呈波浪状。纤维包膜内含有子囊或上皮岛。遗留子囊常造成肿物复发。牙源性角化囊性瘤具有复发和癌变的特点,对于老年多囊性、反复感染的牙源性角化囊性瘤应高度重视。

1. 临床表现

颌骨牙源性角化囊性瘤多见于青壮年,由于生长缓慢,部分患者在老年时才发现。病变多见于下颌第三磨牙区或升支,呈膨胀性生长,患者逐渐出现面部畸形,如肿瘤继续增大,骨皮质变薄,部分按压可出现乒乓球感或波动感,严重时可致病理性骨折。囊内含白色或黄色角化物,似皮脂腺样,继发感染时可出现炎症症状,如肿胀、疼痛、发热和全身不适等。

2. 诊断与治疗

根据病史和临床表现诊断。穿刺是确诊方法,穿刺内容物多可见黄白色角化物。穿刺物做角蛋白染色检查可协助确诊。X 线检查可见病变区呈单个或多个圆形低密度影像,边缘整齐,周围有明显的白色骨质反应线。治疗以手术刮治为主,术中需拔除受累患牙,确保彻底刮除囊壁及子囊,以防肿瘤复发。近年来亦有采用囊肿减压的方法,使囊性病变缩小后再进行刮治手术,以达到减少手术创伤,尽量保存健康组织的目的。

（二）良性肿瘤

1. 腺淋巴瘤

腺淋巴瘤又名沃辛瘤（Warthin's tumor）或乳头状淋巴囊腺瘤（papillary cystadenoma lymphomatosum），是唾液腺的良性肿瘤。该病多见于 40 岁以上男性，男女发病比为 6：1，患者常有数十年吸烟史。腺淋巴瘤（adenolymphoma）的发生与淋巴结有关，如肿物生长快并继发感染时，部分可出现囊性变。

（1）临床表现：包块生长缓慢，呈圆形或卵圆形，表面光滑，活动，质地软，边界清楚，有完整包膜，一般无痛和无功能障碍。腺淋巴瘤好发于腮腺的后下极，有多灶性及自限性的特点。可有消长史，这是因为腺淋巴瘤由肿瘤性上皮和大量淋巴间质组成，淋巴间质容易发生炎症反应。肿瘤常呈多发性，约 12% 患者为双侧腮腺肿瘤，也可在一侧腮腺出现多个肿瘤。术中可见肿瘤呈紫褐色，剖面可见囊腔形成，内含干酪样或黏稠液体。

（2）诊断：^{99m}Tc 扫描可辅助诊断。腺淋巴瘤中 ^{99m}Tc 浓度集中，呈"热"结节，可与其他唾液腺肿瘤鉴别。结合临床症状及体征可明确诊断。

（3）治疗：手术切除范围包括包膜外 0.5cm 以上的正常腮腺组织，术中应切除腮腺后下部及其周围淋巴结，以免出现新的肿瘤。多灶性病变除摘除肿瘤外，还需做面神经解剖术摘除腮腺浅叶或腮腺全部。一般手术治疗效果好，少有复发。

2. 多形性腺瘤

多形性腺瘤（pleomorphic adenoma）又名混合瘤（mixed tumor），是最常见的唾液腺肿瘤。多形性腺瘤由肿瘤性上皮组织、黏液样或软骨样间质组成。根据成分比例，可分为细胞丰富型及间质丰富型。一般认为，细胞丰富型相对较易恶变，间质丰富型相对较易复发。

多形性腺瘤最常见于腮腺，其次为下颌下腺，舌下腺极少见。发生于小唾液腺者，以腭部最常见。多形性腺瘤可发生于任何年龄段，但以 30～50 岁为多见，女性多于男性。因肿物生长缓慢且无症状，患者常至老年时才就诊。

（1）临床表现：多形性腺瘤生长缓慢，常无自觉症状，病史较长。肿瘤界限清楚，质地中等，扪诊呈结节状，高起处常较软，可有囊性变，低凹处较硬，多为实质性组织。肿瘤一般可活动，但位于硬腭部或颌后区者可固定。肿瘤长大后除表现畸形外，一般不引起功能障碍。若肿瘤缓慢生长一段时期以后突然生长加速，并伴有疼痛、面神经麻痹等症状时，应考虑恶变。有的肿瘤生长速度快慢不等，可突然出现暂时性的生长加快。因此，不能单纯根据生长速度判断有无恶变，应结合其他临床表现考虑。

（2）治疗：手术切除肿瘤和腮腺浅叶，对于老年患者应考虑在肿瘤包膜外正常组织处切除，尽量保留健康组织，避免过多损伤腺体功能和面神经。下颌下腺多形性腺瘤应将下颌下腺一并切除。

（三）恶性肿瘤

1. 鳞状上皮癌

鳞状上皮癌（squamous cell carcinoma）简称鳞癌，是口腔颌面部最常见的恶性肿瘤。鳞癌发生于黏膜和皮肤的鳞状上皮，由鳞状上皮异常增殖而成。多发于成年人，男性多于女性。以舌、颊、牙龈、腭、上颌窦为常见。早期表现为黏膜溃疡或白斑，表面粗糙或增生，有时呈菜花样或火山口样,边缘外翻。鳞癌常向区域淋巴结转移,晚期可发生远处转移。上皮增殖进入结缔组织内,形成互相连接的细胞巢(癌巢),癌巢中的鳞状细胞类似角化过程,形成轮层状小体,称为癌珠。按照肿瘤细胞的分化程度,鳞癌一般分为三级,一级恶性程度最低,三级分化最差,未分化癌恶性程度最高。

(1)临床表现:不同部位的鳞癌临床各有特点,除发生在唇、颊和舌前部的鳞癌外,舌根部、口底部和上颌窦的病变早期难以发现。早期常表现为溃疡型或浸润型,唇癌多伴有溃疡和结痂,牙龈癌常表现为肿胀出血和牙齿松动,舌癌早期即可出现疼痛症状伴有经久不愈的溃疡等,上颌窦癌早期无明显症状,晚期可出现头痛、鼻出血、复视和牙齿松动等症状。

(2)诊断和治疗:临床检查和必要的病理活检可明确诊断。根据肿瘤的部位、分化程度,结合患者全身状况可选择手术或综合治疗。

2. 黏液表皮样癌

世界卫生组织1991年修订的组织学分类将黏液表皮样癌(mucoepidermoid carcinoma)明确为恶性肿瘤,在唾液腺肿瘤中最常见。根据黏液细胞比例、细胞分化、有丝分裂程度和肿瘤生长方式,分为高分化癌和低分化癌两类。黏液表皮样癌多发生于腮腺,老年人则多见于腭部和磨牙后区。

(1)临床表现:高分化黏液表皮样癌生长缓慢,无痛性,肿块大小不一,质地中等偏硬,多呈结节状,并可见囊泡样结构,内含淡蓝色黏液。低分化黏液表皮样癌生长迅速,多伴有疼痛、缺损性深大溃疡,边界不清,腮腺部位肿瘤早期出现面瘫症状。淋巴结转移率较高,且可早期出现血行转移。

(2)治疗:根据病理分化程度,高分化以手术为主,尽量保留面神经。若肿瘤包绕神经干,可仔细分离后用液氮或石炭酸处理,以杀死可能残留的瘤细胞。低分化应扩大切除范围,选择性颈淋巴清扫术,并配合术后放射治疗。

3. 基底细胞癌

颌面部皮肤癌多发生于鼻唇沟、上下唇皮肤、眼睑、颊、耳和额部。颌面部皮肤癌主要有鳞状上皮癌和基底细胞癌(basal cell carcinoma),老年人多见基底细胞癌。基底细胞癌生长缓慢,无自觉症状,早期皮肤出现灰黑色或棕黄色斑块,伴有毛细血管扩张。随病变进展逐渐出现糜烂、出血和结痂。痂皮脱落后溃疡边缘凸起外翻,并向周围皮肤浅表性扩展。偶见边缘呈鼠咬状,侵犯深部组织及骨组织。

根据病史、临床检查和病理活检可确诊。因基底细胞癌恶性度较低,很少发生淋巴结转移,手术、放疗、药物、低温、激光或免疫治疗效果均可,并可治愈。

4. 腺样囊性癌

腺样囊性癌(adenoid cystic carcinoma)过去曾称"圆柱瘤"(cylindroma),也是最常见的唾液腺恶性肿瘤之一。根据组织学形态可将其分为腺样/管状型及实性型,前者分化较好,后者分化较差。腺样囊性癌最常见于腭部小唾液腺及腮腺,其次为下颌下腺。发生于舌下腺的肿瘤多为腺样囊性癌。

(1)临床表现:肿物具有沿神经生长的特点,早期易出现神经症状,如疼痛、面瘫、舌麻木或舌下神经麻痹等症状。腺样囊性癌极易侵入血管,造成血行转移,转移率高达40%,早期转移以肺部多见。

（2）诊断与治疗：结合临床症状、组织活检可确诊。腺样囊性癌浸润性极强，手术应扩大切除范围，切除受累神经干及周围可疑组织和淋巴结。为防止血行播散，手术前后可配合化学治疗。腺样囊性癌淋巴转移率较低，如无明确的远处淋巴结转移症状，一般不必做选择性颈部淋巴清扫术。

第三节 颞下颌关节疾病

颞下颌关节是口腔颌面部唯一的活动关节，是可转动和滑动的联动关节，其体积虽小但功能十分重要，一旦发生相关疾病，则会影响咀嚼、语言、表情等功能。颞下颌关节疾病包括颞下颌关节紊乱病、颞下颌关节脱位、颞下颌关节强直、颞下颌关节创伤，还包括一些较为少见的疾病，即颞下颌关节感染、发育异常、肿瘤等。老年人最常见的是颞下颌关节紊乱病和颞下颌关节脱位。

一、颞下颌关节紊乱病

颞下颌关节紊乱病（temporomandibular disorders，TMD）是口颌系统的常见病和多发病，在颞下颌关节疾病中最为多见，是继龋齿、牙周病与牙颌畸形之后的第四大疾病。颞下颌关节紊乱病并非单一疾病，而是累及咀嚼肌系统和（或）颞下颌关节及其相关结构，具有相同或相似发病因素和临床症状（包括疼痛、关节弹响和杂音、下颌运动异常）的一组疾病的总称。

临床上患者以青年居多，且症状较重，老年人的发病率统计差异较大，但仍与年轻人接近。临床上老年患者因本病就诊的比例远低于其患病率，可能与老年人肌张力下降、局部血液循环较差、神经反射减弱，导致其自觉症状较轻有关。

（一）病因

颞下颌关节紊乱病临床类型多样，其发病因素至今不明，有关致病因素包括殆因素、精神心理因素、微小创伤因素、自身免疫因素、关节解剖因素等。老年患者以殆因素和精神心理因素为主。

1. 殆因素

殆因素是最早被提出的 TMD 病因学说，包括下颌移位理论和神经肌群反馈理论。老年人牙齿磨耗或缺牙未及时修复，总义齿过度磨耗后垂直距离过低，前牙咬合闭锁，下颌过度闭合，使得髁突后移位，压迫鼓板、咽鼓管及鼓索神经，由此产生弹响、疼痛等症状。肌电图检查发现，殆关系异常时（殆干扰、早接触、锁殆、深覆殆、多颗后牙缺失、垂直距离过低等）通过牙周膜本体感受器，反射性引起咀嚼肌的功能紊乱和痉挛，影响关节的结构，加重关节的病理改变。

2. 其他因素

导致老年人颞下颌关节紊乱病除了殆因素外，还包括：①过度焦虑、紧张、心理压力过大；②不良咀嚼习惯、夜磨牙、过度张口导致的关节创伤；③外伤等因素导致关节软骨损伤，引起自身免疫反应，释放的细胞因子活性增高等。

（二）临床表现

本病的发展分为功能紊乱、结构紊乱、关节器质性破坏（骨关节病）阶段。三个阶段可同时存在，逐次或交替发生。本病一般有自限性，预后良好，主要有以下症状。

1. 关节及肌群疼痛

关节及肌群疼痛通常为患者第一主诉。表现为开口和咀嚼时关节和（或）周围肌群疼痛，也可有自发痛及相应部位的压痛。有的患者会出现关节区酸胀、咀嚼乏力、面部相应区域的慢性疼痛和感觉异常。

2. 弹响和杂音

常见的杂音包括：弹响音、破碎音、摩擦音。弹响多表明关节盘移位，破碎音多表明关节盘穿孔，摩擦音则为髁突骨质破坏。

3. 下颌运动异常

下颌运动异常表现为开口型异常或偏斜；开口度异常，过大或过小；关节绞锁。其中以开口受限最常见，多因疼痛、咀嚼肌痉挛或不可复性盘前移位造成。

本病还有一些其他症状，如头痛、夜磨牙、各种耳部症状（耳闷、耳鸣、听力下降等）、眼症（眼痛、视物模糊、复视等）。但客观检查无阳性体征。

老年人的症状和体征随年龄增长而减少、减轻，症状较年轻人轻，但病程较长，疼痛多局限在颞下颌关节和翼外肌，常伴有颞下颌关节弹响、张口偏斜或绞锁，而张口受限不明显。症状中以弹响的检出率最高，触痛最敏感的肌肉是翼外肌。

（三）临床检查

除收集一般资料外，应注意既往史，包括不良习惯（夜磨牙、咬硬物习惯）、外伤史、患者心理状况等。老年患者还应详细询问全身系统性疾病以及用药情况。

体格检查包括全身及颞下颌关节功能检查。颞下颌关节功能检查包括：①下颌功能检查（张口、侧向、前升、下颌闭合道、关节绞锁检查）；关节区有无压痛、弹响。②咀嚼肌及相关肌肉检查，应注意疼痛的程度、两侧肌肉感觉是否一致、质地等。③咬合检查，应重点检查牙列中有无异常位置的牙齿及不良修复体、有无早接触、𬌗干扰、咬合稳定性、牙齿及义齿磨耗情况、缺失牙齿等。

（四）影像学检查

影像学检查的目的是确定颞下颌关节软、硬组织结构的完整性和二者之间的关系，包括髁突、关节窝、关节结节、关节盘和附属结构。并非所有影像学检查对诊断 TMD 有效，医生应根据情况选择适当的影像检查方法。

关节许勒位 X 线片及髁突经咽侧位 X 线片可发现关节间隙改变及骨质改变。上腔造影可发现关节盘移位、穿孔、附着改变，软骨面变化等。关节内镜为有创检查，多在综合治疗时使用，可发现早期病变、软骨变化、腔内容物改变等。CT 常用于 TMD 与其他关节疾病的鉴别诊断。MRI 广泛用于关节软组织病变检查，如关节盘、翼外肌病变。

（五）诊断

目前国内 TMD 的诊断标准是根据马绪臣教授 1997 年提出的分类方法而制定的。

1. 咀嚼肌紊乱疾病

咀嚼肌紊乱疾病包括肌筋膜痛、肌炎、肌痉挛、肌纤维变性挛缩及未分类的局限性肌痛。

2. 结构紊乱疾病

结构紊乱疾病为关节正常有机结构关系的异常改变,包括关节盘各种移位(可复性盘前移位、不可复性盘前移位、关节盘旋转移位及关节盘内、外移位等),关节囊扩张及关节盘各附着松弛或撕脱等。

3. 关节炎症性疾病

关节炎症性疾病包括滑膜炎和(或)关节囊炎,可分为急性及慢性。

4. 骨关节病

骨关节病为一种发生于活动关节局部的、非炎症性的退行性病变。颞下颌关节骨关节病(temporomandibular joint osteoarthritis,TMJOA)以颞下颌关节软骨破坏与耗损为主要特征,伴有软骨下骨组织改建和滑膜相应病变,但其病因和病理机制尚不明确。

(六)鉴别诊断

根据病史、临床症状以及辅助检查,诊断 TMD 并不困难。本病发病率较高,老年人TMD 应与以下疾病鉴别。

1. 颞下颌关节肿瘤

颞下颌关节肿瘤可来源于关节细胞,也可由周围组织或远处肿瘤转移而来。颞下颌关节肿瘤表现为耳前区膨胀,下颌缓慢向健侧偏斜,对侧后牙反𬌗,患侧后牙开𬌗,X 线检查可明确鉴别。

2. 颞下颌关节周围组织肿瘤

颞下颌关节周围组织肿瘤包括鼻咽癌、上颌窦癌、腮腺恶性肿瘤、颞下凹及翼腭窝肿瘤等,发生部位不同临床表现不同。

3. 颈椎病

颈椎病可引起颈、肩、背、耳后区及面侧部疼痛,但其疼痛与开口和咀嚼无关,而与头颈部姿势有关。

(七)治疗

治疗应针对消除或减弱病因,结合对症治疗,必要时可做创伤性治疗。由于 TMD 临床分型不同,应根据分型和患者情况选择不同的治疗方法。

1. 患者宣教

①自我限制下颌运动;②纠正不良习惯(避免过度用力咀嚼、长时间咀嚼口香糖、频繁打哈欠、长时间唱歌及演奏某些乐器、紧咬牙、咬硬物、不良睡眠姿势等);③家庭物理治疗,如病变区热敷或冷敷,或冷热敷交替使用、自我肌肉按摩等。

2. 药物治疗

药物治疗可减轻关节肌肉疼痛,改善功能。常用药物包括镇痛药(扑热息痛、阿片类)、非甾体抗炎药(NSAIDs 作用于外周组织炎症损伤处,有抗炎和镇痛作用)、肾上腺皮质激素

（强力抗炎，短时口服可消除急性炎症症状，关节腔内注射仅用于保守治疗失败的骨关节疼痛病例）、肌肉松弛剂（胺苯环庚烯，缓解增高的咀嚼肌肌电活动）、抗焦虑药（苯二氮䓬类减少夜间咀嚼肌肌电活动）、抗抑郁药（阿米替林增强中枢疼痛抑制，对治疗夜磨牙有效）、软骨保护剂（硫酸氨基葡萄糖有助于促进关节软骨修复）。

3. 物理治疗

物理治疗通过改变感觉神经的传导，抑制炎症，促进组织修复再生，多为辅助治疗。包括姿势训练、自我运动训练、被动运动训练、电刺激疗法、超声和离子透入疗法、局部冷却剂喷雾、局部封闭疗法、针刺方法等。

4. 殆治疗

殆治疗包括可逆性和不可逆性治疗，前者包括殆垫治疗、可摘局部义齿修复和总义齿修复，后者包括调殆、固定冠桥修复和正畸治疗。

5. 心理治疗

对于非咬合因素引起的 TMD，有必要进行心理学方面的检查，明确患者的心理状况、心理障碍的程度和类型，适当的心理行为治疗有助于改善患者的颞下颌关节症状和全身的躯体化症状，对抑制疾病进展是有利的。

6. 注射治疗

常用的注射方法包括局部封闭、关节腔封闭和关节腔冲洗。局部封闭是将药物直接注射在疼痛最明显的周围组织内，包括关节盘后区封闭和翼外肌封闭，常用局麻药、长效糖皮质激素、维生素 B_{12}。关节腔封闭是将药物直接注射在关节腔的上腔或下腔内，也包括关节囊内硬化剂注射（鱼肝油酸钠、乙醇），常用药为局麻药、糖皮质激素、透明质酸等。关节腔冲洗是用药物冲洗去除关节液内的炎性及免疫物质和一些软骨碎片，常用药物为生理盐水、乳酸钠林格液等，尤其适用于急性重度开口受限的患者。

咀嚼肌紊乱属于关节外疾病，多用利多卡因或波尼松龙封闭。关节结构紊乱多采用关节腔内透明质酸注射、关节腔冲洗等，其中，透明质酸注射对急性不可复性关节盘前移位有很好的疗效。关节炎性病变多采用波尼松龙关节腔封闭、关节腔冲洗等。骨关节病采用关节注射治疗可改善症状。

7. 颞下颌关节镜

某些病例，如急性外伤性结构紊乱、进行性进展的退行性关节病等，经非手术治疗而无效的患者可考虑关节镜手术治疗。关节镜手术较开放性手术的损伤小。

8. 开放性外科手术

外科手术包括髁突手术、关节结节手术、关节盘手术及关节囊手术。保守治疗 6 月以上无明显效果，关节结构被证实有破坏，患者正常工作生活受影响，患者迫切要求可考虑开放性手术。

二、颞下颌关节脱位

髁突脱出关节窝以外，超出正常限度，不能自行复位者称为颞下颌关节脱位。按发生部位分为单侧和双侧脱位，按病程分为急性、复发性、陈旧性脱位。按脱位方向分为前方、后方、上方、侧方脱位。临床上以急性前脱位和复发性脱位常见。

（一）急性前脱位

急性前脱位最为常见，咀嚼肌紊乱者大张口末，因翼外肌继续收缩将髁突过度拉伸越过关节结节，同时闭合肌群反射性挛缩造成。张口状态时，关节或下颌骨受到外力或医源性开口时也可造成。

急性前脱位表现为下颌运动失常，下颌前伸、两颊变平，耳屏前方触诊有凹陷，颧弓下可触到脱位的髁突，开口困难，中线偏健侧。X线检查可见髁突位于关节结节前上方。

治疗可采取口内法复位，术者两拇指缠以纱布伸入患者口内，放在下后牙粉平面上，其余手指握住下颌体下缘，先向下再向后推动下颌，复位后拇指迅速滑向颊侧口腔前庭。脱位时间较长者需先局部热敷或行咬肌神经封闭后才能复位成功。复位后需采用颅颌绷带限制下颌运动20天，开口不超过1cm。

（二）复发性脱位

复发性脱位有时也称习惯性脱位，常发生于急性前脱位后未适当充分制动，导致关节韧带和关节囊松脱。老年人和慢性消耗性疾病、肌张力失常、关节运动过度综合征患者因全身关节韧带松弛，较易发生。有些患者自行按摩关节区后即可复位，严重者一天可发作数次。

值得注意的是，一些长期卧床的老年患者可能长期服用中枢抑制性肌松药物引起颞下颌关节脱位，应仔细询问病史并尽可能选择不良反应小的替代药物。吩噻嗪类药物引起的颞下颌关节脱位可用苯海拉明静滴，5～10分钟后常可自行复位。

复发性脱位老年患者由于行动及就诊不便，可教会患者或家属复位方法，患者需长期戴弹性绷带。另外，还可采取关节腔内注射硬化剂、肌内注射肉毒素或手术治疗。

第四节　老年人常见唾液腺疾病

唾液腺包括腮腺、下颌下腺和舌下腺三对大唾液腺，以及位于口腔黏膜下的小唾液腺。唾液腺分泌唾液的量和质不同，其与吞咽、语言、消化和龋病预防等密切相关。通常把唾液腺疾病分为非肿瘤性疾病、瘤样病变和唾液腺肿瘤。

一、急性化脓性腮腺炎

急性化脓性腮腺炎（acute suppurative parotitis）临床多见于长期卧床患者，口腔卫生状况差，大手术后体液丢失、处于脱水状态，长期使用镇静剂和血管扩张剂的脑血管疾病患者，以前常见于腹部大手术以后，因而又称为术后腮腺炎。

1. 病因

急性化脓性腮腺炎的病原菌主要是金黄色葡萄球菌，少数是链球菌，有时可合并厌氧菌。严重的全身疾病、代谢紊乱、高热、脱水等，因腮腺分泌唾液减少致机械性冲洗作用降低，加上口腔卫生状况不良，口腔内致病菌逆行侵入腮腺导管而致感染发病。

2. 临床表现

多为单侧受累，表现为以耳垂为中心的肿胀，自发痛或跳痛，进食时疼痛肿胀加剧。检查可发现腮腺肿胀，耳垂抬起，皮肤发亮或发红，压痛明显。腮腺导管口肿胀充血，挤压腮腺可见脓性分泌物溢出,有时可见脓栓。患者全身中毒症状明显,体温可高达 40℃,白细胞计数升高,核左移。

3. 诊断

依据病史和检查,诊断并不困难,主要应与流行性腮腺炎鉴别。流行性腮腺炎特征:①主要发生在儿童,老年人少见;②有明确的传染接触史;③腮腺分泌物清亮,导管口无充血红肿;④白细胞计数无明显升高;⑤淋巴细胞可升高,急性期血液和尿中淀粉酶升高。

4. 治疗

急性期严禁腮腺冲洗和造影检查。给予足量有效的抗生素和抗厌氧菌药物治疗,待患者症状平稳,导管有分泌物流出时,可用利多卡因冲洗导管口,使导管口扩张通畅,再用含抗生素生理盐水冲洗腮腺,一次 1mL,反复多次至挤出液体清亮。严重者在确认切开指征后,可在局麻下行脓肿切开引流术。

二、慢性复发性腮腺炎

慢性复发性腮腺炎多由急性化脓性腮腺炎迁延而致。秋冬季节气候干燥,外出活动,饮水过少的老年患者,或头颈部肿瘤放疗后唾液腺分泌减少,加上抵抗力减弱的情况下发病,有些患者可反复多次发作。挤压腮腺可见导管口有混浊分泌物流出,并伴有"雪花样"脓性分泌物。腮腺造影可协助确诊。口服抗生素,腮腺冲洗可控制症状。嘱患者多饮水,同时含服酸性食物,可促进腺体分泌,加强冲洗作用而缓解症状。慢性化脓性腮腺炎如反复发作,严重影响生活和健康者,可行腮腺摘除术。

三、唾液腺淋巴上皮病

唾液腺淋巴上皮病为唾液腺内淋巴组织增生性病变。鉴于其组织病理学的特征,淋巴上皮病应该包括 Mikulicz 病与舍格伦综合征,或者认为二者是同一疾病的不同阶段。

1. 病因

本病病因尚不清楚,目前认为属于自身免疫病,也可能是一种局限在唾液腺的特发性炎症。唾液腺淋巴上皮病主要病理表现为唾液腺腺泡萎缩或者消失、淋巴细胞浸润,唾液腺内导管上皮增生,并可形成上皮岛。

2. 临床表现

唾液腺淋巴上皮病多见于女性,可以发生于任何年龄,以 50 岁以上中老年人多见,但高龄患者少见。发病初期表现为一个或者多个唾液腺与泪腺、单侧或者双侧唾液腺与泪腺无痛性进行性肿大。腮腺肿大较多见,也更明显;其次为泪腺,下颌下腺和舌下腺也可能肿大,不过较少见。此时,一般称为 Mikulicz 病。唾液腺肿大,伴疼痛或者不适感,口腔、眼、鼻腔以及咽腔干燥不适,通常称为原发性舍格伦综合征。如果伴有全身症状,如多发性类风湿关节炎,则称为继发性舍格伦综合征。

唾液腺的肿大一般为整个腺体的肿大,质地较硬且边界不明显,表面光滑,无继发感染时无明显触压痛,与周围组织无粘连。患者唾液分泌减少,黏膜发红,舌表面干燥并出现沟裂,舌乳头逐渐萎缩,甚至舌面完全光滑。唾液腺淋巴上皮病的症状不典型,常常需要病理检查方能确诊。淋巴上皮病可能会发生恶变,并可有局部淋巴结转移。

3. 诊断和治疗

仅累及唾液腺与泪腺的淋巴上皮病，称为 Mikulicz 病；如果病变累及全身，出现全身淋巴结肿大，则称为 Mikulicz 综合征。Mikulicz 综合征是一些全身性疾病，如白血病、恶性淋巴瘤、结节病的表现之一，其本质与淋巴上皮病完全不同。

唾液腺淋巴上皮病无特效治疗药物，皮质激素类药物可以缩小肿大的腺体，增加唾液腺的分泌。对于较为局限的单发病变，可以考虑手术切除受累的唾液腺，不但可以缓解患者的痛苦和预防恶性变，还可以去除部分自身抗原以阻止疾病的进展。

四、唾液腺良性肥大

唾液腺良性肥大又称唾液腺肿大症（sialadenosis），是一种非肿瘤、免疫性，呈慢性无痛性肿大的唾液腺疾病，多见于体态肥胖的中老年人。

1. 病因

唾液腺良性肥大的确切病因尚不清楚，可能的病因有以下 3 种。

（1）内分泌紊乱：一般多见于糖尿病、肥胖症以及甲状腺疾病患者；也可见于激素改变阶段，如青春期、月经期或者妊娠期。

（2）营养不良：维生素或者蛋白质缺乏，酒精中毒或肝硬化等情况。

（3）自主神经功能失调：是比较常见的原因，部分属于中枢性功能失调，如某些抗精神病药物或心理因素导致；另一部分系外周性功能失调，如某些抗高血压药物或者治疗哮喘所使用的拟交感神经药。

2. 临床表现

多见于腮腺，下颌下腺少见。多为双侧肿大，偶见单侧。表现为腮腺逐渐肿大，肿胀反复发作而没有疼痛。症状可持续多年，肿胀时大时小，但不会完全消失。腺体呈弥漫性肥大，触诊质地柔软均匀。病程较长者质地则稍硬韧，但无肿块，也无压痛，导管口无红肿，挤压腺体可有清亮液体分泌，患者没有口干燥症状。

3. 诊断

本病需要和唾液腺肿瘤相鉴别。单侧唾液腺肥大者，有时临床触诊不确切，此类患者可首选 B 超检查，如果显示为腺体弥漫性增大而非占位性病变，即可确诊。唾液腺良性肥大与舍格伦综合征的区别在于唾液腺造影表现为末梢导管扩张，排空迟缓比唾液腺良性肥大更为明显。

4. 治疗

本病目前尚无特殊治疗。有全身性疾病者，经过系统治疗以后，部分患者的腺体可能恢复正常。但有些糖尿病患者，虽然糖尿病病情得到理想的控制，唾液腺肿大仍无明显改变。抗高血压药物导致的唾液腺肿大，停药后大多可以消退。有肿胀症状者，可以通过咀嚼来刺激唾液分泌，也可通过按摩腺体，促使腺体排空唾液。

五、唾液腺肿瘤

请参见本章肿瘤节。

第五节　老年人口腔颌面部感染

口腔颌面部位于呼吸道和消化道的起端,口鼻咽腔,残根残冠、牙周袋和扁桃体周围的温度、湿度适宜于致病微生物生长繁殖;颜面部皮肤毛囊、汗腺和皮脂腺也是致病微生物易于寄居的部位;颌面部血运丰富,软组织间隙互相连通,结缔组织中有丰富的淋巴结。以上均是局部皮肤黏膜破损或全身抵抗力下降时,颌面部易发生感染且蔓延扩散的原因。

一、概论

1. 感染途径

老年人的口腔颌面部间隙感染多为牙源性感染,如冠周炎、根尖周炎、颌骨骨髓炎等;其次是继发于颌面部淋巴结炎、扁桃体炎以及唾液腺的化脓性炎症。糖尿病患者唇部皮肤易患疖和痈。

2. 病原菌

颌面部感染最常见的病原菌是金黄色葡萄球菌、溶血性链球菌、大肠杆菌等。腐败坏死性感染的病原菌主要为厌氧性细菌,其大多存在于残根残冠、龋洞、牙周袋等部位。

3. 临床表现

炎症局部表现为红、肿、热、痛和功能障碍,区域淋巴结肿大疼痛,累及咀嚼肌时可出现张口受限,舌根、口底的感染可因水肿而造成呼吸困难。口底、颌下腐败坏死性蜂窝组织炎可致弥漫性水肿而引起窒息。炎症局限后可形成脓肿,出现明显的压痛点,并能触到波动感。腐败坏死性感染可有凹陷性水肿,组织间隙由于有气体产生,可触及捻发音。感染严重时,患者可出现全身症状,如发热、畏寒、头痛、全身乏力等,白细胞总数升高,中性粒细胞比例显著上升,核左移。严重感染伴有败血症或脓毒血症时,可导致感染中毒性休克。

4. 治疗原则

保持局部清洁,避免挤压引起脓肿扩散。脓肿形成后及时切开引流,促进脓液排出,减少全身中毒症状,必要时可静脉支持治疗,维持水电解质平衡。条件许可的情况下,根据药敏试验结果有针对性地给予足量抗生素。

老年患者脓肿切开应掌握的指征是:①局部肿胀明显,皮肤发红光亮,搏动性跳痛,压痛点明确并有波动感。②抗生素治疗措施无效,全身中毒症状加重。③口底蜂窝组织炎肿胀弥漫,引起呼吸困难。④上唇脓肿肿胀明显,脓液排出不畅,为防止脓液扩散至颅内时。

二、面部疖痈

面部皮肤,特别是上唇皮肤附属器官丰富,是易被污染和感染的部位。糖尿病患者罹患唇部疖痈风险增加。面部疖痈的主要致病菌为金黄色葡萄球菌,感染初期皮肤出现红、肿、热、痛的小硬结,逐渐增大并出现小脓点,破溃排出脓液后疼痛减轻。若感染加重,脓液沿结缔组织向周围扩散至多个毛囊或皮脂腺,肿胀加重即形成痈。痈导致唇肿胀明显,疼痛,也可出现全身中毒症状。位于上、下唇和鼻部的疖,因该区域属于危险三角,因静脉无瓣膜,脓液可逆行进入颅内,引起海绵窦血栓性静脉炎,不及时和正确治疗可导致死亡。

疖初起时可用2%碘酊涂抹,或用碘酊棉球贴敷在肿胀部位,待脓肿形成及时引流即可。严禁热敷,限制唇部活动,切忌过早挤压或切开,以免造成脓肿扩散。有全身症状时,可给予抗生素。

三、眶下间隙感染

颌面部间隙感染是颌骨和面部周围软组织化脓性炎症的总称,病变可以累及皮肤、黏膜、筋膜、脂肪、结缔组织、肌肉、神经、血管、淋巴结与唾液腺。感染可以局限在一个间隙内,也可以累及几个相邻的间隙。老年人最多见的是眶下间隙感染,多来源于上颌前牙、第一前磨牙的牙源性感染,表现为眶下区肿胀,鼻唇沟消失,可波及上下眼睑,患者局部充血明显,皮温升高,可有压痛。感染向颅内扩散可引起海绵窦血栓性静脉炎等严重并发症。

老年人口腔颌面部间隙感染应采取综合治疗。全身中毒严重者,应加强支持疗法,纠正水电解质和酸碱平衡,增强机体抗病能力。根据药敏试验结果选用有效的抗生素。抗生素用量要充足,如感染较重,可联合应用抗生素以增强药效。如移行沟隆起并出现波动感时,应及时切开引流。一般局麻下切开黏骨膜,血管钳钝性分离至脓腔,尽量使脓液流出。引流完毕放置橡皮引流条,24小时后取出,给予漱口药物保持口腔卫生。

四、口底蜂窝织炎

口底蜂窝织炎(cellulitis of the floor of the mouth)是颌面部最危险、治疗难度最大的感染性疾病之一。牙源性感染主要为金黄色葡萄球菌引起的化脓性感染,腺源性感染是以厌氧产气杆菌为主的腐败坏死性感染。口底各间隙之间相互连通,一个间隙感染可逐渐发展成多个间隙的联合感染,临床上全身感染中毒反应和局部肿胀反应均很严重,病情严重时感染可扩散至纵隔,形成纵隔脓肿,死亡率高达40%~50%。临床检查可见双侧颌下、颏下及口底舌下弥漫性肿胀,严重时出现凹陷性水肿和捻发音。患者呈张口抬头状,舌体因肿胀肥大而运动受限,患者发音含混不清,呼吸困难,不能吞咽。化脓性感染时全身反应严重,而腐败坏死性感染时由于全身中毒症状极重,体温反可不高,患者呼吸急促,脉搏细速,血压下降,出现中毒性休克。

治疗首先采取全身支持疗法,给予足量有效广谱抗生素,同时给予抗厌氧菌药物,及时纠正水电解质平衡。早期切开引流,保证各间隙引流有效、通畅。在创口开放状态下可用1%双氧水或1∶5000高锰酸钾溶液冲洗创面或湿敷,及时更换敷料,开放引流。保证呼吸道通畅,床旁准备气管切开手术器械,如发现呼吸困难,出现"三凹征"时应立即行气管切开术,给予大流量吸氧。有条件者应转入重症监护病房(ICU),多科联合治疗可提高治疗成功率。

五、老年颌面部感染的护理

老年患者因口腔卫生差,免疫力降低,如不采取及时有效的治疗和护理措施,感染可向周围组织蔓延,导致休克、颅内感染等严重并发症。及时评估患者,严密观察,做好基础护理,控制感染是预防和减少并发症的关键因素。

1. 评估患者全身情况

严密观察患者的呼吸频率、意识,床头备心电监护及气管切开器械包。监测患者的体温、脉搏、血压、尿量及血氧饱和度并及时记录。湿化气道以预防呼吸道干燥、防止痰痂形成及肺部感染。

2. 口腔护理

生活自理的患者可采用漱口法,而生活不能自理的患者可采用口腔冲洗法。对于长期应用抗生素出现菌群紊乱发生真菌感染的患者,应用碳酸氢钠溶液擦拭口腔黏膜,同时应用抗真菌药物。

3. 创口护理

对于脓肿切开引流的患者,注意观察引流量,保持引流通畅,及时更换敷料,保持创口清洁。老年患者机体抵抗力降低,医护人员在操作时一定要加强无菌观念。

4. 膳食护理

增加优质蛋白的摄入,鼓励患者多进水,给予高热量、高蛋白、低脂、富含维生素、易消化的饮食,少量多次进食,必要时采用肠内营养可以增强营养物质的吸收。

5. 心理护理

很多老年患者存在心理障碍,如抑郁、焦虑等,可能对饮食、睡眠造成不良影响。评估患者心理状态,关心和鼓励患者,使其保持稳定的情绪。医生要以高度的同情心和责任心,增加患者及家属的信任和安全感,减轻其心理负担。

6. 健康教育

评估患者对疾病知识的了解程度,为其提供个体化的健康教育。健康教育内容一般包括疾病知识、饮食锻炼、药物治疗以及并发症的诱因、表现和应对措施,可通过语言、演示以及健康教育材料等告知患者坚持药物治疗及辅助治疗的重要性,使其主动加强自我保护。恢复期应指导患者维护口腔卫生,提高机体抵抗力。

第六节 口腔颌面部疼痛

国际疼痛研究学会(International Association for the Study of Pain,IASP)将疼痛定义为:一种与组织损伤或潜在损伤相关的不愉快的主观感觉和情感体验。依据 IASP 的标准,疼痛症状被分为三大类:①牙或骨来源;②软组织来源;③神经血管源性。口腔颌面部疼痛包括面部疼痛及来源于口腔软、硬组织的疼痛。其中,面部疼痛是指眶耳平面以下、颈部以上、耳前的疼痛。引起口腔颌面部疼痛的疾病主要包括牙体或牙周病引起的牙痛、TMD 中的咀嚼肌疼痛和骨关节炎疼痛、癌性疼痛、非典型面痛、舌痛症、肌筋膜疼痛综合征,引起颌面部疼痛的神经主要为三叉神经、舌咽神经、蝶腭神经等。

疼痛的治疗包括病因治疗和对症治疗,后者又分为药物和非药物治疗。药物治疗包括非甾体抗炎药、硫酸氨基葡萄糖、阿片类镇痛药、抗抑郁药、抗惊厥药、皮质类固醇等。非药物治疗包括神经刺激疗法、神经阻滞疗法、外科手术、物理治疗、中医针灸、心理行为疗法等。

一、三叉神经痛

三叉神经痛多发于中老年人,女性多见,且多为单侧。临床上一般分为原发性和继发性三叉神经痛。原发性者无神经系统体征,也无相关器质性病变,继发性者则是机体其他病变侵犯三叉神经所致,并可有神经系统体征。

（一）病因

原发性三叉神经痛的病因及发病机制尚不完全明确,主要有中枢病因和周围病因两种学说。前者认为三叉神经痛是一种特殊的感觉性癫痫,由脑干或丘脑的损害引起;后者认为疼痛是因三叉神经周围支及末梢到脑干任何部位的病变刺激三叉神经引起,包括血管神经压迫、解剖结构异常、动脉骨质缺陷、神经所经骨孔的骨膜炎、血管动脉硬化、寒冷刺激等。继发性三叉神经痛的病因可能为一些颅内病变（多发性硬化、肿瘤、转移癌、蛛网膜炎、脑动脉瘤等）、鼻咽癌、上颌窦癌、口腔颌面部感染病灶、传染病、糖尿病等。

（二）临床表现

主要表现为三叉神经某分支区域内,骤然发生的阵发性、闪电样、针刺样的剧烈疼痛。疼痛多在白天发作,每次发作持续数秒或数分钟,间歇期无任何症状,随疾病进展发作越发频繁。疼痛可自发,也可由于刺激口腔颌面部的扳机点（常位于牙龈、牙、上唇、下唇、鼻翼、口角、颊黏膜等处）引起。疼痛先从扳机点开始,然后迅速扩散至整个神经分支区域。刺激扳机点的动作包括表情肌运动、微笑、轻触面部、头部转动、刷牙漱口、微风吹拂等,导致患者面部表情呆滞或痉挛性抽搐、皮肤粗糙、口腔卫生差、身体消瘦等,还会引出患者各种特殊动作以减轻疼痛症状。

（三）检查

1. 临床检查

临床检查包括定分支和三叉神经功能检查。定分支首先要寻找各分支的扳机点,然后按常见扳机点的顺序进行检查,刺激扳机点可采取拂诊、触诊、压诊、揉诊等,刺激强度由轻到重。三叉神经功能检查包括感觉功能（触觉、痛觉）、角膜反射、腭反射、运动功能检查。

2. 影像学检查

影像学检查用于明确是原发性还是继发性三叉神经痛,包括 X 线、CT 及 MRI。高分辨 MRI 能更有效显示三叉神经出脑干段与血管的关系。头颅 CT 能发现颅内占位病变或多发性硬化,有助于继发性三叉神经痛的诊断。

（四）诊断

根据病史,疼痛的部位、性质,发作表现,影像学检查和神经系统有无阳性体征,可诊断原发性三叉神经痛。继发性三叉神经痛症状不典型,需进一步进行详细的临床和影像学检查,或请相关科室会诊以明确诊断。

为准确判断疼痛的分支及疼痛涉及范围,可用 1%～2% 利多卡因在神经孔处行阻滞麻醉,以阻断相应神经干,协助明确诊断。

（五）鉴别诊断

需要与三叉神经痛鉴别的疾病包括牙源性疾病、症状性三叉神经痛、鼻咽及颌面部恶性肿瘤、鼻窦炎、舌咽神经痛、蝶腭神经痛、疱疹后三叉神经痛、TMD、持续性特发性面痛、青光眼、舌痛症、肌筋膜疼痛综合征等。

约 50% 以上的三叉神经痛患者有牙痛的表现,最易与三叉神经痛相混淆的牙痛是急性牙髓炎、慢性牙髓炎急性发作和髓石症。急、慢性牙髓炎的牙痛一般有自发痛、冷热痛、夜间痛、放射痛等。

带状疱疹好发于老年人,颌面部的带状疱疹可表现为牙痛,多为深部烧灼样痛,常有先兆性疼痛。检查可见黏膜糜烂,皮肤有小水疱沿神经走行呈带状分布,不超过中线。带状疱疹后的残留疼痛能持续较长时间,疼痛具有烧灼性和慢性的特点,仔细询问病史不难诊断。

鼻窦炎的疼痛为持续性钝痛或胀痛,相应部位有压痛,伴鼻塞、流脓涕等。

鼻咽及颌面部恶性肿瘤压迫为持续性钝痛,X线可见有关骨质破坏。

蝶腭神经痛多发生在单侧上颌、鼻窦和眶区,为急性阵发性进行性加重,持续 30~45 分钟,每日发作时间基本相同,伴有头痛。多数老年患者常有特殊的面部表现,即面部长有雀斑且面容红润,疼痛可自行或给氧缓解,翼腭管阻滞麻醉可止痛。

TMD 疼痛表现为关节区和关节周围肌肉的钝痛,有局部压痛,大张口或咀嚼时疼痛,伴有弹响。

(六)治疗

1. 药物治疗

药物治疗为三叉神经痛的首选治疗,常用抗癫痫或抗惊厥药物,即卡马西平和苯妥英钠。用药应从小剂量开始,逐渐增至止痛量,以最小的止痛剂量为治疗用量。达到止痛效果后,必须继续用药至少 2 周,再逐渐减量到维持量或停药。一般在疼痛发作前至少半小时服用才能止痛,发作后服用并无立即止痛作用。老年患者多有基础疾病,代谢能力较差,而这些药物不良反应较多,因此,服药期间要定期检查肝功能及白细胞,必要时加服升白细胞药及保肝药。

2. 封闭疗法

2%利多卡因 1~1.5mL 或阿替卡因 1mL 与维生素 B_{12} 注射液 0.5mg 配伍后进行神经干的封闭治疗。

3. 外科治疗

外科治疗包括三叉神经干水平、半月神经节水平、三叉神经根及脑干水平的外科治疗。

二、舌咽神经痛

舌咽神经痛指舌咽神经感觉功能分布区的突发、短暂、阵发性针刺样剧痛,可伴迷走神经兴奋症状为特征的一种脑神经疾病。其疼痛性质及发展类似三叉神经痛,但疼痛部位位于舌根、扁桃体区及咽部,有些患者仅表现为内耳深部、下颌角内侧、颌后区的疼痛,说明疼痛侵及迷走神经。吞咽、咳嗽、打呵欠和咀嚼动作可诱发疼痛。将表面麻醉剂喷涂于患侧舌根及扁桃体区可暂时止痛。其药物治疗与三叉神经痛相同。

三、舌痛症

灼口综合征(burning mouth syndrome,BMS)发生于舌部者称舌痛症,是发生于舌部、以烧灼样痛为主要表现的一组症状。疼痛多位于舌根部,也可发生于口腔黏膜其他部位,晨轻晚重,空闲时加重,注意力分散时疼痛反而减轻。伴随症状包括口干、黏膜水肿等。

舌痛症的病因主要为局部刺激、全身系统性疾病及精神因素,均与老年人有关。老年人口内多有牙石、残根、残冠、不良修复体、局部义齿等局部刺激因素,吸烟、饮酒也可引起舌痛症,因此,治疗首先要去除局部刺激因素。舌痛症多发生于更年期女性,其原因可能为雌激素水平下降,导致黏膜角化程度下降,抗摩擦力降低而引起。另外,雌激素水平下降易导致神经功能亢进,使血管舒缩紊乱而发生舌痛症。糖尿病患者由于末梢神经血管病变,极易导致舌痛症。精神因素对大多数舌痛症患者影响较大,尤其是老年患者,抗抑郁药物及心理疏导可缓解患者的"恐癌"心理,从而改善紧张情绪,缓解舌痛症状。

四、肌筋膜疼痛综合征

肌筋膜疼痛综合征是以颞下颌关节周围筋膜和(或)肌肉痉挛性疼痛伴下颌运动功能障碍为特征的疾病,现国内把它归为 TMD 第一分类中,即肌筋膜痛。本病的发生发展与心理因素明显有关,目前认为,长时间肌收缩导致肌肉活动过度,引起肌痉挛和肌疼痛。临床多表现为不能指出具体部位的疼痛,且病程较长,牙体检查无异常,颞下颌关节区无压痛,但触诊咀嚼肌可发现扳机点。可采用局麻药做疼痛点封闭注射。

五、非典型牙痛

本病病因不明,见于少数老年人,多数老年患者有抑郁史或心理负担较重。常为慢性疼痛,呈中度持续性钝痛,病程迁延。多无明显局部诱因,不影响睡眠,紧张时疼痛减轻。疼痛的性质类似牙髓炎,治疗后虽暂时缓解疼痛,但多会复发。诊断的指征有:牙及周围牙槽骨持续的疼痛,无明显的局部诱因,疼痛超过 4 个月,触诊痛区敏感,X 线片正常,躯体感觉神经麻醉阻滞定位不明确。

第七节　老年人颌面部骨折

颌面部骨折是口腔颌面外科的常见疾病。据国内外各项统计资料表明,创伤是导致老年意外死亡的第 5 位原因,其中,颌面创伤在该类死亡中占较高比例。颌面部骨折可造成颜面畸形、面部甚至更大范围的功能障碍,严重影响老年人身体健康和生存质量。

一、受伤机制

口腔颌面部创伤具有动态流行病学特点,并受年代、地区、经济及季节而有差异。老年人因注意力不够集中,机体反应和自我保护能力较差,更易受到伤害。颌面部骨折的原因多种多样,其中以交通事故伤为首要原因,其他为坠跌伤、暴力、医源性损伤等。

(一)解剖因素

下颌骨是颌面部体积最大的骨,位置较突出,其发生骨折的概率居颌面部骨折首位。上颌骨位置居中,四周有颅面其他骨,有一定的保护作用,因此,上颌骨骨折发生率较下颌骨骨折发生率低。

下颌骨骨折好发于正中联合部骨折(颏部)、颏孔区、髁状突颈部和下颌角区。骨折部位与受力方向和部位有关。上颌骨及其周围骨骼通过骨缝构成垂直支柱结构,当受到轻度外力时,支柱结构起到保护支持作用,而不引起骨折;过大外力常形成面中部高、中、低位骨折。

（二）致伤原因

老年人颌面部外伤虽比年轻人发病率低，但冬雪气候情况下极易发生。

1. 交通事故

老年人听力减退，反应迟钝，常为交通事故的受害者。

2. 坠跌伤

同青壮年人相比，老年人身体稳定性和平衡性均明显下降，发生坠跌的概率远大于青壮年，且老年人常伴有不同程度的骨质疏松，坠跌后易冲击到下颌骨，导致下颌骨髁状突骨折。

3. 病理性骨折

病理性骨折指疾病而非外力造成的骨折，下颌骨原发肿瘤或转移性肿瘤的侵蚀，骨代谢性疾病（如脆骨病）等，造成颌骨有机质减少，脆性增加，当咀嚼食物或突然收缩时，发生骨折。

二、临床表现

颌面部血供丰富，伤后出血较多，休克发生率高，面下三分之一骨折时可造成舌体抬高、口底血肿，引起上呼吸道阻塞和窒息，昏迷患者口腔鼻腔血块、呕吐物反流误吸也易引起呼吸道阻塞。同时，颌面部腔窦多，损伤后易发生感染及感染扩散。

（1）咬合错乱和开闭口障碍是诊断颌骨骨折的主要指标。

（2）骨折端异常活动，出现骨摩擦音。

（3）肿胀、出血、疼痛和麻木：骨折部位可出现牙龈肿胀或撕裂出血，骨折断端刺激神经干支配区域出现麻木感。上颌骨骨折时可出现眶周淤血，俗称"熊猫眼"，是诊断上颌骨骨折的重要指征；颧弓骨折出现塌陷，开闭口障碍提示颧弓骨折。

（4）骨折端移位：颌骨周围有咀嚼肌群的牵引，不同部位骨折可以出现不同的症状和移位。下颌正中联合部骨折，由于骨折线两侧肌群牵拉力相等，常无明显移位。一侧颏孔区骨折，前骨折段因降颌肌群的牵拉而向下方移位，并稍偏向外侧，后骨折段则因升颌肌群的牵拉，向上前方移位，且稍偏向内侧，两骨折段可以有错位。双侧颏孔区骨折，两侧后骨折段因升颌肌群牵拉而向上前方移位，前骨折段则因降颌肌群的作用而向下后方移位，可致颏后缩及舌后坠（图16-8）。

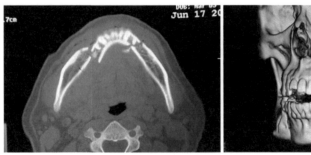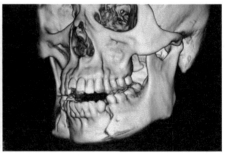

图16-8　双侧下颌骨体骨折

下颌角骨折，当骨折线两侧有咬肌与翼内肌附丽时，骨折可不发生移位。骨折线位于肌肉附着处前方,前骨折段因降颌肌群牵拉而向下内移位,后骨折段因升颌肌群牵拉而向上前移位。

髁突或髁突颈部骨折因其附着的翼外肌牵拉而向前、下、内方移位,或造成升支缩短,患侧后牙早接触。

上颌骨骨折多发生在骨缝和薄弱的骨壁处,按骨折线的高低,Le Fort 将上颌骨骨折分成三型:①Le Fort Ⅰ 型,又称上颌骨低位骨折或水平骨折,骨折线从梨状孔水平、牙槽突上方向两侧水平延伸到上颌翼突缝。②Le Fort Ⅱ 型,又称上颌骨中位骨折或锥形骨折,骨折线自鼻额缝向两侧横过鼻梁、眶内侧壁、眶底和颧上颌缝,再沿上颌骨侧壁至翼突。有时可波及筛窦达颅前窝。可出现脑脊液鼻漏。③Le Fort Ⅲ 型,又称上颌骨高位骨折或颅面分离骨折,骨折线自鼻额缝向两侧横过鼻梁、眶部,经颧额缝向后达翼突,形成颅面分离,常导致面中部拉长和凹陷。此型骨折常伴有颅底骨折或颅脑损伤,出现耳、鼻出血或脑脊液漏。上颌骨骨折因重力而下垂,一般常出现向后下方移位,出现前牙开𬌗后牙早接触。

三、骨折治疗

以抢救生命为原则,严密观察血压、脉搏、呼吸和瞳孔等重要生命体征,迅速判断伤情,保持呼吸道通畅,取出活动义齿、松动移位的牙齿及牙齿残片以防误吸。必要时行气管插管或预防性气管切开,建立有效静脉通道,及时有效地止血,防止失血性休克。在患者生命体征平稳的前提下,尽早对颌面部骨折及软组织损伤清创缝合、止血、固定,以避免二次损伤和创面污染。

密切注意颅脑损伤、胸腹部损伤、四肢损伤等复合伤情,一旦发现异常情况,及时请相关科室协同治疗,以免延误治疗,造成不良后果。病情得到有效控制后,应鼓励患者适当活动,避免长期卧床,以免引起肺部感染和静脉曲张等严重并发症。

四、复位方法

(一)单颌固定和颌间牵引

传统的单颌夹板固定和颌间牵引(intermaxillary elastic traction)固定法对于老年人仍是简便合适的治疗方法。但需注意患者营养状况,从缺失牙间隙进流食,保持口腔卫生。牙列缺失的老年患者也可采用总义齿作为夹板达到骨折固定的目的。

(二)手术切开复位

若老年患者全身情况许可,可采用切开复位坚强内固定治疗手术。与传统的颌间牵引复位固定相比,坚强内固定不仅减少了颌间固定及颅颌固定的时间,还允许患者早期张口进食,有利于骨折愈合。

 知识拓展

双膦酸盐类相关性颌骨坏死

骨质疏松患者或晚期肿瘤患者常服用双膦酸盐类药物,它是破骨细胞介导的骨吸收抑制剂,可导致骨组织代谢减缓或停滞,减少骨钙流失和降低肿瘤细胞植入生长的风险。若服药同时进行创伤性口腔治疗(种植牙、拔牙、牙周治疗等),则可能出现双膦酸盐相关性颌骨坏死(bisphosphonate related osteonecrosis of jaw),影响种植成功率或造成颌骨坏死,导致伤口经久不愈。美国口腔颌面外科协会建议使用方法为:静脉注射者禁止骨内种植或相关手术;口服者治疗时间小于3年可植入种植体或进行相关颌骨手术;若需口腔种植手术时,口服时间小于3年但联合使用激素者,须在术前3个月停药至骨完全愈合;大于3年者,术前3个月可停药至骨完全愈合,但应慎重考虑骨内种植或相关颌骨手术。

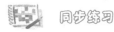 **同步练习**

一、单项选择题

1. 老年人 2% 利多卡因一次最大用量为( )
   A. 10mL   B. 20mL   C. 30mL
   D. 40mL   E. 50mL

2. 局部麻醉药中加入肾上腺素的目的是( )
   A. 延缓麻药的吸收   B. 延长麻药的时间   C. 减少术区出血
   D. 降低毒性反应   E. 以上都是

3. 正常人每日唾液分泌量为 1000~1500mL,其中腮腺和颌下腺的分泌量占( )
   A. 75%   B. 80%   C. 85%
   D. 90%   E. 95%

4. 面部感染逆行传入颅内会引起的严重并发症是( )
   A. 细菌性脑栓塞   B. 脑膜炎   C. 海绵窦血栓性静脉炎
   D. 脑脓肿   E. 都不是

5. 关于口腔颌面部间隙感染,下列错误的是( )
   A. 多为继发性
   B. 常见为牙源性或腺源性感染扩散所致
   C. 主要为化脓性感染,也可以为腐败坏死性感染
   D. 初期表现为蜂窝组织炎,以后可形成脓肿
   E. 化脓性炎症一般只局限于一个间隙内,不会波及相邻间隙或沿神经血管扩散

6. 关于口腔颌面部损伤患者的急救叙述,下列错误的是( )
   A. 有条件时应尽早进行清创缝合术,无条件时应尽快包扎伤口,防止外界细菌继续侵入
   B. 伴发颅脑损伤的患者应卧床休息,严密观察,暂不做不急需的检查和手术
   C. 患者如有脑脊液鼻漏或耳漏,应及时做鼻腔或耳道填塞与冲洗,以免引起颅内感染
   D. 对于昏迷患者,应特别注意呼吸道通畅,防止发生误吸和窒息
   E. 对于烦躁不安的患者,可给予适量的镇静剂,但禁用吗啡

7. 下颌骨骨折的好发部位中不包括( )
   A. 正中联合区   B. 颏孔区   C. 下颌角区
   D. 髁突颈部   E. 喙突

8. 颌骨骨折最常见的重要临床体征是( )

A. 咬合错乱　　　　　　　B. 张口受限　　　　　　　C. 骨折端活动异常

D. 局部肿胀　　　　　　　E. 骨摩擦音

9. 口腔颌面部常见的癌前病变不包括（　　）

A. 口腔扁平苔藓　　　　　B. 红斑　　　　　　　　　C. 乳头状瘤

D. 上皮异常角化　　　　　E. 梅毒

10. 关于舌癌的叙述,下列错误的是（　　）

A. 以鳞癌多见

B. 多发生在舌缘,恶性度高

C. 常发生早期颈部淋巴结转移

D. 舌根部癌可向茎突后及咽后部淋巴转移

E. 舌癌不会向对侧转移

11. 关于三叉神经痛的叙述,下列错误的是（　　）

A. 三叉神经痛分原发性和继发性

B. 疼痛多由刺激扳机点引起

C. 不伴有夜间痛和冷热刺激痛

D. 无论病程长短神经系统检查很少有阳性体征

E. 目前首选的治疗药物是苯妥英钠

12. 导致老年人颞颌关节紊乱综合征的主要原因是（　　）

A. 颌骨骨折　　　　　　　B. 咬合关系异常　　　　　C. 神经心理因素

D. 牙源性感染　　　　　　E. 颌骨肿瘤

参考文献

[1] 邱蔚六,张震康.口腔颌面外科学[M].5版.北京:人民卫生出版社,2003.

[2] 谷志远,傅开元,张震康.颞下颌关节紊乱病[M].北京:人民卫生出版社,2008.

[3] 陈宝田,朱成全,谢炜.头面部疼痛诊断治疗学[M].北京:科学技术出版社,2003.

（戴永雨　张津京　沈恩龙　王　爽　张恩恩）

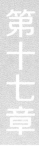

老年人的拔牙

▶ 学习目标

了解：笑气在颌面外科的使用及系统性疾病发作的急救措施。

熟悉：心电监护下的拔牙。

掌握：老年人拔牙的危险因素和老年人拔牙的禁忌证。

第一节　老年拔牙患者的全身状况检查和评估

一、老年拔牙患者全身状况检查及评估

2015年第四次全国口腔健康流行病学调查数据显示,我国65～74岁老年人平均存留牙数为22.5颗,有4.5%的老年人全口无牙。伴随着衰老,30%的老年人患有一种或多种全身疾病。全身系统疾病对拔牙术的适应证、手术时机、手术方式、术后恢复、创口愈合有着不可忽视的影响,因此老年人拔牙前,要综合评估其口腔局部情况、全身状况、患者精神心理状况以及医疗设备条件等因素。

在局部病情复杂并有全身系统性疾病的情况下,口腔医师应与其他专业医师共同会诊,以决定是否可以拔牙。拔牙过程中密切监护,并及时采取有效措施应对突发情况,避免发生意外。拔牙前应对患者全身情况进行检查和评估,具体有以下几方面。

(1)询问全身病史,做必要处理。老年患者往往患有多种疾病,对病史常常陈述不清,医生应向患者家属了解其健康状况和既往病史,初步评估患者状况。

对于有全身系统性疾病的老年患者,要了解所患疾病的类型、病程、病期、疾病控制情况,还应了解老年患者用药情况,注意是否正在使用可能对手术产生影响的药物。如不能做出明确判断,应请相关专科医生进行诊治,待疾病控制后,再行外科门诊拔牙手术。

(2)完善系统检查。老年人往往同时患多种疾病,对于无明确疾病的老年人,也要注意查找有无异常。

通过心电图检查了解患者的心率、心肌供血情况及有无心律失常等情况。根据检查结果,结合患者病史,对心脏功能做出评估,确定患者是否可行拔牙手术。

做血液常规及凝血功能检查以了解患者有无贫血,凝血机制有无异常及有无其他血液系统疾病。

有糖尿病史或甲状腺疾病的老年患者,拔牙前应复查血糖及甲状腺功能。拔牙前后给

予药物控制糖尿病及甲状腺疾病,同时给予抗生素预防感染。

老年人高血压患病率高,拔牙前应测量血压。术前做好解释工作,必要时给予适当的镇静药物,以防拔牙时患者精神紧张引起血压升高。

对于患有其他慢性疾病的老年患者,拔牙前应有针对性的检查,如有慢性肝、肾疾病者,应检查肝肾功能等,确保拔牙手术在相对安全的情况下进行。

(3)进行口腔检查。主要检查余留牙数目、位置、松动度等,检查咬合关系、颞下颌关节有无紊乱,检查口腔黏膜有无异常出血、肿胀或溃疡等黏膜疾病。注意牙龈、舌体、口底等区域有无溃疡或新生物。检查患者是否佩戴活动义齿,预测拔牙对义齿佩戴有无影响,如有影响应提前告知患者。了解需拔除牙齿的邻牙和对颌牙的牙体情况,检查有无松动牙,以免漏诊颌骨内的病变。

X线片可以判断牙根、牙周情况和牙周重要解剖结构。口腔锥形束CT能立体反映局部细节,具有临床价值。

二、老年患者拔牙危险性分析及防范措施

(一)全身情况的危险性分析及防范措施

1. 心脏病

拔牙时的恐惧、情绪紧张及疼痛刺激可诱发心血管意外,甚至猝死。心血管疾病患者使用局麻药物以2%利多卡因为宜,但如有二度以上传导阻滞不宜使用。

冠心病患者可因拔牙而诱发急性心肌梗死、房颤、室颤等并发症,应注意预防。术前口服扩张冠状动脉药物,术中应根据血氧饱和度给予吸氧。

心脏瓣膜疾病是常见的心脏病。口腔是一种污染手术环境,拔牙操作可使口腔细菌进入血液循环,引起一过性的菌血症。预防性使用抗生素是心脏瓣膜疾病患者接受拔牙手术处理前所必需的。心脏瓣膜疾病患者在改善口腔卫生后,术前按药物血浆浓度峰值产生时间使用青霉素族抗生素。但是近14天内使用过青霉素者,不得使用青霉素预防心内膜炎。部分患者可在术后继续使用3天。

高血压性肥厚型心肌病患者多有左心室肥厚和扩张,拔牙时应注意高血压和其诱发心脏疾病。

肺源性心脏病患者拔牙时应预防发生心肺功能衰竭,可用抗生素预防肺部感染。先天性心脏病患者拔牙时应注意预防细菌性心内膜炎。心肌炎多为病毒性,拔牙时应注意预防心脏意外的发生。

对有三度或二度Ⅱ型房室传导阻滞、双束支阻滞、阿斯综合征患者,颌面外科医生应将其视为拔牙禁忌或应暂缓拔牙,并咨询内科医生的意见。

2. 高血压

手术刺激可造成血压的骤然升高,如患者平时血压较高,则可能引起高血压脑病或脑血管意外等。如血压>180/100mmHg,应先控制血压后再拔牙。在注意血压的同时,还应注意患者的自觉症状、既往血压最高值和近期血压的波动情况。如患者有头痛头晕症状、血压在既往最高水平、近来血压波动幅度较大,即使当日血压未达到临界值也应暂缓拔牙。如果血压异常,最好在心电监护下行拔牙术。拔牙前应做好准备工作,术前可给予硝苯地平(心

痛定)、地西泮类药物控制较高血压,减少血压波动,术前可给予适量的镇静剂。局麻药以利多卡因为宜,如使用含肾上腺素的局麻药,肾上腺素一次剂量不能超过 0.04mg。

3. 糖尿病

糖尿病患者抗感染能力差,术后感染风险高,且伤口愈合较慢。拔牙术前 3 天应口服抗生素,如拔牙创伤过大,术后应继续口服抗生素 2～3 天。正在接受胰岛素治疗的患者,拔牙最好在早餐后 1～2 小时进行,因此时药物作用最佳。

4. 肝炎

肝炎急性期应暂缓拔牙。慢性肝炎肝功能有明显损害者,因凝血酶原及其他凝血因子合成障碍,患者拔牙后易出血,故术前应做凝血功能检查。异常者应于术前 2～3 天开始,给予足量维生素 K 及维生素 C,并给予其他保肝药物;术后继续给予。术中还应加用局部止血药物。对肝炎患者实施手术应注意防护,避免院内感染。

5. 血液系统疾病

血液系统疾病如白血病、血小板减少性紫癜、血友病、再生障碍性贫血、恶性淋巴瘤等。患有血液系统疾病的老年患者,拔牙时应特别注意出血和术后感染。在原发病控制后,方可进行拔牙手术,同时,手术应力求减小创伤,彻底去除炎性肉芽组织和组织碎片,拔牙后拉拢缝合牙龈,缩小创口,拔牙创内填塞止血药物,以便减少术后出血和感染。口腔清洁和合理使用抗生素是预防术后感染的有力措施。

6. 甲状腺功能亢进症

甲状腺功能亢进症患者基础代谢率增加,自主神经系统失常。手术应激及感染可能引起甲状腺危象,甚至危及患者生命。通常选择性手术应在甲状腺功能正常的情况下进行,因此拔牙应在本病控制后。同时,注意减少手术对患者的精神刺激。使用不含肾上腺素的麻醉药,术后注意预防感染。精神极度紧张、劳累、高温、饥饿、药物反应和心力衰竭等可导致甲状腺突然释放甲状腺素,引起甲状腺危象,患者需在甲亢的病情得到控制后方可拔牙或手术,手术应轻柔,注意安抚患者情绪。

7. 肾病

急性肾病(或急性肾损伤)期需要暂缓拔牙。各种慢性肾病患者,应判断患者肾功能损害程度。肾移植患者长期服用免疫抑制剂,抗感染能力较差,一般拔牙术后需要常规服用不经肾脏代谢的抗生素。

8. 哮喘

紧张不安、情绪激动等会诱使患者哮喘发作,轻者影响拔牙手术进行,误伤患者口腔,重者危及患者生命。患者就诊时可自备速效 β_2 受体激动剂,如沙丁胺醇气雾剂。一旦哮喘急性发作,应及时应用,并及时请专科医师进一步处理。治疗前,医师应了解患者病情及过敏史,避免使用可能诱发或加重哮喘的药物。治疗过程中避免患者精神紧张,哮喘频繁发作期不建议拔牙。

9. 癫痫

紧张、疼痛刺激等可诱发癫痫,影响手术进行,甚至危及患者生命。癫痫控制不佳及抗癫痫药物调整期间的患者,应暂缓拔牙。部分抗癫痫药物有使血小板降低的不良反应,如丙戊酸钠,拔牙术前应完善血常规及凝血功能等检查,要求血小板不低于 $100\times10^9/L$。如果血管条件差,常伴有皮肤黏膜出血,需要暂缓拔牙,并到血液科就诊以明确病因。

10. 长期服用抗凝血药、抗血小板药

长期服用抗凝血药、抗血小板药者术后容易发生出血、感染。老年人多有心肌梗死和房颤等心脏疾病,血管支架植入术或脑梗术后会常规口服抗凝药或抗血小板聚集药。如果需要拔除松动牙,拔牙前通常可以不停药。术后当日如果无活动性出血,可继续使用抗血小板聚集药。长期使用华法林的患者,如需停药,应在拔牙前咨询内科医师能否停用,如不能停药,可检测凝血酶原时间,以凝血酶原时间国际标准化比值(international normalized ratio,INR)在 $1.5\sim2$ 之间为佳,最好不超过 2.5。有研究显示,服用抗凝药只对短时间内出血有较大的影响,而不会造成拔牙术后的活动性出血。

11. 肿瘤

恶性肿瘤患者,拔除瘤区牙齿可使肿瘤扩散,应与肿瘤一同做根治性手术。应在放射治疗前至少 $7\sim10$ 天完成患牙拔除或治疗。放射治疗后,拔除位于治疗区域的牙应持慎重态度,因为可能已发生放射性骨坏死。一般认为,放疗后 $3\sim5$ 年不应拔牙。必须拔牙时,术前、术后应给予大剂量抗生素以预防感染,并向患者说明创口可能不愈合,甚至可能发生放射性骨坏死、放射性骨髓炎等。应用双磷酸盐类药物往往引起双磷酸盐相关性颌骨坏死(图17-1),可表现为拔牙创不愈合,口腔检查时有死骨暴露而不伴有感染症状。少数病变扩散,伴有口外瘘管,甚至病理性骨折。

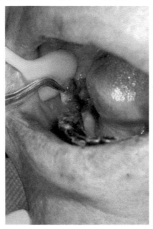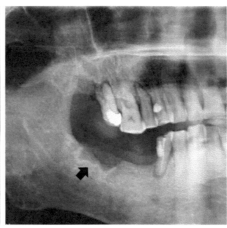

图 17-1 使用双磷酸盐类药物患者拔牙后颌骨坏死 X 线和口腔内的表现

12. 长期肾上腺皮质激素治疗

长期使用此类药物可导致肾上腺皮质萎缩。临床表现为易疲乏、恶心呕吐、肌无力等。此种患者机体反应力及抵抗力均下降,如发生感染、创伤、手术等应激情况时,可能发生肾上腺危象,需要及时抢救。术后 20 小时左右是发生肾上腺危象的高危时期。

13. 神经精神疾患

这类患者主要是合作问题,帕金森病及大脑性麻痹,有震颤或痉挛状态均不能配合拔牙,容易导致误伤、发病或病情的加重。如须拔牙应在病情稳定期,做好患者心理安抚后进行。

(二)局部特殊情况的危险性分析及防范措施

(1)张口受限。如患者张口受限,开口度过小,影响操作视野及器械进入,需暂缓拔牙,待患者开口问题解决后再行拔牙。

(2)口腔黏膜异常出血、肿胀。应查明原因,排除恶性疾病。如为较大溃疡、大面积创伤、局部炎症引起均应暂缓拔牙,以免加重患者身体负担、增加感染风险。

(3)局部急性炎症。拔牙术后易发生感染和炎症扩散,应在急性炎症控制后再考虑拔牙。

 知识拓展

双膦酸盐类药物

双膦酸盐类药物是近20年来发展起来的抗代谢性骨病的一类新药,用于治疗骨质疏松症、变形性骨炎、恶性肿瘤骨转移引起的高钙血症和骨痛症等,特别是"以骨量减少和骨结构破坏为特征而导致骨脆性和骨折率增加"的骨质疏松症。骨质疏松症是一种全身性骨骼疾病,骨破坏也是各种实体瘤(如乳腺癌)和造血系统恶性肿瘤的常见并发症,可引起高钙血症和骨痛等。第一代双膦酸盐类代表药物为依替膦酸钠,第二代双膦酸盐类代表药物有氯膦酸钠、帕米膦酸钠和替鲁膦酸钠,最新一代双膦酸盐类代表药物有阿仑膦酸钠、奈立膦酸钠、奥帕膦酸钠、利塞膦酸钠以及伊班膦酸钠、唑来膦酸。国家食品药品监督管理局于2011年4月15日发布警示,双膦酸盐类药物可能导致颌骨坏死、食管癌和肾衰竭等严重不良反应。提醒广大医务人员、公众和药品生产企业关注双膦酸盐类药物安全性问题,警惕用药。

第二节　老年人拔牙的原则

一、适应证和禁忌证

(一)适应证

(1)牙周病,包括条件所限无法治疗的晚期牙周病患牙。

(2)牙体缺损,包括牙体严重龋坏、不能修复者。如牙根及牙周情况良好,可做桩冠或覆盖义齿治疗而不必拔除。

(3)根尖周病,包括根管治疗和根尖外科手术等不能保留的根周变。

(4)牙外伤,包括牙齿因外伤折裂至龈下,或同时有根折,不能用其他治疗方法保留者。骨折线上的牙应根据具体情况决定,一般应尽量保留。

(5)错位牙:影响功能及美观,引起疾病或创伤的错位牙,均应拔除。

(6)阻生牙:引起邻牙龋坏或反复引起冠周炎的阻生牙。

(7)额外牙:位置不正或妨碍美观和功能的多生牙。

(8)治疗需要,包括因义齿修复需要应拔除的牙,为预防放疗并发症而需拔除的牙,良性肿瘤或囊肿波及、不能保留或因治疗需要而应拔除者。

(9)病灶牙。疑为引起某些全身疾病的病灶牙应拔除。引起某些局部疾病如颌骨骨髓炎、上颌窦炎等的病灶牙,应在急性炎症控制后拔除。

老年人拔牙的适应证是相对的。随着口腔医学技术的发展,越来越多的牙齿可以通过治疗保留下来,因此决定拔牙前要慎重考虑患牙是否有必要拔除。

(二)拔牙禁忌证和相对禁忌证

对有系统疾病的大多数患者来说,拔牙一般是可以承受的。拔牙术前应充分了解患者病情、术中尽量减少不良刺激和手术创伤,术前术后合理用药,以保证手术平稳完成。

(1)心血管疾病:①半年内发生过心肌梗死或近期心绞痛频繁发作;②心功能Ⅲ~Ⅳ级;③三度或二度Ⅱ型房室传导阻滞、双束支阻滞或阿斯综合征患者;④严重心律失常(心房扑动,反复发作性室上性快速心律失常,频发或多源性室性早搏,不明原因的晕厥史等)。存在以上任何情况者,均须暂缓拔牙。

(2)高血压:单纯性高血压而无心、脑、肾并发症者,一般可耐受拔牙。手术刺激会造成血压骤然升高,如术前血压较高,可能导致高血压脑病或脑血管意外等。如血压高于180/100mmHg,则应先控制血压后再行拔牙。

(3)糖尿病:空腹血糖在 8.88mmol/L(160mg/dL)以下,餐后 2 小时血糖在 10mmol/L(180mg/dL)以下,可以考虑拔牙。高血糖患者术后感染风险增加,会影响伤口的愈合。拔牙前 3 日起口服抗生素,如果拔牙创伤过大,术后需继续口服抗生素 2 至 3 天。

(4)肝炎:急性期应暂缓拔牙,慢性肝炎要注意肝功能状态,严重肝功能不全(如肝硬化合并腹水、肝性脑病、低蛋白血症、凝血功能障碍)禁忌拔牙。肝病患者术前应检查凝血酶原时间是否正常。

(5)造血系统疾病:凝血因子缺乏和凝血功能障碍可引起严重的大出血而危及生命。术前需做血液学检查,血红蛋白＞80g/L,红细胞压积＞30%,方可拔牙。白细胞总数＞4×10⁹/L 或粒细胞总数＞(2~2.5)×10⁹/L 时,患者可以耐受拔牙和手术。急性白血病是拔牙的禁忌证,经治疗而处于稳定期的慢性白血病患者如需拔牙,应与专科医师合作以预防感染及出血。低度恶性淋巴瘤患者经合理治疗可有较长生存期,可在有关专家指导下拔牙;高度恶性淋巴瘤预后差,拔牙应慎重。对于出血性疾病,血小板＞50×10⁹/L 时可以拔牙,应注意预防出血,术中注意止血。拔牙或手术最好选择在血小板计数＞100×10⁹/L时进行,必要时请专科会诊,与专科医师合作拔牙。

(6)甲状腺功能亢进:病情控制良好、静息脉搏＜100 次/分、基础代谢率＜＋20%可进行。术前、术中和术后应监测脉搏和血压,注意预防术后感染。

(7)肾脏疾病:急性期需要暂缓拔牙。慢性肾病如处于肾功能代偿期,即内生肌酐清除率＞50%,血肌酐＜132.6μmol/L(1.5mg/dL),临床无症状,则拔牙无问题,但需注意控制感染。

(8)哮喘:拔牙治疗过程中避免精神紧张。哮喘频繁发作期不建议拔牙。

(9)癫痫:病情控制不佳及调整抗癫痫药物期间,应暂缓拔牙。拔牙前应给予抗癫痫药,去除口内义齿,操作时,进入口内的器械越少越好。术中应置入橡胶开口颌垫。

(10)长期服用抗凝药、抗血小板药:长期口服小剂量阿司匹林患者拔牙术后出血概率增加,但是这类患者在拔除≤3 颗的创伤较小的手术时,术前不停药是相对安全的。长期使用肝素的患者,在肝素静脉注射 6 小时后或皮下注射 24 小时后,可进行手术。使用华法林者,停药应至少在术前 3~5 天,通常需要提前 1 周停药。若无法停药,患者的 INR 应控制在

1.5～2之间，此时可考虑拔牙。

（11）肿瘤：位于肿瘤内或已被肿瘤累及的牙，一般应与肿瘤一同切除，不可单纯拔牙。位于放射治疗照射部位的患牙，应在放疗前7～10天拔除。放射治疗一旦开始，一般不拔除照射区域内的患牙。必须拔牙时，术前术后应给予大量抗菌药物控制感染。

（12）长期肾上腺皮质激素治疗：在拔牙前应与专科医生合作，术前加大皮质激素用量并注意减少创伤、消除患者恐惧、保证无痛及预防感染。

（13）神经精神疾患：帕金森病及大脑性麻痹，有震颤或痉挛状态者禁忌拔牙。

（14）传染病：急性肝炎、肺结核活动期、麻疹、流行性出血热以及各种急性炎症期禁忌拔牙，因容易发生术后感染和炎症扩散，病愈之前禁忌拔牙。

二、心电监护拔牙

心血管疾病患者拔牙有一定的危险性，随着我国步入老龄社会和人均寿命的提高，心血管疾病患者拔牙比例逐渐上升，这类老年患者拔牙有诸多禁忌和风险，心电监护拔牙则可解决这类问题。

心电监护拔牙主要针对有心脑血管疾病（高血压、心律失常、心脏病等）的老年人，心电监护仪动态监护患者血压、脉搏、心率等，可实时观察患者生命指征，以便医生及时做出合理有效应对，增加拔牙的安全性和舒适性。

心电监护拔牙门诊人员组成：内科医师一名，最好是心血管方面的专家；口腔科医师和护士各一名，护士需具备良好的口腔专业配合技能和急诊急救技能。必需设备：心电监护仪，血压计，氧气供给系统，保暖盖单，急救药品工具（如除颤仪等）。

1. 适应证

①拔牙前一个月心血管疾病病情稳定，临床症状轻微，血压<180/100mmHg(24.3/13.3kPa)；②心功能在三级以下，偶发房性或室性期前收缩者；③慢性冠状动脉供血不足，术前术后有相应治疗者；④无心肌缺血，一、二度房室传导阻滞，右束支传导阻滞；⑤慢性房颤经治疗心室率<100次/分；⑥心肌梗死发生6个月后，无严重心律失常和心肌缺血者。

2. 禁忌证

①窦性、室性、室上性心律不齐及房颤，心率>100次/分；②期前收缩>6次/分，呈多源性期前收缩发作，室性期前收缩连发；③三度房室传导阻滞，心率<50次/分；④心功能三级以上，心衰伴心慌气短，不能平卧者；⑤近期心绞痛频繁发作，伴心肌缺血；⑥心肌梗死发生不足6个月者；⑦心肌供血不足，心电图ST段下移超过0.1mV、T波倒置者；⑧冠心病合并病态窦房结综合征（窦房结及其邻近组织病变引起窦房结起搏功能和/或窦房传导功能障碍）。

3. 监护方法

患者拔牙前15分钟至拔牙后5分钟，全程心电监护仪标准导联进行连续观察，同时进行血压监测。观察ST段、T波和Q波，了解心肌缺血情况，判断出现心肌梗死的可能。如出现异常Q波或Q波加深、加宽及ST段进行性改变，应及时通知医生停止手术，给予氧气吸入或舌下含服硝酸甘油。

4. 术中监护重点

①观察有无室上性心动过速、室性心动过速、房颤;②对房室传导阻滞患者,应观察动态心电图及心率;③对风湿性心脏病、先天性心脏病患者,观察有无呼吸困难、口唇发绀、咳嗽、咳粉红色泡沫样痰等左心衰竭症状;④安装起搏器的患者,注意起搏器脉冲发送频率及对心脏节律的控制情况;⑤对高血压患者,观察血压变化,询问患者有无头痛、头晕等症状。如有异常,应及时给予处置。

5. 术后指导及护理

拔牙术后继续监护5分钟,如无异常,可解除心电监护装置后在休息室休息观察。拔牙后24小时内不刷牙、不漱口、不吮吸伤口,不吃硬食、热食,宜进食清淡流食,禁烟酒,忌辛辣食物,充分休息。拔牙后24小时内唾液中带少量血丝属正常现象,如出血量较多,应及时到医院就诊。

6. 特殊情况的处理

①心肌供血不足:术前1周口服硝酸异山梨酯5mg或硝苯地平10mg,每日3次。心电监护拔牙前10分钟口服地西泮5mg或舌下含服硝苯地平5mg。②室性期前收缩:可缓慢静脉推注利多卡因100mg。③窦性心动过速:术前口服β受体阻滞剂(如普萘洛尔)及地西泮。④心功能三级以上的心衰如必须拔牙,术前应进行抗心衰治疗,控制心率低于100次/分。⑤疑心动过缓及病态窦房结综合征者,必要时做阿托品试验以排除病态窦房结综合征。⑥心电图示严重传导阻滞,应立即停止手术,吸氧,皮下注射阿托品1mg。⑦术中出现心绞痛应停止操作,给予硝酸甘油舌下含化,吸氧,口服镇静剂。⑧血压>180/100mmHg者,术前20分钟舌下含硝苯地平5mg或口服地西泮5mg,若30分钟后血压仍无改变,停止拔牙,进行系统降压治疗。

7. 心搏骤停的处理

心电监护拔牙过程中,若患者发生心搏骤停,需采取心肺复苏措施,以挽救患者生命。

(1)心搏骤停临床表现:①意识丧失;②动脉搏动消失;③其他,如瞳孔散大,呼吸停止,血压测不到,创面无出血,血氧饱和度呈直线下降直至无法测到等。

(2)复苏措施:①开放气道,保持呼吸。②口对口人工呼吸。吹气时捏住患者鼻翼,吹完气放开,吹气频率为14~16次/分。③胸外心脏按压。按压胸骨中、下1/3交界处,使胸骨下段及相连肋骨下陷3~4cm,按压频率为60~80次/分。每按压3~4次,做1次人工呼吸。

按压有效的标志:①可扪到动脉搏动;②可测得血压,收缩压高于60mmHg;③氧饱和度上升;④散大的瞳孔再度缩小。

(3)使用复苏药物:①升压药。肾上腺素0.25~0.5mg以生理盐水10mL稀释后静脉注射,临床上通常习惯直接用肾上腺素1mg静脉注射,不予稀释。根据患者反应,可每3~5分钟重复1次;去甲肾上腺素1mg加入到5%葡萄糖100mL静注;其他血管加压药有新福林、阿拉明、多巴胺。②阿托品用于预防心律失常,用法为0.5~1mg静脉推注。

(4)电击除颤:多数心搏骤停的病例属于室颤,电击除颤效果好。目前使用的除颤器多为直流电除颤。两个电极板,一个放在心尖部,一个放在胸骨右缘第2肋间,能量在200~300J,一次除颤无效可在3分钟内重复再除颤,室颤消失后再做按压可恢复心跳。

(5)术后护理:术后观察10～20分钟,如心电图无异常表现,血压平稳,无不适症状,则向患者及家属交代拔牙后注意事项,患者在家属陪同下离开医院。

(6)其他:①患者应有家属陪同。②向患者或家属交代清楚各种可能发生的问题,取得患者本人及家属的同意,填写知情同意书。③拔牙后不宜立即离开,应在休息室内观察至少15分钟。④操作环境应安静,医务人员态度要和蔼。⑤各种急救设备、药品要齐备。⑥拔牙操作要熟练,时间要尽量短,尽量一次拔除。⑦术中应注意完善止血,术后缝合。

第三节　老年人拔牙术操作和术后护理

一、拔牙术前准备

老年人对口腔科治疗普遍存在恐惧心理,患者精神心理状态的变化可能造成生理的变化,尤其是有全身系统性疾病的老年患者。口腔科医师应了解患者所患疾病、病程和常用药物,鼓励、安慰患者,使其充分信任医师。高龄、行动不便和视力不佳的患者,拔牙应有家属陪同。高度紧张的患者,术前可给予三唑氯安定2mg,该药具有较好的镇静及抗焦虑作用,可防止因情绪波动引起的血压异常升高。术前半小时内口服常用的降压药也可有效防止血压升高。

(一)术前准备

1. 分区、分期拔除

需要拔除多个牙时,要根据患者身体状况和拔牙的需要,可一次拔除2～5个牙齿。首先由一侧上、下后牙开始,逐步向近中拔至尖牙,再如法拔除另一侧后牙,直至拔除所有需要拔除的牙。如一次拔除多颗牙,可在每次拔牙后做牙龈拉拢缝合,不仅可减小手术创伤、出血,还可减少术后感染的机会。

2. 麻醉药的选择

充分保证无痛是拔牙术成功的关键之一。麻醉方法应视具体情况而定,为了减轻疼痛,加强麻醉效果,上牙和下前牙麻醉可采用起效快、毒性小、组织浸润度高、穿透力强、致敏性低的碧兰麻。操作复杂的残根(冠)及下后牙拔除可以采用含1∶100 000肾上腺素的盐酸利多卡因行阻滞麻醉,但心脑血管疾病和糖尿病患者不宜选用。因肾上腺素可引起心悸、头疼、血压升高、胸闷不适、血糖升高等反应。心血管疾病较重,合并心律失常,特别是心率较快或有室性期前收缩者,以不含肾上腺素的利多卡因为宜。

3. 是否停用抗凝药

老年患者常常治疗性或预防性使用口服抗凝药如阿司匹林、华法林。阿司匹林抑制环加氧酶,减少花生四烯酸代谢生成的血栓烷A_2,从而抑制血小板凝集和血栓形成。口服阿司匹林的患者出、凝血时间延长,但不会影响凝血功能,INR在正常值范围。华法林的抗凝机制为干扰维生素K环化及2、3-环氧化物生成,进而抑制维生素K依赖的凝血因子Ⅱ、Ⅶ、Ⅸ和Ⅹ的产生,促进抗凝蛋白C和S的合成。随着华法林剂量增加,部分凝血活酶、血浆凝血酶原时间也随之延长、INR增加,因此,服用华法林的患者不可避免地有出血风险。

以前人们认为抗凝药会使拔牙术后出血增加,影响创口愈合,最近研究显示,停用抗凝药对拔牙术后出血量没有明显影响,但停药会增加规律服药患者发生二次中风的机会。因此有学者建议,老年患者拔除单颗非阻生牙齿无须停服阿司匹林,INR<2.5无须停服华法林。

(二)特殊患者的术前准备

1. 心血管疾病患者

术前做好解释并采取必要的保护性医疗措施,如拔牙前给予患者地西泮。拔牙前须检查患者心功能状况,拔牙过程中必须有心电监护;常规配备心血管扩张药物、氧气、必要的抢救设备和药物。老年冠心病患者拔牙前可口服或静脉滴注复方丹参以改善心肌功能,并给予硝酸异山梨酯口服以防心绞痛发作。风湿性心脏病伴风湿活动者,病情稳定 2 个月后方可拔牙。

2. 高血压患者

轻中度高血压并不影响口腔治疗,治疗前可给予镇静剂。如果收缩压>180mmHg、舒张压<110mmHg,应使用降压药,待血压降至正常后再治疗。避免使用含血管收缩药物的局麻药,可选用利多卡因,注射局麻药后应严密观察血压变化。

3. 糖尿病患者

术前应先检查患者空腹血糖,若高于正常水平,应先控制血糖,待血糖正常后方可进行手术。术前常规给予抗生素,严格无菌操作,避免感染。治疗过程注意预防患者发生低血糖。重症糖尿病患者施行拔牙手术时,应将胰岛素剂量减半,并应在注射胰岛素后 0.25～2 小时内施行手术,以防止低血糖。

4. 肾病患者

急性肾病患者或肾衰竭、尿毒症患者尽量避免口腔外科手术。慢性肾病恢复期患者进行口腔治疗时应严格无菌操作,并予以抗生素预防感染,选择对肾功能损害小的抗生素,服药后多饮水,促进药物排泄,并告知患者多休息,注意保持口腔卫生。

5. 残障患者

残障患者因身体或心理问题影响,情绪易激惹,医生应有耐心,注意引导患者谈话,与患者交谈要有耐心。术前应充分交流以取得患者信任。嘱患者术前 6 小时禁饮、禁食,以免术中发生呕吐引起窒息。术前 30 分钟给予镇静剂(如苯巴比妥、阿托品),可缓解患者的紧张情绪,同时减少唾液分泌便于手术操作。

二、拔牙术的操作及护理

术中操作要稳、准、轻、快,尽量减少患者的疼痛,进针要平缓,麻醉须充分。拔牙麻醉多为局部浸润麻醉,首选 1‰～2‰盐酸利多卡因,用量一般不超过 15mL。拔牙时,可用分龈器分离牙龈,一方面减少拔除阻力,另一方面根据患者的反应判断麻醉效果。拔牙多用钳夹与牙挺,为了减少术中刺激,尽可能不用锤击增隙,多用高速涡轮机分牙和去骨,避免冲击造成情绪波动,导致血压突然上升。心电监护拔牙患者,监测有无 T 波、Q 波、ST 段改变,有无心律不齐、头晕、胸闷不适,如有上述情况,及时暂停手术做相应处理,待病情稳定后再行拔牙。高血压患者应注意有无头痛、头晕、恶心等主诉,监测血压,如血压超过 150mmHg 可口服硝苯地平 10mg。

老年人身体耐受性差,容易疲劳,治疗中适当让患者休息片刻,减少张口时间,以免肌肉疲劳和引起颞下颌关节紊乱病。拔牙后认真清理牙槽窝,刮除可能残留的牙石、牙槽骨碎片或炎性肉芽组织,防止术后出血或感染。由于术中患者无法讲话,嘱咐患者如有不适可举手示意。在不违反无菌原则的前提下,可允许家属陪同,增加患者的安全感。

如果操作时间较长,可将咬合垫放在拔牙的对侧咬住,避免疲劳;切割软组织最好使用高频电刀。高频电刀操作简便、创伤小、出血少,使用前须告知患者,电刀使用时会有声音、烧焦样气味甚至烟雾,避免患者恐惧和不安。使用微创牙挺(又称拔牙刀)时不能锤击,嘱患者不能随意转动头部。微创牙挺刃精细,刃部锐利,能直接切断牙周膜,如果锤击或患者转动头部,会损坏器械和周围组织。用高速涡轮机切割、分离牙齿时,及时用吸引器吸干净血液、唾液和碎屑,保证患者的舒适感和术野清晰,同时保护好周围组织,避免损伤。

有吞咽困难的患者,术前应充分告知患者控制自己,如有不适及时举手告知医生,术中及时用吸引器吸除口腔内分泌物,以免引起患者呛咳。如患者术中呛咳,应及时取出患者口中手术器械,以免划伤或刺伤患者口腔。

三、术后护理

(一)拔牙后出血

正常情况下,拔牙创口压迫半小时后不会再出血,偶可见唾液中粉红色血性物。临床将拔牙后 30～60 分钟仍有明显新鲜出血称为拔牙后出血。拔牙后出血是拔牙术后最常见的并发症之一,尤多见于老年患者。

发生拔牙后出血,首先对局部进行止血处理,牙槽窝内有肉芽组织时,应彻底清除;牙龈有撕裂伤时,应予以缝合。血凝块高出牙槽窝并渗血,可用纱布将高出牙槽窝的血凝块清除,置止血纱布后再用纱布卷压迫,如不能止血,可将两侧牙龈做水平褥式缝合,如出血仍不停止,可将明胶海绵、止血纱等放入牙槽窝,再咬纱布卷压迫止血。对于牙槽窝内出血,用上述方法不能止血时,可在局麻下清除拔牙窝内血块,用碘仿长纱条紧密填塞加压,压迫 5 分钟,可起到止血效果。高血压患者拔牙后出血,除局部处理外,还需给予降压药镇静药。

(二)疼痛和感染

正常的牙齿位于牙槽骨上的牙槽窝内。牙槽骨上有牙龈黏膜覆盖,牙槽骨和牙龈分布着大量的神经和血管。拔牙后疼痛是由于牙龈及牙槽骨创伤所致,一般拔牙后第 2 天可消失,而术后第 3 天后出现持续性疼痛,多为伤口感染所致。感染多为慢性感染,主要是局部因素所致,如牙槽窝内异物(碎牙片、碎骨片、残根、牙结石及炎性肉芽组织等)。此时应局麻下彻底清创,搔刮冲洗创面同时辅以抗生素。如拔牙后疼痛较明显,已排除其他原因,可适当服用镇痛药。镇痛药最好只在拔牙当日服用,不可连续多日服用,以避免掩盖病情。常规拔牙术后急性感染少见,与拔牙局部创伤大、拔牙前有局部感染灶、患者有糖尿病等有关。多发生在颌面部间隙感染,尤其是咽峡前间隙,因位置隐蔽,常被当作术后反应而误诊,需耐心细致查看以免延误病情。

四、术中、术后全身系统疾病的诊断和治疗

（一）晕厥

晕厥通常表现为意识的突然丧失。拔牙术前或术中，有很高比例患者出现晕厥。疼痛、疲劳、焦虑以及禁食是血管性和迷走神经性晕厥的诱发因素。表现为头晕，恶心，皮肤苍白，湿冷，脉搏由细弱转为快速，患者往往失去意识而倒下。

中风、皮质类固醇缺乏、药物反应、癫痫发作、心脏传导阻滞、低血糖或心肌梗死的表现与晕厥相似，根据患者既往病史可以排除。

预防：避免诱发因素，除非有特殊禁忌证（例如心衰、肺水肿），否则使患者处于仰卧位。

处理：使患者头部低于或处于与心脏处于同一水平位置，如头低脚高位，松解衣扣，检查脉搏，如果患者不能迅速恢复则重新考虑诊断。如果心率缓慢持续存在且没有恢复的迹象，尝试给予少量阿托品（100μg 静脉注射）。

（二）急性胸痛

心绞痛和心肌梗死都有胸痛，表现为运动或情绪激动后，胸骨后压榨性或紧缩性疼痛，且可以放射到手臂、颈部、颌骨，偶尔放射到背部和腹部。通常情况下，让患者休息并给予硝酸甘油（0.5mg）舌下含服可以迅速缓解。多数有心绞痛病史者都会随身携带硝酸甘油类药物。

若以上方法不能缓解疼痛，而且患者有出汗、呼吸困难、恶心、呕吐或意识丧失，同时脉搏微弱而不规则，提示心肌梗死。

根据当时的环境，如果患者清醒一定保证患者处于有支撑的直立位置，因为仰卧位会增加肺水肿程度并导致呼吸困难。应给患者吸氧，建立静脉通道，给予阿片类止痛药。做心电图，进行尿和电解质检查，同时转至专科治疗。

（三）过敏性休克和其他药物反应

颌面外科门诊用药引起的过敏性反应严重程度各异。一般情况下，过敏反应可在注射后几分钟内发生，而且不以单纯晕厥为唯一表现。

过敏性休克主要症状是面部潮红、瘙痒、麻木、肢冷、恶心，有时出现腹痛等。可能出现的体征包括：喘鸣、面部肿胀和皮疹、皮肤湿冷、脉搏细弱，患者可以出现意识丧失，伴有末梢皮肤苍白，随着呼吸衰竭而出现皮肤发绀。

许多情况下，过敏反应和急性哮喘难以区分。例如，对非甾体抗炎药过敏的哮喘患者如果服用此类药物，就很难将两种疾病区分开来。此时应立即按急性哮喘处理，然后处理过敏反应。

过敏性休克的处理：①尽可能使患者处于仰卧位，下肢抬起。②肌内或皮下注射1：1000肾上腺素 0.5mL。15 分钟后重复一次，直至病情改善。因肾上腺素可能诱导心室颤动，所以不可静脉注射相同剂量的肾上腺素。③静脉注射 500mg 氢化可的松。④缓慢静脉注射扑尔敏 20mg。⑤给予患者面罩吸氧。

虽然非血管内注射利多卡因、肾上腺素可以达到毒性水平，但真正的毒性影响一般是由于静脉注射了大量局麻药所致。这种情况可能表现为精神错乱、口周刺痛、嗜睡、兴奋、痉挛或意识丧失。此时应停止操作，将患者置于仰卧位，保持气道通畅吸氧并给予等待患者自然

恢复(大约 30 分钟)。若出现严重情况,比如心肌梗死,应心肺复苏抢救。

(四)有皮质类固醇药物治疗史患者的休克

皮质类固醇药物可能抑制肾上腺素对紧张情绪的反应,使用皮质类固醇药物时间越长以及剂量越大,越容易出现上述情况。

因此,如果患者正在或接受过类固醇药物治疗,在患者可能出现紧张之前 30 分钟肌内注射 100mg 氢化可的松以帮助患者度过麻醉、感染或创伤的紧张过程。单纯为了减少不良反应而不预防性给予类固醇药物是错误的。不必很复杂地精确计算剂量,应坚持肌肉注射 100mg 氢化可的松,除非有足够理由采取其他的措施。

根据患者面色苍白、脉搏细速、血压突然而显著地降低、记忆意识丧失等临床症状可诊断。急性患者应该立即给予治疗。将患者置于仰卧位,保持气道通畅,吸氧并建立静脉通道。立即静脉注射 500mg 氢化可的松,寻求必要的帮助(如救护车),排除其他原因引起的虚脱。

(五)癫痫发作

饥饿、闪烁的灯光、药物(如甲氨蝶呤、三环类或酒精)等可引起癫痫患者突发痉挛,并可能出现深昏迷。大多数痉挛性癫痫不需要特别干预,患者通常可以自行恢复,只需让患者保持合理的体位以防止他们造成自我伤害。

很多癫痫有先兆,随后是突然发生的意识丧失伴随僵直的伸展外观和抽搐运动。通常情况下,患者会发生小便失禁和咬舌。对于单纯性痉挛,应该让患者保持有利于其恢复的体位,等待患者恢复。如果痉挛反复发生则表明患者已进入癫痫状态。如果癫痫状态持续,应静脉推注 10~20mg 苯二氮䓬(每次注射 5mg,间隔 2 分钟),避免患者出现呼吸抑制。同时迅速估计心肺功能,清理并保持呼吸道通畅,给予吸氧。癫痫状态的死亡率较高(约 30%),而且随着发作时间延长,持续性脑损伤概率增加,因此,癫痫状态持续不能超过 20 分钟。

(六)低血糖

低血糖由于饮食缺乏、胰岛素过量、运动及紧张时热量需求增加所致,可表现为头晕、乏力、恶心、四肢酸软无力、肌颤、出汗、面色苍白等。

糖尿病患者出现定位不准、易怒、睡意增加、兴奋或好斗,提示低血糖症。他们通常表现出一种醉态。

如果患者清醒,给予任何剂型的葡萄糖口服。如果患者丧失意识,应保持呼吸道通畅,使患者处于舒适的体位,建立静脉通道并给予 20%~50% 葡萄糖 50mL。如果可以,肌内注射 1mg 葡萄糖,进一步转专科治疗。

(七)急性哮喘发作

典型急性哮喘发作时,患者主诉胸闷、气短。听诊肺呼吸困难,伴有广泛的哮鸣音,呼吸时需要附属呼吸肌支持。如果患者不能说话,提示可能有致命的危险。

处理:使患者处于直立位,保持呼吸道通畅;24% 浓度的氧气吸入以及雾化吸入沙丁胺醇,可以缓解多数患者的症状。如果患者自己携带类固醇药物,可以立即吸入并口服强的松龙或静脉注射氢化可的松 200mg。上述方法无效的患者需要紧急抢救。

注意,有些过敏反应临床表现类似于急性哮喘,可皮下注射 1:1000 肾上腺素 0.5mL。

如果上述治疗措施有效,则可以让患者回家。如果怀疑患者未完全恢复,可以将患者安排在最近的诊室观察。

（八）异物吸入

牙科治疗中采取的仰卧位不可避免地增加了患者异物吸入的危险。

上呼吸道异物吸入时，引发患者咳嗽反应可以清除阻塞呼吸道的异物，若有窒息，应使患者向前弯腰帮助咳嗽。呼吸道完全阻塞或患者出现发绀时，若患者清醒，一只手支撑患者胸部，用另一只手掌部拍击患者两侧肩胛骨中间部位，必要时可重复5次。如果该方法失败，用手推压患者腹部（Heimlich手法），即用手臂从患者后部围抱患者成环形，快速向上和向内冲击患者腹部以便使异物排出。可以重复5次，背部击打5次与5次腹部推压交替进行。若患者无意识，用手指清除异物，使患者处于仰卧位，实施腹部推压。

当上述方法均失败时，若异物位于环状软骨水平以上，则可通过环甲膜穿刺使患者获救。

下呼吸道异物吸入时，因为只有部分呼吸道被阻塞，所以患者表现为亚急性状态，异物可能停留在右下后肺叶底部。如果发生这种情况，告知并尽快安排患者胸部X线片检查，气管镜定位并取出。

五、笑气等镇静治疗和全身麻醉在老年人拔牙中的应用

牙科恐惧症是患者在口腔治疗时出现的各种紧张焦虑状态，严重的患者甚至拒绝治疗。患者对治疗的恐惧、难以配合治疗，直接干扰治疗计划和治疗效果。氧化亚氮即笑气，是临床上公认的最安全的吸入性麻醉镇静剂。它通过抑制患者中枢神经系统兴奋性神经物质的释放和神经冲动的传导，改变离子通道的通透性而产生镇静作用。患者吸入氧化亚氮（N_2O）和氧气（O_2）按比例混合的气体，可起到很好的镇静作用。

（一）笑气作用特点

笑气对中枢神经系统无明显不良影响，氧供充足时，对患者心血管系统几乎没有影响，对心肌缺血患者有益。笑气大部分以原形由肺呼出，不增加气道分泌物，但上呼吸道感染、鼻窦炎、气胸、阻塞性肺通气障碍的患者避免使用。笑气不经肝脏代谢，微量经胃肠道代谢，肠梗阻患者不推荐使用。笑气对于泌尿生殖系统无不良作用，对于内分泌系统、造血系统等均无不良影响。在过去160年中，笑气在临床上广泛应用，无过敏病例报道。

（二）笑气用于口腔科镇静特点

（1）镇痛作用。吸入笑气可提高痛阈，减轻疼痛但不阻断疼痛。根据治疗需要还可联合应用局麻药物。

（2）抗焦虑作用。笑气预防、减轻或消除患者的焦虑，使患者放松、舒适、合作，对于患者配合牙科治疗有良好作用。

（3）遗忘作用。患者在完成治疗后不能完全、确切回忆当时的情况，对于时间长短判断错误，认为在很短的时间内配合完成了一个实际上较长时间的治疗操作。

（4）操作简便，易于控制。笑气起效和恢复迅速，一般应用后30秒即可产生效果，5分钟可达到最佳效果。停用笑气吸入纯氧5分钟后可完全复苏。

（三）笑气使用适应证和禁忌证

根据美国麻醉医师学会（ASA）非专业人员镇静和麻醉操作指南：参照ASA分级标准，

适用笑气氧气混合气体吸入清醒镇静的患者为 ASA I 级(正常健康,除局部病变外,无系统性疾病)和 II 级(有轻度或中度系统性疾病)者。

(1)适应证:牙科焦虑患者;有镇静要求的患者;口腔及咽部敏感、易恶心的患者;难以保持较长时间张口状态的患者;不能耐受较长时间治疗操作患者;不能耐受牙科治疗相关声音、气味、味道者等。

(2)禁忌证:不能合作、不能交流的老年患者;不会用鼻呼吸、不能耐受鼻罩者;中到重度慢性阻塞性肺疾病者(如肺气肿、慢性支气管炎);上呼吸道感染者;提高气体压力将对体内有限空间产生不利影响者,如上颌窦炎症、肠梗阻;一些心理及情绪不稳定的患者;有不愉快笑气氧气清醒镇静经历者。

(四)术前护理

1. 心理护理

护士应理解患者的感受,热情的接待患者,诚恳、耐心的回答患者提出的问题,对患者进行心理疏导和干预,取得患者的信任,并向他们介绍笑气-氧气吸入镇静技术和微创拔牙手术的优点、操作过程及以往的患者的感受,打消患者的担心和顾虑,以最佳的心理状态配合手术。

2. 术前指导

术前禁食、水 2 小时,教会患者使用鼻罩,确保在治疗过程中通过鼻子吸入和呼出笑气,呼吸应深、慢,频率保持在 16～20 次/分。告知患者笑气镇静时的表现,如原来的恐惧、焦虑状态减轻或消失,变为舒适和放松,感觉口唇、手脚发热、发麻,有"漂浮"感,感觉肢体变轻或发沉,感觉术者声音很远等。教会患者表达对镇静程度的要求和对治疗的反应,并约定如果需要提高笑气浓度可向上伸大拇指,相反动作则表示希望降低浓度,术中要求暂停治疗或与医师沟通时可以举手示意。

3. 器械准备

检查吸入镇痛装置的笑气、氧气气源是否充足,确保进气排气管道连接紧密,排气装置开启;心电监护仪处于备用状态;准备好必要的急救药品和抢救设备。准备鼻罩,脉搏血氧饱和度仪,血压计,听诊器,消毒用品,麻醉药品,圆刀片,刀柄,止血钳,持针器,剪刀,4 号缝线,无菌纱球及各种微创拔牙器械如仰角冲击式气动手机、26mm 长裂钻、颊部拉钩、骨膜分离器、微创挺、金属吸唾器等。

(五)术中护理

嘱患者平卧于牙椅上,调整至舒适体位,连接好血氧饱和度监测仪。监测患者的血压、脉搏、呼吸频率和血氧饱和度,用听诊器检查气道通畅性并记录。选择合适的鼻罩,与给气、排气管道紧密连接,置于患者面部。接通金属吸唾器,调试好负压备用。

医护人员洗手,着装整齐,戴防护面罩。护士站在患者头部的左侧,打开氧气流量控制阀门,首先让患者吸入纯氧 1 分钟,然后打开笑气流量控制阀门,观察气囊,确定合适的气体总流量,指导患者调节呼吸频率与深度。按笑气-氧气滴定法滴定笑气,浓度从 10％起逐渐增加,依据患者身体反应调节,每 1～2 分钟增加 5％～10％笑气,注意始终与患者保持语言上的沟通,询问患者的感受并给予必要的解释和心理安慰。当患者有舒适放松感,感觉口唇、手脚发麻发热,即镇静显效,多数患者3～5分钟吸入30％浓度笑气即可达到满意效果,笑气最高浓度不超过50％。

等待3分钟后,局部注射麻醉药,待麻醉起效,护士持颊部拉钩拉开患者口角,准确传递器械,及时吸除患者口内血液、唾液和口水,保持术野清晰,协助术者拔除患牙。拔牙过程中,护士应根据治疗刺激的大小或患者的反应,适度提高或降低笑气浓度,并时刻注意患者是否处于清醒状态,避免过度镇静。如患者出现嗜睡、烦躁不安或不合作,提示吸入过量,应立即停止吸入笑气,给予纯氧吸入。术中严密观察,防止发生意外。

（六）术后护理

拔牙结束后立即关闭笑气,吸纯氧至少5分钟,询问患者有无头晕眼花、四肢无力和眩晕恶心等。无不适者30分钟后复查,患者头脑清醒,运动自如,拔牙区无渗血,方可离院。如果患者有任何不适,应继续吸入纯氧直至不适消失,并向患者及家属交代注意事项,勿马上从事精密操作的活动,如驾驶汽车、操纵复杂机器等。拔牙当天不漱口,进温软饮食,不要吸吮或用舌头去舔拔牙窝。术后1～2日内唾液中带粉红色血丝属于正常现象。如有出血过多、唾液中有血块、疼痛严重、张口困难、高热等不适症状,应随时就诊。

 同步练习

一、单项选择题

1. 拔牙术前术后须使用抗生素的心血管疾病是（　　）

    A. 房颤　　　　　　　　B. 冠心病　　　　　　　C. 心瓣膜病

    D. Ⅰ型房室传导阻滞　　E. 高血压性心脏病

2. 长期肾上腺皮质激素患者拔牙术后发生肾上腺危象最危险的时期是（　　）

    A. 2小时　　　　　　　　B. 8小时　　　　　　　C. 12小时

    D. 20小时　　　　　　　E. 24小时后

3. 术中发生晕厥处理不正确的是（　　）

    A. 采取头高位　　　　　　B. 松解衣扣　　　　　　C. 检测脉搏

    D. 给予少量阿托品　　　　E. 确定导致晕厥骤然发生的原因

二、简答题

1. 试述心血管疾病拔牙的禁忌证。

2. 如何控制糖尿病患者牙槽外科治疗的风险？

3. 简述拔牙治疗过程中心搏骤停的临床表现及初期复苏。

参考文献

[1] 张志愿. 口腔颌面外科学[M]. 7版. 北京:人民卫生出版社,2012.

[2] MITCHELL D A, MICHELL L, BURNTON P. 牛津临床口腔科手册[M]. 刘宏伟,译. 北京:人民卫生出版社,2006.

[3] 张海军,刘晓辉,赵颖. 老年心血管病患者拔牙问题的探讨[J]. 临床口腔医学杂志,2009,25(11):682－683.

［4］SILVESTRE F J，SALVADOR-MARTÍNEZ I，BAUTISTA D，et al. Clinical study of hemodynamic changes during extraction in controlled hypertensive patients. ［J］. Med Oral Patol Oral Cir Bucal，2011，16(3)：e354.

［5］岳柏，马卫东. 老年人全身管理下拔牙临床分析[J]. 口腔医学研究，2010，26(3)：446－447.

（单兆臣）

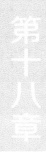

第十八章

老年人的口腔预防保健

▶ 学习目标

了解：老年口腔患者口腔健康教育的内容、形式和保健知识。

熟悉：老年人口腔护理的影响因素、护理要点及护理方法。

掌握：老年口腔常见病如龋病（尤其是根面龋）、牙周病、口腔癌、口腔癌前病变的三级预防原则和具体措施。

第一节　老年口腔疾病的预防

老年口腔疾病的预防保健工作，既要针对患者进行口腔宣教，又要针对发病因素（如生活环境、社会因素等）采取综合防治措施。老年口腔预防保健工作不仅要做到"防病于未然"，也要做到患病后的及时治疗。预防老年口腔疾病，对老年人的身心健康具有重要意义，同时，也有利于政府为保障老年人口腔健康合理安排人力、物力和财力。

老年人口腔疾病的病因、危险因素以及患病率与一般成人有所不同，衰老和全身系统性疾病对口腔健康的影响在这一时期均有表现。龋病、牙周病、牙本质敏感、口腔黏膜疾病、口腔癌等疾病的发病率在老年人中均呈上升趋势。

老年人的口腔健康状况除受生理功能退化因素影响外，还受到其他因素的影响。

（1）口腔保健和口腔疾病治疗费用是影响老年口腔健康的一个因素。调查表明，65～74岁年龄组的人群中，有 25％ 的人认为费用是影响其口腔健康的一个重要障碍。

（2）恐惧是影响老年人维持口腔健康的另一个重要因素，有 64％ 的老年人能回忆起年轻时不愉快的牙科治疗经历。很多老年人常把口腔医疗行为与疼痛联系在一起。他们常会因为恐惧而不敢到医院就诊，致使疾病得不到及时治疗。

（3）老年人对口腔疾病认识的不足以及保健意识的相对薄弱，使其在日常生活中很少把注意力放在口腔保健上。除此之外，老年人常患有其他全身疾病或行动不便，这使得他们的活动能力和生活自理能力较弱，从而影响他们的口腔保健行为，进一步影响其口腔健康。

与一般人群相比，老年人的口腔疾病预防有其特殊之处。根面龋是老年人口腔常见病、多发病，因老年人牙龈萎缩、牙根外露，其患病率较其他年龄人群高。氟化物不仅可预防老年人的根面龋，而且还可阻止早期根面龋的发展，促进其再矿化。因此，临床工作中需根据患者的口腔卫生、饮食习惯、唾液流量等来确定根面龋的治疗方案。

老年口腔保健综合防治内容包括：①既要重视全身健康，又要重视口腔健康。在加强全身健康的基础上改善口腔健康;完善口腔保健的同时又能促进全身健康。②既重视口腔健康,又重视心理健康。在进行口腔保健的同时,也要注意老年人心理的变化,注重心理工作,有效提高老年人的健康素质。③公共卫生与自我保健并重。在医务人员做好公共卫生工作的前提下,强调发挥老年人的主观能动性,做好自我口腔保健。

一、老年龋病的预防

老年龋病的预防包括三个方面:①控制细菌、菌斑等致龋因子;②增强牙齿的抗龋能力;③调整饮食结构。

(一)控制致龋因子

1. 保持口腔卫生

机械清除菌斑的方法,如刷牙、漱口、牙线、牙间隙刷及牙间清洁器等,同样适用于老年人。医护人员在临床诊疗过程中应适时进行宣教,指导患者有效清除牙菌斑,保持口腔卫生。

2. 化学方法防龋

(1)三氯生,也称三氯羟苯醚,是一种广谱抗菌剂,添加在牙膏和漱口液中使用。

(2)表面活性剂。季铵化合物、哌嗪衍生物是阳离子表面活性剂,能杀灭细菌,特别对革兰氏阳性菌有较强的杀灭作用,可抑制菌斑形成。

(3)金属离子通过静电引力与菌斑成分牢固结合,发挥抗菌效果。金属离子抗菌斑、抗糖酵解的能力由强到弱依次为:$Ag^+ > Cu^{2+} > Sn^{2+} > Zn^{2+} > Al^{3+} > Fe^{3+}$。用 1.64% SnF_2 进行龈下冲洗,能抑制龈下菌斑形成,并延缓牙周再感染。

(4)氯己定及其化合物。氯己定是目前报道的抗菌斑作用最强的药物,不仅抑制菌斑形成,而且可使已成型的菌斑变得松散并易被清除。一般认为,用 0.12% 的氯己定液漱口,每天 2 次,可获得良好的抗菌斑效果。其缺点是口感不佳,易造成牙齿着色。

(5)酚类化合物又称香精油,是由麝香草酚、薄荷醇和甲基水杨酸盐混合而成的抗菌制剂,一般制成漱口剂,代表商品是 Listerine(26.9% 乙醇,pH 5.0),每天使用 2 次。

3. 其他防龋方法

(1)植物提取物。中药黄芩、厚朴、五味子、金银花、两面针、三七、茶叶等有抑制致龋菌生长的作用,其提取物可添加到牙膏或漱口剂中,但其作用机制及临床效果目前尚不明确。

(2)生物方法,多为特异性和非特异性酶。非特异性酶一般是蛋白酶类,能破坏细菌的细胞膜。特异性酶中有葡聚糖酶,可溶解葡聚糖,减少菌斑在牙面聚集。目前主要有非特异性蛋白酶牙膏。

(3)抗菌斑附着剂包括茶多酚、甲壳胺等,可添加于含漱剂或牙膏内使用。

4. 替代疗法

替代疗法指用致龋菌毒性因子缺陷株替代野生株种植于口腔,以减少龋病发生的方法。此方法尚处于实验阶段,未见临床应用及疗效报道。

5. 免疫方法

免疫方法是用防龋疫苗进行主动免疫,即用致病的特异性抗原使机体产生特异性抗体,并在较长时间保持免疫作用。该方法理论上可用于龋病危险人群的防治,但疫苗研究尚处于完善阶段,尤其是临床效果和安全性有待验证。

(二)增强牙齿的抗龋能力

老年人龋病预防一般采用局部应用氟化物的方法。

1.牙膏中添加氟化物

牙膏中添加氟化物使用方便,易于推广,也最受欢迎,防龋效果肯定。

2.氟化物漱口

B.Ogaard 等观察发现,使用 1.2% 氟化钠漱口,可使早期根面龋的脱矿量减少,龋活动性降低,且液相氟化物作用效果较固相氟化物好。C.T.Santos 报道,局部应用氟化物可促进根面龋的再矿化。L.W.Ripa 的报道指出,用氟化物漱口可使龋病的发病率降低 30%,特别是在龋病高发地区。老年人可采用 0.05% 的氟化钠溶液漱口 1 分钟,每天 1 次。

3.局部涂氟法

老年人牙龈退缩、牙根暴露,导致根面龋发病率增加。在暴露的根面上涂氟可达到防治根面龋的目的。常用药物有:①75% 氟化钠甘油糊剂;②8% 氟化亚锡溶液;③酸性磷酸氟化钠(APF)溶液;④含氟凝胶(如 1.5% APF 凝胶);⑤含氟涂料等。局部联合应用氟化物和氯己定效果良好。氟化物能有效干扰牙体硬组织脱矿过程,促进再矿化,氯己定为广谱抗生素,能有效控制根面细菌及龋活动性,使活动龋转变为静止龋。

临床不推荐使用硝酸银,因其对软组织有强腐蚀性,并使牙齿发黑,操作不当易造成牙龈损伤。

(三)调整饮食结构

食物是引起龋病的重要因素之一。一方面,食物中的营养物质被吸收后可增强牙齿的抗龋能力,另一方面,食物可形成菌斑引起龋病。年龄、民族、宗教信仰、生活环境、经济状况、个人嗜好等都影响龋病的发生,一般通过提供参考性建议和鼓励的方式调整饮食结构。

1.控制糖的摄入

蔗糖是致龋能力最强的糖,葡萄糖、果糖、麦芽糖等也具有一定的致龋性,乳糖的致龋性较弱。日常饮食中的糖包括牛奶中的乳糖、水果及蔬菜中的糖、还有一些外来糖。乳糖和水果、蔬菜中的糖对牙齿健康危害小,但外来游离糖易致龋。含糖饼干、饮料等致龋力强,应引起重视。

进食频率,即摄取糖的频率与龋的发生高度相关。对于龋易感者,应建议其减少糖的摄入量和频率,每次摄糖后应漱口清洁口腔。建议老年人多食淀粉类食物、新鲜水果及蔬菜。

2.使用代糖

木糖醇是最常用的代糖,不被致龋菌分解产酸和形成多聚糖,一般作为甜味剂添加在口香糖中。木糖醇本身是否具有抗龋作用,还需深入研究。无糖口香糖不仅不致龋,还可通过刺激唾液分泌起到防龋的效果。

3.注意全身营养

老年人还应加强对钙、磷、维生素 A、维生素 D 等的摄入,促进全身健康。

（四）定期口腔健康检查

建议老年人每6～12个月进行一次口腔检查,对于龋病易感者,可缩短复查时间。定期进行口腔健康检查有利于口腔疾病的早发现早治疗。

二、老年牙周病的预防

1970年世界卫生组织就提出对牙周病的三级预防。一级预防(primary prevention)又称初级预防,主要对大众进行口腔健康教育和指导,建立良好的口腔卫生习惯,掌握正确的刷牙方法,同时提高宿主的抵抗能力;定期进行口腔保健,维护口腔健康;二级预防(secondary prevention)指去除引起龈炎的菌斑以及防止牙龈炎的进一步发展,强调早期发现、早期诊断、早期治疗;三级预防(tertiary prevention)是指控制已经发生的牙周深层组织的病变,防止病变进一步发展,包括龈下刮治、牙周手术治疗等,当牙周病发展到晚期阶段时,采取治疗措施并修复失牙,重建功能,维护口腔健康,预防牙周病的复发。同时还应治疗相关的全身性疾病,如糖尿病等,增强牙周组织的抵抗力。二级和三级预防是治疗性措施,目的是为了防止疾病的发展。而一级预防是去除致病因素预防疾病的发生,其意义更为重要。结合老年牙周病特点,预防对策应包括:保持个人口腔卫生、戒烟、定期进行口腔检查、适时治疗牙龈炎及早期牙周病。

（一）保持个人口腔卫生

1. 口腔卫生

广义的口腔卫生指全部口腔预防保健工作,狭义的口腔卫生仅指保持口腔清洁,改善口腔的卫生条件。口腔卫生与口腔疾病的发生有很大关系,尤其与龋病、牙周病关系密切。采取有针对性的口腔卫生措施,维护口腔清洁与健康,可达到防治口腔疾病的目的。

2. 口腔污物

口腔污物包括牙菌斑、牙石、软垢、食物碎屑、牙面色渍。牙菌斑堆积在牙颈部可引起龈炎,部分患者可能发展成牙周炎。

（1）菌斑中的细菌及其代谢产物是导致龈炎和牙周炎的主要原因,它们通过直接和间接途径破坏牙周组织。

1）直接损害:牙周致病菌选择性地黏附、定植,并在宿主适当部位生长繁殖,破坏宿主组织。细菌附着后,其抗原成分(或)毒性产物引发白细胞趋化、吞噬,引起炎症反应,造成表层组织损伤。细菌及其代谢产物通过上皮细胞间隙入侵表层下组织,并产生各种水解酶破坏宿主组织。此外,细菌还可直接进入宿主上皮或结缔组织细胞,破坏宿主组织。文献报道,伴放线杆菌、牙龈卟啉单胞菌、具核梭杆菌及齿垢密螺旋体均有直接入侵宿主组织细胞的能力。

2）间接损害:龈沟液中含有免疫球蛋白、酶、补体和白细胞。其中,免疫球蛋白可中和细菌及其产物,白细胞可在牙齿表面、龈沟液与上皮之间形成一道抑制菌斑扩展的保护性屏障。龈沟液中的某些成分是革兰氏阴性杆菌和螺旋体的重要营养来源,而龈炎和牙周炎的发生和发展与这些细菌数量的增加和毒力的改变有关。有资料表明,重度牙周病患者的牙周结缔组织中存在着细菌,这些细菌及其产生的抗原性物质可激发机体的免疫应答,导致生理紊乱、组织损害等。造成宿主牙周组织损伤的致病因子可分为四类,分别是:①菌体表面物质,包括内毒素(endotoxin)、脂磷壁酸(lipoteichoic acid,LTA)、外膜蛋白(outer membrane protein)、纤毛蛋白、膜泡;② 致病酶,如胶原酶(collagenase)、蛋白酶(proteinase)、胰蛋白酶样酶(trypsin-like enzyme)、神经氨酸酶(neuraminidase)、透明质酸酶(hyaluronidase)、硫酸软骨素酶(chondrosulfatase);③毒素,包括白细胞毒素(leukotoxin,LTX)、抗中性粒细胞因子(antineutrophil factor);④代谢产物,如各种有机酸(丁酸、丙酸、乙酸)、硫化氢、吲哚等。牙周病的发病过程是菌斑微生物与宿主免疫系统之间的反应过程。机体对外来物质做出免疫应答反应的同时往往伴发炎症,这又造成组织损伤。

(2)牙石是唾液中的矿物盐沉积在菌斑及牙垢中形成的钙化斑块,又称牙结石。牙菌斑形成1~14天后开始钙化形成牙石。牙石表面的细菌及其毒性产物是牙石的主要致伤因子。牙石对牙周组织的危害主要在于它是菌斑附着滋生的平台。大量牙石的存在也妨碍口腔卫生措施的实施,加速了菌斑的形成。牙石的多孔结构能吸附细菌毒素,刺激软组织。去除牙石、控制菌斑有利于牙周病的预防和治疗。

(3)牙垢是软性沉积物,又称软垢,呈软黄色或灰白色,由食物碎屑、脱落的上皮细胞、唾液中的黏液素、涎蛋白、脂类混合组成。牙垢中含有大量细菌及其代谢产物,可引起口腔异味,并刺激牙龈导致牙龈炎。

(4)食物残渣,常黏附在牙面或黏膜上,若不及时去除易腐败崩解,成为局部刺激因素。

(5)牙面色渍主要影响牙齿美观,多因色源细菌或食物沉积造成,部分由其他化学物质引起。常见的牙面色渍是菌斑和烟斑。

3. 口腔清洁方法

常用的口腔清洁方法包括刷牙,漱口,使用牙签、牙线、牙间隙刷,多吃有洁净作用的食品,进行口腔洁治等。

(1)刷牙是保持口腔卫生的重要方法。每日刷牙可去除菌斑和软垢。牙刷的按摩作用可促进牙龈组织的血液循环,有助于增强牙周组织对局部刺激的防御能力,维护牙龈的健康。

刷牙应分区洗刷,将整个口腔分为上、下、左、右4个大区,每个大区分为切牙区、前磨牙区、磨牙区三个小区。按照一定的顺序洗刷,以免遗漏。牙齿的三面,即唇颊面、腭舌面、拾面都要刷到,每个部位至少刷5~10次。

刷牙建议采用水平颤动拂刷法,不要采用拉锯式的横刷法。刷唇颊面或后牙舌面时,先把牙刷放在牙面上,牙刷毛尖端朝向牙龈,压着牙龈并紧贴牙面,然后向内转动刷柄;刷毛与牙长轴成45°角,揉按牙龈片刻,再向拾面或切缘的方向刷去。刷前牙舌腭面时,如牙弓较宽者,仍可采有上述方法;牙弓较狭窄者,可将牙刷垂直,将刷毛接触龈缘及牙间隙约成45°角,做往复短颤动刷洗。刷洗咬合面时,应将牙刷直压于拾面,做来回拉动或旋转式刷洗。

每天至少刷牙两次,晚上睡前刷牙尤为重要。普通人群建议每次刷牙时间不少于2分钟。老年人多有牙龈萎缩,易发生食物嵌塞,可适当增加刷牙次数,建议早、晚和餐后刷牙。

选用合适的牙刷可以起到良好的清洁效果且不损伤牙齿和牙龈。牙刷分为适用型与特异型两大类。前者以直柄为宜,刷毛软硬适中,排列平齐,毛束排列不宜过多,各束之间有一定间距。后者是为适应口腔的特殊情况和特殊目的而设计的,除刷毛排列形式不同外,刷柄设计有一定曲度,弯曲的形式和方向也有所不同。老年人最好使用软毛牙刷,毛尖磨平,即磨毛牙刷。

刷牙后,用清水多次冲洗牙刷,并将刷毛上的水分甩干,放置于通风处充分干燥,不应将牙刷放在玻璃管或金属盒中,或把牙刷头倒置于漱口杯内。

刷牙的辅助用品包括牙膏、牙粉等,最常用的是牙膏。牙膏能在刷牙时增加摩擦效能,使牙齿便于清洁,并使口腔清爽舒适。

1)含氟牙膏:添加的氟化物有氟化钠、氟化钾、氟化亚锡和单氟磷酸钠等。我国含氟牙膏的游离氟浓度在400～1200ppm之间。含氟牙膏可降低龋齿的发病率并能促进根面龋的再矿化,故应提倡老年人使用含氟牙膏。

2)药物牙膏:在普通牙膏中添加一些药物,通过刷牙在牙齿表面或牙周组织给药,可减少牙菌斑的形成,起到预防龋病和牙周病的作用。常见的药物牙膏有中药牙膏、含酶牙膏等。药物牙膏应经常更换,可根据个人喜好、价格、香型及某些特殊需求等选择。

(2)漱口。饭后漱口可清除食物碎屑和部分软垢。有口腔疾病的患者,可使用添加药物的含漱剂漱口,从而获得一定的治疗效果。常用的含漱剂有0.01％～0.20％的氟化钠液、1∶5000高锰酸钾液、1∶1000 利凡诺尔液、1∶5000 的氯己定液、1∶5000 的呋喃西林液。这些含漱剂均可用于控制口腔炎症。此外,3％硼酸溶液、复方硼砂溶液、1％过氧化氢液也可用于清洁口腔,消除口腔异味等。一般不建议老年人使用自制盐水漱口,以免使口腔黏膜更干燥。

(3)牙线和牙签。正确使用牙线和牙签能有效地清除邻面软垢及嵌塞的食物。牙线的使用方法是:取一段牙线,用两手持线两端,将线从𬌗面经邻面接触点放入牙间隙中,两手交替拉动牙线,使得嵌塞食物或软垢从舌侧或颊侧拉出(图18-1)。现在还有带持线柄的牙线,使用更简单(图18-2)。

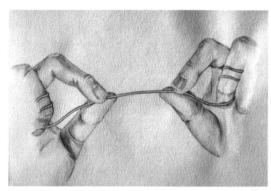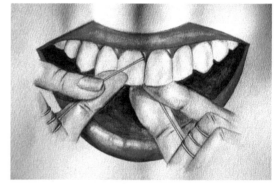

图18-1 普通牙线的使用方法

牙签可用于剔除嵌塞在牙间隙内的食物碎屑和软垢,适用于牙龈退缩、根面暴露、邻面间隙较大的部位。使用时,尖端应朝向𬌗方,注意避免用力过大而损伤牙龈。

(4)牙间隙刷适用于牙龈退缩处的邻间隙区、暴露的根分叉区以及排列不整齐的牙邻面,对于牙颈部和根面上的菌斑,牙间隙刷比牙线和牙签清洁效果更好,使用也更方便。正畸等有特殊需求的患者,也可使用牙间隙刷进行清洁(图18-3)。

(5)电动冲牙器是近年开发的一种口腔清洁用具,靠喷射出高速水柱冲洗实现清洁。高脉冲的水柱可冲刷到口腔任何部位,包括牙刷、牙线、牙签不易清洁到的牙缝和牙龈深处,水流还有按摩牙龈的作用(图18-4)。在冲洗液中加入漱口水还可抑菌。

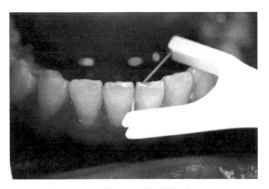

图 18-2　带持线柄的牙线

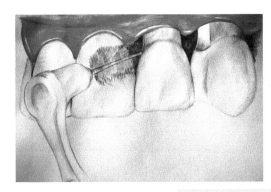
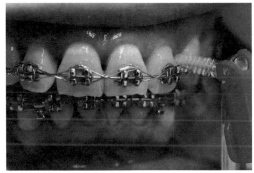

图 18-3　牙间隙刷的使用方法

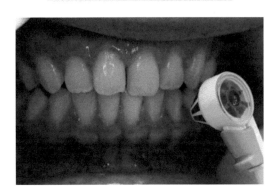

图 18-4　冲牙器

　　(6)按摩牙龈有利于上皮角化并促进局部血液循环。我国新疆少数民族有揩齿习惯,即用手指按摩牙龈。按摩牙龈一般从根尖部的牙龈表面开始,向龈缘方向按摩,垂直方向按摩2~3分钟,然后水平方向按摩2~3分钟。对于牙龈乳头萎缩及根分叉暴露区的牙龈,最好使用圆锥状橡皮按摩尖(又名牙龈刺激器),将橡皮尖以45°角插入牙间隙,尖端朝向殆面旋转5~6次,进行按摩和加压动作。牙龈按摩须在洁牙、刮治及消除牙周病灶后进行。

　　(7)口腔洁治及预防性清洁术应每年进行1次,有条件者每半年进行1次。预防性清洁可与口腔健康教育、定期口腔检查及其他预防措施相结合。

（二）戒烟

吸烟与牙周病关系密切,吸烟对牙周组织的损害主要包括以下几方面:①香烟的烟雾刺激可使牙龈呈慢性炎症状态;②吸烟影响口腔卫生,使口腔软垢沉积增多,焦油沉积于牙面形成烟斑,影响牙周健康;③烟草在燃烧过程中产生的某些毒性产物可通过口腔黏膜、肺泡等进入血液循环,对全身产生不良反应,间接影响牙周组织;④吸烟可降低牙周组织对感染的抵抗力。因此,应提倡老年人积极戒烟。

（三）去除相关危险因素

1. 局部因素

食物嵌塞、创伤性咬合、不良修复体、不良习惯、牙殆畸形等与牙周病的发生及发展密切相关,去除此类不良因素有益于牙周健康。

2. 全身因素

合理营养,补充优质蛋白,补充维生素 A、维生素 D、维生素 C 及钙、磷等,对促进组织代谢和生理性修复是有益的。同时,应积极治疗和控制全身性疾病,如糖尿病、遗传性疾病等。关注高危人群的专业性口腔卫生护理,有利于口腔疾病的预防。

三、老年口腔癌的预防

（一）发病率与死亡率

口腔癌是头颈部较常见的恶性肿瘤。WHO 最新版国际疾病分类系统（ICD-10）将口腔癌与咽癌归为一类,称为口咽癌。据国内部分医院资料统计,口腔癌占全身恶性肿瘤的 1.8%～3.5%。口腔癌死亡率占全部恶性肿瘤死亡率的 2%（男性）和 1%（女性）。近年来的研究表明,50% 以上的口腔癌发生在 65 岁以上老年人,口腔癌男女性别之比已从 1950 年的 6:1 下降到 1989 年的 2:1,这与女性吸烟人数增加有关。与西方国家相比,我国头颈部恶性肿瘤的发病率较低,但共同点是发病率都呈上升趋势。文献报道,口腔癌的发病率从 1973 年的 1.92/10 万上升到 2005 年的 3.27/10 万。

口咽癌从组织学分为癌和肉瘤,前者主要是鳞状上皮癌,占 80% 以上。按照发病部位分类,口底、腮腺癌最多,约占 36%,其次为咽部癌,约占 29%,其余为舌癌和唇癌,舌癌占 18%,唇癌占 17%。

口腔癌是危害老年人健康的重要疾病。加拿大的一项口腔癌的重要研究（Miller,1974）发现:40～44 岁男性唇癌的发病率逐渐上升;45～85 岁时,唇癌发病率几乎呈直线上升;在 85 岁以上老年人中,发病率更高。随年龄增长,舌癌的发病率上升相对较慢。在 50 岁以下人群中,口腔内癌肿的发病率与舌癌的发病率相近,但在 50～80 岁的年龄段中,发病率则升高;80 岁以上,发病率几乎加倍地上升。口腔癌男性死亡率一般高于女性,性别比例因地而异（表 18-1）。

表 18 - 1　部分国家或地区男女口腔癌死亡率及性别比例

国家或地区	男性	女性	性别比例
法国	9.17	0.78	11.76
波多黎各	8.73	2.05	4.26
瑞典	6.95	0.78	8.91
南非	5.92	1.23	4.81
意大利	5.44	0.88	6.18
美国	4.58	1.05	3.66
葡萄牙	4.57	1.07	4.27
爱尔兰	4.33	2.07	2.09

（二）口腔癌的危险因素

口腔癌病因复杂，遗传、种族、不良生活方式、物理及生物致癌因素都与口腔癌的发生有关。

1. 不良生活方式

大约 50％的口腔癌患者有吸烟史，并且吸烟者与不吸烟者的相对危险度存在明显差异。病例对照研究结果表明，吸（嚼）烟与口腔癌发病呈显著相关，并存在剂量反应关系。Graham 对 584 例白人口腔癌患者的病例对照研究发现，口腔癌的危险度随吸烟量的增加而增加。印度及斯里兰卡的调查资料表明，吸烟和嚼烟对口腔癌的发生存在协同效应。患口腔癌的危险度与嚼烟的量及开始嚼烟的年龄等呈剂量效应关系，每天嚼烟的量愈大，开始嚼烟的年龄愈早，患口腔癌的危险度就愈高。

各种烟草，如纸烟、烟斗、雪茄、嚼烟（或烟草与槟榔混合）、鼻烟等，它们均与口腔癌密切相关。口腔癌患者中吸烟人数是非吸烟人数的 2 倍多。美国加州大学旧金山分校对 403 名口腔癌和咽癌患者平均追踪观察了 5.1 年，发现 72％的患者吸烟且 58％的患者每天吸烟超过 1 包。文献报道，抽雪茄的人患心脏病、肺病、口腔癌、喉癌、食管癌、肺癌的危险性增加，部分原因是雪茄燃烧产生的焦油、尼古丁、一氧化碳的含量高，如果雪茄是用烟叶包装，则危险性更高。

（1）吸用烟草方式与口腔癌发生部位有关。嚼烟与唇癌、颊癌、牙龈癌和舌前部癌明显相关，而吸烟则与舌癌及其他部位的口腔癌相关。癌前病变、口腔黏膜白斑的发生与吸烟刺激密切相关。

（2）吸烟和饮酒对口腔癌的发生有协同作用。兼有烟、酒嗜好者患口腔癌的危险性显著增加，饮酒的量与口腔癌的发生呈正相关。Garaner 调查发现 189 例口腔癌患者中有 94％为饮酒者。东南亚、我国海南、湖南等地居民的嚼槟榔习惯也与口腔癌发生有关。

（3）营养不良是口腔癌的发病因素之一。25％～45％的舌癌患者患有缺铁性贫血，患者细胞免疫反应缺陷。维生素缺乏可引起黏膜下变性，加上辛辣食物刺激，也可能与口腔癌的发生有关。

2. 环境因素

(1)光辐射。文献报道长期强烈光照是唇红部癌的可能原因之一,光辐射(波长320～400nm)是引起皮肤癌的主要危险因素。在美国,下唇鳞状上皮癌的患者多为男性农民与水手,他们大多生活在美国南部,而非裔人群很少发生唇红部癌,原因是黑色素能阻挡部分紫外线。

(2)核辐射。核辐射可诱发人与动物癌肿,接受放射治疗的白血病和淋巴瘤患者易发生黏膜表皮样癌和唾液腺癌。

(3)空气污染。工业煤烟污染、纺织工业的纤维刺激等,也是口腔癌发生的重要危险因素。

3. 生物因素

口腔卫生不良、尖锐牙尖和不良修复体等慢性刺激与口腔癌的发生高度相关。人乳头瘤病毒(HPV)感染与口腔癌的发生密切相关,其中,口腔鳞癌的形态表现与HPV感染后三种类型(内陷型、乳头型和扁平湿疣)有关。有文献报道,晚期梅毒易并发口腔癌,波及舌部时易发生舌癌。

(三)口腔癌的预防

采取合理有效的措施,1/3癌症是可预防的,1/3癌症如能及早诊断,则可能治愈,而合理有效的姑息治疗可使剩余的1/3癌症患者生存质量得到改善。口腔癌的预防强调早发现。口腔癌预防的内容包括预防口腔癌的发生、预防口腔癌对邻近组织的损害、预防口腔癌的转移、预防因口腔癌丧失生命。

1. 口腔健康教育与口腔健康促进

提高公众口腔保健知识水平,改变不良生活习惯,有助于口腔癌的预防。第四次全国口腔健康流行病学调查发现,我国男性公民35～44岁、65～74岁吸烟者分别占53.5%和40.7%,饮酒者分别占66.5%和46%。35～44岁、65～74岁男性饮酒者分别为女性的3.3倍和3.5倍。因此,口腔医务工作者、社会、媒体都要积极做好口腔健康教育工作。

控制诱发口腔癌的危险因素,包括戒除吸烟、饮酒、嚼槟榔等不良嗜好。已吸烟者最好戒烟,无法戒烟者应减少吸烟量。避免长时间直接日照,避免过热饮食,及时调磨尖锐牙尖和义齿的锐利边缘。

提高公众对口腔癌警告标志的认识,当有以下情况发生时,应警惕口腔癌的可能:①口腔内有2周以上未愈合的溃疡;②口腔黏膜有白色、红色和发暗的斑;③口腔与颈部不明原因的肿胀和淋巴结肿大;④不明原因的口腔内反复出血;面部、口腔、咽部和颈部不明原因的麻木与疼痛等。

2. 定期口腔检查

WHO(2006)将恶性肿瘤确定为可控制的慢性病。癌症的发生是一个漫长的过程,早发现、早诊断、早治疗对提高患者的5年生存率和生存质量至关重要。

40岁以上长期吸烟者,吸烟量在20支/日以上者,既吸烟又有饮酒习惯者,因烟酒刺激口腔已有白斑者以及长期嚼槟榔者,应定期进行口腔检查。

四、口腔癌前病变及预防

WHO(1972)口腔癌及癌前病变研究合作中心提出,癌前病变是"组织发生的一种形态学改变,发生这种改变的部位,比外观正常的组织更易发生癌变"。通常将口腔白斑、口腔黏膜红斑、扁平苔藓和黏膜下纤维增生列为口腔癌前病变。

(一)口腔白斑

口腔白斑是发生于口腔黏膜,以白色为主的损害,不能擦去,也不能以临床和组织病理学的方法诊断为其他可定义的损害,不包括吸烟、摩擦等局部刺激因素去除后病损可以消退的单纯性过角化。口腔白斑的发生与口腔癌关系密切。流行病学调查资料表明,有3%~5%口腔白斑发生癌变,尤其是特殊部位及特定形态的白斑癌变率较高,如舌部白斑、结节型或糜烂型白斑及上皮异常增生型。病理检查有无异常增生及异常增生程度对预测癌变最有价值,是目前预测白斑癌变风险的重要指标。

口腔白斑的危险因素包括吸烟、局部机械刺激(尖锐牙尖和边缘嵴、不良修复体等)、白色念珠菌感染、温度、酸、电流刺激等,全身因素有维生素 A 缺乏、三期梅毒等。

口腔白斑的预防包括预防白斑的发生和预防已发生的白斑癌变。

1. 白斑的预防

①戒烟是关键。国内有学者对 181 例白斑患者进行了 2 年随访,发现 71 例戒烟者,42 例减少吸烟量者白斑消退。②去除口腔局部机械刺激,如清除牙石、充填龋洞、磨改锐利牙尖及边缘嵴、治疗牙周病、饮食控制(少食辛辣食物、过热饮食)等。③采取社会性措施,如生产无毒、低毒香烟,生产新型吸烟器具以改进吸烟方式,最大限度地降低吸烟的危害。④正确诊断白斑,避免误诊。

2. 白斑癌变的预防

口腔白斑癌变的高危因素包括:①年龄。年龄＞60 岁,癌变危险性越大。②女性。③位于舌缘、舌腹、口底或口角的白斑。④疣状、颗粒型、溃疡或糜烂型白斑。⑤病理检查为不典型增生白斑。⑥伴随白色念珠菌感染。⑦病程较长。⑧病损面积＞2cm^2。高危人群应定期随访,至少每 3 个月复查 1 次,做到早预防、早发现、早治疗,避免延误病情。

口腔白斑的治疗包括去除局部刺激因素,局部或全身用药。疣状、颗粒型、溃疡或糜烂型白斑应手术切除全部病变并进行病理检查。

(二)扁平苔藓

口腔扁平苔藓的癌变率低,癌变率为 0.4%~2%,但各文献数据差异较大。Andreason 和 J. J. Pindborg 总结分析了 1910 年至 1961 年共 50 年的文献,包含 41 例扁平苔藓恶变的报告,正式提出了扁平苔藓癌变的可能性,并将该病列入癌前状态(precancerous condition)。扁平苔藓的预防也应从两方面入手,一是预防扁平苔藓的发生,二是预防已发生的扁平苔藓恶变。

1. 预防口腔扁平苔藓发生

精神因素在本病的发生中起主要作用。对于脑力劳动者,应通过卫生宣教,提醒其注意劳逸结合;有精神创伤史者,应给予心理咨询,治疗心理创伤。

文献报道遗传因素在本病的发生中有一定作用。因此,应避免近亲结婚。

减少口腔局部刺激因素,如避免烟酒刺激,定期进行口腔洁治,磨改尖锐牙尖等。

2. 预防口腔扁平苔藓癌变

口腔扁平苔藓癌变的高发人群,如有肿瘤家族史者、口腔扁平苔藓伴染色体畸变率高的人群,应加强营养、避免烟酒等不良刺激,改善口腔卫生状况。定期随访,尽早发现口腔扁平苔藓癌变的迹象。糜烂型、斑块型扁平苔藓,位于口底,舌腹、口角区及软腭复合体处的扁平苔藓恶变可能性大。

综合预防和控制,依靠社会、患者、医生三方面参与,定期进行老年防癌普查,及时发现恶变,及早治疗。

第二节　老年人口腔护理的影响因素

老年口腔疾病患者有一些共同特点:①全身功能减退,机体耐受力降低,患病风险增加。②除口腔疾病外,多罹患多种系统性疾病。文献报道,60岁时,有50%以上概率患至少一种慢性病。Umino等对1012例齿科老年患者进行系统性疾病调查发现,64.5%的患者患有一种或多种系统性疾病,其中,17%的患者患两种以上疾病,并且均以高血压为最常见(30.9%),其次为心绞痛、糖尿病、心律不齐、消化系统疾病、脑血管疾病、心肌梗死等。这些伴发疾病使得老年口腔疾病患者的口腔治疗有一定的风险。③病程长,病情重,治疗相对复杂,如老年人的牙齿常广泛磨损、殆龈高度降低,加上牙龈退缩,使得牙体修复、义齿修复难度增加。④老年人常有负性情绪及精神障碍,而且个体差异大,这就要求口腔科医护人员接诊老年患者时,不仅需要注意口腔情况,更不可忽视其精神状况。

1. 牙龈退缩和根面龋

全国第四次口腔健康流行病学调查显示,全国65～74岁老年人患龋率为98.0%,龋均为13.33,根面龋的患病率为61.9%。老年人牙龈退缩,牙间隙增大,易发生水平型食物嵌塞。牙颈部和根面极易发生龋坏并可伴发牙本质敏感。由于唾液分泌量减少、自洁作用差,可加快根面龋的进程。

2. 牙列缺损和缺失

牙列缺损是老年人常见的口腔问题。龋病与牙周病是造成老年人牙齿缺失的主要原因。随年龄增长,老年人缺失牙数增多。失牙数占全口牙数1/4以上时将影响口腔正常功能,尤其是咀嚼功能。长期多数牙缺失严重影响老年人的身心健康和生活质量。调查显示,全国65～74岁老年人中,86.1%的人存在牙缺失的情况,但义齿修复率仅为42.6%,且其中24.2%的义齿为不良修复体。

3. 口腔黏膜疾病和口腔癌

老年人的口腔黏膜疾病主要包括:①因增龄性改变而出现的以口腔灼痛、干燥、味觉异常为主要表现的口腔灼痛综合征;②因磨损、牙齿锐利边缘、不良修复体等反复刺激黏膜而出现的创伤性溃疡、口腔白色角化病等;③因糖尿病、高血压等全身性疾病服用治疗药物而影响口腔组织的结构及功能,以及伴发的口腔真菌感染;④因口腔念珠菌感染而出现的义齿性口炎。

口腔癌的好发年龄是 40～70 岁,以男性居多。由于口腔颌面部解剖结构复杂,术后影响较大,面部畸形率高,易造成老年患者严重的心理、语言和进食障碍。

4. 磨耗和楔状缺损

磨耗导致牙本质外露,遇冷、热、酸、甜等刺激时出现牙齿敏感或疼痛等症状。重度磨耗使𬌗面变平,咀嚼效率降低,严重者牙髓外露,导致牙髓炎。过高、过锐的牙尖或过薄的牙颈部,易发生牙隐裂甚至牙折。牙的锐利边缘可损伤舌或黏膜,引起白斑。此外,重度磨耗还可使牙与牙之间失去正常的接触关系,出现食物嵌塞,进而引发邻面龋。牙冠严重磨耗变短时,可使人面下三分之一的高度降低,鼻唇沟加深,出现苍老面容,颞下颌关节区域还会出现疼痛等功能紊乱症状。

第三节　老年口腔门诊患者的护理要点

一、把握老年患者就诊时的心理状态

口腔疾病以及口腔治疗常伴有疼痛,部分老年人因此对牙科治疗紧张和恐惧。口腔治疗成功与否不仅取决于操作和医生的熟练程度,还取决于患者的心理状态。在对老年患者病情进行全面评估时,医护人员要善于观察患者的心理状态,为患者营造良好的氛围,使其以较好的心理状态接受治疗。

有学者对 1044 例(304 例男性、740 例女性)、年龄界于 16～60 岁的口腔门诊患者进行了心理学测试,测试内容包括能动性、敏感性、惊慌、恐惧、对疼痛的耐受性、镇静药物的需要量和是否需要安慰解释等。测试以患者基础血压和心率为自主神经功能反应指标,然后进行口腔检查和治疗操作,按以下标准把患者的心理状态分为 3 类。①第 1 类:接诊时心情平静,主诉和临床症状符合,检查和治疗时血压和心率没有明显变化。②第 2 类:接诊时表现不安,主诉和临床症状不全符合,血压波动 10～20mmHg,心率加快 26～30 次/分。③第 3 类:患者惧怕口腔科操作,多有亲属或同事陪同,常以借口拒绝检查和治疗,行为不安,出现手震颤,额部和手掌出汗较多,呼吸加快,血压升高 25～40mmHg,心率每分钟加快32～80次。研究结果表明,患者的恐惧心理对自主神经影响最大,患者年龄与自主神经反应的关系不大。研究者认为,在治疗前对患者的心理状态进行分类,可以评估治疗操作能否顺利进行;在治疗前和治疗过程中对第 2、3 类患者进行解释和安慰,帮助他们消除顾虑,克服恐惧心理,可提高治疗效果。

二、学习现代口腔心理学知识,提高医护人员的素质

近年来,随着医学模式的转变,人们逐渐认识到心理因素和社会因素在疾病发生发展中的作用。心身疾病是医学心理学中常提到的一个名词,主要是指心理因素在疾病的发生和发展中起主要作用。口腔心身疾病中,关于牙科畏惧症的报道较多,是牙科患者的常见心理问题。80％以上的患者对牙科治疗存在不同程度的畏惧和紧张心理,5％～14％的人畏惧、逃避牙科治疗,这种现象称牙科畏惧症。

牙科畏惧症是一种获得性医源性创伤,牙科手机切削牙体组织、口内注射、拔牙等均可引起患者的紧张与恐惧。个人创伤性牙科经历、复杂的拔牙、剧烈牙痛等,是牙科畏惧症发

生的重要原因,从家庭成员及朋友处获得的间接不良经验是次要因素,个人心理因素是产生牙科畏惧症的内在原因。

在诊疗过程中,牙科医师和护理人员要从心理学的角度出发,不只是面对"病",对"人"也要给予关注。很多老年口腔患者的心理问题可通过医护人员良好的行为管理、耐心的解释而得到解决。牙科畏惧症可从以下两方面解决,一是避免医源性创伤,为患者提供满意的治疗;二是帮助患者克服紧张、畏惧等不良情绪。

牙科医护人员应了解患者的牙科经历,理解患者的不愉快体验,通过心理疗法和药物缓解患者的紧张心理。Corah 建议患者在接受治疗时可听音乐以减轻精神压力和转移注意力。Klepac 建议在进行治疗前给患者放映牙科治疗的录像,进行有效沟通,认真回答患者所关心的问题,可以缓解其紧张情绪。Bomberg 提出了一套缓解患者精神压力的方法,包括:①保证充足的休息,必要时可给予镇静药或安眠药;②必要的术前用药;③将精神紧张的患者安排在上午治疗,因上午患者生理功能状况较好,耐受力强;④吸入或静脉给予安慰剂(如盐水),缓解紧张情绪;⑤牙体组织切削要分步进行,不要超过患者心理或生理忍受限度;⑥如必要,治疗后可给予镇痛、镇静药物。

三、树立全心全意为人民服务的思想和爱伤观念

老年人常患多种疾病,行动迟缓或不便,加上负面情绪、经济困难等因素的影响,常需要特别关注。医护人员要关心、体贴老年患者,视患者如亲人。接诊热情,治疗认真,耐心解答问题,对待患者耐心。开展微笑服务,对待患者笑脸相迎,笑脸相送。患者进出诊室及上下椅位时,医护人员应伸手搀扶老人。同时,根据具体条件改善就诊环境,设立老年人专门的候诊区和诊室,保持环境整洁、安静、简化、预约就诊手续,尽量缩短就诊时间。

四、心理护理在老年口腔科的运用

心理护理是指在护理过程中,根据心理学理论,以良好的互换关系为基础,通过与患者的交往,影响和改变患者的不良心理状态和行为,促使其达到接受治疗和康复所需的最佳身心状态。患者具有良好的心理状态是配合治疗的基本保障,护理人员语言的有效应用是心理护理取得成功的关键。护理人员具备良好的心理素质、专业素质和语言的艺术性是心理护理服务取得成功的最佳途径。心理护理具体包括以下几个方面。

1. 进行换位思考

在了解患者就诊心理和需求后,护理人员要进行换位思考,充分理解患者的感受,抚慰患者的病痛,满足患者的需求,避免与患者发生冲突。同时,护理人员还可适当向患者讲解护理工作的性质、特点,加深医患间的理解。

2. 注重语言修养

对患者说话时要有称呼、有礼貌、有耐心。为患者提供指导和咨询时,不可随心所欲,信口开河,语言清晰明了,避免患者不能理解和掌握。

3. 擅长非语言沟通

就诊时,护理人员要把微笑带给每一个患者,有些老年患者存在听力障碍,需依靠护理人员的面部表情、肢体语言来传递信息。

五、在治疗过程中进行口腔卫生保健宣教工作

在治疗过程中进行口腔卫生保健宣教,针对性强,效果显著。医护人员应根据患者的主诉及口腔疾病发生的原因,制订个体化的保健工作计划,把治疗计划和预防计划结合起来,让患者明确口腔健康自我维护的重要性,了解在口腔保健中自己应尽的责任。

第四节　老年口腔护理的具体措施

一、临床口腔医疗保健护理

1. 在问诊及进行口腔检查时需注意的问题

医护人员应认真听取其病史,对患者主诉的不适倍加注意。医护人员的态度可直接影响患者的信任。问诊语言要通俗易懂,对于患者的疑问应正确理解并答复。老年患者往往有家属陪同就诊,与家属协作也十分重要,必要时可向家属了解老人的生活、疾病情况,有利于疾病的诊断。

2. 关注全身情况

进行检查时,不仅要关注口腔内的情况,还要了解全身状况,必要时做全面检查。有严重系统性疾病者,要测量血压、呼吸、脉搏、心率,并做记录。如患者曾经或正在接受其他治疗,应了解其诊断及治疗,特别注意患者的用药情况,判断是否掩盖了口腔科疾病的症状。

3. 老年口腔病的护理工作需要医生和护士的共同参与

影响老年口腔病治疗及护理的疾病很多,如肺心病、脑血管病、老年性运动失调、感觉失调、严重糖尿病等,这些患者在进行口腔疾病治疗的过程中,医生和护士均应密切观注患者的生命体征,及时对患者的反应做出应对措施,护士应做好各项护理工作,和医生共同完成老年口腔疾病的诊治工作。

4. 老年拔牙护理

老年人拔牙的危险因素有:①口腔组织撕裂时,伤口愈合较慢;②牙齿脆性大,易折断;③上颌牙根接近上颌窦,拔牙时可能导致口腔-上颌窦瘘;④慢性牙周病导致牙骨质过度骨化,拔牙时断裂风险增加;⑤骨质疏松症增加病理性骨折的风险。

拔牙时要考虑到各种并发症,要在安全无痛的条件下进行,尽量选择微创拔牙。患者恐惧、不配合时,可给予镇静药物,必要时可入院治疗,在镇静剂或全麻下进行操作。患高血压、心脏病的老年拔牙患者,拔牙前的心理疏导和拔牙护理尤其重要,必要时可在心电监护下拔牙。

5. 老年牙体修复护理

新材料和新技术的运用为牙体修复提供了新方法。运用新技术和新材料时,需要考虑患者的就诊次数、临床操作时间长短以及后续可能发生的并发症。充填体边缘继发龋是老年人牙体修复常见的问题。老年人牙本质脆性大,因此,要避免大的冠内修复体。充填边缘缺损时,尽量进行修补,而不是替换或预防性扩大现存的充填体。

根面龋是严重困扰老年人的口腔问题,特别是牙龈退缩和口腔卫生差的患者。因美观问题,银汞材料不能作为前牙的修复材料,随着酸蚀剂、粘接剂和充填材料的发展,颈部及根面龋的修复技术得到提高,接近牙本质的根龋可选用含氟玻璃离子进行修复。含氟玻璃离子不仅能保存更多健康牙体组织,还可在牙表面释放氟化物防龋。

6. 牙周护理

牙周病的发病率和严重程度随年龄增长而增加。老年人生活自理能力下降、缺乏口腔保健知识且存在牙缺失的情况,口腔卫生常较差,导致牙周状况变差,引起牙周炎症、牙龈退缩,疼痛及牙本质过敏等。不能进行自我口腔护理的老年人菌斑堆积情况更严重,更易发生牙龈出血。

牙间隙刷等机械清除牙菌斑的方法也适用于老年人,根据需要,也可配合使用0.2%氯己定漱口液、氟化物漱口液等。

7. 义齿护理

口腔内存在不良义齿、戴用义齿方法不正确及口腔卫生差等,易发生义齿相关的口腔疾病。治疗的目的是消除临床症状,增加戴用义齿的舒适感,改善美观以及提高咀嚼能力,同时应考虑个体的需求、使用义齿的经历和自我护理能力等。

老年人义齿修复设计应以简单化、系统化为原则,兼顾患者全身状况和口腔局部状况。设计局部活动义齿要易于摘戴,同时易于清洁,减少菌斑堆积。选择简单的局部活动义齿恢复𬌗关系可减少复杂操作步骤,缩短临床操作时间。卡环的设计要保证不损伤患者口腔组织,同时要游离于基牙的边缘龈以减少菌斑堆积。为手部活动障碍的患者设计义齿时,需考虑义齿摘带是否方便。如计划全口拔牙后再行全口义齿修复,应为患者设计一个训练过程使其逐渐适应。

习惯旧义齿的患者通常较难适应新义齿。临床上出现义齿不密合但无严重缺陷的情况时,可重衬后继续使用。在永久性重衬或替换义齿之前,暂时性重衬可分散𬌗力,使受损的软组织得以恢复。如果患者出现上颌骨萎缩,使用硅橡胶或有弹性的丙烯酸树脂软衬可提高患者戴用义齿的舒适感。

义齿清洁尤为重要,夜间睡眠时不摘除义齿不利于口腔健康。医生和护士都应对患者进行宣教,告知患者每餐后和晚上睡觉前对义齿进行清洁。用清洁液浸泡义齿或刷洗义齿能有效去除菌斑。医生应向患者本人或其护理者介绍义齿使用及清洁的相关问题。

不戴义齿时,也要对口腔软组织进行护理,可用软毛牙刷去除软组织上的菌斑和堆积在前庭沟的食物残渣。如果刷洗软组织不便,则可用葡萄糖酸氯己定凝胶和漱口液对软组织进行清洁。

8. 老年特殊人群的口腔护理

生活不能自理,需要他人护理的病弱、残疾老人患口腔疾病的风险较高。要保持口腔健康、预防口腔疾病,必须对其口腔情况进行评估,主要包括:①评估患者的症状和体征,包括牙齿和软组织的早期改变;②确定目前口腔保健方法和预防口腔疾病的措施,包括牙科的就诊模式;③了解患者全身性疾病及医疗和伤残情况;④进行口腔健康评价。将全身健康和口腔健康联系起来,早期提供口腔保健和预防措施。告知患者治疗获得的疗效和可能的不适或并发症,指导患者掌握菌斑控制方法和口腔疾病预防措施。

接受头颈部或全身放射治疗的患者,位于放射区域的无功能牙可以预先拔除,因放射线可能引起放射性动脉炎,放射治疗后拔牙可发生放射性骨坏死。此时,不密合的义齿可能引起黏膜溃疡,应建议患者不要再戴用旧义齿。如果口腔内有保留牙,须告知患者采取预防措施,并给予其口腔卫生指导和饮食建议。局部应用氟化物可减少放射性龋的发生。使用人工唾液含漱可减轻口腔不适,缓解口干燥症状。同时,使用化学方法控制菌斑有助于维护口腔健康。卧床患者可以不定时使用生理盐水纱布清洁牙齿及舌背。

患有严重的或致死性疾病的患者,医护人员应加强对其每日的口腔护理。濒临死亡的患者有一半以上有口腔干燥和疼痛等症状。改善口腔卫生、睡前摘除义齿和保持口腔润滑可以缓解口腔不适。对于急诊或临终的患者,牙科医生和护理人员要分工合作,实施个体化的口腔卫生护理措施,减轻患者口腔不适。

二、社区口腔保健护理

近年来,社区口腔保健越来越受重视,一些发达国家在这方面已取得了良好的效果。目前我国已将社区牙科服务列入全国卫生服务网络,一些特殊人群,如老年人、伤残和因病不能外出的人,也可享受基本的口腔医疗服务。

社区健康服务机构有责任提供服务满足公众的需求。无行动障碍的老年人,可从普通牙科服务中获得口腔保健,而因病不能外出者和残疾人,特别是卧床不起、失禁和精神失常者,他们外出就诊有一定困难,若要使这部分人群顺利就诊,社区牙科服务应考虑到此类患者的需求、环境要求及对医护人员的要求。

三、养老院口腔护理

养老院的工作人员应接受口腔护理的基础培训,掌握机械以及化学控制菌斑方法,督促和帮助老年人完成口腔卫生保健工作,对于有口腔疾病的老年人,应及时送其就诊进行检查和治疗。

专家推荐对养老院的老年人的义齿要常规进行标记。对于意识丧失和健忘者,标记义齿非常有意义,可减少丢失或误吞。

四、家庭口腔护理

因疾病或行动不便的老年人无法到医院就诊时,有必要在家中进行口腔医疗保健和护理。家庭医疗保健需要各级医务人员、社区保健人员共同协作,建立一个及时有效的服务网络。如果治疗不能在家中进行,则需安排患者到医院就诊。

多数老年人需要进行义齿修复。义齿修复过程不需要复杂的设施,在家庭条件下就可进行。在家中进行的口腔外科手术只能是简单的拔牙手术。生活不能自理的患者,术后需家庭成员或护理者进行术后护理。手术前应综合考虑患者的病史、病情和家庭环境,评估感染的可能性。便携式牙科治疗台使在家中进行一些较为复杂的牙体充填治疗成为可能。

为了保证家庭口腔护理的质量,家庭护理人员和患者本人都可以向社区护理人员、保健人员进行咨询,并得到相关的建议和帮助。

第五节 老年患者口腔健康教育

一、老年门诊患者口腔健康教育

口腔健康教育是门诊工作的一部分,它贯穿于预防、医疗、护理和康复过程中,通过有计划、有组织、有目的的教育活动,提高自我保健,帮助老年患者建立健康意识,主动参与疾病治疗,提高其康复能力和生活质量。

老年人的心理状态、社会文化背景、经济水平、个性特征以及对疾病认识水平有差异,医护人员进行健康教育前应正确做出评估。

(一)健康教育的方式

1. 专题讲座

采取专题讲座、演示、宣传栏、手册、录音带等形式对患者进行健康教育。由于老年人一般视力不佳,文化程度差异较大,可以把健康教育内容制成录音带,让患者反复播放,可获得较好的教育效果。

2. 门诊随机性健康教育

门诊随机性健康教育是针对患者提出的问题进行讲解,注意语言要简洁、生动、通俗易懂,一次讲解的内容不宜过多,必要时应反复讲解,直至患者理解。

(二)健康教育的内容

1. 老年口腔保健

老年人由于增龄性改变,唾液分泌减少;牙齿稀疏引起食物嵌塞;口腔疾患易引起口臭、口腔感染等。应指导他们掌握正确的刷牙方法,养成饭前、饭后及时漱口的习惯。嘱佩戴活动义齿的老年患者要注意勤清洗,保持义齿清洁。定期进行口腔检查,早发现和早治疗口腔疾病。

2. 加强自身情绪的调节

向老年患者介绍情绪与疾病的关系,鼓励患者积极乐观,保持良好的心态,树立战胜疾病的信心。

3. 全身疾病保健

老年人常患有其他系统性疾病如心脏病、高血压、糖尿病等,医护人员应向患者讲解口腔疾病与全身疾病的关系,使其了解有关疾病控制康复及维护的知识,提高老年人的生活质量和自我保健能力。

二、老年住院患者口腔健康教育

老年患者住院期间,医护人员应针对患者特点,考虑患者具体情况,进行针对性的健康教育。老年患者通常听觉减退,视力下降,记忆力减退,医护人员在健康教育时应采取简单易懂的语言,并配合适当的示范来增强教育效果。为老年患者制作的健康教育卡应字迹清楚,字体稍大,说话时靠近患者耳边,语速缓慢,音量稍大,并注意患者的反应,确保老年患者

能够理解,必要时请求家属的协助。健康教育的主要内容有:

(1)加强营养,进食高蛋白、清淡、易消化、无刺激的流质或半流质饮食,提高机体抵抗力及修复能力,多饮水。

(2)保持个人卫生,经常洗澡、更衣、剪指甲等。

(3)保持口腔清洁,预防口腔感染。

(4)不要挤压颜面部感染部位,尤其是危险三角区,防止感染扩散。

(5)注意保暖,避免受凉。

(6)尽量将口腔内分泌物、血凝块吐出,勿咽下,避免误吸,以免窒息和引起胃部不适。

(7)保持口内、口外固定装置位置正确,防止移位、松脱。

(8)半坐卧位有利于伤口渗出物的引流,可减轻颌面部损伤后的充血、肿胀。

(9)讲解化疗和放疗的方法、目的及注意事项。

(10)出院带药者,向老年患者及家属讲解用药剂量、方法、不良反应及出院后注意事项。

第六节　老年人口腔自我保健

一、鼓漱

鼓漱是利用水在口内流动的冲击力去除滞留的食物残渣,可使牙龈、颊部肌肉和腮腺导管的血液循环加快,促进牙龈上皮的角化,增强牙周组织的防御能力。鼓漱还可防止口腔黏膜的萎缩,使老年人唾液分泌增加。

鼓漱时,口内含水,紧闭口唇,颊部反复鼓起与回落,使水在口内流动,对牙齿等口内组织产生冲击力,达到清除滞留的食物残渣、按摩牙龈的目的。然后,换水再漱,重复数次。颊部鼓动的频率与次数以个人情况而定。提倡饭后、临睡前鼓漱。

二、叩齿

叩齿是通过反复的空咬合运动,使上下牙相互短暂叩击,是一种有效的牙齿保健措施。叩齿时,轻微闭口,上下牙齿相互轻轻叩击数十次,尽量使所有牙都相互接触,用力不可过大,防止咬舌。经常叩齿可使牙齿稳固,不易松动和脱落,还可加强咀嚼力,促进消化功能。叩齿需量力而行,持之以恒。患严重牙周病时不宜叩齿。

三、运舌

运舌是用舌头在口腔前庭内进行左右、上下来回转动,对防治老年性口腔黏膜病、舌体萎缩有良好的效果,还可刺激唾液分泌,防止口苦、口臭。

四、牙龈按摩

牙龈按摩有两种方法:一种是在刷牙时进行,将刷毛以45°轻压于牙龈上,牙龈受压暂时缺血,当刷毛放松时局部血管扩张充血,反复数次;另一种是用食指进行牙龈按摩,漱口后将干净的右手食指置于牙龈黏膜上,自牙根向牙冠上下揉按,沿牙龈水平做前后方向的揉按,依次按摩全口牙龈数分钟,反复50次。按摩牙龈可增加牙龈组织血液循环,加快组织代谢,提高牙周组织抵抗力,减少牙周病的发生。

五、漱口水应用

漱口水适用于下列人群:

(1)不能接受一般口腔清洁方式的患者,如改变刷牙方法、使用牙线等。

(2)虚弱的老年患者,行动不便。

(3)手部运动障碍,无法使用一般性工具来清洁牙齿者。

(4)有严重全身性疾病且身体状况差者。

(5)龋齿数目较多的患者。

(6)头颈部接受放射性治疗的患者。

 知识拓展

老年龋病微创治疗及预防有关概念

微创牙医学(minimal invasive dentistry)是侵害性最小的的牙医学。微创牙科治疗(minimal intervention dentistry)是一种全新的牙科医学理念,着眼于疾病的早发现、早诊断、早治疗,强调疾病早期微创治疗,当发生可逆性损伤时,体现以患者为本的治疗方案。微创牙科治疗在老年龋病防治中包括使用化学方法(氟化物、磷酸钙、氯己定等)处理早期龋,促进病损再矿化;采用激光龋齿探测仪等仪器检查,诊断早期龋。

传统的龋病诊治方法诊断晚(已成洞),损伤大(按 G. V. Black 原则备洞充填),难以阻止龋病在其他部位继续发展,继发龋风险高。微创牙科治疗理念强调终止龋病进展,提倡对已成洞的龋损采用最小外科干预治疗,有助于保存正常牙体组织,充分发挥牙体硬组织的自我修复潜力(再矿化),用拟生态材料修复牙体缺损并恢复其功能。

传统机械、经验性制洞原则(G. V. Black 备洞原则)已逐渐被生物、化学性原则取代,具体表现在保护牙髓健康,保存尽可能多的牙体组织,阻止龋进一步发展,促进已脱矿的牙体组织发生再矿化。微创治疗的关键点是:①采取物理、化学、生物方法,促进龋损再矿化;②控制和减少口腔致龋菌数量,从而减少脱矿或龋洞形成的可能性;③对已形成龋洞的采取最小外科干预治疗;④修补而非替换破损的旧充填物。

 同步练习

简答题

1. 老年口腔菌斑控制的措施有哪些?

2. 老年口腔医学三级预防的原则是什么?

3. 从预防龋病的角度出发,老年人饮食结构调整的方法有哪些?

4. 口腔癌的危险因素有哪些?

5. 口腔癌前病变有哪些?具体预防措施有哪些?

6. 老年口腔门诊患者的护理要点是什么?

7. 老年人牙齿的自我保健方法有哪些?

8. 老年牙周病预防的具体措施有哪些?

参考文献

[1] DOWNER M C. Patterns of disease and treatment and their implications for dental health services research[J]. Comm Dent Health，1993，10(Suppl 2):39 - 46.

[2] DAVIES K W，WHITTLE J G. Dental health education: training of home carers of mentally handicapped adults[J]. Comm Dent Health，1990，7(2):193 - 197.

[3] 刘清洁,熊志忠.口腔科护理学[M].北京:人民卫生出版社,1994.

[4] 卞金有.口腔预防医学[M].3 版. 北京:人民卫生出版社,2001.

[5] 胡德渝.口腔预防医学[M].6 版. 北京:人民卫生出版社,2012.

[6] 孟焕新.牙周病学[M].4 版. 北京:人民卫生出版社,2012.

[7] 陈谦明.口腔黏膜病学[M].4 版. 北京:人民卫生出版社,2012.

（储冰峰 赵望泓）